欽定

四庫全書

協紀辨方書

협기변방서

제3부 택길요법 擇吉要法

明文堂

역자 서문(序文)

인간이 천지(天地)의 주인이 되었던 것은 단계적으로 여러 가지 원인을 들 수 있으나 그 가운데서도 **수(數)**를 사용할 줄 알았다는 것을 빼놓을 수 없다. 수(數)를 사용할 줄 알면서 주인 자리는 물론 신(神)의 영역까지도 넘보기에 이르렀다.

이는 역(易)에, "주재자리(主宰者理), 유행자기(流行者氣), 대대자수(待對者數)"라 하니, 리(理)라는 기능공(技能工)이 있었기 때문에 기(氣)라는 천지만유(天地萬有)의 자료로써 우주공간의 모든 것을 발생시킬 수 있었고, 수(數)라는 용사자(用事者)가 있어 이기(理氣)의 공로를 인증(認證 ; 認定)하고 필요를 결재(決裁)하였다.

그러므로 천하의 지식(知識)은 수(數)를 벗어날 수 없고, 수(數)로써 넘치거나 모자람 없이 균형을 잡아나갈 수 있으며, 성패 간에 승부에서도 수(數)로써만이 경계를 지어준다.

수(數)는 과학이다. 동양철학에서는 수를 사용하는 학문이 점학(占學)과 택일학(擇日學)을 들 수 있는데, 이들은 수라는 요술과 같은 기능으로 인간이 하고자 하는 행사에서 올바른 선택을 할 수 있도록 수리(數理)로써 공헌하고 있다. 그러므로 "선택은 점(占)이요 점(占)은 인간의 행불행(幸不幸)을 결정지어 주는 마지막 수단"인 것이다.

동양철학의 날짜 선택(擇日)에서 주로 사용하는 지식도구(知識道具)는 신살(神煞)이다. 신살이란 천도운행(天道運行)에서 나타나는 사계절 기후(氣候)의 고허왕상(孤虛旺相)이 연년(年年)이 다르고, 월일시(月日時) 중에서도 각각이며, 24방향에서도 강약(強弱)과 길흉화복은 역시 같을 수 없다.

이렇게 음양(陰陽)이 바뀌고 오행(五行)의 강약이 변하면서 나타난

왕상휴수(旺相休囚)를 이미 배열하고 있는 연월일시(年月日時)의 육십갑자(六十甲子)와 대조 분석하여 왕상(旺相)한 것을 길신(吉神)이라 하고 휴수(休囚)되어 무력한 것을 흉살(凶煞)이라 하면서 이용법(利用法)에서 신살(神煞)이라 규정하고 있다.

《협기변방서》는 이렇게 제시한 신살(神煞)의 성격과 쓰임은 물론, 민용(民用)에서 쉽고 편리하게 사용할 수 있도록 수정하고 편집하여 놓은 **동양철학(東洋哲學) 최고(最高)의 양서(良書)**이다.

사고전서(四庫全書)에 실려 있는 《협기변방서》의 내용을 보면, 당시에도 중국의 천문 역법(曆法) 학자들의 저서가 이미 많이 있었으나 책임 있는 기관의 검증되지 않은 저서들이므로 민용(民用)에서 많은 오류를 범하고 있었다. 그러므로 민가(民家)에서 올바른 선택을 할 수 있도록 돕기 위하여 강희 왕조에 이르러 어명(御命)으로 적극 증보 수정하였고, 이를 이어받은 역대 왕조에서도 관계되는 수많은 석학(碩學)들로 하여금 점검하고 수정하여 공포한 책이기 때문에 그러하다.

그러나 《협기변방서》는 오래된 옛 서적이므로 내용을 보면 권 12의 공규(公規)1의 「사전(祀典)」, 「춘우경(春牛經)」, 「세시(歲時)」, 「기사(紀事)」, 「24절(節) 기후(氣候)」에서 나타나는 기후현상, 특히 「일전과궁(日躔過宮)」, 「일월(日月) 출입의 주야시각(晝夜時刻)과 방위」, 「몽영한(朦影限)」 등 많은 부분이 오늘날의 수학적 계산에서도 부족함이 있을 뿐만 아니라, 이미 사용하지 않는 풍습과 제도 같은 것은 당시에는 중요하였으나, 지금은 사용치 않으므로 필자도 일부 원문만을 수록하였다.

2018년 4월 이정(里程) 김동규(金東奎) 식(識)

協紀辨方書　序言　一

有關五行神煞舊合法則之書籍, 清代有二部名著 敍述得最為明晰合理. 一部是康熙五十二年「大內蒙養齋開蹋」, 命和碩莊親王率同翰林何國宗、梅珏成等編列《禦製算法律呂諸書》, 後由曹震奎所著之《曆事明原》, 以及大學士李光地重加改訂, 後由康熙親自禦批定名為《星曆考原》, 並在乾隆四年八月二十六日至乾隆五年八月初七日, 又命和碩莊親王允祿為總理, 和碩莊親王弘晝為武英殿監理, 以刑部左侍郎張照為總裁, 會同欽天監監正、時憲科博士、天文生……等三十八人, 重新再校正《星曆考原》一書.

康熙為一國之君, 何以會關心此一民間吉凶神煞之小事？由於康熙二十二年有「一葉鍾龍」者誣告王府動土一案, 以致震驚朝野.

「陰陽選擇書籍浩繁, 吉凶禍福多相矛盾, 且事屬渺茫, 難以憑信. 若各據一書偏執己見, 捏造大言, 恣相告訐, 將來必致誣訟繁興, 作何立法, 永興無弊. 著九卿詹事科道會同確議……」.

至乾隆年間, 又發現康熙年所校訂之《星曆考原》仍有疏忽之處.

乾隆五年六月十五日, 大學士鄂爾泰之奏本「交與奏事郎中張文彬等轉奏本日奉旨大學士九卿定議具奏, 其翰詹科道內如有通曉算書者, 亦著入議」等語. 至乾隆六年十二月校訂製版均已完成, 定書名曰《協紀辨方書》.

協紀辨方之主旨為「協乎五紀, 辨乎五方, 以順天地之性. 包括所有一切祿命法、鬥數、神數、堪輿、神煞、曆學、節氣……」等之推理.

以九卿科道同議之典籍, 審議必當謹慎, 故凡對祿命法及堪輿方面有研究之人士皆宜備此書, 方可有所依據.

《協紀辨方書》原文沒有標點, 圖表文字模糊.

衲山林人士, 自問對五行學理所知亦屬簡陋, 修訂此一巨著, 疏忽之處, 想必也在所難免, 敬祈同道不吝賜教, 以匡不逮為禱.

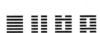

第三部 擇吉要法

협기변방서 서언(序言)

신살(神煞)은 오행(五行)의 옛 법칙에 부합하는 서적이어야 관련이 있다. 청대(淸代)에 2부(部)의 명저(名著)가 있었는데, 서술(敍述)이 가장 명석(明晳)하고 합리적이었다.

1부(部)는 강희(康熙) 52년 「대내몽양재개경(大內蒙養齋開局)」이니 화석(和碩) 장친왕(莊親王 ; 강희제의 열여섯째 아들)에게 명하여 한림(翰林) 하국종(何國宗)의 인술 하에 매각성(梅珏成) 등이 함께하여 편열(編列)하였는데, 《어제산법률려제서(御製算法律呂諸書)》가 그것이다.

2부는 후에 조진규(曹震圭)의 저서 《역사명원(曆事明原)》을 가지고 대학사(大學士) 이광지(李光地)에 이르러 거듭 개정(改訂) 증보하였고, 그 후에 이것을 강희제(康熙帝)가 친히 열람하여(親自御批) 책명으로 결정하였으니 《성력고원(星曆考原)》이 그것이다.

아울러 건륭(乾隆) 4년 8월 26일부터 건륭 5년 8월 초 7일에 이르러 또 다시 명(命)하니 화석(和碩) 장친왕(莊親王) 윤록(允祿)은 총리(總理), 화석(和碩) 화친왕(和親王 ; 건륭의 다섯째 아우) 홍주(弘晝)는 무영전 감리(武英殿監理), 형부좌시랑(刑部左侍郞) 장조(張照)는 총재(總裁)로서, 흠천감(欽天監 ; 明·淸나라 때 천문을 관측하고, 曆數를 정하고, 길흉을 점치며, 禁忌를 판별하는 등의 일을 맡아 하던 관청) 감정(監正)과 회동하여 시헌과(時憲科) 박사(博士)를 비롯하여 천문생(天文生 ; 천문학을 전문으로 하는 사람)……등 38인(人)이 거듭 새롭게 재교정하여 《성력고원》 일서(一書)가 탄생하였다.

강희제(康熙帝)가 한 나라의 임금(君)으로서 어찌하여 한갓 민간에서 사용하는 길흉(吉凶) 신살(神煞) 같은 작은일(小事)에 관심을

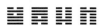

갖게 되었는지는, 강희 22년에 일엽종룡(一葉鍾龍)이란 자가 왕실에서 동티(動土 ; 예부터 금기시되어 온 행위를 하여 귀신을 노하게 하였을 때 받는 재앙의 하나. 한자어로 動土라고 한다)가 났다고 무고하여(誣告王府動土一案) 조야를 뒤흔드는 놀라운 사건이 있었는데, 그 사건 때문이었던 것 같다.

"음양선택(陰陽選擇) 서적이 넓고 크고 번거로워(浩繁) 길흉화복도 여러 가지 형태로 모순(多相矛盾)이 많고, 또 사속(事屬)도 묘망(渺茫)하므로 믿고 따르기가 매우 어려웠다. 만약 각 사람이 한 서적에 대해 편견을 가지고 고집하여(偏執) 날조(捏造) 장담(大言)하며 방자하게 고알(告訐 ; 남의 은미한 과실을 들춰내어 관청에 고해바침)한다면 훗날 반드시 무고한 송사가 번다하게 일어나게(誣訟繁興) 될 것이므로 어떻게든 입법(立法)을 해두어야 영원히 폐단을 없앨(永興無弊) 것이므로 구경(九卿)이 첨사(詹事)하여 과도회동(科道會同)하고 의론(議論)을 확정지은 것이다……."

또 건륭 연간에 이르러 강희 때의 《성력고원》이 소홀했던 곳을 다시 발현하여 교정하였으니, 건륭 5년 6월 15일 대학사 악이태(鄂爾泰 ; 淸의 大臣)의 주본(奏本 ; 임금에게 올리는 글월)이 있으므로, "친교가 있는 낭중(郎中) 장문빈(張文彬) 등으로 하여금 그날 임금께 상주하고(轉奏本日), 임금의 명을 받아(奉旨) 대학사 구경(九卿)이 확정한 것을 그 상태에서 다시 의론하고 구주(具奏 ; 일이나 상황을 자세히 아뢰다)하였다. 한첨(翰詹)의 과도(科道) 안에서도 환히 깨달아 아는(通曉) 산서자(算書者)가 있어 역시 입의(入議)하였고 저술을 더할 수 있었다."

이어 건륭 6년 12월에 이르러 교정 제판(製版)을 균일하게 완성하

第三部 擇吉要法

여 확정하였으니 책명을 《협기변방서》로 정하였다.

협기변방(協紀辨方)으로 한 취지는, "협(協)이란 오기(五紀)이며, 변(辨)은 오방(五方)이니, 천지(天地)의 성정(性情)에 순응한 것이므로 일체(一切) 만유(萬有)의 녹명(祿命)을 법(法)으로 포괄시킨 것이다. 그러므로 녹명법(祿命法) · 두수(斗數) · 신수(神數) · 감여(堪輿) · 신살(神煞) · 역학(曆學) · 절기(節氣)……」 등을 다 포함하여 추리(推理)할 수 있음이다.

구경(九卿)이 과도(科道)에서 동의(同議)한 전적(典籍)이니 반드시 심의(審議)는 바르고 근신(謹愼)하였음이 당연하다. 그러므로 범사(凡事)에서 녹명법(祿命法)을 대(對)하고 감여(堪輿) 방면을 연구하는 인사에 미쳐서도 모두 이 책 《협기변방서》를 구비하여 이에 의거하는 것이 마땅하다.

그러나 그 《협기변방서》의 원문은 없어지고 문장의 표점(標點 ; 주요 내용 및 특징)만 있는 곳이 많아 도표와 문자가 모호(模糊)한 바가 많았기 때문에 전문 산림인사(山林人士)들도 오행(五行)의 학리(學理)를 대조하고 자문해 가며 소지(所知)케 하였다.

그러므로 역시 간단하고 비루(簡陋)함이 없지 않겠으나, 이 거대한 저서를 수정(修訂)함에서 어쩔 수 없이 소홀한 곳이 있을 것이라는 생각을 하면, 책망은 면키 어렵겠으나 존경하는 동호인들의 아낌없는 가르침과 미치지 못하였던 바를 바로잡아 줌을 기원하는 바이다.

중화민국 성상학회(星相學會)
명리연구위원회 주임위원 양상윤(梁湘潤)

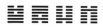

흠정欽定 사고전서四庫全書

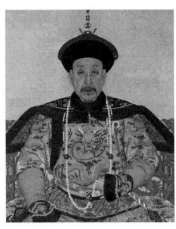

건륭제

「사고전서」는 중국 역사상 최대의 총서이며, 세계사적으로도 유례가 없는 방대한 총서로 꼽힌다. 당시 중국에서는 유서(類書)의 편집이 성행하였는데, 유서, 즉 오늘날의 백과사전을 편찬하는 일은 역대 왕조마다 개인적으로 또는 국가적으로 이뤄졌다.

청(淸)의 건륭제(乾隆帝 ; 1736~1795 재위)는 문화의 보호 육성이라는 명목 하에 적극적인 학술부흥책을 펼쳐 한족 지식인들을 회유하기에 힘썼다.

청나라 때에도 《고금도서집성(古今圖書集成)》이 있었으나, 유서(類書)는 원문을 모두 싣는 것이 아니기 때문에, 이를 미흡하다고 생각한 건륭제는 1741년 천하의 서(書)를 수집한다는 조서(詔書)를 내려 1772년 사고전서관(四庫全書館)이라 하여 편찬소가 개설되었고, 1781년 「사고전서」의 첫 한 벌이 완성되었다.

그 후 궁정에 4벌(열하의 문진각, 북경의 문원각, 자금성 안 문연각, 봉천의 문소각), 민간에 열람시키는 3벌(양주의 문회각, 진강의 문종각, 항주의 문란각) 등 7벌이 만들어져 각기 7개소의 사고전서관에 소장되었다. 수록된 책은 3,458종, 7만 9582권, 3만 6,304책, 약 230만 쪽으로 글자 수는 약 8억 자이다.

「사고전서」는 경(經)·사(史)·자(子)·집(集) 4부(部)로 이루어져 있으며, 수록된 내용은 선진(先秦)에서 청 건륭 연간 이전에 쓰인 중요한 고적(古籍)은 물론 고대 중국의 모든 학술영역을 포함하고 있다.

第三部 擇吉要法

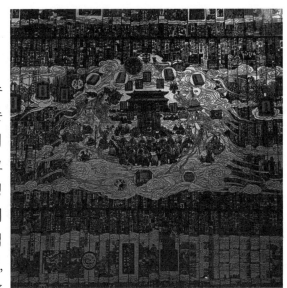

실제 「사고전서」
는 중국 역사상 수
많은 문헌들을 보존
하는 데 크게 기여
했다. 그러나 「사고
전서」 의 편찬이 청
대 학문을 융성케
하는 데는 별로 역
할을 하지 못했는데,
소위 「문자옥(文字
獄)」 으로 불리는

사고전서와 남북칠각(南北七閣) 판화

강희제로부터 건륭제에 이르는 시기의 광범위한 사상탄압으로 말미
암아 자유로운 사상 전개와 교류가 불가능했기 때문이었다.

건륭제는 귀중한 자료를 보호한다는 명분하에 국가적으로 엄청난
분량의 서적들을 수집하게 했으며, 이 서적들 가운데 반청(反淸)주의
적이거나 청나라를 비판할 소지가 있다고 여겨진 서적들은 금서로 지
정하여 곧바로 소각 처리하였다. 즉 자료를 보전하는 동시에 자료를
파괴하는 이중적인 면모가 「사고전서」 에 있었던 것이다.

「사고전서」 편찬과정에서 목판 2,800여 종이 파괴되고 책 수만 권이
소각 처리되었으며, 책 400여 종은 부분적으로 개서(改書)하거나 전면 수
정된 곳도 있다. 수록된 책은 모두 8행 22자로 고쳐 썼고, 분류와 제요(提
要)를 붙였으며, 편집에 참여한 학자가 3,600여 명에 달하였다.

목차

협기변방서協紀辨方書 제3부 택길요법擇吉要法

권 24 월표 5 •五月月表

권 25 월표 6 • 六月月表

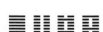

권 26 월표 7 • 七月月表

권 27 월표 8 • 八月月表

권 28 월표 9 • 九月月表

第三部 擇吉要法

권 29 월표 10 · 十月月表

제1장 十月

권 30 월표 11 · 十一月月表

제1장 十一月

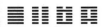

第三部 擇吉要法

권 34 이용利用 2 • 신살택길神煞擇吉

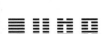

제2장 제살요법(制煞要法)

제3장 24방위(方位) 도표(圖表)

第三部 擇吉要法

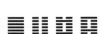

권 36. 변와辨訛

제1장 변와(辨訛)

第三部 擇吉要法

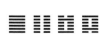

第三部 擇吉要法

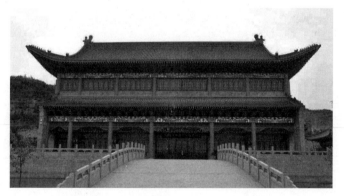

봉천의 사고전서관 문소각(文溯閣)

欽定四庫全書 協紀辨方書

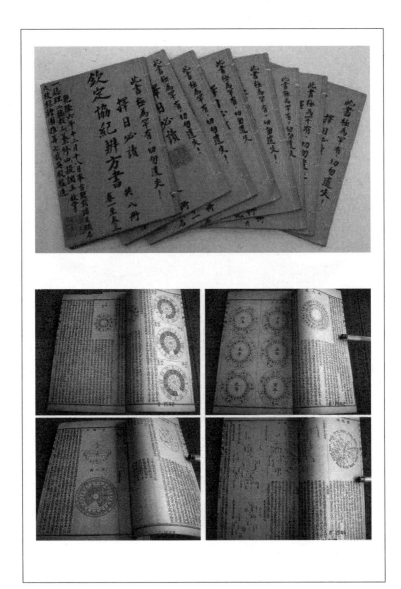

흠정(欽定) 협기변방서(協紀辨方書)

欽定

四庫全書

協紀辨方書

卷 24

月表 5 · 五月 月表

제1장 五月

제1장. 五月

1. 五月 개황(概況)

五月	甲己年 建庚午	乙庚年 建壬午	丙辛年 建甲午	丁壬年 建丙午	戊癸年 建戊午

五月	망종절 芒種節 천도서북행 天道西北行	맹년孟年 (寅申巳亥)			중년仲年 (子午卯酉)			계년季年 (辰戌丑未)		
		白	黑	綠	碧	白	白	紫	黃	赤
		黃	赤	紫	黑	綠	白	白	白	碧
		白	碧	白	赤	紫	黃	綠	白	黑

천덕(天德) 乾, 월덕(月德) 丙, 월덕합(月德合) 乙, 월공(月空) 壬, 의수조(宜修造), 취토(取土).

하지(夏至) 5월 中, 일전(日躔) 미궁(未宮) 위(爲) 5월 장(將), 의용(宜用) 艮·巽·坤·乾時.

월건(月建) 午, 월파(月破) 子, 월염(月厭) 午, 월형(月刑) 午, 월해(月害) 丑, 겁살(劫煞) 亥, 재살(災煞) 子, 월살(月煞) 丑, 기수조(忌修造), 취토(取土).

망종(芒種) 後 16일 왕망(往亡), 하지 前 1일 사리(四離).
15일 장성(長星), 25일 단성(短星).

2. 五月 甲子旬

甲子海中金義破日 갑자해중금의파일	
吉神	天恩, 六儀, 解神, 金匱.
凶神	月破, 大耗, 災煞, 天火, 厭對, 招搖, 五虛.
宜	諸事不宜.
忌	

乙丑海中金制危日 을축해중금제위일	
吉神	天恩, 陰德, 聖心, 寶光.
凶神	月煞, 月虛, 月害, 四擊.
宜	祭祀.
忌	祈福, 求嗣, 上冊受封, 上表章, 襲爵受封, 會親友, 冠帶, 出行, 上官赴任, 臨政親民, 結婚姻, 納采問名, 嫁娶, 進人口, 移徙, 安床, 解除, 剃頭, 整手足甲, 求醫療病, 裁衣, 築隄防, 修造動土, 豎柱上梁, 修倉庫, 鼓鑄, 經絡, 醞釀, 開市, 立券, 交易, 納財, 開倉庫, 出貨財, 修置產室, 開渠穿井, 安碓磑, 補垣塞穴, 修飾垣牆, 破屋壞垣, 栽種, 牧養, 納畜, 破土, 安葬, 啓攢.

丙寅鑪中火義成日 병인로중화의성일	
吉神	月德, 天恩, 母倉, 三合, 天馬, 天喜, 天醫, 益後, 五合, 鳴吠對.
凶神	大煞, 歸忌, 白虎.
宜	上冊受封, 上表章, 襲爵受封, 會親友, 入學, 出行, 上官赴任, 臨政親民, 結婚姻, 納采問名, 嫁娶, 進人口, 解除, 求醫療病, 裁衣, 築隄防, 修造動土, 豎柱上梁, 修倉庫, 經絡, 醞釀, 開市, 立券, 交易, 納財, 安碓磑, 栽種, 牧養, 納畜, 破土, 安葬, 啓攢.
忌	祭祀, 移徙, 遠迴, 畋獵, 取魚.

丁卯鑪中火義收日 정묘노중화의수일	
吉神	天恩, 母倉, 續世, 五合, 玉堂, 鳴吠對.
凶神	河魁, 大時, 大敗, 咸池, 九坎, 九焦, 血忌, 往亡, 復日.
宜	祭祀.
忌	祈福, 求嗣, 上冊受封, 上表章, 襲爵受封, 會親友, 冠帶, 出行, 上官赴任, 臨政親民, 結婚姻, 納采問名, 嫁娶, 進人口, 移徙, 安床, 解除, 剃頭, 求醫療病, 針刺, 裁衣, 築隄防, 修造動土, 豎柱上梁, 修倉庫, 鼓鑄, 經絡, 醞釀. 開市, 立券, 交易, 納財, 開倉庫, 出貨財, 修置産室, 開渠穿井, 補垣塞穴, 捕捉, 畋獵, 取魚, 乘船渡水, 栽種, 牧養, 納畜, 破土, 安葬, 啓攢.

戊辰大林木專開日 무진대림목전개일	
吉神	天恩, 月恩, 四相, 時德, 時陽, 生氣, 要安.
凶神	五虛, 九空, 天牢.
宜	祭祀, 祈福, 求嗣, 上冊受封, 上表章, 襲爵受封, 會親友, 入學, 出行, 上官赴任, 臨政親民, 結婚姻, 納采問名, 移徙, 解除, 求醫療病, 裁衣, 修造動土, 豎柱上梁, 修置産室, 開渠穿井, 安確磑, 栽種, 牧養.
忌	進人口, 修倉庫, 開市, 立券, 交易, 納財, 開倉庫, 出貨財, 伐木, 畋獵, 取魚.

欽定四庫全書 協紀辨方書

己巳大林木義閉日기사대림목의폐일

吉神	四相, 王日, 玉宇.
凶神	遊禍, 血支, 重日, 元武.
宜	祭祀, 裁衣, 築隄防, 納財, 補垣塞穴, 栽種, 牧養.
忌	祈福, 求嗣, 上冊受封, 上表章, 襲爵受封, 會親友, 出行, 上官赴任, 臨政親民, 結婚姻, 納采問名, 嫁娶, 進人口, 移徙, 安床, 解除, 求醫療病, 療目, 針刺, 修造動土, 豎柱上梁, 開市, 開倉庫, 出貨財, 修置產室, 開渠穿井, 破土, 安葬, 啓攢.

庚午路傍土伐建日경오노방토벌건일

吉神	陽德, 官日, 金堂, 司命, 鳴吠.
凶神	月建, 小時, 土府, 月刑, 月厭, 地火, 土符.
宜	諸事不宜.
忌	

辛未路傍土義除日신미노방토의제일

吉神	月德合, 守日, 吉期, 六合.
凶神	勾陳.
宜	祭祀, 祈福, 求嗣, 上冊受封, 上表章, 襲爵受封, 會親友, 出行, 上官赴任, 臨政親民, 結婚姻, 納采問名, 嫁娶, 進人口, 移徙, 解除, 沐浴, 剃頭, 整手足甲, 裁衣, 修造動土, 豎柱上梁, 修倉庫, 經絡, 立券, 交易, 納財, 掃舍宇, 栽種, 牧養, 納畜, 安葬.
忌	求醫療病, 醞釀, 畋獵, 取魚.

第三部 擇吉要法

壬申劍鋒金義滿日임신검봉금의만일	
吉神	月空, 相日, 驛馬, 天后, 天巫, 福德, 除神, 靑龍, 鳴吠.
凶神	五虛, 五離.
宜	祭祀, 祈福, 上冊受封, 上表章, 出行, 進人口, 移徙, 解除, 沐浴, 剃頭, 整手足甲, 裁衣, 經絡, 開市, 納財, 補垣塞穴, 掃舍宇, 破土, 安葬.
忌	襲爵受封, 會親友, 上官赴任, 臨政親民, 結婚姻, 納采問名, 安床, 求醫療病, 修倉庫, 立券, 交易, 開倉庫, 出貨財, 開渠.

癸酉劍鋒金義平日계유검봉금의평일	
吉神	民日, 不將, 敬安, 除神, 明堂, 鳴吠.
凶神	天罡, 死神, 天吏, 致死, 天賊, 五離.
宜	沐浴, 剃頭, 整手足甲, 掃舍宇, 修飾垣牆, 平治道塗.
忌	祈福, 求嗣, 上冊受封, 上表章, 襲爵受封, 會親友, 冠帶, 出行, 上官赴任, 臨政親民, 結婚姻, 納采問名, 嫁娶, 進人口, 移徙, 安床, 解除, 求醫療病, 裁衣, 築隄防, 修造動土, 豎柱上梁, 修倉庫, 鼓鑄, 經絡, 醞釀, 開市, 立券, 交易, 納財, 開倉庫, 出貨財, 修置產室, 開渠穿井, 栽種, 牧養, 納畜, 破土, 安葬, 啓攢.

3. 五月 甲戌旬

甲戌山頭火制定日갑술산두화제정일	
吉神	三合, 臨日, 時陰, 天倉, 不將, 普護.
凶神	死氣, 天刑.
宜	祭祀, 祈福, 上冊受封, 上表章, 會親友, 冠帶, 上官赴任, 臨政親民, 結婚姻. 納采問名, 嫁娶, 進人口, 裁衣, 修造動土, 豎柱上梁, 修倉庫, 經絡, 醞釀, 立券, 交易, 納財, 安確磑, 納畜.
忌	解除, 求醫療病, 開倉庫, 出貨財, 修置產室, 栽種.

乙亥山頭火義執日 을해산두화의집일	
吉神	五富, 不將, 福生.
凶神	劫煞, 小耗, 重日, 朱雀.
宜	祭祀, 沐浴, 捕捉.
忌	祈福, 求嗣, 上冊受封, 上表章, 襲爵受封, 會親友, 冠帶, 出行, 上官赴任, 臨政親民, 結婚姻, 納采問名, 嫁娶, 進人口, 移徙, 安床, 解除, 剃頭, 整手足甲, 求醫療病, 裁衣, 築隄防, 修造動土, 豎柱上梁, 修倉庫, 鼓鑄, 經絡, 醞釀, 開市, 立券, 交易, 納財, 開倉庫, 出貨財, 修置産室, 開渠穿井, 安碓磑, 補垣塞穴, 修飾垣牆, 破屋壞垣, 栽種, 牧養, 納畜, 破土, 安葬, 啓攢.

丙子澗下水伐破日 병자간하수벌파일	
吉神	月德, 六儀, 解神, 金匱, 鳴吠對.
凶神	月破, 大耗, 災煞, 天火, 厭對, 招搖, 四忌, 七鳥, 五虛, 觸水龍.
宜	祭祀, 沐浴.
忌	祈福, 求嗣, 上冊受封, 上表章, 襲爵受封, 會親友, 冠帶, 出行, 上官赴任, 臨政親民, 結婚姻, 納采問名, 嫁娶, 進人口, 移徙, 安床, 解除, 剃頭, 整手足甲, 求醫療病, 裁衣, 築隄防, 修造動土, 豎柱上梁, 修倉庫, 鼓鑄, 苫蓋, 經絡, 醞釀, 開市, 立券, 交易, 納財, 開倉庫, 出貨財, 修置産室, 開渠穿井, 安碓磑, 補垣塞穴, 修飾垣牆, 破屋壞垣, 伐木, 畋獵, 取魚, 乘船渡永, 栽種, 牧養, 納畜, 破土, 安葬, 啓攢

丁丑澗下水寶危日 정축간하수보위일	
吉神	陰德, 聖心, 寶光.
凶神	月煞, 月虛, 月害, 四擊, 復日.
宜	祭祀.
忌	祈福, 求嗣, 上冊受封, 上表章, 襲爵受封, 會親友, 冠帶, 出行, 上官赴任, 臨政親民, 結婚姻, 納采問名, 嫁娶, 進人口, 移徙, 安床, 解除, 剃頭, 整手足甲, 求醫療病, 裁衣, 築隄防, 修造動土, 豎柱上梁, 修倉庫, 鼓鑄, 經絡, 醞釀, 開市, 立券, 交易, 納財, 開倉庫, 出貨財, 修置產室, 開渠穿井, 安碓磑, 補垣塞穴, 修飾垣牆, 破屋壞垣, 栽種, 牧養, 納畜, 破土, 安葬, 啓攢.

戊寅城頭土伐成日 무인성두토벌성일	
吉神	母倉, 月恩, 四相, 三合, 天馬, 天喜, 天醫, 益後, 五合.
凶神	大煞, 歸忌, 白虎.
宜	襲爵受封, 會親友, 入學, 出行, 上官赴任, 臨政親民, 結婚姻, 納采問名, 嫁娶, 進人口, 解除, 求醫療病, 裁衣, 築隄防, 修造動土, 豎柱上梁, 修倉庫, 經絡, 醞釀, 開市, 立券, 交易, 納財, 開倉庫, 出貨財, 安碓磑, 栽種, 牧養, 納畜.
忌	祭祀, 移徙, 遠迴.

第三部 擇吉要法

己卯城頭土伐收日 기묘성두토벌수일	
吉神	天恩, 母倉, 四相, 續世, 五合, 玉堂.
凶神	河魁, 大時, 大敗, 咸池, 九坎, 九焦, 血忌, 往亡.
宜	祭祀.
忌	祈福, 求嗣, 上冊受封, 上表章, 襲爵受封, 會親友, 冠帶, 出行, 上官赴任, 臨政親民, 結婚姻, 納采問名, 嫁娶, 進人口, 移徙, 安床, 解除, 求醫療病, 針刺, 裁衣, 築隄防, 修造動土, 豎柱上梁, 修倉庫, 鼓鑄, 經絡, 醞釀, 開市, 立券, 交易, 納財, 開倉庫, 出貨財, 修置産室, 開渠穿井, 補垣塞穴, 捕捉. 畋獵, 取魚, 乘船渡水, 栽種, 牧養, 納畜, 破土, 安葬, 啓攢

庚辰白鑞金義開日 경진백랍금의개일	
吉神	天恩, 時德, 時陽, 生氣, 要安.
凶神	五虛, 九空, 天牢.
宜	祭祀, 祈福, 求嗣, 上冊受封, 上表章, 襲爵受封, 會親友, 入學, 出行, 上官赴任, 臨政親民, 結婚姻, 納采問名, 移徙, 解除, 求醫療病, 裁衣, 修造動土, 豎柱上梁, 修置産室, 開渠穿井, 安碓磑, 栽種, 牧養.
忌	進人口, 修倉庫, 經絡, 開市, 立券, 交易, 納財, 開倉庫, 出貨財, 伐木, 畋獵, 取魚.

辛巳白鑞金伐閉日 신사백랍금벌폐일	
吉神	月德合, 天恩, 王日, 玉宇.
凶神	遊禍, 血支, 重日, 元武.
宜	祭祀, 裁衣, 築隄防, 修倉庫, 補垣塞穴, 栽種, 牧養, 納畜.
忌	祈福, 求嗣, 出行, 解除, 求醫療病, 療目, 針刺, 醞釀, 畋獵, 取魚.

壬午楊柳木制建日 임오양류목제건일	
吉神	月空, 天恩, 陽德, 官日, 金堂, 司命, 鳴吠.
凶神	月建, 小時, 土府, 月刑, 月厭, 地火, 土符.
宜	諸事不宜.
忌	

癸未楊柳木伐除日 계미양류목벌제일	
吉神	天恩, 守日, 吉期, 六合, 不將.
凶神	觸水龍, 勾陳.
宜	襲爵受封, 會親友, 出行, 上官赴任, 臨政親民, 結婚姻, 嫁娶, 進人口, 解除. 沐浴, 剃頭, 整手足甲, 經絡, 醞釀, 立券, 交易, 納財, 掃舍宇, 納畜, 安葬.
忌	求醫療病, 取魚, 乘船渡水.

欽定四庫全書 協紀辨方書

4. 五月 甲申旬

甲申 井泉水伐滿日 갑신정천수벌만일	
吉神	相日，驛馬，天后，天巫，福德，不將，除神，靑龍，鳴吠.
凶神	五虛，八風，五離.
宜	祭祀，祈福，上冊受封，上表章，出行，嫁娶，進人口，移徙，解除，沐浴，剃頭，整手足甲，裁衣，經絡，開市，納財，補垣塞穴，掃舍宇，破土，安葬.
忌	襲爵受封，會親友，上官赴任，臨政親民，結婚姻，納采問名，安床，求醫療病，修倉庫，立券，交易，開倉庫，出貨財，取魚，乘船渡水.

乙酉 井泉水伐平日 을유정천수벌평일	
吉神	民日，不將，敬安，除神，明堂，鳴吠.
凶神	天罡，死神，天吏，致死，天賊，五離.
宜	沐浴，剃頭，整手足甲，掃舍宇，修飾垣牆，平治道塗.
忌	祈福，求嗣，上冊受封，上表章，襲爵受封，會親友，冠帶，出行，上官赴任，臨政親民，結婚姻，納采問名，嫁娶，進人口，移徙，安床，解除，求醫療病，裁衣，築隄防，修造動土，豎柱上梁，修倉庫，鼓鑄，經絡，醞釀，開市，立券，交易，納財，開倉庫，出貨財，修置産室，開渠穿井，栽種，牧養，納畜，破土，安葬，啓攢.

丙戌屋上土寶定日 병술옥상토보정일	
吉神	月德, 三合, 臨日, 時陰, 天倉, 不將, 普護.
凶神	死氣, 五墓, 天刑.
宜	祭祀, 祈福, 求嗣, 上冊受封, 上表章, 襲爵受封, 會親友, 冠帶, 出行, 上官赴任, 臨政親民, 結婚姻, 納采問名, 嫁娶, 進人口, 移徙, 解除, 裁衣, 修造動土, 豎柱上梁, 修倉庫, 經絡, 醞釀, 立券, 交易, 納財, 安碓磑, 栽種, 牧養, 納畜, 安葬.
忌	求醫療病, 畋獵, 取魚.

丁亥屋上土伐執日 정해옥상토벌집일	
吉神	五富, 福生.
凶神	劫煞, 小耗, 四窮, 七鳥, 復日, 重日, 朱雀.
宜	祭祀, 沐浴, 捕捉.
忌	祈福, 求嗣, 上冊受封, 上表章, 襲爵受封, 會親友, 冠帶, 出行, 上官赴任, 臨政親民, 結婚姻, 納采問名, 嫁娶, 進人口, 移徙, 安床, 解除, 剃頭, 整手足甲, 求醫療病, 裁衣, 築隄防, 修造動土, 豎柱上梁, 修倉庫, 鼓鑄, 經絡, 醞釀, 開市, 立券, 交易, 納財, 開倉庫, 出貨財, 修置產室, 開渠穿井, 安碓磑, 補垣塞穴, 修飾垣牆, 破屋壞垣, 栽種, 牧養, 納畜, 破土, 安葬, 啓攢.

戊子霹靂火制破日 무자벽력화제파일	
吉神	月恩, 四相, 六儀, 解神, 金匱.
凶神	月破, 大耗, 災煞, 天火, 厭對, 招搖, 五虛.
宜	諸事不宜.
忌	

己丑霹靂火專危日 기축벽력화전위일

吉神	四相, 陰德, 聖心, 寶光.
凶神	月煞, 月虛, 月害, 四擊.
宜	祭祀.
忌	祈福, 求嗣, 上冊受封, 上表章, 襲爵受封, 會親友, 冠帶, 出行, 上官赴任, 臨政親民, 結婚姻, 納采問名, 嫁娶, 進人口, 移徙, 安床, 解除, 剃頭, 整手足甲, 求醫療病, 裁衣, 築隄防, 修造動土, 豎柱上梁, 修倉庫, 鼓鑄, 經絡, 醞釀, 開市, 立券, 交易, 納財, 開倉庫, 出貨財, 修置產室, 開渠穿井, 安碓磑, 補垣塞穴, 修飾垣牆, 破屋壞垣, 栽種, 牧養, 納畜, 破土, 安葬, 啓攢

庚寅松柏木制成日 경인송백목제성일

吉神	母倉, 三合, 天馬, 天喜, 天醫, 益後, 五合, 鳴吠對.
凶神	大煞, 歸忌, 白虎.
宜	襲爵受封, 會親友, 入學, 出行, 上官赴任, 臨政親民, 結婚姻, 納采問名, 嫁娶, 進人口, 求醫療病, 裁衣, 築隄防, 修造動土, 豎柱上梁, 修倉庫, 醞釀, 開市, 立券, 交易, 納財, 安碓磑, 栽種, 牧養, 納畜, 破土, 啓攢.
忌	祭祀, 移徙, 遠迴, 經絡.

辛卯松柏木制收日 신묘송백목제수일

吉神	月德合, 母倉, 續世, 五合, 玉堂, 鳴吠對.
凶神	河魁, 大時, 大敗, 咸池, 九坎, 九焦, 血忌, 往亡.
宜	祭祀.
忌	上冊受封, 上表章, 出行, 上官赴任, 臨政親民, 嫁娶, 進人口, 移徙, 求醫療病, 針刺, 鼓鑄, 醞釀, 穿井, 補垣塞穴, 捕捉, 畋獵, 取魚, 乘船渡水, 栽種.

壬辰長流水伐開日 임진장류수벌개일	
吉神	月空, 時德, 時陽, 生氣, 要安.
凶神	五虛, 九空, 天牢.
宜	祭祀, 祈福, 求嗣, 上冊受封, 上表章, 襲爵受封, 會親友, 入學, 出行, 上官赴任, 臨政親民, 結婚姻, 納采問名, 移徙, 解除, 求醫療病, 裁衣, 修造動土. 豎柱上梁, 修置産室, 安確磑, 栽種, 牧養.
忌	進人口, 修倉庫, 開市, 立券, 交易, 納財, 開倉庫, 出貨財, 開渠, 伐木, 畋獵, 取魚.

癸巳長流水制閉日 계사장류수제폐일	
吉神	王日, 玉宇.
凶神	遊禍, 血支, 重日, 元武.
宜	裁衣, 築隄防, 補垣塞穴.
忌	祈福, 求嗣, 上冊受封, 上表章, 襲爵受封, 會親友, 出行, 上官赴任, 臨政親民, 結婚姻, 納采問名, 嫁娶, 進人口, 移徙, 安床, 解除, 求醫療病, 療目, 針刺, 修造動土, 豎柱上梁, 開市, 開倉庫, 出貨財, 修置産室, 開渠穿井, 破土, 安葬, 啓攢.

5. 五月 甲午旬

甲午砂石金寶建日 갑오사석금보건일	
吉神	天赦, 陽德, 官日, 金堂, 司命, 鳴吠.
凶神	月建, 小時, 土府, 月刑, 月厭, 地火, 土符.
宜	祭祀.
忌	祈福, 求嗣, 上冊受封, 上表章, 襲爵受封, 會親友, 冠帶, 出行, 上官赴任, 臨政親民, 結婚姻, 納采問名, 嫁娶, 進人口, 移徙, 遠迴, 安床, 解除, 剃頭. 整手足甲, 求醫療病, 裁衣, 築隄防, 修造動土, 豎柱上梁, 修倉庫, 鼓鑄, 苫蓋, 經絡, 醞釀, 開市, 立券, 交易, 納財, 開倉庫, 出貨財, 修置産室, 開渠穿井, 安碓磑, 補垣塞穴, 修飾垣牆, 平治道塗, 破屋壞垣, 伐木, 畋獵, 取魚, 栽種, 牧養, 納畜, 破土, 安葬, 啓攢.

乙未砂石金制除日 을미사석금제제일	
吉神	守日, 吉期, 六合, 不將.
凶神	勾陳.
宜	襲爵受封, 會親友, 出行, 上官赴任, 臨政親民, 結婚姻, 嫁娶, 進人口, 解除, 沐浴, 剃頭, 整手足甲, 經絡, 醞釀, 立券, 交易, 納財, 掃舍宇, 納畜, 安葬.
忌	求醫療病, 栽種.

丙申山下火制滿日 병신산하화제만일	
吉神	月德, 相日, 驛馬, 天后, 天巫, 福德, 不將, 除神, 靑龍, 鳴吠.
凶神	五虛, 五離.
宜	祭祀, 祈福, 求嗣, 上冊受封, 上表章, 襲爵受封, 會親友, 出行, 上官赴任, 臨政親民, 結婚姻, 納采問名, 嫁娶, 進人口, 移徙, 解除, 沐浴, 剃頭, 整手足甲, 求醫療病, 裁衣, 修造動土, 豎柱上梁, 修倉庫, 經絡, 開市, 立券, 交易, 納財, 開倉庫, 出貨財, 補垣塞穴, 掃舍宇, 栽種, 牧養, 納畜, 破土, 安葬.
忌	安床, 畋獵, 取魚.

丁酉山下火制平日 정유산하화제평일	
吉神	民日, 敬安, 除神, 明堂, 鳴吠.
凶神	天罡, 死神, 天吏, 致死, 天賊, 復日, 五離.
宜	沐浴, 整手足甲, 掃舍宇, 修飾垣牆, 平治道塗.
忌	祈福, 求嗣, 上冊受封, 上表章, 襲爵受封, 會親友, 冠帶, 出行, 上官赴任, 臨政親民, 結婚姻, 納采問名, 嫁娶, 進人口, 移徙, 安床, 解除, 剃頭, 求醫療病, 裁衣, 築隄防, 修造動土, 豎柱上梁, 修倉庫, 鼓鑄, 經絡, 醞釀, 開市, 立券, 交易, 納財, 開倉庫, 出貨財, 修置産室, 開渠穿井, 栽種, 牧養, 納畜, 破土, 安葬, 啓攢.

戊戌平地木專定日무술평지목전정일	
吉神	月恩, 四相, 三合, 臨日, 時陰, 天倉, 不將, 普護.
凶神	死氣, 天刑.
宜	祭祀, 祈福, 求嗣, 上冊受封, 上表章, 襲爵受封, 會親友, 冠帶, 出行, 上官赴任, 臨政親民, 結婚姻, 納采問名, 嫁娶, 進人口, 移徙, 裁衣, 修造動土, 豎柱上梁, 修倉庫, 經絡, 醞釀, 立券, 交易, 納財, 開倉庫, 出貨財, 安確磑. 牧養, 納畜.
忌	解除, 求醫療病, 修置産室, 栽種.

第三部 擇吉要法

己亥平地木制執日기해평지목제집일	
吉神	四相, 五富, 福生.
凶神	劫煞, 小耗, 重日, 朱雀.
宜	祭祀, 沐浴, 捕捉.
忌	祈福, 求嗣, 上冊受封, 上表章, 襲爵受封, 會親友, 冠帶, 出行, 上官赴任, 臨政親民, 結婚姻, 納采問名, 嫁娶, 進人口, 移徙, 安床, 解除, 剃頭, 整手足甲, 求醫療病, 裁衣, 築隄防, 修造動土, 豎柱上梁, 修倉庫, 鼓鑄, 經絡, 醞釀, 開市, 立券, 交易, 納財, 開倉庫, 出貨財, 修置産室, 開渠穿井, 安確磑, 補垣塞穴, 修飾垣牆, 破屋壞垣, 栽種, 牧養, 納畜, 破土, 安葬, 啓攢.

庚子壁上土寶破日 경자벽상토보파일	
吉神	六儀, 解神, 金匱, 鳴吠對.
凶神	月破, 大耗, 災煞, 天火, 厭對, 招搖, 五虛.
宜	諸事不宜.
忌	

辛丑壁上土義危日 신축벽상토의위일	
吉神	月德合, 陰德, 聖心, 寶光.
凶神	月煞, 月虛, 月害, 四擊.
宜	祭祀.
忌	冠帶, 求醫療病, 醞釀, 畋獵, 取魚.

壬寅金箔金寶成日 임인금박금보성일	
吉神	月空, 母倉, 三合, 天馬, 天喜, 天醫, 益後, 五合, 鳴吠對.
凶神	大煞, 歸忌, 白虎.
宜	上表章, 襲爵受封, 會親友, 入學, 出行, 上官赴任, 臨政親民, 結婚姻, 納采問名, 嫁娶, 進人口, 求醫療病, 裁衣, 築隄防, 修造動土, 豎柱上梁, 修倉庫, 經絡, 醞釀, 開市, 立券, 交易, 納財, 安碓磑, 栽種, 牧養, 納畜, 破土, 啓攢.
忌	祭祀, 移徙, 遠迴, 開渠.

	癸卯 金箔金寶 收 日 계묘금박금보수일
吉神	母倉, 續世, 五合, 玉堂, 鳴吠對.
凶神	河魁, 大時, 大敗, 咸池, 九坎, 九焦, 血忌, 往亡.
宜	祭祀.
忌	祈福, 求嗣, 上冊受封, 上表章, 襲爵受封, 會親友, 冠帶, 出行, 上官赴任, 臨政親民, 結婚姻, 納采問名, 嫁娶, 進人口, 移徙, 安床, 解除, 求醫療病, 針刺, 裁衣, 築隄防, 修造動土, 豎柱上梁, 修倉庫, 鼓鑄, 經絡, 醞釀, 開市. 立券, 交易, 納財, 開倉庫, 出貨財, 修置産室, 開渠穿井, 補垣塞穴, 捕捉. 畋獵, 取魚, 乘船渡水, 栽種, 牧養, 納畜, 破土, 安葬, 啓攢.

6. 五月 甲辰旬

	甲辰 覆燈火 制開 日 갑진복등화제개일
吉神	時德, 時陽, 生氣, 要安.
凶神	五虛, 八風, 九空, 地囊, 天牢.
宜	祭祀, 祈福, 求嗣, 上冊受封, 上表章, 襲爵受封, 會親友, 入學, 出行, 上官赴任, 臨政親民, 結婚姻, 納采問名, 移徙, 解除, 求醫療病, 裁衣, 豎柱上梁. 牧養.
忌	進人口, 築隄防, 修造動土, 修倉庫, 開市, 立券, 交易, 納財, 開倉庫, 出貨財, 修置産室, 開渠穿井, 安碓磑, 補垣, 修飾垣牆, 平治道塗, 破屋壞垣, 伐木, 畋獵, 取魚, 乘船渡水, 栽種, 破土.

欽定四庫全書 協紀辨方書

乙巳覆燈火寶閉日을사복등화보폐일	
吉神	王日, 玉宇.
凶神	遊禍, 血支, 重日, 元武
宜	裁衣, 築隄防, 補垣塞穴.
忌	祈福, 求嗣, 上冊受封, 上表章, 襲爵受封, 會親友, 出行, 上官赴任, 臨政親民, 結婚姻, 納采問名, 嫁娶, 進人口, 移徙, 安床, 解除, 求醫療病, 療目, 針刺, 修造動土, 豎柱上梁, 開市, 開倉庫, 出貨財, 修置産室, 開渠穿井, 栽種, 破土, 安葬, 啓攢

丙午天河水專建日병오천하수전건일	
吉神	月德, 陽德, 官日, 金堂, 司命, 鳴吠
凶神	月建, 小時, 土府, 月刑, 月厭, 地火, 土符, 大會, 陰陽俱錯.
宜 忌	諸事不宜.

丁未河水寶除日정미하수보제일	
吉神	天願, 守日, 吉期, 六合.
凶神	復日, 八專, 勾陳.
宜	祭祀, 祈福, 求嗣, 上冊受封, 上表章, 襲爵受封, 會親友, 出行, 上官赴任, 臨政親民, 結婚姻, 納采問名, 嫁娶, 進人口, 移徙, 解除, 沐浴, 整手足甲, 裁衣, 修造動土, 豎柱上梁, 修倉庫, 經絡, 醞釀, 開市, 立券, 交易, 納財, 掃舍宇, 栽種, 牧養, 納畜.
忌	剃頭, 求醫療病.

戊申大驛土寶滿日무신대역토보만일	
吉神	月恩, 四相, 相日, 驛馬, 天后, 天巫, 福德, 不將, 除神, 靑龍.
凶神	五虛, 五離.
宜	祭祀, 祈福, 求嗣, 上冊受封, 上表章, 襲爵受封, 出行, 上官赴任, 臨政親民. 嫁娶, 進人口, 移徙, 解除, 沐浴, 剃頭, 整手足甲, 求醫療病, 裁衣, 修造動土, 豎柱上梁, 經絡, 開市, 納財, 補垣塞穴, 掃舍宇, 栽種, 牧養.
忌	會親友, 結婚姻, 納采問名, 安床, 修倉庫, 立券, 交易, 開倉庫, 出貨財.

己酉大驛土寶平日기유대역토보평일	
吉神	天恩, 四相, 民日, 敬安, 除神, 明堂, 鳴吠.
凶神	天罡, 死神, 天吏, 致死, 天賊, 五離.
宜	祭祀, 沐浴, 剃頭, 整手足甲, 掃舍宇, 修飾垣牆, 平治道塗.
忌	祈福, 求嗣, 上冊受封, 上表章, 襲爵受封, 會親友, 冠帶, 出行, 上官赴任, 臨政親民, 結婚姻, 納采問名, 嫁娶, 進人口, 移徙, 安床, 解除, 求醫療病, 裁衣, 築隄防, 修造動土, 豎柱上梁, 修倉庫, 鼓鑄, 經絡, 醞釀, 開市, 立券, 交易, 納財, 開倉庫, 出貨財, 修置産室, 開渠穿井, 栽種, 牧養, 納畜, 破土, 安葬, 啓攢.

庚戌釵釧金義定日경술차천금의정일	
吉神	天恩, 三合, 臨日, 時陰, 天倉, 普護.
凶神	死氣, 天刑.
宜	祭祀, 祈福, 上冊受封, 上表章, 會親友, 冠帶, 上官赴任, 臨政親民, 結婚姻. 納采問名, 嫁娶, 進人口, 裁衣, 修造動土, 豎柱上梁, 修倉庫, 醞釀, 立券, 交易, 納財, 安確磑, 納畜.
忌	解除, 求醫療病, 經絡, 修置産室, 栽種.

第三部 擇吉要法

辛亥釵釧金寶執日 신해차천금보집일

吉神	月德合, 天恩, 五富, 福生.
凶神	劫煞, 小耗, 重日, 朱雀.
宜	祭祀, 沐浴, 捕捉.
忌	嫁娶, 求醫療病, 修倉庫, 醞釀, 開市, 立券, 交易, 納財, 開倉庫, 出貨財, 畋獵, 取魚.

壬子桑柘木專破日 임자상자목전파일

吉神	月空, 天恩, 六儀, 解神, 金匱, 鳴吠對.
凶神	月破, 大耗, 災煞, 天火, 厭對, 招搖, 四廢, 五虛, 陰陽擊衝.
宜 忌	諸事不宜.

欽定四庫全書 協紀辨方書

癸丑桑柘木伐危日 계축상자목벌위일

吉神	天恩, 陰德, 聖心, 寶光.
凶神	月煞, 月虛, 月害, 四擊, 八專, 觸水龍.
宜	祭祀.
忌	祈福, 求嗣, 上冊受封, 上表章, 襲爵受封, 會親友, 冠帶, 出行, 上官赴任, 臨政親民, 結婚姻, 納采問名, 嫁娶, 進人口, 移徙, 安床, 解除, 剃頭, 整手足甲, 求醫療病, 裁衣, 築隄防, 修造動土, 豎柱上梁, 修倉庫, 鼓鑄, 經絡, 醞釀, 開市, 立券, 交易, 納財, 開倉庫, 出貨財, 修置産室, 開渠穿井, 安碓磑, 補垣塞穴, 修飾垣牆, 破屋壞垣, 取魚, 乘船渡水, 栽種, 牧養, 納畜, 破土, 安葬, 啓攢.

7. 五月 甲寅旬

<table>
<tr><td colspan="2" align="center">甲寅大溪水專成日갑인대계수전성일</td></tr>
<tr><td>吉神</td><td>母倉, 三合, 天馬, 天喜, 天醫, 益後, 五合, 鳴吠對.</td></tr>
<tr><td>凶神</td><td>大煞, 歸忌, 八專, 白虎.</td></tr>
<tr><td>宜</td><td>襲爵受封, 會親友, 入學, 出行, 上官赴任, 臨政親民, 進人口, 求醫療病, 裁衣, 築隄防, 修造動土, 豎柱上梁, 修倉庫, 經絡, 醞釀, 開市, 立券, 交易, 納財, 安確磑, 栽種, 牧養, 納畜, 破土, 啓攢.</td></tr>
<tr><td>忌</td><td>祭祀, 結婚姻, 納采問名, 嫁娶, 移徙, 遠迴, 開倉庫, 出貨財.</td></tr>
<tr><td colspan="2" align="center">乙卯大溪水專收日을묘대계수전수일</td></tr>
<tr><td>吉神</td><td>母倉, 續世, 五合, 玉堂, 鳴吠對.</td></tr>
<tr><td>凶神</td><td>河魁, 大時, 大敗, 咸池, 四耗, 九坎, 九焦, 血忌, 往亡.</td></tr>
<tr><td>宜</td><td>祭祀.</td></tr>
<tr><td>忌</td><td>祈福, 求嗣, 上冊受封, 上表章, 襲爵受封, 會親友, 冠帶, 出行, 上官赴任, 臨政親民, 結婚姻, 納采問名, 嫁娶, 進人口, 移徙, 安床, 解除, 求醫療病, 針刺, 裁衣, 築隄防, 修造動土, 豎柱上梁, 修倉庫, 鼓鑄, 經絡, 醞釀, 開市, 立券, 交易, 納財, 開倉庫, 出貨財, 修置產室, 開渠穿井, 補垣塞穴, 捕捉, 畋獵, 取魚, 乘船渡水, 栽種, 牧養, 納畜, 破土, 安葬, 啓攢.</td></tr>
<tr><td colspan="2" align="center">丙辰沙中土寶開日병진사중토보개일</td></tr>
<tr><td>吉神</td><td>月德, 時德, 時陽, 生氣, 要安.</td></tr>
<tr><td>凶神</td><td>五虛, 九空, 天牢.</td></tr>
<tr><td>宜</td><td>祭祀, 祈福, 求嗣, 上冊受封, 上表章, 襲爵受封, 會親友, 入學, 出行, 上官赴任, 臨政親民, 結婚姻, 納采問名, 嫁娶, 移徙, 解除, 求醫療病, 裁衣, 修造動土, 豎柱上梁, 修倉庫, 開市, 納財, 開倉庫, 出貨財, 修置產室, 開渠穿井, 安確磑, 栽種, 牧養, 納畜.</td></tr>
<tr><td>忌</td><td>伐木, 畋獵, 取魚.</td></tr>
</table>

第三部 擇吉要法

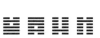

丁巳沙中土專閉日 정사사중토전폐일	
吉神	王日, 玉宇.
凶神	遊禍, 血支, 復日, 重日, 元武.
宜	裁衣, 築隄防, 補垣塞穴.
忌	祈福, 求嗣, 上冊受封, 上表章, 襲爵受封, 會親友, 出行, 上官赴任, 臨政親民, 結婚姻, 納采問名, 嫁娶, 進人口, 移徙, 安床, 解除, 剃頭, 求醫療病, 療目, 針刺, 修造動土, 豎柱上梁, 開市, 開倉庫, 出貨財, 修置産室, 開渠穿井, 破土, 安葬, 啓攢.

戊午天上火義建日 무오천상화의건일	
吉神	月恩, 四相, 陽德, 官日, 金堂, 司命.
凶神	月建, 小時, 土府, 月刑, 月厭, 地火, 土符, 小會.
宜	諸事不宜.
忌	

己未天上火專除日 기미천상화전제일	
吉神	四相, 守日, 吉期, 六合.
凶神	八專, 勾陳.
宜	祭祀, 祈福, 求嗣, 襲爵受封, 會親友, 出行, 上官赴任, 臨政親民, 進人口, 移徙, 解除, 沐浴, 剃頭, 整手足甲, 裁衣, 修造動土, 豎柱上梁, 修倉庫, 經絡, 醞釀, 立券, 交易, 納財, 開倉庫, 出貨財, 掃舍宇, 栽種, 牧養, 納畜, 安葬.
忌	結婚姻, 納采問名, 嫁娶, 求醫療病.

庚申石榴木專滿日경신석류목전만일	
吉神	相日, 驛馬, 天后, 天巫, 福德, 除神, 靑龍, 鳴吠.
凶神	五虛, 五離, 八專.
宜	祭祀, 祈福, 上冊受封, 上表章, 出行, 進人口, 移徙, 解除, 沐浴, 剃頭, 整手足甲, 裁衣, 開市, 納財, 補垣塞穴, 掃舍宇, 破土, 安葬.
忌	襲爵受封, 會親友, 上官赴任, 臨政親民, 結婚姻, 納采問名, 嫁娶, 安床, 求醫療病, 修倉庫, 經絡, 立券, 交易, 開倉庫, 出貨財.

辛酉石榴木專平日신유석류목전평일	
吉神	月德合, 民日, 敬安, 除神, 明堂, 鳴吠.
凶神	天罡, 死神, 天吏, 致死, 天賊, 五離.
宜	祭祀, 沐浴, 剃頭, 整手足甲, 掃舍宇, 修飾垣牆, 平治道塗.
忌	會親友, 出行, 求醫療病, 修倉庫, 醞釀, 開倉庫, 出貨財, 畋獵, 取魚.

壬戌大海水伐定日임술대해수벌정일	
吉神	月空, 三合, 臨日, 時陰, 天倉, 普護.
凶神	死氣, 地囊, 天刑.
宜	祭祀, 祈福, 上冊受封, 上表章, 會親友, 冠帶, 上官赴任, 臨政親民, 結婚姻. 納采問名, 嫁娶, 進人口, 裁衣, 豎柱上梁, 經絡, 醞釀, 立券, 交易, 納財, 納畜.
忌	解除, 求醫療病, 築隄防, 修造動土, 修倉庫, 修置産室, 開渠穿井, 安確磑, 補垣, 修飾垣牆, 平治道塗, 破屋壞垣, 栽種, 破土.

第三部 擇吉要法

癸亥大海水專執日 계해대해수전집일	
吉神	五富, 不將, 福生
凶神	劫煞, 小耗, 四廢, 重日, 朱雀
宜	祭祀, 沐浴
忌	祈福, 求嗣, 上冊受封, 上表章, 襲爵受封, 會親友, 冠帶, 出行, 上官赴任, 臨政親民, 結婚姻, 納采問名, 嫁娶, 進人口, 移徙, 安床, 解除, 剃頭, 整手足甲, 求醫療病, 裁衣, 築隄防, 修造動土, 豎柱上梁, 修倉庫, 鼓鑄, 經絡, 醞釀, 開市, 立券, 交易, 納財, 開倉庫, 出貨財, 修置產室, 開渠穿井, 安碓磑, 補垣塞穴, 修飾垣牆, 破屋壞垣, 栽種, 牧養, 納畜, 破土, 安葬, 啓攢

이상의 60간지는 월건(月建)이 오(午)일 때의 것이니, 망종(芒種)에서 하지(夏至) 말까지이다. 그 신살의 길흉을 용사(用事)에 따라 마땅함(宜)과 꺼림(忌)을 표로 만들어 놓았으니 활용할 것이다.

欽定
四庫全書

協紀辨方書

卷 25

月表 6 ; 六月 月表

제1장 六月

欽定四庫全書　協紀辨方書

제1장. 六月

1. 六月 개황(概況)

六月	甲己年 建辛未	乙庚年 建癸未	丙辛年 建乙未	丁壬年 建丁未	戊癸年 建己未

六月	소서절 小暑節 천도동행 天道東行	맹년孟年 (寅申巳亥)			중년仲年 (子午卯酉)			계년季年 (辰戌丑未)		
		黃	白	碧	黑	赤	紫	白	綠	白
		綠	白	白	白	碧	黃	赤	紫	黑
		紫	黑	赤	白	白	綠	碧	黃	白

천덕(天德) 甲, 천덕합 己, 월덕(月德) 甲, 월덕합(月德合) 己, 월공(月空) 庚, 의수조(宜修造), 취토(取土).

대서(大暑) 6월 中, 일전(日躔) 오궁(午宮) 위(爲) 6월 장(將), 의용(宜用) 癸・乙・丁・辛時.

월건(月建) 未, 월파(月破) 丑, 월염(月厭) 巳, 월형(月刑) 丑, 월해(月害) 子, 겁살(劫煞) 申, 재살(災煞) 酉, 월살(月煞) 戌, 기수조(忌修造), 취토(取土).

소서(小暑) 後 24일 왕망(往亡).
토왕용사(土王用事) 後 기수조(忌修造), 동토(動土), 巳・午日 첨(添) 모창(母倉).
초 10일 장성(長星), 20일 단성(短星).

2. 六月 甲子旬

甲子海中金義執日 갑자해중금의집일	
吉神	天德, 月德, 天恩, 金堂, 解神.
凶神	月害, 大時, 大敗, 咸池, 小耗, 五虛, 九坎, 九焦, 歸忌, 天刑.
宜	祭祀, 折福, 求嗣, 上冊受封, 上表章, 襲爵受封, 會親友, 出行, 上官赴任, 臨政親民, 結婚姻, 納采問名, 嫁娶, 解除, 沐浴, 剃頭, 整手足甲, 裁衣, 修造動土, 豎柱上梁, 修倉庫, 捕捉, 牧養, 納畜, 安葬.
忌	移徙, 遠迴, 求醫療病, 鼓鑄, 開倉庫, 出貨財, 補垣塞六, 畋獵, 取魚, 乘船渡水, 栽種.

乙丑海中金制破日 을축해중금제파일	
吉神	天恩.
凶神	月破, 大耗, 月刑, 四擊, 九空, 朱雀.
宜	諸事不宜.
忌	

丙寅鑪中火義危日 병인노중화의위일	
吉神	天恩, 母倉, 五富, 五合, 金匱, 鳴吠對.
凶神	遊禍.
宜	會親友, 結婚姻, 安床, 經絡, 醞釀, 開市, 立券, 交易, 納財, 開倉庫, 出貨財, 栽種, 牧養, 納畜, 破土, 啓攢.
忌	祭祀, 祈福, 求嗣, 解除, 求醫療病.

丁卯鑪中火義成日 정묘노중화의성일	
吉神	天恩, 母倉, 三合, 臨日, 天喜, 天醫, 敬安, 五合, 寶光, 鳴吠對.
凶神	大煞.
宜	上冊受封, 上表章, 襲爵受封, 會親友, 入學, 出行, 上官赴任, 臨政親民, 結婚姻, 納采問名, 嫁娶, 進人口, 移徙, 求醫療病, 裁衣, 築隄防, 修造動土, 豎柱上梁, 修倉庫, 經絡, 醞釀, 開市, 立券, 交易, 納財, 安碓磑, 栽種, 牧養, 納畜, 破土, 啓攢.
忌	剃頭, 穿井.

戊辰大林木專收日 무진대림목전수일	
吉神	天恩, 四相, 時德, 天馬, 普護.
凶神	天罡, 五虛, 五墓, 白虎.
宜	祭祀, 納財, 捕捉.
忌	祈福, 求嗣, 上冊受封, 上表章, 襲爵受封, 會親友, 冠帶, 出行, 上官赴任, 臨政親民, 結婚姻, 納采問名, 嫁娶, 進人口, 移徙, 安床, 解除, 求醫療病, 裁衣, 築隄防, 修造動土, 豎柱上梁, 修倉庫, 鼓鑄, 經絡, 醞釀, 開市, 立券, 交易, 開倉庫, 出貨財, 修置産室, 開渠穿井, 栽種, 牧養, 納畜, 破土, 安葬, 啓攢.

己巳大林木義開日 기사대림목의개일	
吉神	天德合, 月德合, 四相, 王日, 驛馬, 天后, 時陽, 生氣, 福生, 玉堂.
凶神	月厭, 地火, 復日, 重日, 陰錯.
宜	祭祀, 入學.
忌	祈福, 求嗣, 上冊受封, 上表章, 襲爵受封, 會親友, 冠帶, 出行, 上官赴任, 臨政親民, 結婚姻, 納采問名, 嫁娶, 進人口, 移徙, 遠迴, 安床, 解除, 剃頭. 整手足甲, 求醫療病, 裁衣, 築隄防, 修造動土, 豎柱上梁, 修倉庫, 鼓鑄, 經絡, 醞釀, 開市, 立券, 交易, 納財, 開倉庫, 出貨財, 修置産室, 開渠穿井, 安碓磑, 補垣塞穴, 修飾垣牆, 平治道塗, 破屋壞垣, 伐木, 畋獵, 取魚, 栽種, 牧養, 納畜, 破土, 安葬, 啓攢.

庚午路傍土伐閉日 경오노방토벌폐일	
吉神	月空, 官日, 六合, 鳴吠.
凶神	天吏, 致死, 血支, 往亡, 天牢.
宜	醞釀, 補垣塞穴, 破土, 安葬
忌	祈福, 求嗣, 上冊受封, 上表章, 襲爵受封, 會親友, 冠帶, 出行, 上官赴任, 臨政親民, 結婚姻, 納采問名, 嫁娶, 進人口, 移徙, 安床, 解除, 求醫療病, 療目, 針刺, 築隄防, 修造動土, 豎柱上梁, 修倉庫, 苫蓋, 經絡, 開市, 立券. 交易, 納財, 開倉庫, 出貨財, 修置産室, 開渠穿井, 捕捉, 畋獵, 取魚, 栽種, 牧養, 納畜.

第三部 擇吉要法

辛未路傍土伐閉日 신미노방토벌폐일	
吉神	月恩, 守日, 聖心.
凶神	月建, 小時, 土府, 元武.
宜	祭祀, 祈福, 求嗣, 襲爵受封, 會親友, 出行, 上官赴任, 臨政親民, 結婚姻, 納采問名, 移徙, 解除, 裁衣, 豎柱上梁, 納財, 開倉庫, 出貨財, 牧養.
忌	求醫療病, 築隄防, 修造動土, 修倉庫, 醞釀, 修置産室, 開渠穿井, 安碓磑, 補垣, 修飾垣牆, 平治道塗, 破屋壞垣, 伐木, 栽種, 破土.

壬申劍鋒金義除日 임신검봉금의제일	
吉神	陽德, 相日, 吉期, 不將, 益後, 除神, 司命, 鳴吠.
凶神	劫煞, 天賊, 五虛, 五離.
宜	祭祀, 沐浴, 掃舍宇.
忌	上冊受封, 上表章, 會親友, 冠帶, 出行, 結婚姻, 納采問名, 進人口, 移徙, 安床, 求醫療病, 裁衣, 築隄防, 修造動土, 豎柱上梁, 修倉庫, 鼓鑄, 經絡, 醞釀, 開市, 立券, 交易, 納財, 開倉庫, 出貨財, 修置産室, 開渠穿井, 安碓磑, 補垣塞穴, 修飾垣牆, 破屋壞垣, 栽種, 牧養, 納畜.

癸酉劍鋒金義滿日 계유검봉금의만일
吉神 民日, 天巫, 福德, 天倉, 不將, 續世, 除神, 鳴吠.
凶神 災煞, 天火, 血忌, 五離, 勾陳.
宜 祭祀, 沐浴, 掃舍宇.
忌 祈福, 求嗣, 上冊受封, 上表章, 襲爵受封, 會親友, 冠帶, 出行, 上官赴任, 臨政親民, 結婚姻, 納采問名, 嫁娶, 進人口, 移徙, 安床, 解除, 剃頭, 整手足甲, 求醫療病, 針刺, 裁衣, 築隄防, 修造動土, 豎柱上梁, 修倉庫, 鼓鑄, 苫蓋, 經絡, 醞釀, 開市, 立券, 交易, 納財, 開倉庫, 出貨財, 修置産室, 開渠穿井, 安碓磑, 補垣塞穴, 修飾垣牆, 破屋壞垣, 栽種, 牧養, 納畜, 破土, 安葬, 啓攢.

3. 六月 甲戌旬

甲戌山頭火制平日 갑술산두화제평일
吉神 天德, 月德, 不將, 要安, 靑龍.
凶神 河魁, 死神, 月煞, 月虛, 土符.
宜 祭祀.
忌 祈福, 求嗣, 上冊受封, 上表章, 襲爵受封, 會親友, 冠帶, 出行, 上官赴任, 臨政親民, 結婚姻, 納采問名, 嫁娶, 進人口, 移徙, 安床, 解除, 剃頭, 整手足甲 求醫療病, 裁衣, 築隄防, 修造動土, 豎柱上梁, 修倉庫, 鼓鑄, 經絡, 醞釀, 開市, 立券, 交易, 納財, 開倉庫, 出貨財, 修置産室, 開渠穿井, 安碓磑, 補垣塞穴, 修飾垣牆, 平治道塗, 破屋壞垣, 畋獵, 取魚 栽種, 牧養, 納畜, 破土, 安葬, 啓攢.

乙亥山頭火義定日 을해산두화의정일	
吉神	陰德, 三合, 時陰, 六儀, 玉宇, 明堂.
凶神	厭對, 招搖, 死氣, 重日.
宜	會親友, 冠帶, 臨政親民, 結婚姻, 納采問名, 進人口, 沐浴, 裁衣, 修造動土. 豎柱上梁, 修倉庫, 經絡, 醞釀, 立券, 交易, 納財, 安碓磑, 牧養, 納畜.
忌	嫁娶, 解除, 求醫療病, 修置産室, 取魚, 乘船渡水, 栽種, 破土, 安葬, 啓攢.

丙子澗下水伐執日 병자간하수벌집일	
吉神	金堂, 解神, 鳴吠對.
凶神	月害, 大時, 大敗, 咸池, 小耗, 四忌, 七鳥, 五虛, 九坎, 九焦, 歸忌, 觸水龍, 天刑.
宜	沐浴, 剃頭, 整手足甲, 捕捉.
忌	祈福, 求嗣, 上冊受封, 上表章, 襲爵受封, 會親友, 冠帶, 出行, 上官赴任, 臨政親民, 結婚姻, 納采問名, 嫁娶, 進人口, 移徙, 遠迴, 安床, 解除, 求醫療病, 築隄防, 修造動土, 豎柱上梁, 修倉庫, 鼓鑄, 經絡, 醞釀, 開市, 立券, 交易, 納財, 開倉庫, 出貨財, 修置産室, 補垣塞穴, 取魚, 乘船渡水, 栽種, 牧養, 納畜, 破土, 安葬, 啓攢.

丁丑澗下水寶破日 정축간하수보파일	
吉神	
凶神	月破, 大耗, 月刑, 四擊, 九空, 朱雀
宜	諸事不宜.
忌	

戊寅城頭土伐危日무인성두토벌위일

吉神	母倉, 四相, 五富, 五合, 金匱.
凶神	遊禍.
宜	襲爵受封, 會親友, 出行, 上官赴任, 臨政親民, 結婚姻, 納采問名, 移徙, 安床, 裁衣, 修造動土, 豎柱上梁, 修倉庫, 經絡, 醞釀, 開市, 立券, 交易, 納財, 開倉庫, 出貨財, 栽種, 牧養, 納畜.
忌	祭祀, 祈福, 求嗣, 解除, 求醫療病.

己卯城頭土伐成日기묘성두토벌성일

吉神	天德合, 月德合, 天恩, 母倉, 四相, 三合, 臨日, 天喜, 天醫, 敬安, 五合, 寶光.
凶神	大煞, 復日.
宜	祭祀, 祈福, 求嗣, 上冊受封, 上表章, 襲爵受封, 會親友, 入學, 出行, 上官赴任, 臨政親民, 結婚姻, 納采問名, 嫁娶, 進人口, 移徙, 解除, 求醫療病, 裁衣, 築隄防, 修造動土, 豎柱上梁, 修倉庫, 經絡, 醞釀, 開市, 立券, 交易, 納財, 開倉庫, 出貨財, 安碓磑, 栽種, 牧養, 納畜.
忌	穿井, 畋獵, 取魚.

庚辰白鑞金義收日경진백랍금의수일

吉神	月空, 天恩, 時德, 天馬, 普護.
凶神	天罡, 五虛, 白虎.
宜	祭祀, 進人口, 納財, 捕捉, 栽種, 牧養, 納畜.
忌	祈福, 求嗣, 上冊受封, 上表章, 襲爵受封, 會親友, 冠帶, 出行, 上官赴任, 臨政親民, 結婚姻, 納采問名, 嫁娶, 移徙, 安床, 解除, 求醫療病, 裁衣, 築隄防, 修造動土, 豎柱上梁, 修倉庫, 鼓鑄, 經絡, 醞釀, 開市, 立券, 交易, 開倉庫, 出貨財, 修置產室, 開渠穿井, 破土, 安葬, 啓攢.

第三部 擇吉要法

辛巳白鑞金伐開日 신사백랍금벌개일	
吉神	天恩, 月恩, 王日, 驛馬, 天后, 時陽, 生氣, 福生, 玉堂.
凶神	月厭, 地火, 重日.
宜	祭祀, 入學.
忌	祈福, 求嗣, 上冊受封, 上表章, 襲爵受封, 會親友, 冠帶, 出行, 上官赴任, 臨政親民, 結婚姻, 納采問名, 嫁娶, 進人口, 移徙, 遠迴, 安床, 解除, 剃頭, 整手足甲, 求醫療病, 裁衣, 築隄防, 修造動土, 豎柱上梁, 修倉庫, 鼓鑄, 經絡, 醞釀, 開市, 立券, 交易, 納財, 開倉庫, 出貨財, 修置産室, 開渠穿井, 安碓磑, 補垣塞穴, 修飾垣牆, 平治道塗, 破屋壞垣, 伐木, 畋獵, 取魚, 栽種, 牧養, 納畜, 破土, 安葬, 啓攢.

壬午楊柳木制閉日 임오양류목제폐일	
吉神	天恩, 官日, 六合, 不將, 鳴吠
凶神	天吏, 致死, 血支, 往亡, 天牢
宜	經絡, 醞釀, 補垣塞穴, 破土, 安葬
忌	祈福, 求嗣, 上冊受封, 上表章, 襲爵受封, 會親友, 冠帶, 出行, 上官赴任, 臨政親民, 結婚姻, 納采問名, 嫁娶, 進人口, 移徙, 安床, 解除, 求醫療病, 療目, 針刺, 築隄防, 修造動土, 豎柱上梁, 修倉庫, 苫蓋, 開市, 立券, 交易. 納財, 開倉庫, 出貨財, 修置産室, 開渠穿井, 捕捉, 畋獵, 取魚, 栽種, 牧養, 納畜

癸未楊柳木伐建日 계미양류목벌건일	
吉神	天恩, 守日, 不將, 聖心.
凶神	月建, 小時, 土府, 觸水龍, 元武.
宜	祭祀, 襲爵受封, 會親友, 出行, 上官赴任, 臨政親民, 嫁娶.
忌	祈福, 求嗣, 上冊受封, 上表章, 結婚姻, 納采問名, 解除, 剃頭, 整手足甲, 求醫療病, 築隄防, 修造動土, 豎柱上梁, 修倉庫, 開倉庫, 出貨財, 修置産室, 開渠穿井, 安碓磑, 補垣, 修飾垣牆, 平治道塗, 破屋壞垣, 伐木, 取魚, 乘船渡水, 栽種, 破土, 安葬, 啓攢.

4. 六月 甲申旬

甲申井泉水伐除日갑신정천수벌제일	
吉神	天德, 月德, 陽德, 相日, 吉期, 不將, 益後, 除神, 司命, 鳴吠.
凶神	劫煞, 天賊, 五虛, 八風, 五離.
宜	祭祀, 祈福, 求嗣, 上冊受封, 上表章, 襲爵受封, 會親友, 上官赴任, 臨政親民, 結婚姻, 納采問名, 嫁娶, 移徙, 解除, 沐浴, 剃頭, 整手足甲, 裁衣, 修造動土, 竪柱上梁, 掃舍宇, 栽種, 牧養, 納畜, 破土, 安葬.
忌	出行, 安床, 求醫療病, 修倉庫, 開倉庫, 出貨財, 畋獵, 取魚.

乙酉井泉水伐滿日을유정천수벌만일	
吉神	民日, 天巫, 福德, 天倉, 不將, 續世, 除神, 鳴吠.
凶神	災煞, 天火, 血忌, 五離, 勾陳.
宜	祭祀, 沐浴, 掃舍宇.
忌	祈福, 求嗣, 上冊受封, 上表章, 襲爵受封, 會親友, 冠帶, 出行, 上官赴任, 臨政親民, 結婚姻, 納采問名, 嫁娶, 進人口, 移徙, 安床, 解除, 剃頭, 整手足甲, 求醫療病, 針刺, 裁衣, 築隄防, 修造動土, 竪柱上梁, 修倉庫, 鼓鑄, 苫蓋, 經絡, 醞釀, 開市, 立券, 交易, 納財, 開倉庫, 出貨財, 修置産室, 開渠穿井, 安碓磑, 補垣塞穴, 修飾垣牆, 破屋壞垣, 栽種, 牧養, 納畜, 破土, 安葬, 啓攢.

丙戌屋上土寶平日병술옥상토보평일	
吉神	要安, 靑龍.
凶神	河魁, 死神, 月煞, 月虛, 土符, 地囊.
宜	諸事不宜.
忌	

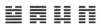

丁亥屋上土伐定日 정해옥상토벌정일	
吉神	陰德, 三合, 時陰, 六儀, 玉宇, 明堂.
凶神	厭對, 招搖, 死氣, 四窮, 七鳥, 重日.
宜	會親友, 冠帶, 臨政親民, 沐浴, 裁衣, 修造動土, 豎柱上梁, 經絡, 醞釀, 安確磑, 牧養, 納畜.
忌	結婚姻, 納采問名, 嫁娶, 進人口, 解除, 剃頭, 求醫療病, 修倉庫, 開市, 立券, 交易, 納財, 開倉庫, 出貨財, 修置産室, 取魚, 乘船渡水, 栽種, 破土, 安葬, 啓攢.

戊子霹靂火制執日 무자벽력화제집일	
吉神	四相, 金堂, 解神.
凶神	月害, 大時, 大敗, 咸池, 小耗, 五虛, 九坎, 九焦, 歸忌, 天刑.
宜	祭祀, 沐浴, 剃頭, 整手足甲, 裁衣, 捕捉.
忌	祈福, 求嗣, 上冊受封, 上表章, 襲爵受封, 會親友, 冠帶, 出行, 上官赴任, 臨政親民, 結婚姻, 納采問名, 嫁娶, 進人口, 移徙, 遠迴, 安床, 解除, 求醫療病, 築隄防, 修造動土, 豎柱上梁, 修倉庫, 鼓鑄, 經絡, 醞釀, 開市, 立券, 交易, 納財, 開倉庫, 出貨財, 修置産室, 補垣塞穴, 取魚, 乘船渡水, 栽種, 牧養, 納畜, 破土, 安葬, 啓攢.

己丑霹靂火專破日기축벽력화전파일	
吉神	天德合, 月德合, 四相.
凶神	月破, 大耗, 月刑, 四擊, 九空, 復日, 朱雀.
宜	祭祀.
忌	祈福, 求嗣, 上冊受封, 上表章, 襲爵受封, 會親友, 冠帶, 出行, 上官赴任, 臨政親民, 結婚姻, 納采問名, 嫁娶, 進人口, 移徙, 安床, 解除, 剃頭, 整手足甲, 求醫療病, 裁衣, 築隄防, 修造動土, 豎柱上梁, 修倉庫, 鼓鑄, 經絡, 醞釀, 開市, 立券, 交易, 納財, 開倉庫, 出貨財, 修置産室, 開渠穿井, 安碓磑, 補垣塞穴, 修飾垣牆, 破屋壞垣, 伐木, 畋獵, 取魚, 栽種, 牧養, 納畜, 破土, 安葬, 啓攢

庚寅松柏木制危日경인송백목제위일	
吉神	月空, 母倉, 五富, 五合, 金匱, 鳴吠對.
凶神	遊禍.
宜	上表章, 會親友, 結婚姻, 安床, 醞釀, 開市, 立券, 交易, 納財, 開倉庫, 出貨財, 栽種, 牧養, 納畜, 破土, 啓攢.
忌	祭祀, 祈福, 求嗣, 解除, 求醫療病, 經絡.

辛卯松柏木制成日신묘송백목제성일	
吉神	母倉, 月恩, 三合, 臨日, 天喜, 天醫, 敬安, 五合, 寶光, 鳴吠對.
凶神	大煞.
宜	祭祀, 祈福, 求嗣, 上冊受封, 上表章, 襲爵受封, 會親友, 入學, 出行, 上官赴任, 臨政親民, 結婚姻, 納采問名, 嫁娶, 進人口, 移徙, 解除, 求醫療病, 裁衣, 築隄防, 修造動土, 豎柱上梁, 修倉庫, 經絡, 開市, 立券, 交易, 納財, 開倉庫, 出貨財, 安碓磑, 栽種, 牧養, 納畜, 破土, 啓攢.
忌	醞釀, 穿井.

第三部 擇吉要法

壬辰長流水伐收日 임진장류수벌수일	
吉神	時德, 天馬, 普護
凶神	天罡, 五虛, 白虎
宜	祭祀, 進人口, 納財, 捕捉, 栽種, 牧養, 納畜
忌	祈福, 求嗣, 上冊受封, 上表章, 襲爵受封, 會親友, 冠帶, 出行, 上官赴任, 臨政親民, 結婚姻, 納采問名, 嫁娶, 移徙, 安床, 解除, 求醫療病, 裁衣, 築隄防, 修造動土, 豎柱上梁, 修倉庫, 鼓鑄, 經絡, 醞釀, 開市, 立券, 交易, 開倉庫, 出貨財, 修置産室, 開渠穿井, 破土, 安葬, 啓攢

癸巳長流水制開日 계사장류수제개일	
吉神	王日, 驛馬, 天后, 時陽, 生氣, 福生, 玉堂.
凶神	月厭, 地火, 重日.
宜	祭祀, 入學
忌	祈福, 求嗣, 上冊受封, 上表章, 襲爵受封, 會親友, 冠帶, 出行, 上官赴任, 臨政親民, 結婚姻, 納采問名, 嫁娶, 進人口, 移徙, 遠迴, 安床, 解除, 剃頭, 整手足甲, 求醫療病, 裁衣, 築隄防, 修造動土, 豎柱上梁, 修倉庫, 鼓鑄, 經絡, 醞釀, 開市, 立券, 交易, 納財, 開倉庫, 出貨財, 修置産室, 開渠穿井, 安碓磑, 補垣塞穴, 修飾垣牆, 平治道塗, 破屋壞垣, 伐木, 畋獵, 取魚, 栽種, 牧養, 納畜, 破土, 安葬, 啓攢

5. 六月 甲午旬

甲午砂石金寶閉日 갑오사석금보폐일	
吉神	天德, 月德, 天赦, 官日, 六合, 不將, 鳴吠
凶神	天吏, 致死, 血支, 往亡, 天窂
宜	祭祀, 裁衣, 經絡, 醞釀, 補垣塞穴, 破土, 安葬
忌	

乙未砂石金制建日을미사석금제건일	
吉神	守日, 不將, 聖心.
凶神	月建, 小時, 土府, 元武.
宜	祭祀, 襲爵受封, 出行, 上官赴任, 臨政親民, 嫁娶.
忌	祈福, 求嗣, 上冊受封, 上表章, 結婚姻, 納采問名, 解除, 剃頭, 整手足甲, 求醫療病, 築隄防, 修造動土, 豎柱上梁, 修倉庫, 開倉庫, 出貨財, 修置産室, 開渠穿井, 安確磑, 補垣, 修飾垣牆, 平治道塗, 破屋壞垣, 伐木, 栽種, 破土, 安葬, 啓攢.

丙申山下火制除日병신산하화제제일	
吉神	陽德, 相日, 吉期, 益後, 除神, 司命, 鳴吠.
凶神	劫煞, 天賊, 五虛, 五離.
宜	祭祀, 沐浴, 掃舍宇.
忌	上冊受封, 上表章, 會親友, 冠帶, 出行, 結婚姻, 納采問名, 嫁娶, 進人口, 移徙, 安床, 求醫療病, 裁衣, 築隄防, 修造動土, 豎柱上梁, 修倉庫, 鼓鑄, 經絡, 醞釀, 開市, 立券, 交易, 納財, 開倉庫, 出貨財, 修置産室, 開渠穿井, 安確磑, 補垣塞穴, 修飾垣牆, 破屋壞垣, 栽種, 牧養, 納畜.

第三部 擇吉要法

欽定四庫全書 協紀辨方書

丁酉山下火制滿日 정유산하화제만일	
吉神	民日, 天巫, 福德, 天倉, 續世, 除神, 鳴吠.
凶神	災煞, 天火, 血忌, 五離, 勾陳.
宜	祭祀, 沐浴, 掃舍宇.
忌	祈福, 求嗣, 上冊受封, 上表章, 襲爵受封, 會親友, 冠帶, 出行, 上官赴任, 臨政親民, 結婚姻, 納采問名, 嫁娶, 進人口, 移徙, 安床, 解除, 剃頭, 整手足甲, 求醫療病, 針刺, 裁衣, 築隄防, 修造動土, 豎柱上梁, 修倉庫, 鼓鑄, 苫蓋, 經絡, 醞釀, 開市, 立券, 交易, 納財, 開倉庫, 出貨財, 修置産室, 開渠穿井, 安碓磑, 補垣塞穴, 修飾垣牆, 破屋壞垣, 栽種, 牧養, 納畜, 破土, 安葬, 啓攢.

戊戌平地木專平日 무술평지목전평일	
吉神	四相, 不將, 要安, 青龍.
凶神	河魁, 死神, 月煞, 月虛, 土符.
宜 忌	諸事不宜.

己亥平地木制定日 기해평지목제정일	
吉神	天德合, 月德合, 四相, 陰德, 三合, 時陰, 六儀, 玉宇, 明堂.
凶神	厭對, 招搖, 死氣, 復日, 重日.
宜	祭祀, 祈福, 求嗣, 上冊受封, 上表章, 襲爵受封, 會親友, 冠帶, 出行, 上官赴任, 臨政親民, 結婚姻, 納采問名, 進人口, 移徙, 解除, 沐浴, 裁衣, 修造動土, 豎柱上梁, 修倉庫, 經絡, 醞釀, 立券, 交易, 納財, 開倉庫, 出貨財, 安碓磑, 栽種, 牧養, 納畜.
忌	嫁娶, 求醫療病, 畋獵, 取魚.

	庚子壁上土寶執日 경자벽상토보집일
吉神	月空, 金堂, 解神, 鳴吠對.
凶神	月害, 大時, 大敗, 咸池, 小耗, 五虛, 九坎, 九焦, 歸忌, 天刑.
宜	沐浴, 剃頭, 整手足甲, 捕捉.
忌	祈福, 求嗣, 上冊受封, 上表章, 襲爵受封, 會親友, 冠帶, 出行, 上官赴任, 臨政親民, 結婚姻, 納采問名, 嫁娶, 進人口, 移徙, 遠迴, 安床, 解除, 求醫療病, 築隄防, 修造動土, 豎柱上梁, 修倉庫, 鼓鑄, 經絡, 醞釀, 開市, 立券, 交易, 納財, 開倉庫, 出貨財, 修置産室, 補垣塞穴, 取魚, 乘船渡水, 栽種. 牧養, 納畜, 破土, 安葬, 啓攢.

	辛丑壁上土義破日 신축벽상토의파일
吉神	月德.
凶神	月破, 大耗, 月刑, 四擊, 九空, 朱雀.
宜	諸事不宜.
忌	

	壬寅金箔金寶危日 임인금박금보위일
吉神	母倉, 五富, 五合, 金匱, 鳴吠對.
凶神	遊禍.
宜	會親友, 結婚姻, 安床, 經絡, 醞釀, 開市, 立券, 交易, 納財, 開倉庫, 出貨財, 栽種, 牧養, 納畜, 破土, 啓攢.
忌	祭祀, 祈福, 求嗣, 解除, 求醫療病, 開渠.

第三部 擇吉要法

癸卯金箔金寶成日 계묘금박금보성일	
吉神	母倉, 三合, 臨日, 天喜, 天醫, 敬安, 五合, 寶光, 鳴吠對.
凶神	大煞.
宜	上冊受封, 上表章, 襲爵受封, 會親友, 入學, 出行, 上官赴任, 臨政親民, 結婚姻, 納采問名, 嫁娶, 進人口, 移徙, 求醫療病, 裁衣, 築隄防, 修造動土, 豎柱上梁, 修倉庫, 經絡, 醞釀, 開市, 立券, 交易, 納財, 安確磑, 栽種, 牧養, 納畜, 破土, 啓攢.
忌	穿井.

6. 六月 甲辰旬

甲辰覆燈火制收日 갑진복등화제수일	
吉神	天德, 月德, 時德, 天馬, 普護.
凶神	天罡, 五虛, 八風, 白虎.
宜	祭祀, 祈福, 求嗣, 上冊受封, 上表章, 襲爵受封, 會親友, 出行, 上官赴任, 臨政親民, 結婚姻, 納采問名, 嫁娶, 進人口, 移徙, 解除, 裁衣, 修造動土, 豎柱上梁, 修倉庫, 納財, 捕捉, 栽種, 牧養, 納畜, 安葬.
忌	求醫療病, 開倉庫, 出貨財, 畋獵, 取魚.

乙巳覆燒火寶開日 을사복소화보개일	
吉神	王日, 驛馬, 天后, 時陽, 生氣, 福生, 玉堂.
凶神	月厭, 地火, 重日.
宜	祭祀, 入學.
忌	祈福, 求嗣, 上冊受封, 上表章, 襲爵受封, 會親友, 冠帶, 出行, 上官赴任, 臨政親民, 結婚姻, 納采問名, 嫁娶, 進人口, 移徙, 遠迴, 安床, 解除, 剃頭, 整手足甲, 求醫療病, 裁衣, 築隄防, 修造動土, 豎柱上梁, 修倉庫, 鼓鑄, 經絡, 醞釀, 開市, 立券, 交易, 納財, 開倉庫, 出貨財, 修置産室, 開渠穿井, 安確磑, 補垣塞穴, 修飾垣牆, 平治道塗, 破屋壞垣, 伐木, 畋獵, 取魚, 栽種, 牧養, 納畜, 破土, 安葬, 啓攢

欽定四庫全書 協紀辨方書

丙午天河水專閉日 병오천하수전폐일	
吉神	官日, 六合, 鳴吠
凶神	天吏, 致死, 血支, 往亡, 天牢, 逐陣
宜	
忌	祈福, 求嗣, 上冊受封, 上表章, 襲爵受封, 會親友, 冠帶, 出行, 上官赴任, 臨政親民, 結婚姻, 納采問名, 嫁娶, 進人口, 移徙, 安床, 解除, 求醫療病, 療目, 針刺, 築隄防, 修造動土, 豎柱上梁, 修倉庫, 苫蓋, 開市, 立券, 交易, 納財, 開倉庫, 出貨財, 修置産室, 開渠穿井, 捕捉, 畋獵, 取魚, 栽種, 牧養, 納畜.

丁未天河水寶建日 정미천하수보건일	
吉神	守日, 聖心.
凶神	月建, 小時, 土府, 八專, 元武, 陽錯.
宜	祭祀, 襲爵受封, 出行, 上官赴任, 臨政親民.
忌	祈福, 求嗣, 上冊受封, 上表章, 結婚姻, 納采問名, 嫁娶, 解除, 剃頭, 整手足甲, 求醫療病, 築隄防, 修造動土, 豎柱上梁, 修倉庫, 開倉庫, 出貨財, 修置産室, 開渠穿井, 安碓磑, 補垣, 修飾垣牆, 平治道塗, 破屋壞垣, 伐木, 栽種, 破土, 安葬, 啓攢.

戊申大驛土寶除日 무신대역토보제일	
吉神	四相, 陽德, 相日, 吉期, 不將, 益後, 除神, 司命.
凶神	劫煞, 天賊, 五虛, 五離.
宜	祭祀, 沐浴, 掃舍宇.
忌	上冊受封, 上表章, 會親友, 出行, 結婚姻, 納采問名, 安床, 求醫療病, 修倉庫, 立券, 交易, 納財, 開倉庫, 出貨財, 破土, 安葬, 啓攢.

己酉大驛土寶滿日 기유대역토보만일

吉神	天德合, 月德合, 天恩, 四相, 民日, 天巫, 福德, 天倉, 續世, 除神, 鳴吠.
凶神	災煞, 天火, 血忌, 復日, 五離, 勾陳.
宜	祭祀, 祈福, 求嗣, 上冊受封, 上表章, 襲爵受封, 出行, 上官赴任, 臨政親民. 結婚姻, 納采問名, 嫁娶, 進人口, 移徙, 解除, 沐浴, 剃頭, 整手足甲, 裁衣, 修造動土, 豎柱上梁, 修倉庫, 經絡, 開市, 立券, 交易, 納財, 開倉庫, 出貨財, 補垣塞穴, 掃舍宇, 栽種, 牧養, 納畜.
忌	會親友, 求醫療病, 針刺, 畋獵, 取魚.

庚戌釵釧金義平日 경술차천금의평일

吉神	月空, 天恩, 要安, 靑龍.
凶神	河魁, 死神, 月煞, 月虛, 土符.
宜	諸事不宜.
忌	

辛亥釵釧金寶定日 신해차천금보정일

吉神	天恩, 月恩, 陰德, 三合, 時陰, 六儀, 玉宇, 明堂.
凶神	厭對, 招搖, 死氣, 重日.
宜	祭祀, 祈福, 求嗣, 襲爵受封, 會親友, 冠帶, 出行, 上官赴任, 臨政親民, 結婚姻, 納采問名, 進人口, 移徙, 沐浴, 裁衣, 修造動土, 豎柱上梁, 修倉庫, 經絡, 立券, 交易, 納財, 開倉庫, 出貨財, 安確磑, 牧養, 納畜.
忌	嫁娶, 解除, 求醫療病, 醞釀, 修置産室, 取魚 乘船渡水, 栽種, 破土, 安葬. 啓攢.

	壬子桑柘木專執日 임자상자목전집일
吉神	天恩, 金堂, 解神, 鳴吠對.
凶神	月害, 大時, 大敗, 咸池, 小耗, 四廢, 五虛, 九坎, 九焦, 歸忌, 天刑.
宜	沐浴, 剃頭, 整手足甲, 浦捉.
忌	祈福, 求嗣, 上冊受封, 上表章, 襲爵受封, 會親友, 冠帶, 出行, 上官赴任, 臨政親民, 結婚姻, 納采問名, 嫁娶, 進人口, 移徙, 遠迴, 安床, 解除, 求醫療病, 裁衣, 築隄防, 修造動土, 豎柱上梁, 修倉庫, 鼓鑄, 經絡, 醞釀, 開市, 立券, 交易, 納財, 開倉庫, 出貨財, 修置産室, 開渠穿井, 安碓磑, 補垣塞穴, 修飾垣牆, 取魚, 乘船渡水, 栽種, 牧養, 納畜, 破土, 安葬, 啓攢.

	癸丑桑柘木伐破日 계축상자목벌파일
吉神	天恩.
凶神	月破, 大耗, 月刑, 四擊, 九空, 八專, 觸水龍, 朱雀, 陽破, 陰衝.
宜 忌	諸事不宜.

7. 六月 甲寅旬

	甲寅大溪水專危日 갑인대계수전위일
吉神	天德, 月德, 母倉, 五富, 金匱, 五合, 鳴吠對.
凶神	遊禍, 八專.
宜	上冊受封, 上表章, 襲爵受封, 會親友, 出行, 上官赴任, 臨政親民, 移徙, 安床, 裁衣, 修造動土, 豎柱上梁, 修倉庫, 經絡, 醞釀, 開市, 立券, 交易, 納財, 栽種, 牧養, 納畜, 破土, 安葬, 啓攢.
忌	祭祀, 祈福, 求嗣, 結婚姻, 納采問名, 嫁娶, 解除, 求醫療病, 開倉庫, 出貨財, 畋獵, 取魚.

乙卯	大溪水專成日 을묘대계수전성일		
吉神	母倉, 三合, 臨日, 天喜, 天醫, 敬安, 五合, 寶光, 鳴吠對.		
凶神	四耗, 大煞.		
宜	上册受封, 上表章, 襲爵受封, 會親友, 入學, 出行, 上官赴任, 結婚姻, 納采問名, 嫁娶, 進人口, 移徙, 求醫療病, 裁衣, 築隄防, 修造動土, 豎柱上梁, 修倉庫, 經絡, 醞釀, 開市, 立券, 交易, 納財, 安碓磑, 牧養, 破土, 啓攢.		
忌	穿井, 栽種.		

丙辰	沙中土寶收日 병진사중토보수일		
吉神	時德, 天馬, 普護.		
凶神	天罡, 五虛, 地囊, 白虎.		
宜	祭祀, 進人口, 納財, 捕捉, 牧養, 納畜.		
忌	祈福, 求嗣, 上册受封, 上表章, 襲爵受封, 會親友, 冠帶, 出行, 上官赴任, 臨政親民, 結婚姻, 納采問名, 嫁娶, 移徙, 安床, 解除, 求醫療病, 裁衣, 築隄防, 修造動土, 豎柱上梁, 修倉庫, 鼓鑄, 經絡, 醞釀, 開市, 立券, 交易, 開倉庫, 出貨財, 修置産室, 開渠穿井, 安碓磑, 補垣, 修飾垣牆, 平治道塗, 破屋壞垣, 栽種, 破土, 安葬, 啓攢.		

丁巳	沙中土專開日 정사사중토전개일		
吉神	王日, 驛馬, 天后, 時陽, 生氣, 福生, 玉堂.		
凶神	月厭, 地火, 重日, 大會, 陰錯.		
宜	諸事不宜.		
忌			

戊午天上火義閉日무오천상화의폐일	
吉神	天願, 四相, 官日, 六合, 不將.
凶神	天吏, 致死, 血支, 往亡, 天牢, 逐陣.
宜	祭祀.
忌	祈福, 求嗣, 上冊受封, 上表章, 襲爵受封, 會親友, 冠帶, 出行, 上官赴任, 臨政親民, 結婚姻, 納采問名, 嫁娶, 進人口, 移徙, 安床, 解除, 求醫療病, 療目, 針刺, 築隄防, 修造動土, 豎柱上梁, 修倉庫, 苫蓋, 開市, 立券, 交易, 納財, 開倉庫, 出貨財, 修置産室, 開渠穿井, 浦捉, 畋獵, 取魚, 栽種, 牧養, 納畜

己未天上火專建日기미천상화전건일	
吉神	天德合, 月德合, 四相, 守日, 聖心.
凶神	月建, 小時, 土府, 復日, 八專, 元武, 陽錯.
宜	祭祀, 襲爵受封, 會親友, 出行, 上官赴任, 臨政親民, 移徙, 裁衣, 納財, 牧養, 納畜.
忌	祈福, 求嗣, 上冊受封, 上表章, 結婚姻, 納采問名, 嫁娶, 解除, 剃頭, 整手足甲, 求醫療病, 築隄防, 修造動土, 豎柱上梁, 修倉庫, 開倉庫, 出貨財, 修置産室, 開渠穿井, 安確磑, 補垣, 修飾垣牆, 平治道塗, 破屋壞垣, 伐木, 畋獵, 取魚, 栽種, 破土, 安葬, 啓攢.

庚申石榴木專除日경신석류목전제일	
吉神	月空, 陽德, 相日, 吉期, 益後, 除神, 司命, 鳴吠.
凶神	劫煞, 天賊, 五虛, 五離, 八專.
宜	祭祀, 沐浴, 掃舍宇.
忌	上冊受封, 上表章, 會親友, 冠帶, 出行, 結婚姻, 納采問名, 嫁娶, 進人口, 移徙, 安床, 求醫療病, 裁衣, 築隄防, 修造動土, 豎柱上梁, 修倉庫, 鼓鑄, 經絡, 醞釀, 開市, 立券, 交易, 納財, 開倉庫, 出貨財, 修置産室, 開渠穿井. 安確磑, 補垣塞穴, 修飾垣牆, 破屋壞垣, 栽種, 牧養, 納畜

第三部 擇吉要法

辛酉石榴木專滿日 신유석류목전만일

吉神	月恩, 民日, 天巫, 福德, 天倉, 續世, 除神, 鳴吠.
凶神	災煞, 天火, 血忌, 五離, 勾陳.
宜	祭祀, 沐浴, 掃舍宇.
忌	祈福, 求嗣, 上冊受封, 上表章, 襲爵受封, 會親友, 冠帶, 出行, 上官赴任, 臨政親民, 結婚姻, 納采問名, 嫁娶, 進人口, 移徙, 安床, 解除, 剃頭, 整手足甲, 求醫療病, 針刺, 裁衣, 築隄防, 修造動土, 豎柱上梁, 修倉庫, 鼓鑄, 苫蓋, 經絡, 醞釀, 開市, 立券, 交易, 納財, 開倉庫, 出貨財, 修置產室, 開渠穿井, 安碓磑, 補垣塞穴, 修飾垣牆, 破屋壞垣, 栽種, 牧養, 納畜, 破土, 安葬, 啓攢.

壬戌大海水伐平日 임술대해수벌평일

吉神	不將, 要安, 靑龍.
凶神	河魁, 死神, 月煞, 月虛, 土符.
宜 宜	諸事不宜.

癸亥大海水專定日 계해대해수전정일

吉神	陰德, 三合, 時陰, 六儀, 玉宇, 明堂.
凶神	厭對, 招搖, 死氣, 四廢, 重日.
宜	沐浴.
忌	祈福, 求嗣, 上冊受封, 上表章, 襲爵受封, 會親友, 冠帶, 出行, 上官赴任, 臨政親民, 結婚姻, 納采問名, 嫁娶, 進人口, 移徙, 安床, 解除, 求醫療病, 裁衣, 築隄防, 修造動土,

欽定四庫全書 協紀辨方書

忌	豎柱上梁, 修倉庫, 鼓鑄, 經絡, 醞釀, 開市, 立券, 交易, 納財, 開倉庫, 出貨財, 修置産室, 開渠穿井, 安碓磑, 補垣塞穴, 修飾垣牆, 取魚, 乘船渡水, 栽種, 牧養, 納畜, 破土, 安葬, 啓攢.

이상의 60간지는 월건(月建)이 미(未)일 때의 것이니, 소서(小暑)에서 대서(大暑) 말까지이다. 그 신살의 길흉을 용사(用事)에 따라 마땅함(宜)과 꺼림(忌)을 표로 만들어 놓았으니 활용할 것이다.

第三部 擇吉要法

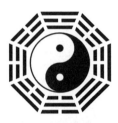

欽定 協紀辨方書

欽定
四庫全書

協紀辨方書

卷 26

月表 7・七月 月表

제1장 七月

제1장. 七月

1. 七月 개황(槪況)

七月	甲己年 建壬申	乙庚年 建甲申	丙辛年 建丙申	丁壬年 建戊申	戊癸年 建庚申

七月	입추절 立秋節 천도북행 天道北行	맹년孟年 (寅申巳亥)			중년仲年 (子午卯酉)			계년季年 (辰戌丑未)		
		綠	紫	黑	白	白	白	赤	碧	黃
		碧	黃	赤	紫	黑	綠	白	白	白
		白	白	白	黃	赤	碧	黑	綠	紫

천덕(天德) 癸. 월덕(月德) 壬, 월공(月空) 丙, 천덕합(天德合) 戊, 월덕합(月德合) 丁, 의수조(宜修造), 취토(取土).

처서(處暑) 7月 中 일전(日躔) 사궁(巳宮) 위(爲) 7月 장(將), 의용(宜用) 甲·丙·庚·壬時

월건(月建) 申, 월파(月破) 辰, 월염(月厭) 辰, 월형(月刑) 寅, 월해(月害) 亥, 겁살(劫煞) 巳, 재살(災煞) 午, 월살(月煞) 未, 기 수조(忌修造), 취토(取土).

입추(立秋) 전 1일 사절(四絶), 後 9일 왕망(往亡).
초 8일 장성(長星). 22일 단성(短星).

2. 七月 甲子旬

甲子海中金義定日 갑자해중금의정일	
吉神	天恩, 時德, 民日, 三合, 臨日, 時陰, 福生, 靑龍.
凶神	死氣.
宜	祭祀, 祈福, 求嗣, 上冊受封, 上表章, 襲爵受封, 會親友, 冠帶, 出行, 上官赴任, 臨政親民, 結婚姻, 納采問名, 嫁娶, 進人口, 移徙, 沐浴, 裁衣, 修造動土, 豎柱上梁, 修倉庫, 經絡, 醞釀, 開市, 立券, 交易, 納財, 安確磑, 牧養, 納畜
忌	解除, 求醫療病, 開倉庫, 出貨財, 修置産室, 栽種

乙丑海中金制執日 을축해중금제집일	
吉神	天恩, 母倉, 明堂.
凶神	小耗, 歸忌.
宜	會親友, 捕捉, 牧養, 納畜
忌	冠帶, 移徙, 遠迴, 修倉庫, 開市, 立券, 交易, 納財, 開倉庫, 出貨財, 栽種

丙寅鑪中火義破日 병인노중화의파일	
吉神	月空, 天恩, 驛馬, 天后, 聖心, 解神, 五合, 鳴吠對
凶神	月破, 大耗, 月刑, 天刑
宜	諸事不宜.
忌	

第三部 擇吉要法

丁卯鑪中火義危日 정묘노중화의위일	
吉神	月德合, 天恩, 益後, 五合, 鳴吠對.
凶神	天吏, 致死, 五虛, 土符, 朱雀.
宜	祭祀, 祈福, 求嗣, 上冊受封, 上表章, 襲爵受封, 會親友, 出行, 上官赴任, 臨政親民, 結婚姻, 納采問名, 嫁娶, 移徙, 安床, 解除, 裁衣, 豎柱上梁, 立券, 交易, 牧養, 納畜, 安葬, 啓攢.
忌	剃頭, 求醫療病, 築隄防, 修造動土, 修倉庫, 修置産室, 開渠穿井, 安碓磑, 補垣, 修飾垣牆, 平治道塗, 破屋壞垣, 畋獵, 取魚, 栽種, 破土.

戊辰大林木專成日 무진대림목전성일	
吉神	天德合, 天恩, 母倉, 三合, 天喜, 天醫, 續世, 金匱.
凶神	月厭, 地火, 四擊, 大煞, 血忌.
宜	祭祀, 祈福, 求嗣, 上冊受封, 上表章, 會親友, 入學, 進人口, 解除, 裁衣, 築隄防, 修造動土, 豎柱上梁, 修倉庫, 經絡, 醞釀, 開市, 立券, 交易, 納財. 安碓磑, 牧養, 納畜, 安葬.
忌	出行, 上官赴任, 臨政親民, 結婚姻, 納采問名, 嫁娶, 移徙, 遠迴, 求醫療病. 針刺, 畋獵, 取魚, 栽種.

己巳大林木義收日 기사대림목의수일	
吉神	天願, 六合, 五富, 要安, 寶光.
凶神	河魁, 劫煞, 重日.
宜	祭祀, 祈福, 求嗣, 上冊受封, 上表章, 襲爵受封, 會親友, 上官赴任, 臨政親民, 結婚姻, 納采問名, 嫁娶, 進人口, 移徙, 裁衣, 修造動土, 豎柱上梁, 修倉庫, 經絡, 醞釀, 開市, 立券, 交易, 納財, 開倉庫, 出貨財, 捕捉, 栽種, 牧養, 納畜.
忌	出行, 求醫療病.

欽定四庫全書 協紀辨方書

庚午路傍土伐開日 경오노방토벌개일

吉神	天馬, 時陽, 生氣, 玉宇, 鳴吠.
凶神	災煞, 天火, 復日, 白虎.
宜	祭祀, 入學.
忌	冠帶, 結婚姻, 納采問名, 嫁娶, 進人口, 求醫療病, 苫蓋, 經絡, 醞釀, 伐木, 畋獵, 取魚, 破土, 安葬, 啓攢.

辛未路傍土義閉日 신미노방토의폐일

吉神	母倉, 金堂, 玉堂.
凶神	月煞, 月虛, 血支, 天賊, 五虛.
宜	諸事不宜.
忌	

壬申劍鋒金義建日 임신검봉금의건일

吉神	月德, 月恩, 四相, 王日, 天倉, 不將, 除神, 鳴吠.
凶神	月建, 小時, 土府, 五離, 天牢.
宜	祭祀, 祈福, 求嗣, 上冊受封, 上表章, 襲爵受封, 會親友, 出行, 上官赴任, 臨政親民, 結婚姻, 納采問名, 嫁娶, 進人口, 移徙, 解除, 沐浴, 剃頭, 整手足甲, 求醫療病, 裁衣, 豎柱上梁, 納財, 開倉庫, 出貨財, 掃舍宇, 牧養, 納畜, 安葬.
忌	安床, 築隄防, 修造動土, 修倉庫, 修置産室, 開渠穿井, 安碓磑, 補垣, 修飾垣牆, 平治道塗, 破屋壞垣, 伐木, 畋獵, 取魚, 栽種, 破土.

<table>
<tr><td colspan="2" align="center">癸酉劍鋒金義除日 계유검봉금의제일</td></tr>
<tr><td>吉神</td><td>天德, 四相, 陰德, 官日, 吉期, 不將, 除神, 鳴吠.</td></tr>
<tr><td>凶神</td><td>大時, 大敗, 咸池, 九坎, 九焦, 往亡, 五離, 元武.</td></tr>
<tr><td>宜</td><td>祭祀, 祈福, 求嗣, 結婚姻, 納采問名, 解除, 沐浴, 剃頭, 整手足甲, 裁衣, 修造動土, 豎柱上梁, 修倉庫, 納財, 開倉庫, 出貨財, 掃舍宇, 牧養, 納畜, 破土, 安葬.</td></tr>
<tr><td>忌</td><td>上冊受封, 上表章, 會親友, 出行, 上官赴任, 臨政親民, 嫁娶, 進人口, 移徙. 求醫療病, 鼓鑄, 補垣塞穴, 捕捉, 畋獵, 取魚, 乘船渡水, 栽種.</td></tr>
</table>

3. 七月 甲戌旬

<table>
<tr><td colspan="2" align="center">甲戌山頭火制滿日 갑술산두화제만일</td></tr>
<tr><td>吉神</td><td>母倉, 陽德, 守日, 天巫, 福德, 六儀, 敬安, 司命.</td></tr>
<tr><td>凶神</td><td>厭對, 招搖, 天狗, 九空.</td></tr>
<tr><td>宜</td><td>上冊受封, 上表章, 會親友, 裁衣, 經絡, 補垣塞穴, 栽種, 牧養, 納畜.</td></tr>
<tr><td>忌</td><td>祭祀, 襲爵受封, 上官赴任, 臨政親民, 結婚姻, 納采問名, 嫁娶, 進人口, 求醫療病, 修倉庫, 開市, 立券, 交易, 納財, 開倉庫, 出貨財, 取魚, 乘船渡水.</td></tr>
</table>

<table>
<tr><td colspan="2" align="center">乙亥山頭火義平日 을해산두화의평일</td></tr>
<tr><td>吉神</td><td>相日, 普護.</td></tr>
<tr><td>凶神</td><td>天罡, 死神, 月害, 遊禍, 五虛, 重日, 勾陳.</td></tr>
<tr><td>宜</td><td>祭祀, 沐浴, 修飾垣牆, 平治道塗.</td></tr>
<tr><td>忌</td><td>祈福, 求嗣, 上冊受封, 上表章, 襲爵受封, 會親友, 冠帶, 出行, 上官赴任, 臨政親民, 結婚姻, 納采問名, 嫁娶, 進人口, 移徙, 安床, 解除, 求醫療病, 裁衣, 築隄防, 修造動土, 豎柱上梁, 修倉庫, 鼓鑄, 經絡, 醞釀, 開市, 立券. 交易, 納財, 開倉庫, 出貨財, 修置産室, 開渠穿井, 栽種, 牧養, 納畜, 破土, 安葬, 啓攢.</td></tr>
</table>

欽定四庫全書 協紀辨方書

第三部 擇吉要法

丙子澗下水伐定日병자간하수벌정일	
吉神	月空, 時德, 民日, 三合, 臨日, 時陰, 福生, 靑龍, 鳴吠對.
凶神	死氣, 觸水龍.
宜	祭祀, 析福, 求嗣, 上冊受封, 上表章, 襲爵受封, 會親友, 冠帶, 出行, 上官赴任, 臨政親民, 結婚姻, 納采問名, 嫁娶, 進人口, 移徙, 沐浴, 裁衣, 修造動土, 豎柱上梁, 修倉庫, 經絡, 醞釀, 開市, 立券, 交易, 納財, 開倉庫, 出貨財, 安確磑, 牧養, 納畜, 破土, 啓攢.
忌	解除, 求醫療病, 修置産室, 取魚, 乘船渡水, 栽種.

丁丑澗下水寶執日정축간하수보집일	
吉神	月德合, 母倉, 明堂.
凶神	小耗, 歸忌.
宜	祭祀, 祈福, 求嗣, 上冊受封, 上表章, 襲爵受封, 會親友, 出行, 上官赴任, 臨政親民, 結婚姻, 納采問名, 嫁娶, 解除, 求醫療病, 裁衣, 修造動土, 豎柱上梁, 修倉庫, 納財, 捕捉, 栽種, 牧養, 納畜, 安葬.
忌	冠帶, 移徙, 遠迴, 剃頭, 畋獵, 取魚.

戊寅城頭土伐破日무인성두토벌파일	
吉神	天德合, 驛馬, 天后, 聖心, 解神, 五合.
凶神	月破, 大耗, 月刑, 天刑.
宜	沐浴.
忌	祭祀, 祈福, 求嗣, 上冊受封, 上表章, 襲爵受封, 會親友, 冠帶, 出行, 上官赴任, 臨政親民, 結婚姻, 納采問名, 嫁娶, 進人口, 移徙, 安床, 解除, 剃頭. 整手足甲, 求醫療病, 裁衣, 築隄防, 修造動土, 豎柱上梁, 修倉庫, 鼓鑄, 經絡, 醞釀, 開市, 立券, 交易, 納財, 開倉庫, 出貨財, 修置産室, 開渠穿井, 安確磑, 補垣塞穴, 修飾垣牆, 破屋壞垣, 伐木, 畋獵, 取魚, 栽種, 牧養, 納畜, 破土, 安葬, 啓攢.

己卯城頭土伐危日 기묘성두토벌위일	
吉神	天恩, 益後, 五合.
凶神	天吏, 致死, 五虛, 土符, 朱雀.
宜	祭祀, 會親友.
忌	祈福, 求嗣, 上冊受封, 上表章, 襲爵受封, 冠帶, 出行, 上官赴任, 臨政親民. 結婚姻, 納采問名, 嫁娶, 進人口, 移徙, 安床, 解除, 求醫療病, 築隄防, 修造動土, 豎柱上梁, 修倉庫, 開市, 立券, 交易, 納財, 開倉庫, 出貨財, 修置産室, 開渠穿井, 安碓磑, 補垣, 修飾垣牆, 平治道塗, 破屋壞垣, 栽種, 牧養, 納畜, 破土.

庚辰白鑞金義成日 경진백랍금의성일	
吉神	天恩, 母倉, 三合, 天喜, 天醫, 續世, 金匱
凶神	月厭, 地火, 四擊, 大煞, 血忌, 復日, 大會
宜 忌	諸事不宜.

辛巳白鑞金伐收日 신사백랍금벌수일	
吉神	天恩, 六合, 五富, 要安, 寶光.
凶神	河魁, 劫煞, 重日.
宜	會親友, 結婚姻, 嫁娶, 進人口, 經絡, 開市, 立券, 交易, 納財, 開倉庫, 出貨財, 捕捉, 栽種, 牧養, 納畜.
忌	出行, 求醫療病, 醞釀.

壬午楊柳木制開日 임오양류목제개일	
吉神	月德, 天恩, 月恩, 四相, 天馬, 時陽, 生氣, 不將, 玉宇, 鳴吠.
凶神	災煞, 天火, 白虎.
宜	祭祀, 祈福, 求嗣, 上冊受封, 上表章, 襲爵受封, 會親友, 入學, 出行, 上官赴任, 臨政親民, 結婚姻, 納采問名, 嫁娶, 移徙, 解除, 裁衣, 修造動土, 豎柱上梁, 修倉庫, 開市, 納財, 開倉庫, 出貨財, 修置産室, 安碓磑, 栽種, 牧養, 納畜.
忌	求醫療病, 苫蓋, 開渠, 伐木, 畋獵, 取魚.

癸未楊柳木伐閉日 계미양류목벌폐일	
吉神	天德, 天恩, 母倉, 四相, 不將, 金堂, 玉堂.
凶神	月煞, 月虛, 血支, 天賊, 五虛, 觸水龍.
宜	祭祀.
忌	祈福, 求嗣, 上冊受封, 上表章, 襲爵受封, 會親友, 冠帶, 出行, 上官赴任, 臨政親民, 結婚姻, 納采問名, 嫁娶, 進人口, 移徙, 安床, 解除, 剃頭, 整手足甲, 求醫療病, 療目, 針刺, 裁衣, 築隄防, 修造動土, 豎柱上梁, 修倉庫, 鼓鑄, 經絡, 醞釀, 開市, 立券, 交易, 納財, 開倉庫, 出貨財, 修置産室, 開渠穿井, 安碓磑, 補垣塞穴, 修飾垣牆, 破屋壞垣, 畋獵, 取魚, 乘船渡水, 栽種, 牧養, 納畜, 破土, 安葬, 啓攢.

4. 七月 甲申旬

甲申井泉水伐建日 갑신정천수벌건일	
吉神	王日, 天倉, 不將, 除神, 鳴吠.
凶神	月建, 小時, 土府, 五離, 天牢.
宜	襲爵受封, 出行, 上官赴任, 臨政親民, 嫁娶, 進人口, 沐浴, 裁衣, 納財, 掃舍宇, 納畜.
忌	祈福, 求嗣, 上冊受封, 上表章, 會親友, 結婚姻, 納采問名, 安床, 解除, 剃頭, 整手足甲, 求醫療病, 築隄防, 修造動土, 豎柱上梁, 修倉庫, 立券, 交易, 開倉庫, 出貨財, 修置産室, 開渠穿井, 安碓磑, 補垣, 修飾垣牆, 平治道塗, 破屋壞垣, 伐木, 栽種, 破土, 安葬, 啓攢.

乙酉井泉水伐除日 을유정천수벌제일	
吉神	陰德, 官日, 吉期, 不將, 除神, 鳴吠.
凶神	大時, 大敗, 咸池, 九坎, 九焦, 往亡, 五離, 元武.
宜	解除, 沐浴, 剃頭, 整手足甲, 掃舍宇, 破土, 安葬.
忌	上冊受封, 上表章, 會親友, 出行, 上官赴任, 臨政親民, 結婚姻, 納采問名, 嫁娶, 進人口, 移徙, 求醫療病, 鼓鑄, 立券, 交易, 補垣塞穴, 捕捉, 畋獵, 取魚, 乘船渡水, 栽種.

丙戌屋上土寶滿日 병술옥상토보만일	
吉神	月空, 母倉, 陽德, 守日, 天巫, 福德, 六儀, 敬安, 司命.
凶神	厭對, 招搖, 天狗, 九空.
宜	上冊受封, 上表章, 會親友, 裁衣, 經絡, 補垣塞穴, 栽種, 牧養, 納畜.
忌	祭祀, 襲爵受封, 上官赴任, 臨政親民, 結婚姻, 納采問名, 嫁娶, 進人口, 求醫療病, 修倉庫, 開市, 立券, 交易, 納財, 開倉庫, 出貨財, 取魚, 乘船渡水

	丁亥屋上土伐平日 정해옥상토벌평일	
吉神	月德合, 相日, 普護.	
凶神	天罡, 死神, 月害, 遊禍, 五虛, 八風, 地囊, 重日, 勾陳.	
宜	祭祀, 上冊受封, 上表章, 襲爵受封, 會親友, 出行, 上官赴任, 臨政親民, 結婚姻, 納采問名, 移徙, 沐浴, 裁衣, 豎柱上梁, 牧養, 納畜.	
忌	祈福, 求嗣, 嫁娶, 解除, 剃頭, 求醫療病, 築隄防, 修造動土, 修倉庫, 修置産室, 開渠穿井, 安碓磑, 補垣, 修飾垣牆, 平治道塗, 破屋壞垣, 畋獵, 取魚. 栽種, 破土.	

	戊子霹靂火制定日 무자벽력화제정일	
吉神	天德合, 時德, 民日, 三合, 臨日, 時陰, 福生, 青龍.	
凶神	死氣.	
宜	祭祀, 祈福, 求嗣, 上冊受封, 上表章, 襲爵受封, 會親友, 冠帶, 出行, 上官赴任, 臨政親民, 結婚姻, 納采問名, 嫁娶, 進人口, 移徙, 解除, 沐浴, 裁衣, 修造動土, 豎柱上梁, 修倉庫, 經絡, 醞釀, 開市, 立券, 交易, 納財, 開倉庫, 出貨財, 安碓磑, 栽種, 牧養, 納畜, 安葬.	
忌	求醫療病, 畋獵, 取魚	

	己丑霹靂火專執日 기축벽력화전집일	
吉神	母倉, 明堂.	
凶神	小耗, 歸忌.	
宜	捕捉, 栽種, 牧養, 納畜.	
忌	冠帶, 移徙, 遠迴, 修倉庫, 開市, 立券, 交易, 納財, 開倉庫, 出貨財.	

第三部 擇吉要法

庚寅松柏木制破日경인송백목제파일	
吉神	驛馬, 天后, 聖心, 解神, 五合, 鳴吠對.
凶神	月破, 大耗, 月刑, 復日, 天刑.
宜 忌	諸事不宜.

辛卯松柏木制危日신묘송백목제위일	
吉神	益後, 五合, 鳴吠對.
凶神	天吏, 致死, 五虛, 土符, 朱雀.
宜	祭祀, 會親友, 啓攢.
忌	祈福, 求嗣, 上冊受封, 上表章, 襲爵受封, 冠帶, 出行, 上官赴任, 臨政親民, 結婚姻, 納采問名, 嫁娶, 進人口, 移徙, 安床, 解除, 求醫療病, 築隄防, 修造動土, 豎柱上梁, 修倉庫, 醞釀, 開市, 立券, 交易, 納財, 開倉庫, 出貨財, 修置産室, 開渠穿井, 安確磑, 補垣, 修飾垣牆, 平治道塗, 破屋壞垣, 栽種, 牧養, 納畜, 破土.

壬辰長流水伐成日임진장류수벌성일	
吉神	月德, 母倉, 月恩, 四相, 三合, 天喜, 天醫, 續世, 金匱.
凶神	月厭, 地火, 四擊, 大煞, 血忌.
宜	祭祀, 祈福, 求嗣, 上冊受封, 上表章, 會親友, 入學, 進人口, 解除, 裁衣, 築隄防, 修造動土, 豎柱上梁, 修倉庫, 經絡, 醞釀, 開市, 立券, 交易, 納財, 開倉庫, 出貨財, 安確磑, 牧養, 納畜, 安葬.
忌	出行, 上官赴任, 臨政親民, 結婚姻, 納采問名, 嫁娶, 移徙, 遠迴, 求醫療病, 針刺, 開渠, 畋獵, 取魚, 栽種.

癸巳長流水制收日계사장류수제수일	
吉神	天德, 四相, 六合, 五富, 不將, 要安, 寶光.
凶神	河魁, 劫煞, 重日.
宜	祭祀, 祈福, 求嗣, 上冊受封, 上表章, 襲爵受封, 會親友, 上官赴任, 臨政親民, 結婚姻, 納采問名, 嫁娶, 進人口, 移徙, 解除, 裁衣, 修造動土, 豎柱上梁, 修倉庫, 經絡, 醞釀, 開市, 立券, 交易, 納財, 開倉庫, 出貨財, 捕捉, 栽種, 牧養, 納畜.
忌	出行, 求醫療病, 畋獵, 取魚.

5. 七月 甲午旬

甲午砂石金寶開日갑오사석금보개일	
吉神	天馬, 時陽, 生氣, 不將, 玉宇, 鳴吠.
凶神	災煞, 天火, 白虎.
宜	祭祀, 入學.
忌	冠帶, 結婚姻, 納采問名, 進人口, 安床, 求醫療病, 苫蓋, 經絡, 醞釀, 開倉庫, 出貨財, 伐木, 畋獵, 取魚.

乙未砂石金制閉日을미사석금제폐일	
吉神	母倉, 不將, 金堂, 玉堂.
凶神	月煞, 月虛, 血支, 天賊, 五虛.
宜	諸事不宜.
忌	

第三部 擇吉要法

丙申山下火制建日병신산하화제건일	
吉神	月空, 王日, 天倉, 除神, 鳴吠.
凶神	月建, 小時, 土府, 五離, 天牢.
宜	襲爵受封, 出行, 上官赴任, 臨政親民, 進人口, 沐浴, 裁衣, 納財, 掃舍宇, 納畜.
忌	祈福, 求嗣, 上冊受封, 上表章, 會親友, 結婚姻, 納采問名, 安床, 解除, 剃頭, 整手足甲, 求醫療病, 築隄防, 修造動土, 豎柱上梁, 修倉庫, 立券, 交易, 開倉庫, 出貨財, 修置産室, 開渠穿井, 安碓磑, 補垣, 修飾垣牆, 平治道塗, 破屋壞垣, 伐木, 栽種, 破土, 安葬, 啓攢.

丁酉山下火制除日정유산하화제제일	
吉神	月德合, 陰德, 官日, 吉期, 除神, 鳴吠.
凶神	大時, 大敗, 咸池, 九坎, 九焦, 往亡, 五離, 元武.
宜	祭祀, 祈福, 求嗣, 結婚姻, 納采問名, 解除, 沐浴, 整手足甲, 裁衣, 修造動土, 豎柱上梁, 修倉庫, 掃舍宇, 牧養, 納畜, 破土, 安葬.
忌	上冊受封, 上表章, 會親友, 出行, 上官赴任, 臨政親民, 嫁娶, 進人口, 移徙, 剃頭, 求醫療病, 鼓鑄, 補垣塞穴, 捕捉, 畋獵, 取魚, 乘船渡水, 栽種

戊戌平地木專滿日무술평지목전만일	
吉神	天德合, 母倉, 陽德, 守日, 天巫, 福德, 六儀, 敬安, 司命.
凶神	厭對, 招搖, 天狗, 九空.
宜	上冊受封, 上表章, 襲爵受封, 會親友, 出行, 上官赴任, 臨政親民, 結婚姻, 納采問名, 嫁娶, 進人口, 移徙, 解除, 求醫療病, 裁衣, 修造動土, 豎柱上梁. 修倉庫, 經絡, 開市, 立券, 交易, 納財, 開倉庫, 出貨財, 補垣塞穴, 栽種, 牧養, 納畜, 安葬.
忌	祭祀, 畋獵, 取魚.

己亥平地木制平日 기해평지목제평일	
吉神	相日, 普護.
凶神	天罡, 死神, 月害, 遊禍, 五虛, 重日, 勾陳.
宜	祭祀, 沐浴, 修飾垣牆, 平治道塗.
忌	祈福, 求嗣, 上冊受封, 上表章, 襲爵受封, 會親友, 冠帶, 出行, 上官赴任, 臨政親民, 結婚姻, 納采問名, 嫁娶, 進人口, 移徙, 安床, 解除, 求醫療病, 裁衣, 築隄防, 修造動土, 豎柱上梁, 修倉庫, 鼓鑄, 經絡, 醞釀, 開市, 立券, 交易, 納財, 開倉庫, 出貨財, 修置産室, 開渠穿井, 栽種, 牧養, 納畜, 破土, 安葬, 啓攢.

庚子壁上土寶定日 경자벽상토보정일	
吉神	天德, 民日, 三合, 臨日, 時陰, 福生, 靑龍, 鳴吠對.
凶神	死氣, 四忌, 九虎, 復日.
宜	祭祀, 祈福, 求嗣, 上冊受封, 上表章, 襲爵受封, 會親友, 冠帶, 出行, 上官赴任, 臨政親民, 進人口, 移徙, 沐浴, 裁衣, 修造動土, 豎柱上梁, 修倉庫, 醞釀, 開市, 立券, 交易, 納財, 開倉庫, 出貨財, 安確磑, 牧養, 納畜.
忌	結婚姻, 納采問名, 嫁娶, 解除, 求醫療病, 經絡, 修置産室, 栽種, 破土, 安葬, 啓攢.

辛丑壁上土義執日 신축벽상토의집일	
吉神	母倉, 明堂.
凶神	小耗, 五墓, 歸忌.
宜	捕捉.
忌	冠帶, 出行, 上官赴任, 臨政親民, 結婚姻, 納采問名, 嫁娶, 進人口, 移徙, 遠迴, 安床, 解除, 求醫療病, 修造動土, 豎柱上梁, 修倉庫, 醞釀, 開市, 立券, 交易, 納財, 開倉庫, 出貨財, 修置産室, 栽種, 牧養, 納畜, 破土, 安葬, 啓攢.

第三部 擇吉要法

壬寅金箔金寶破日 임인금박금보파일	
吉神	月德, 月恩, 四相, 驛馬, 天后, 聖心, 解神, 五合, 鳴吠對.
凶神	月破, 大耗, 月刑, 天刑.
宜	沐浴.
忌	祭祀, 祈福, 求嗣, 上冊受封, 上表章, 襲爵受封, 會親友, 冠帶, 出行, 上官赴任, 臨政親民, 結婚姻, 納采問名, 嫁娶, 進人口, 移徙, 安床, 解除, 剃頭. 整手足甲, 求醫療病, 裁衣, 築隄防, 修造動土, 豎柱上梁, 修倉庫, 鼓鑄, 經絡, 醞釀, 開市, 立券, 交易, 納財, 開倉庫, 出貨財, 修置產室, 開渠穿井, 安碓磑, 補垣塞穴, 修飾垣牆, 破屋壞垣, 伐木, 畋獵, 取魚, 栽種, 牧養, 納畜, 破土, 安葬, 啓攢.

癸卯金箔金寶危日 계묘금박금보위일	
吉神	天德, 四相, 益後, 五合, 鳴吠對.
凶神	天吏, 致死, 五虛, 土符, 朱雀.
宜	祭祀, 祈福, 求嗣, 上冊受封, 上表章, 襲爵受封, 會親友, 出行, 上官赴任, 臨政親民, 結婚姻, 納采問名, 嫁娶, 移徙, 安床, 解除, 裁衣, 豎柱上梁, 立券, 交易, 納財, 開倉庫, 出貨財, 牧養, 納畜, 安葬, 啓攢.
忌	求醫療病, 築隄防, 修造動土, 修倉庫, 修置產室, 開渠穿井, 安碓磑, 補垣, 修飾垣牆, 平治道塗, 破屋壞垣, 畋獵, 取魚, 栽種, 破土.

6. 七月 甲辰旬

<table>
<tr><td colspan="2" align="center">甲辰覆燈火制成日갑진복등화제성일</td></tr>
<tr><td>吉神</td><td>母倉, 三合, 天喜, 天醫, 續世, 金匱.</td></tr>
<tr><td>凶神</td><td>月厭, 地火, 四擊, 大煞, 血忌, 陰錯.</td></tr>
<tr><td>宜</td><td>祭祀, 入學.</td></tr>
<tr><td>忌</td><td>祈福, 求嗣, 上冊受封, 上表章, 襲爵受封, 會親友, 冠帶, 出行, 上官赴任, 臨政親民, 結婚姻, 納采問名, 嫁娶, 進人口, 移徙, 遠迴, 安床, 解除, 剃頭, 整手足甲, 求醫療病, 針刺, 裁衣, 築隄防, 修造動土, 豎柱上梁, 修倉庫, 鼓鑄, 經絡, 醞釀, 開市, 立券, 交易, 納財, 開倉庫, 出貨財, 修置産室, 開渠穿井, 安碓磑, 補垣塞穴, 修飾垣牆, 平治道塗, 破屋壞垣, 伐木, 栽種, 牧養, 納畜, 破土, 安葬, 啓攢.</td></tr>
</table>

<table>
<tr><td colspan="2" align="center">乙巳覆燈火寶收日을사복등화보수일</td></tr>
<tr><td>吉神</td><td>六合, 五富, 不將, 要安, 寶光.</td></tr>
<tr><td>凶神</td><td>河魁, 劫煞, 重日.</td></tr>
<tr><td>宜</td><td>會親友, 結婚姻, 嫁娶, 進人口, 經絡, 醞釀, 開市, 立券, 交易, 納財, 開倉庫, 出貨財, 捕捉, 牧養, 納畜.</td></tr>
<tr><td>忌</td><td>出行, 求醫療病, 栽種.</td></tr>
</table>

<table>
<tr><td colspan="2" align="center">丙午天河水專開日병오천하수전개일</td></tr>
<tr><td>吉神</td><td>月空, 天馬, 時陽, 生氣, 玉字, 鳴吠.</td></tr>
<tr><td>凶神</td><td>災煞, 天火, 白虎.</td></tr>
<tr><td>宜</td><td>祭祀, 入學.</td></tr>
<tr><td>忌</td><td>冠帶, 結婚姻, 納采問名, 嫁娶, 進人口, 求醫療病, 苫蓋, 經絡, 醞釀, 伐木, 畋獵, 取魚.</td></tr>
</table>

第三部 擇吉要法

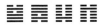

丁未天河水寶閉日 정미천하수보폐일

吉神	月德合, 母倉, 金堂, 玉堂.
凶神	月煞, 月虛, 血支, 天賊, 五虛, 八風, 八專.
宜	祭祀.
忌	祈福, 求嗣, 上冊受封, 上表章, 襲爵受封, 會親友, 冠帶, 出行, 上官赴任, 臨政親民, 結婚姻, 納采問名, 嫁娶, 進人口, 移徙, 安床, 解除, 剃頭, 整手足甲, 求醫療病, 療目, 針刺, 裁衣, 築隄防, 修造動土, 豎柱上梁, 修倉庫, 鼓鑄, 經絡, 醞釀, 開市, 立券, 交易, 納財, 開倉庫, 出貨財, 修置產室, 開渠穿井, 安碓磑, 補垣塞穴, 修飾垣牆, 破屋壞垣, 畋獵, 取魚, 乘船渡水, 栽種, 牧養, 納畜, 破土, 安葬, 啓攢.

戊申大驛土寶建日 무신대역토보건일

吉神	天德合, 天赦, 王日, 天倉, 不將, 除神.
凶神	月建, 小時, 土府, 五離, 天牢.
宜	祭祀, 祈福, 求嗣, 上冊受封, 上表章, 襲爵受封, 會親友, 出行, 上官赴任, 臨政親民, 結婚姻, 納采問名, 嫁娶, 進人口, 移徙, 解除, 沐浴, 剃頭, 整手足甲, 求醫療病, 裁衣, 豎柱上梁, 納財, 掃舍宇, 牧養, 納畜, 安葬.
忌	

己酉大驛土寶除日 기유대역토보제일

吉神	天恩, 陰德, 官日, 吉期, 除神, 鳴吠.
凶神	大時, 大敗, 咸池, 九坎, 九焦, 往亡, 五離, 元武.
宜	解除, 沐浴, 剃頭, 整手足甲, 掃舍宇, 破土, 安葬.
忌	上冊受封, 上表章, 會親友, 出行, 上官赴任, 臨政親民, 結婚姻, 納采問名, 嫁娶, 進人口, 移徙, 求醫療病, 鼓鑄, 立券, 交易, 補垣塞穴, 捕捉, 畋獵, 取魚, 乘船渡水, 栽種

庚戌釵釧金義滿日 경술차천금의만일	
吉神	天恩, 母倉, 陽德, 守日, 天巫, 福德, 六儀, 敬安, 司命.
凶神	厭對, 招搖, 天狗, 九空, 復日.
宜	上冊受封, 上表章, 會親友, 裁衣, 補垣塞穴, 栽種, 牧養, 納畜.
忌	祭祀, 襲爵受封, 上官赴任, 臨政親民, 結婚姻, 納采問名, 嫁娶, 進人口, 求醫療病, 修倉庫, 經絡, 開市, 立券, 交易, 納財, 開倉庫, 出貨財, 取魚, 乘船渡水, 破土, 安葬, 啓攢.

辛亥釵釧金寶平日 신해차천금보평일	
吉神	天恩, 相日, 普護.
凶神	天罡, 死神, 月害, 遊禍, 四窮, 九虎, 五虛, 重日, 勾陳
宜	祭祀, 沐浴, 修飾垣牆, 平治道塗.
忌	祈福, 求嗣, 上冊受封, 上表章, 襲爵受封, 會親友, 冠帶, 出行, 上官赴任, 臨政親民, 結婚姻, 納采問名, 嫁娶, 進人口, 移徙, 安床, 解除, 求醫療病, 裁衣, 築隄防, 修造動土, 豎柱上梁, 修倉庫, 鼓鑄, 經絡, 醞釀, 開市, 立券, 交易, 納財, 開倉庫, 出貨財, 修置產室, 開渠穿井, 栽種, 牧養, 納畜, 破土, 安葬, 啓攢.

壬子桑柘木專定日 임자상자목전정일	
吉神	月德, 天恩, 月恩, 四相, 時德, 民日, 三合, 臨日, 時陰, 福生, 靑龍, 鳴吠對.
凶神	死氣.
宜	祭祀, 祈福, 求嗣, 上冊受封, 上表章, 襲爵受封, 會親友, 冠帶, 出行, 上官赴任, 臨政親民, 結婚姻, 納采問名, 嫁娶, 進人口, 移徙, 解除, 沐浴, 裁衣, 修造動土, 豎柱上梁, 修倉庫, 經絡, 醞釀, 開市, 立券, 交易, 納財, 開倉庫, 出貨財, 安確磑, 栽種, 牧養, 納畜, 破土, 安葬, 啓攢.
忌	求醫療病, 開渠, 畋獵, 取魚.

癸丑桑柘木伐執日 계축상자목벌집일	
吉神	天德, 天恩, 母倉, 四相, 明堂.
凶神	小耗, 歸忌, 八專, 觸水龍.
宜	祭祀, 祈福, 求嗣, 上冊受封, 上表章, 襲爵受封, 會親友, 出行, 上官赴任, 臨政親民, 解除, 求醫療病, 裁衣, 修造動土, 豎柱上梁, 修倉庫, 納財, 開倉庫, 出貨財, 捕捉, 栽種, 牧養, 納畜, 安葬.
忌	冠帶, 結婚姻, 納采問名, 嫁娶, 移徙, 遠迴, 畋獵, 取魚, 乘船渡水.

7. 七月 甲寅旬

甲寅大溪水專破日 갑인대계수전파일	
吉神	驛馬, 天后, 聖心, 解神, 五合, 鳴吠對.
凶神	月破, 大耗, 月刑, 四廢, 八專, 天刑.
宜	諸事不宜.
忌	

乙卯大溪水專危日 을묘대계수전위일	
吉神	益後, 五合, 鳴吠對.
凶神	天吏, 致死, 四廢, 五虛, 土符, 朱雀, 三陰.
宜	諸事不宜.
忌	

欽定四庫全書 協紀辨方書

丙辰沙中土寶成日 병진사중토보성일	
吉神	月空, 母倉, 三合, 天喜, 天醫, 續世, 金匱.
凶神	月厭, 地火, 四擊, 大煞, 血忌.
宜	祭祀, 入學.
忌	祈福, 求嗣, 上冊受封, 上表章, 襲爵受封, 會親友, 冠帶, 出行, 上官赴任, 臨政親民, 結婚姻, 納采問名, 嫁娶, 進人口, 移徙, 遠迴, 安床, 解除, 剃頭, 整手足甲, 求醫療病, 針刺, 裁衣, 築隄防, 修造動土, 豎柱上梁, 修倉庫, 鼓鑄, 經絡, 醞釀, 開市, 立券, 交易, 納財, 開倉庫, 出貨財, 修置產室, 開渠穿井, 安碓磑, 補垣塞穴, 修飾垣牆, 平治道塗, 破屋壞垣, 伐木, 栽種, 牧養, 納畜, 破土, 安葬, 啓攢.

丁巳沙中土專收日 정사사중토전수일	
吉神	月德合, 六合, 五富, 要安, 寶光.
凶神	河魁, 劫煞, 地囊, 重日.
宜	祭祀, 祈福, 求嗣, 上冊受封, 上表章, 襲爵受封, 會親友, 上官赴任, 臨政親民, 結婚姻, 納采問名, 嫁娶, 進人口, 移徙, 解除, 裁衣, 豎柱上梁, 經絡, 醞釀, 開市, 立券, 交易, 納財, 開倉庫, 出貨財, 捕捉, 牧養, 納畜.
忌	出行, 剃頭, 求醫療病, 築隄防, 修造動土, 修倉庫, 修置產室, 開渠穿井, 安碓磑, 補垣, 修飾垣牆, 平治道塗, 破屋壞垣, 畋獵, 取魚, 栽種, 破土.

第三部 擇吉要法

戊午天上火義開日무오천상화의개일	
吉神	天德合, 天馬, 時陽, 生氣, 不將, 玉宇.
凶神	災煞, 天火, 四耗, 白虎.
宜	祭祀, 祈福, 求嗣, 上冊受封, 上表章, 襲爵受封, 會親友, 入學, 出行, 上官赴任, 臨政親民, 結婚姻, 納采問名, 嫁娶, 移徙, 解除, 裁衣, 修造動土, 豎柱上梁, 修倉庫, 開市, 修置産室, 開渠穿井, 安碓磑, 栽種, 牧養, 納畜.
忌	求醫療病, 苫蓋, 伐木, 畋獵, 取魚.

己未天上火專閉日기미천상화전폐일	
吉神	母倉, 金堂, 玉堂.
凶神	月煞, 月虛, 血支, 天賊, 五虛, 八專.
宜	諸事不宜.
忌	

庚申石榴木專建日경신석류목전건일	
吉神	王日, 天倉, 除神, 鳴吠.
凶神	月建, 小時, 土府, 復日, 五離, 八專, 天牢, 陽錯.
宜	襲爵受封, 出行, 上官赴任, 臨政親民, 進人口, 沐浴, 裁衣, 納財, 掃舍宇, 納畜.
忌	祈福, 求嗣, 上冊受封, 上表章, 會親友, 結婚姻, 納采問名, 嫁娶, 安床, 解除, 剃頭, 整手足甲, 求醫療病, 築隄防, 修造動土, 豎柱上梁, 修倉庫, 經絡, 立券, 交易, 開倉庫, 出貨財, 修置産室, 開渠穿井, 安碓磑, 補垣, 修飾垣牆, 平治道塗, 破屋壞垣, 伐木, 栽種, 破土, 安葬, 啓攢.

辛酉石榴木專除日 신유석류목전제일

吉神	陰德, 官日, 吉期, 除神, 鳴吠.
凶神	大時, 大敗, 咸池, 九坎, 九焦, 往亡, 五離, 元武.
宜	解除, 沐浴, 剃頭, 整手足甲, 掃舍宇, 破土, 安葬.
忌	上冊受封, 上表章, 會親友, 出行, 上官赴任, 臨政親民, 結婚姻, 納采問名, 嫁娶, 進人口, 移徙, 求醫療病, 鼓鑄, 醞釀, 立券, 交易, 補垣塞穴, 捕捉, 畋獵, 取魚, 乘船渡水, 栽種.

壬戌大海水伐滿日 임술대해수벌만일

吉神	月德, 母倉, 月恩, 四相, 陽德, 守日, 天巫, 福德, 六儀, 敬安, 司命.
凶神	厭對, 招搖, 天狗, 九空.
宜	上冊受封, 上表章, 襲爵受封, 會親友, 出行, 上官赴任, 臨政親民, 結婚姻, 納采問名, 嫁娶, 進人口, 移徙, 解除, 求醫療病, 裁衣, 修造動土, 豎柱上梁, 修倉庫, 經絡, 開市, 立券, 交易, 納財, 開倉庫, 出貨財, 補垣塞穴, 栽種.
忌	祭祀, 開渠, 畋獵, 取魚.

癸亥大海水專平日 계해대해수전평일

吉神	天德, 四相, 相日, 普護.
凶神	天罡, 死神, 月害, 遊禍, 五虛, 重日, 勾陳.
宜	祭祀, 沐浴, 修飾垣牆, 平治道塗.
忌	祈福, 求嗣, 嫁娶, 解除, 求醫療病, 畋獵, 取魚.

第三部 擇吉要法

이상의 60간지는 월건(月建)이 신(申)일 때의 것이니,
입추(立秋)에서 처서(處暑) 말까지이다. 그 신살의 길흉을
용사(用事)에 따라 마땅함(宜)과 꺼림(忌)을 표로 만들어
놓았으니 활용할 것이다.

欽定四庫全書 協紀辨方書

欽定四庫全書

協紀辨方書

卷 27

月表 8 · 八月 月表

제1장 八月

제1장. 八月

1. 八月 개황(槪況)

八月	甲己年 建癸酉	乙庚年 建乙酉	丙辛年 建丁酉	丁壬年 建己酉	戊癸年 建辛酉

八月	백로절 白露節 천도동북행 天道東北行	맹년孟年 (寅申巳亥)			중년仲年 (子午卯酉)			계년季年 (辰戌丑未)		
		碧	白	白	紫	黃	赤	白	黑	綠
		黑	綠	白	白	白	碧	黃	赤	紫
		赤	紫	黃	綠	白	黑	白	碧	白

천덕(天德) 艮, 월덕(月德) 庚, 월공(月空) 甲, 월덕합(月德合) 乙, 의수조(宜修造), 취토(取土).

추분 8월 中, 일전(日躔) 진궁(辰宮) 위(爲) 8월 장(將), 의용(宜用) 艮·巽·坤·乾時.

월건(月建) 酉, 월파(月破) 卯, 월염(月厭) 卯, 월형(月刑) 酉, 월해(月害) 戌, 겁살(劫煞) 寅. 재살(災煞) 卯, 월살(月煞) 辰, 기수조(忌修造), 취토(取土).

백로 後 18일 왕망(往亡) 추분 前 1일 사리(四離).
초 2일 초 5일 장성(長星), 18일, 19일 단성(短星).

2. 八月 甲子旬

甲子海中金義平日 갑자해중금의평일	
吉神	月空, 天恩, 時德, 陽德, 民日, 玉宇, 司命.
凶神	河魁, 死神, 天吏, 致死, 往亡.
宜	祭祀, 沐浴, 修飾垣牆, 平治道塗.
忌	祈福, 求嗣, 上冊受封, 上表章, 襲爵受封, 會親友, 冠帶, 出行, 上官赴任, 臨政親民, 結婚姻, 納采問名, 嫁娶, 進人口, 移徙, 安床, 解除, 求醫療病, 裁衣, 築隄防, 修造動土, 豎柱上梁, 修倉庫, 鼓鑄, 經絡, 醞釀, 開市, 立券, 交易, 納財, 開倉庫, 出貨財, 修置産室, 開渠穿井, 捕捉, 畋獵, 取魚, 栽種, 牧養, 納畜, 破土, 安葬, 啓攢.

乙丑海中金制定日 을축해중금제정일	
吉神	月德合, 天恩, 母倉, 三合, 時陰, 金堂.
凶神	死氣, 勾陳.
宜	祭祀, 祈福, 求嗣, 上冊受封, 上表章, 襲爵受封, 會親友, 出行, 上官赴任, 臨政親民, 結婚姻, 納采問名, 嫁娶, 進人口, 移徙, 解除, 裁衣, 修造動土, 豎柱上梁, 修倉庫, 經絡, 醞釀, 立券, 交易, 納財, 安碓磑, 牧養, 納畜, 安葬.
忌	冠帶, 求醫療病, 畋獵, 取魚, 栽種.

丙寅鑪中火義執日 병인노중화의집일	
吉神	天恩, 解神, 五合, 青龍, 鳴吠對..
凶神	劫煞, 小耗, 地囊, 歸忌.
宜	沐浴, 捕捉.
忌	祭祀, 祈福, 求嗣, 上冊受封, 上表章, 襲爵受封, 會親友, 冠帶, 出行, 上官赴任, 臨政親民, 結婚姻, 納采問名, 嫁娶, 進人口, 移徙, 遠迴, 安床, 解除. 剃頭, 整手足甲, 求醫療病, 裁衣, 築隄防, 修造動土, 豎柱上梁, 修倉庫, 鼓鑄, 經絡, 醞釀, 開市, 立券, 交易, 納財, 開倉庫, 出貨財, 修置産室, 開渠穿井, 安碓磑, 補垣塞穴, 修飾垣牆, 平治道塗, 破屋壞垣, 栽種, 牧養, 納畜, 破土, 安葬, 啓攢.

丁卯鑪中火義破日 정묘노중화의파일	
吉神	天恩, 五合, 明堂, 鳴吠對.
凶神	月破, 大耗, 災煞, 天火, 月厭, 地火, 五虛.
宜	諸事不宜.
忌	

戊辰大林木專危日 무진대림목전위일	
吉神	天恩, 母倉, 六合, 不將, 敬安.
凶神	月煞, 月虛, 四擊, 天刑.
宜	
忌	祈福, 求嗣, 上冊受封, 上表章, 襲爵受封, 出行, 上官赴任, 臨政親民, 解除, 剃頭, 整手足甲, 求醫療病, 裁衣, 築隄防, 修造動土, 豎柱上梁, 修倉庫, 鼓鑄, 修置産室, 開渠穿井, 安碓磑, 補垣塞穴, 修飾垣牆, 破屋壞垣.

己巳大林木專成日 기사대림목전성일	
吉神	三合, 臨日, 天喜, 天醫, 普護.
凶神	重日, 朱雀.
宜	祭祀, 祈福, 上冊受封, 上表章, 襲爵受封, 會親友, 入學, 上官赴任, 臨政親民, 結婚姻, 納采問名, 嫁娶, 進人口, 移徙, 求醫療病, 裁衣, 築隄防, 修造動土, 豎柱上梁, 修倉庫, 經絡, 醞釀, 開市, 立券, 交易, 納財, 安碓磑, 栽種, 牧養, 納畜.
忌	出行, 破土, 安葬, 啓攢.

庚午路傍土伐收日 경오노방토벌수일	
吉神	月德, 福生, 金匱, 鳴吠.
凶神	天罡, 大時, 大敗, 咸池, 天賊, 九坎, 九焦.
宜	祭祀, 捕捉.
忌	出行, 求醫療病, 修倉庫, 鼓鑄, 苫蓋, 經絡, 開倉庫, 出貨財, 補垣塞穴, 畋獵, 取魚, 乘船渡水, 栽種.

辛未路傍土義開日 신미노방토의개일	
吉神	母倉, 陰德, 時陽, 生氣, 天倉, 不將, 寶光.
凶神	五虛, 九空, 土符, 復日.
宜	祭祀, 祈福, 求嗣, 上冊受封, 上表章, 襲爵受封, 會親友, 入學, 出行, 上官赴任, 臨政親民, 嫁娶, 移徙, 解除, 裁衣, 豎柱上梁, 牧養, 納畜.
忌	進人口, 求醫療病, 築隄防, 修造動土, 修倉庫, 醞釀, 開市, 立券, 交易, 納財, 開倉庫, 出貨財, 修置産室, 開渠穿井, 安確磑, 補垣, 修飾垣牆, 平治道塗, 破屋壞垣, 伐木, 畋獵, 取魚, 栽種, 破土, 安葬, 啓攢.

壬申劍鋒金義閉日 임신검봉금의폐일	
吉神	四相, 王日, 天馬, 五富, 不將, 聖心, 除神, 鳴吠.
凶神	遊禍, 血支, 五離, 白虎.
宜	祭祀, 沐浴, 剃頭, 整手足甲, 裁衣, 築隄防, 經絡, 醞釀, 納財, 補垣塞穴, 掃舍宇, 栽種, 牧養, 納畜, 破土, 安葬.
忌	祈福, 求嗣, 上冊受封, 上表章, 襲爵受封, 會親友, 出行, 上官赴任, 臨政親民, 結婚姻, 納采問名, 嫁娶, 進人口, 移徙, 安床, 解除, 求醫療病, 療目, 針刺, 修造動土, 豎柱上梁, 開市, 立券, 交易, 開倉庫, 出貨財, 修置産室, 開渠穿井

第三部 擇吉要法

癸酉劍鋒金義建日 계유검봉금의건일	
吉神	月恩, 四相, 官日, 六儀, 益後, 除神, 玉堂, 鳴吠.
凶神	月建, 小時, 土府, 月刑, 厭對, 招搖, 五離.
宜	祭祀, 沐浴, 掃舍宇.
忌	祈福, 求嗣, 上冊受封, 上表章, 襲爵受封, 會親友, 冠帶, 出行, 上官赴任, 臨政親民, 結婚姻, 納采問名, 嫁娶, 進人口, 移徙, 安床, 解除, 剃頭, 整手足甲, 求醫療病, 裁衣, 築隄防, 修造動土, 豎柱上梁, 修倉庫, 鼓鑄, 經絡, 醞釀, 開市, 立券, 交易, 納財, 開倉庫, 出貨財, 修置産室, 開渠穿井, 安碓磑, 補垣塞穴, 修飾垣牆, 平治道塗, 破屋壞垣, 伐木, 取魚, 乘船渡水, 栽種, 牧養, 納畜, 破土, 安葬, 啓攢.

3. 八月 甲戌旬

甲戌山頭火制除日 갑술산두화제제일	
吉神	月空, 母倉, 守日, 吉期, 續世.
凶神	月害, 血忌, 天牢.
宜	祭祀, 襲爵受封, 出行, 上官赴任, 臨政親民, 解除, 沐浴, 剃頭, 整手足甲, 掃舍宇, 栽種.
忌	祈福, 求嗣, 上冊受封, 上表章, 會親友, 結婚姻, 納采問名, 嫁娶, 進人口, 求醫療病, 針刺, 修倉庫, 經絡, 醞釀, 開市, 立券, 交易, 納財, 開倉庫, 出貨財, 修置産室, 牧養, 納畜, 破土, 安葬, 啓攢.

乙亥山頭火義滿日 을해산두화의만일	
吉神	月德合, 相日, 驛馬, 天后, 天巫, 福德, 要安.
凶神	五虛, 大煞, 重日, 元武.
宜	祭祀, 祈福, 求嗣, 上冊受封, 上表章, 襲爵受封, 會親友, 出行, 上官赴任, 臨政親民, 結婚姻, 納采問名, 進人口, 移徙, 解除, 沐浴, 求醫療病, 裁衣, 修造動土, 豎柱上梁, 修倉庫, 經絡, 開市, 立券, 交易, 納財, 開倉庫, 出貨財, 補垣塞穴, 牧養, 納畜.
忌	嫁娶, 畋獵, 取魚, 栽種.

丙子澗下水伐平日 병자간하수벌평일	
吉神	時德, 陽德, 民日, 玉宇, 司命, 鳴吠對.
凶神	河魁, 死神, 天吏, 致死, 往亡, 觸水龍.
宜	祭祀, 沐浴, 修飾垣牆, 平治道塗.
忌	祈福, 求嗣, 上冊受封, 上表章, 襲爵受封, 會親友, 冠帶, 出行, 上官赴任, 臨政親民, 結婚姻, 納采問名, 嫁娶, 進人口, 移徙, 安床, 解除, 求醫療病, 裁衣, 築隄防, 修造動土, 豎柱上梁, 修倉庫, 鼓鑄, 經絡, 醞釀, 開市, 立券, 交易, 納財, 開倉庫, 出貨財, 修置產室, 開渠穿井, 捕捉, 畋獵, 取魚, 乘船渡水, 栽種, 牧養, 納畜, 破土, 安葬, 啓攢.

丁丑澗下水寶定日 정축간하수보정일	
吉神	母倉, 三合, 時陰, 金堂.
凶神	死氣, 勾陳.
宜	會親友, 結婚姻, 納采問名, 嫁娶, 進人口, 裁衣, 修造動土, 豎柱上梁, 修倉庫, 經絡, 醞釀, 立券, 交易, 納財, 安碓磑, 牧養, 納畜.
忌	冠帶, 解除, 剃頭, 求醫療病, 修置產室, 栽種.

戊寅城頭土伐執日무인성두토벌집일	
吉神	解神, 五合, 靑龍
凶神	劫煞, 小耗, 歸忌
宜	沐浴, 捕捉
忌	祭祀, 祈福, 求嗣, 上冊受封, 上表章, 襲爵受封, 會親友, 冠帶, 出行, 上官赴任, 臨政親民, 結婚姻, 納采問名, 嫁娶, 進人口, 移徙, 遠迴, 安床, 解除. 剃頭, 整手足甲, 求醫療病, 裁衣, 築隄防, 修造動土, 豎柱上梁, 修倉庫, 鼓鑄, 經絡, 醞釀, 開市, 立券, 交易, 納財, 開倉庫, 出貨財, 修置産室, 開渠穿井, 安碓磑, 補垣塞穴, 修飾垣牆, 破屋壞垣, 栽種, 牧養, 納畜, 破土, 安葬, 啓攢

己卯城頭土伐破日기묘성두토벌파일	
吉神	天恩, 五合, 明堂.
凶神	月破, 大耗, 災煞, 天火, 月厭, 地火, 五虛, 陰道衝陽.
宜 忌	諸事不宜.

庚辰白鑞金義危日경진백랍금의위일	
吉神	月德, 天恩, 母倉, 天願, 六合, 敬安.
凶神	月煞, 月虛, 四擊, 天刑.
宜	祭祀, 祈福, 求嗣, 上冊受封, 上表章, 襲爵受封, 會親友, 出行, 上官赴任, 臨政親民, 結婚姻, 納采問名, 嫁娶, 進人口, 移徙, 安床, 解除, 裁衣, 修造動土, 豎柱上梁, 修倉庫, 醞釀, 開市, 立券, 交易, 納財, 栽種, 牧養, 納畜. 安葬.
忌	

辛巳 白鑞金伐成日 신사백랍금벌성일	
吉神	天恩, 三合, 臨日, 天喜, 天醫, 不將, 普護.
凶神	復日, 重日, 朱雀.
宜	祭祀, 祈福, 上冊受封, 上表章, 襲爵受封, 會親友, 入學, 上官赴任, 臨政親民, 結婚姻, 納采問名, 嫁娶, 進人口, 移徙, 求醫療病, 裁衣, 築隄防, 修造動土, 豎柱上梁, 修倉庫, 經絡, 開市, 立券, 交易, 納財, 安碓磑, 栽種, 牧養, 納畜.
忌	出行, 醞釀, 破土, 安葬, 啓攢.

壬午 楊柳木制收日 임오양류목제수일	
吉神	天恩, 四相, 不將, 福生, 金匱, 鳴吠.
凶神	天罡, 大時, 大敗, 咸池, 天賊, 九坎, 九焦.
宜	祭祀, 捕捉.
忌	祈福, 求嗣, 上冊受封, 上表章, 襲爵受封, 會親友, 冠帶, 出行, 上官赴任, 臨政親民, 結婚姻, 納采問名, 嫁娶, 進人口, 移徙, 安床, 解除, 求醫療病, 裁衣, 築隄防, 修造動土, 豎柱上梁, 修倉庫, 鼓鑄, 苫蓋, 經絡, 醞釀, 開市, 立券, 交易, 納財, 開倉庫, 出貨財, 修置產室, 開渠穿井, 補垣塞穴, 取魚. 乘船渡水, 栽種, 牧養, 納畜, 破土, 安葬, 啓攢.

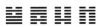

癸未楊柳木伐開日 계미양류목벌개일	
吉神	天恩, 母倉, 月恩, 四相, 陰德, 時陽, 生氣, 天倉, 不將, 寶光.
凶神	五虛, 九空, 土符, 觸水龍.
宜	祭祀, 祈福, 求嗣, 上冊受封, 上表章, 襲爵受封, 會親友, 入學, 出行, 上官赴任, 臨政親民, 結婚姻, 納采問名, 嫁娶, 移徙, 解除, 裁衣, 豎柱上梁, 牧養, 納畜.
忌	進人口, 求醫療病, 築隄防, 修造動土, 修倉庫, 開市, 立券, 交易, 納財, 開倉庫, 出貨財, 修置産室, 開渠穿井, 安碓磑, 補垣, 修飾垣牆, 平治道塗, 破屋壞垣, 伐木, 畋獵, 取魚, 乘船渡水, 栽種, 破土.

4. 八月 甲申旬

甲申井泉水伐閉日 갑신정천수벌폐일	
吉神	月空, 王日, 天馬, 五富, 不將, 聖心, 除神, 鳴吠對.
凶神	遊禍, 血支, 五離, 白虎.
宜	祭祀, 沐浴, 剃頭, 整手足甲, 裁衣, 築隄防, 經絡, 醞釀, 納財, 補垣塞穴, 掃舍宇, 栽種, 牧養, 納畜, 破土, 安葬.
忌	祈福, 求嗣, 上冊受封, 上表章, 襲爵受封, 會親友, 出行, 上官赴任, 臨政親民, 結婚姻, 納采問名, 嫁娶, 進人口, 移徙, 安床, 解除, 求醫療病, 療目, 針刺, 修造動土, 豎柱上梁, 開市, 立券, 交易, 開倉庫, 出貨財, 修置産室, 開渠穿井.

欽定四庫全書 協紀辨方書

乙酉井泉水伐建日 을유정천수벌건일	
吉神	月德合, 官日, 六儀, 益後, 除神, 玉堂, 鳴吠.
凶神	月建, 小時, 土府, 月刑, 厭對, 招搖, 五離.
宜	祭祀, 沐浴, 掃舍宇.
忌	會親友, 求醫療病, 築隄防, 修造動土, 修倉庫, 修置產室, 開渠穿井, 安碓磑, 補垣, 修飾垣牆, 平治道塗, 破屋壞垣, 伐木, 畋獵, 取魚, 栽種, 破土.

丙戌屋上土寶除日 병술옥상토보제일	
吉神	母倉, 守日, 吉期, 續世.
凶神	月害, 血忌, 天牢.
宜	祭祀, 襲爵受封, 出行, 上官赴任, 臨政親民, 解除, 沐浴, 剃頭, 整手足甲, 掃舍宇, 栽種.
忌	祈福, 求嗣, 上冊受封, 上表章, 會親友, 結婚姻, 納采問名, 嫁娶, 進人口, 求醫療病, 針刺, 修倉庫, 經絡, 醞釀, 開市, 立券, 交易, 納財, 開倉庫, 出貨財, 修置產室, 牧養, 納畜, 破土, 安葬, 啓攢.

丁亥屋上土伐滿日 정해옥상토벌만일	
吉神	相日, 驛馬, 天后, 天巫, 福德, 要安.
凶神	五虛, 八風, 大煞, 重日, 元武.
宜	祭祀, 祈福, 上冊受封, 上表章, 會親友, 出行, 進人口, 移徙, 沐浴, 裁衣, 經絡, 開市, 立券, 交易, 納財, 補垣塞穴.
忌	襲爵受封, 上官赴任, 臨政親民, 結婚姻, 納采問名, 嫁娶, 剃頭, 求醫療病, 修倉庫, 開倉庫, 出貨財, 取魚, 乘船渡水, 破土, 安葬, 啓攢.

第三部　擇吉要法

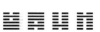

戊子霹靂火制平日 무자벽력화제평일	
吉神	時德, 陽德, 民日, 玉宇, 司命.
凶神	河魁, 死神, 天吏, 致死, 往亡.
宜	祭祀, 沐浴, 修飾垣牆, 平治道塗.
忌	祈福, 求嗣, 上冊受封, 上表章, 襲爵受封, 會親友, 冠帶, 出行, 上官赴任, 臨政親民, 結婚姻, 納采問名, 嫁娶, 進人口, 移徙, 安床, 解除, 求醫療病, 裁衣, 築隄防, 修造動土, 豎柱上梁, 修倉庫, 鼓鑄, 經絡, 醞釀, 開市, 立券. 交易, 納財, 開倉庫, 出貨財, 修置産室, 開渠穿井, 捕捉, 畋獵, 取魚, 栽種, 牧養, 納畜, 破土, 安葬, 啓攢.

己丑霹靂火專定日 기축벽력화전정일	
吉神	母倉, 三合, 時陰, 金堂.
凶神	死氣, 勾陳.
宜	會親友, 結婚姻, 納采問名, 嫁娶, 進人口, 裁衣, 修造動土, 豎柱上梁, 修倉庫, 經絡, 醞釀, 立券, 交易, 納財, 安碓磑, 牧養, 納畜.
忌	冠帶, 解除, 求醫療病, 修置産室, 栽種.

庚寅松柏木制執日 경인송백목제집일	
吉神	月德, 解神, 五合, 靑龍, 鳴吠對.
凶神	劫煞, 小耗, 歸忌.
宜	沐浴, 捕捉.
忌	祭祀, 移徙, 遠迴, 求醫療病, 修倉庫, 經絡, 開市, 立券, 交易, 納財, 開倉庫, 出貨財, 畋獵, 取魚.

欽定四庫全書 協紀辨方書

辛卯松柏木制破日 신묘송백목제파일	
吉神	五合, 明堂, 鳴吠對.
凶神	月破, 大耗, 災煞, 天火, 月厭, 地火, 五虛, 復日, 大會.
宜	諸事不宜.
忌	

壬辰長流水伐危日 임진장류수벌위일	
吉神	母倉, 四相, 六合, 不將, 要安.
凶神	月煞, 月虛, 四擊, 天刑.
宜	祭祀.
忌	上冊受封, 上表章, 求醫療病, 開渠.

癸巳長流水制成日 계사장류수제성일	
吉神	月恩, 四相, 三合, 臨日, 天喜, 天醫, 不將, 普護.
凶神	重日, 朱雀.
宜	祭祀, 祈福, 求嗣, 上冊受封, 上表章, 襲爵受封, 會親友, 入學, 上官赴任, 臨政親民, 結婚姻, 納采問名, 嫁娶, 進人口, 移徙, 解除, 求醫療病, 裁衣, 築隄防, 修造動土, 豎柱上梁, 修倉庫, 經絡, 醞釀, 開市, 立券, 交易, 納財, 開倉庫, 出貨財, 安碓磑, 栽種, 牧養, 納畜.
忌	出行, 破土, 安葬, 啓攢.

第三部 擇吉要法

5. 八月 甲午旬

甲午砂石金寶收日 갑오사석금보수일	
吉神	月空, 不將, 福生, 金匱, 鳴吠.
凶神	天罡, 大時, 大敗, 咸池, 天賊, 九坎, 九焦.
宜	祭祀, 捕捉.
忌	祈福, 求嗣, 上冊受封, 上表章, 襲爵受封, 會親友, 冠帶, 出行, 上官赴任, 臨政親民, 結婚姻, 納采問名, 嫁娶, 進人口, 移徙, 安床, 解除, 求醫療病, 裁衣, 築隄防, 修造動土, 豎柱上梁, 修倉庫, 鼓鑄, 苫蓋, 經絡, 醞釀, 開市, 立券, 交易, 納財, 開倉庫, 出貨財, 修置産室, 開渠穿井, 補垣塞穴, 取魚, 乘船渡水, 栽種, 牧養, 納畜, 破土, 安葬, 啓攢.

乙未砂石金制開日 을미사석금제개일	
吉神	月德合, 母倉, 陰德, 時陽, 生氣, 天倉, 寶光.
凶神	五虛, 九空, 土符.
宜	祭祀, 祈福, 求嗣, 上冊受封, 上表章, 襲爵受封, 會親友, 入學, 出行, 上官赴任, 臨政親民, 結婚姻, 納采問名, 嫁娶, 進人口, 移徙, 解除, 裁衣, 豎柱上梁, 開市, 納財, 牧養, 納畜.
忌	求醫療病, 築隄防, 修造動土, 修倉庫, 修置産室, 開渠穿井, 安碓磑, 補垣, 修飾垣牆, 平治道塗, 破屋壞垣, 伐木, 畋獵, 取魚, 栽種, 破土.

丙申山下火制閉日 병신산하화제폐일	
吉神	王日, 天馬, 五富, 聖心, 除神, 鳴吠.
凶神	遊禍, 血支, 地囊, 五離, 白虎.
宜	祭祀, 沐浴, 剃頭, 整手足甲, 裁衣, 經絡, 醞釀, 納財, 掃舍宇, 牧養, 納畜. 安葬.
忌	祈福, 求嗣, 上冊受封, 上表章, 襲爵受封, 會親友, 出行, 上官赴任, 臨政親民, 結婚姻, 納采問名, 嫁娶, 進人口, 移徙, 安床, 解除, 求醫療病, 療目, 針刺, 築隄防, 修造動土, 豎柱上梁, 修倉庫, 開市, 立券, 交易, 開倉庫, 出貨財, 修置産室, 開渠穿井, 安碓磑, 補垣, 修飾垣牆, 平治道塗, 破屋壞垣, 栽種, 破土.

丁酉山下火制建日 정유산하화제건일	
吉神	官日, 六儀, 益後, 除神, 玉堂, 鳴吠.
凶神	月建, 小時, 土府, 月刑, 厭對, 招搖, 五離.
宜	祭祀, 沐浴, 掃舍宇.
忌	祈福, 求嗣, 上冊受封, 上表章, 襲爵受封, 會親友, 冠帶, 出行, 上官赴任, 臨政親民, 結婚姻, 納采問名, 嫁娶, 進人口, 移徙, 安床, 解除, 剃頭, 整手足甲, 求醫療病, 裁衣, 築隄防, 修造動土, 豎柱上梁, 修倉庫, 鼓鑄, 經絡, 醞釀, 開市, 立券, 交易, 納財, 開倉庫, 出貨財, 修置産室, 開渠穿井, 安碓磑, 補垣塞穴, 修飾垣牆, 平治道塗, 破屋壞垣, 伐木, 取魚, 乘船渡水, 栽種, 牧養, 納畜, 破土, 安葬, 啓攢.

第三部 擇吉要法

戊戌平地木專除日무술평지목전제일	
吉神	母倉, 守日, 吉期, 續世.
凶神	月害, 血忌, 天牢.
宜	祭祀, 襲爵受封, 出行, 上官赴任, 臨政親民, 解除, 沐浴, 剃頭, 整手足甲, 掃舍宇, 栽種.
忌	祈福, 求嗣, 上冊受封, 上表章, 會親友, 結婚姻, 納采問名, 嫁娶, 進人口, 求醫療病, 針刺, 修倉庫, 經絡, 醞釀, 開市, 立券, 交易, 納財, 開倉庫, 出貨財, 修置産室, 牧養, 納畜, 破土, 安葬, 啓攢.

己亥平地木制滿日기해평지목제만일	
吉神	相日, 驛馬, 天后, 天巫, 福德, 要安.
凶神	五虛, 大煞, 重日, 元武.
宜	祭祀, 祈福, 上冊受封, 上表章, 會親友, 出行, 進人口, 沐浴, 裁衣, 經絡, 開市, 立券, 交易, 納財, 補垣塞穴.
忌	襲爵受封, 上官赴任, 臨政親民, 結婚姻, 納采問名, 嫁娶, 求醫療病, 修倉庫, 開倉庫, 出貨財, 破土, 安葬, 啓攢.

庚子壁上土寶平日경자벽상토보평일	
吉神	月德, 時德, 陽德, 民日, 玉宇, 司命, 鳴吠對.
凶神	河魁, 死神, 天吏, 致死, 四忌, 九虎, 往亡.
宜	祭祀, 沐浴, 修飾垣牆, 平治道塗.
忌	上冊受封, 上表章, 出行, 上官赴任, 臨政親民, 結婚姻, 納采問名, 嫁娶, 進人口, 移徙, 求醫療病, 經絡, 捕捉, 畋獵, 取魚, 安葬.

辛丑壁上土義定日 신축벽상토의정일	
吉神	母倉, 三合, 時陰, 金堂.
凶神	死氣, 五墓, 信日, 勾陳.
宜	會親友, 裁衣, 修倉庫, 經絡, 納財, 安確磑.
忌	冠帶, 出行, 上官赴任, 臨政親民, 結婚姻, 納采問名, 嫁娶, 進人口, 移徙, 安床, 解除, 求醫療病, 修造動土, 豎柱上梁, 醞釀, 開市, 立券, 交易, 修置産室, 栽種, 牧養, 納畜, 破土, 安葬, 啓攢.

壬寅金箔金寶執日 임인금박금보집일	
吉神	四相, 解神, 五合, 靑龍, 鳴吠對.
凶神	劫煞, 小耗, 歸忌.
宜	沐浴, 捕捉
忌	祭祀, 祈福, 求嗣, 上冊受封, 上表章, 襲爵受封, 會親友, 冠帶, 出行, 上官赴任, 臨政親民, 結婚姻, 納采問名, 嫁娶, 進人口, 移徙, 遠迴, 安床, 解除, 剃頭, 整手足甲, 求醫療病, 裁衣, 築隄防, 修造動土, 豎柱上梁, 修倉庫, 鼓鑄, 經絡, 醞釀, 開市, 立券, 交易, 納財, 開倉庫, 出貨財, 修置産室, 開渠穿井, 安確磑, 補垣塞穴, 修飾垣牆, 破屋壞垣, 栽種, 牧養, 納畜, 破土, 安葬, 啓攢.

癸卯金箔金寶破日 계묘금박금보파일	
吉神	月恩, 四相, 五合, 明堂, 鳴吠對.
凶神	月破, 大耗, 災煞, 天火, 月厭, 地火, 五虛
宜	諸事不宜.
忌	

6. 八月 甲辰旬

甲辰覆燈火制危日갑진복등화제위일	
吉神	月空, 母倉, 六合, 不將, 敬安.
凶神	月煞, 月虛, 四擊, 天刑.
宜	祈福, 求嗣, 襲爵受封, 出行, 上官赴任, 臨政親民, 解除, 剃頭, 整手足甲, 求醫療病, 裁衣, 築隄防, 修造動土, 豎柱上梁, 修倉庫, 鼓鑄, 修置産室, 開渠穿井, 安碓磑, 補垣塞穴, 修飾垣牆, 破屋壞垣.
忌	

乙巳覆燈火寶成日을사복등화보성일	
吉神	月德合, 三合, 臨日, 天喜, 天醫, 普護.
凶神	重日, 朱雀.
宜	祭祀, 祈福, 求嗣, 上冊受封, 上表章, 襲爵受封, 會親友, 入學, 上官赴任, 臨政親民, 結婚姻, 納采問名, 嫁娶, 進人口, 移徙, 解除, 求醫療病, 裁衣, 築隄防, 修造動土, 豎柱上梁, 修倉庫, 經絡, 醞釀, 開市, 立券, 交易, 納財, 安碓磑, 牧養, 納畜.
忌	出行, 畋獵, 取魚, 栽種.

丙午天河水專收日병오천하수전수일	
吉神	福生, 金匱, 鳴吠.
凶神	天罡, 大時, 大敗, 咸池, 天賊, 九坎, 九焦.
宜	祭祀, 捕捉.
忌	祈福, 求嗣, 上冊受封, 上表章, 襲爵受封, 會親友, 冠帶, 出行, 上官赴任, 臨政親民, 結婚姻, 納采問名, 嫁娶, 進人口, 移徙, 安床, 解除, 求醫療病, 裁衣, 築隄防, 修造動土, 豎柱上梁, 修倉庫, 鼓鑄, 苫蓋, 經絡, 醞釀, 開市, 立券, 交易, 納財, 開倉庫, 出貨財, 修置産室, 開渠穿井, 補垣塞穴, 取魚, 乘船渡水, 栽種, 牧養, 納畜, 破土, 安葬, 啓攢.

丁未天河水寶開日정미천하수보개일

吉神	母倉, 陰德, 時陽, 生氣, 天倉, 寶光.
凶神	五虛, 八風, 九空, 土符, 八專.
宜	祭祀, 祈福, 求嗣, 上冊受封, 上表章, 襲爵受封, 會親友, 入學, 出行, 上官赴任, 臨政親民, 移徙, 解除, 裁衣, 豎柱上梁, 牧養, 納畜.
忌	結婚姻, 納采問名, 嫁娶, 進人口, 剃頭, 求醫療病, 築隄防, 修造動土, 修倉庫, 開市, 立券, 交易, 納財, 開倉庫, 出貨財, 修置產室, 開渠穿井, 安碓磑, 補垣, 修飾垣牆, 平治道塗, 破屋壞垣, 伐木, 畋獵, 取魚, 乘船渡水, 栽種. 破土.

戊申大驛土寶閉日무신대역토보폐일

吉神	天赦, 王日, 天馬, 五富, 不將, 聖心, 除神.
凶神	遊禍, 血支, 五離, 白虎.
宜	祭祀, 沐浴, 剃頭, 整手足甲, 裁衣, 築隄防, 修倉庫, 經絡, 醞釀, 立券, 交易, 納財, 補垣塞穴, 掃舍宇, 栽種, 牧養, 納畜, 安葬.
忌	祈福, 求嗣, 安床, 解除, 求醫療病, 療目, 針刺, 畋獵, 取魚.

己酉大驛土寶建日기유대역토보건일

吉神	天恩, 官日, 六儀, 益後, 除神, 玉堂, 鳴吠.
凶神	月建, 小時, 土府, 月刑, 厭對, 招搖, 五離, 小會
宜	諸事不宜.
忌	

第三部 擇吉要法

庚戌釵釧金義除日 경술차천금의제일

吉神	月德, 天恩, 母倉, 守日, 吉期, 續世.
凶神	月害, 血忌, 天牢.
宜	祭祀, 祈福, 求嗣, 上冊受封, 上表章, 襲爵受封, 會親友, 出行, 上官赴任, 臨政親民, 結婚姻, 納采問名, 嫁娶, 移徙, 解除, 沐浴, 剃頭, 整手足甲, 裁衣, 修造動土, 豎柱上梁, 修倉庫, 納財, 掃舍宇, 栽種, 牧養, 納畜, 安葬.
忌	求醫療病, 針刺, 經絡, 畋獵, 取魚.

辛亥釵釧金寶滿日 신해차천금보만일

吉神	天恩, 相日, 驛馬, 天后, 天巫, 福德, 要安.
凶神	四窮, 九虎, 五虛, 大煞, 復日, 重日, 元武.
宜	祭祀, 祈福, 上冊受封, 上表章, 會親友, 出行, 移徙, 沐浴, 裁衣, 經絡, 補垣塞穴.
忌	襲爵受封, 上官赴任, 臨政親民, 結婚姻, 納采問名, 嫁娶, 進人口, 求醫療病, 修倉庫, 醞釀, 開市, 立券, 交易, 納財, 開倉庫, 出貨財, 破土, 安葬, 啓攢.

壬子桑柘木專平日 임자상자목전평일

吉神	天恩, 四相, 時德, 陽德, 民日, 玉宇, 司命, 鳴吠對.
凶神	河魁, 死神, 天吏, 致死, 往亡.
宜	祭祀, 沐浴, 修飾垣牆, 平治道塗.
忌	祈福, 求嗣, 上冊受封, 上表章, 襲爵受封, 會親友, 冠帶, 出行, 上官赴任, 臨政親民, 結婚姻, 納采問名, 嫁娶, 進人口, 移徙, 安床, 解除, 求醫療病, 裁衣, 築隄防, 修造動土, 豎柱上梁, 修倉庫, 鼓鑄, 經絡, 醞釀, 開市, 立券, 交易, 納財, 開倉庫, 出貨財, 修置産室, 開渠穿井, 捕捉, 畋獵, 取魚, 栽種, 牧養, 納畜, 破土, 安葬, 啓攢.

欽定四庫全書 協紀辨方書

癸丑桑柘木伐定日 계축상자목벌정일	
吉神	天恩, 母倉, 月恩, 四相, 三合, 時陰, 金堂.
凶神	死氣, 八專, 觸水龍, 勾陳.
宜	祭祀, 祈福, 求嗣, 襲爵受封, 會親友, 出行, 上官赴任, 臨政親民, 進人口, 移徙, 裁衣, 修造動土, 豎柱上梁, 修倉庫, 經絡, 醞釀, 立券, 交易, 納財, 開倉庫, 出貨財, 安碓磑, 牧養, 納畜.
忌	冠帶, 結婚姻, 納采問名, 嫁娶, 解除, 求醫療病, 修置産室, 取魚, 乘船渡水, 栽種.

7. 八月 甲寅旬

甲寅大溪水專執日 갑인대계수전집일	
吉神	月空, 解神, 五合, 青龍, 鳴吠對.
凶神	劫煞, 小耗, 四廢, 歸忌, 八專.
宜	沐浴, 捕捉.
忌	祭祀, 祈福, 求嗣, 上冊受封, 上表章, 襲爵受封, 會親友, 冠帶, 出行, 上官赴任, 臨政親民, 結婚姻, 納采問名, 嫁娶, 進人口, 移徙, 遠迴, 安床, 解除. 剃頭, 整手足甲, 求醫療病, 裁衣, 築隄防, 修造動土, 豎柱上梁, 修倉庫, 鼓鑄, 經絡, 醞釀, 開市, 立券, 交易, 納財, 開倉庫, 出貨財, 修置産室, 開渠穿井, 安碓磑, 補垣塞穴, 修飾垣牆, 破屋壞垣, 栽種, 牧養, 納畜, 破土, 安葬, 啓攢.

乙卯大溪水專破日 을묘대계수전파일	
吉神	月德合, 五合, 明堂, 鳴吠對.
凶神	月破, 大耗, 災煞, 天火, 月厭, 地火, 四廢, 五虛, 陰錯.
宜	諸事不宜.
忌	

丙辰沙中土寶危日 병진사중토보위일	
吉神	母倉, 六吉, 敬安.
凶神	月煞, 月虛, 四擊, 天刑.
宜	
忌	祈福, 求嗣, 上冊受封, 上表章, 襲爵受封, 出行, 上官赴任, 臨政親民, 解除. 剃頭, 整手足甲, 求醫療病, 裁衣, 築隄防, 修造動土, 豎柱上梁, 修倉庫, 鼓鑄, 修置産室, 開渠穿井, 安碓磑, 補垣塞穴, 修飾垣牆, 破屋壞垣.

丁巳沙中土專成日 정사사중토전성일	
吉神	三合, 臨日, 天喜, 天醫, 普護.
凶神	重日, 朱雀.
宜	祭祀, 祈福, 上冊受封, 上表章, 襲爵受封, 會親友, 入學, 上官赴任, 臨政親民, 結婚姻, 納采問名, 嫁娶, 進人口, 移徙, 求醫療病, 裁衣, 築隄防, 修造動土, 豎柱上梁, 修倉庫, 經絡, 醞釀, 開市, 立券, 交易, 納財, 安碓磑, 栽種, 牧養, 納畜.
忌	出行, 剃頭, 破土, 安葬, 啓攢.

戊午天上火義收日 무오천상화의수일	
吉神	不將, 福生, 金匱.
凶神	天罡, 大時, 大敗, 咸池, 天賊, 四耗, 九坎, 九焦.
宜	祭祀, 捕捉.
忌	祈福, 求嗣, 上冊受封, 上表章, 襲爵受封, 會親友, 冠帶, 出行, 上官赴任, 臨政親民, 結婚姻, 納采問名, 嫁娶, 進人口, 移徙, 安床, 解除, 求醫療病, 裁衣, 築隄防, 修造動土, 豎柱上梁, 修倉庫, 鼓鑄, 苫蓋, 經絡, 醞釀, 開市, 立券, 交易, 納財, 開倉庫, 出貨財, 修置産室, 開渠穿井, 補垣塞穴, 取魚, 乘船渡水, 栽種, 牧養, 納畜, 破土, 安葬, 啓攢.

欽定四庫全書 協紀辨方書

己未天上火專開日 기미천상화전개일	
吉神	母倉, 陰德, 時陽, 生氣, 天倉, 寶光.
凶神	五虛, 九空, 土符, 八專.
宜	祭祀, 祈福, 求嗣, 上冊受封, 上表章, 襲爵受封, 會親友, 入學, 出行, 上官赴任, 臨政親民, 移徙, 解除, 裁衣, 豎柱上梁, 牧養, 納畜.
忌	結婚姻, 納采問名, 嫁娶, 進人口, 求醫療病, 築隄防, 修造動土, 修倉庫, 開市, 立券, 交易, 納財, 開倉庫, 出貨財, 修置產室, 開渠穿井, 安碓磑, 補垣, 修飾垣牆, 平治道塗, 破屋壞垣, 伐木, 畋獵, 取魚, 栽種, 破土.

庚申石榴木專閉日 경신석류목전폐일	
吉神	月德, 王日, 天馬, 五富, 聖心, 除神, 鳴吠.
凶神	遊禍, 血支, 五離, 八專, 白虎.
宜	祭祀, 沐浴, 剃頭, 整手足甲, 裁衣, 築隄防, 修倉庫, 醞釀, 立券, 交易, 納財, 補垣塞穴, 掃舍宇, 栽種, 牧養, 納畜, 破土, 安葬.
忌	祈福, 求嗣, 結婚姻, 納采問名, 嫁娶, 安床, 解除, 求醫療病, 療目, 針刺, 經絡, 畋獵, 取魚.

第三部 擇吉要法

辛酉石榴木專建日신유석류목전건일	
吉神	官日, 六儀, 益後, 除神, 玉堂, 鳴吠.
凶神	月建, 小時, 土府, 月刑, 厭對, 招搖, 復日, 五離, 陽錯.
宜	祭祀, 沐浴, 掃舍宇.
忌	祈福, 求嗣, 上冊受封, 上表章, 襲爵受封, 會親友, 冠帶, 出行, 上官赴任, 臨政親民, 結婚姻, 納采問名, 嫁娶, 進人口, 移徙, 安床, 解除, 剃頭, 整手足甲, 求醫療病, 裁衣, 築隄防, 修造動土, 豎柱上梁, 修倉庫, 鼓鑄, 經絡, 醞釀, 開市, 立券, 交易, 納財, 開倉庫, 出貨財, 修置産室, 開渠穿井, 安碓磑, 補垣塞穴, 修飾垣牆, 平治道塗, 破屋壞垣, 伐木, 取魚, 乘船渡水, 栽種, 牧養, 納畜, 破土, 安葬, 啓攢.

壬戌大海水伐除日임술대해수벌제일	
吉神	母倉, 四相, 守日, 吉期, 續世.
凶神	月害, 血忌, 天牢.
宜	祭祀, 襲爵受封, 出行, 上官赴任, 臨政親民, 移徙, 解除, 沐浴, 剃頭, 整手足甲, 裁衣, 修造動土, 豎柱上梁, 掃舍宇, 栽種.
忌	祈福, 求嗣, 上冊受封, 上表章, 會親友, 結婚姻, 納采問名, 嫁娶, 進人口, 求醫療病, 針刺, 修倉庫, 經絡, 醞釀, 開市, 立券, 交易, 納財, 開倉庫, 出貨財, 修置産室, 開渠, 牧養, 納畜, 破土, 安葬, 啓攢.

癸亥大海水專滿日 계해대해수전만일	
吉神	月恩, 四相, 相日, 驛馬, 天后, 天巫, 福德, 要安.
凶神	五虛, 大煞, 重日, 元武.
宜	祭祀, 解除, 沐浴.
忌	嫁娶, 修倉庫, 開倉庫, 出貨財, 破土, 安葬, 啓攢.

이상의 60간지는 월건(月建)이 유(酉)일 때의 것이니, 백로(白露)에서 추분(秋分) 말까지이다. 그 신살의 길흉을 용사(用事)에 따라 마땅함(宜)과 꺼림(忌)을 표로 만들어 놓았으니 활용할 것이다.

第三部 擇吉要法

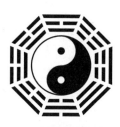

欽定 協紀辨方書

欽定
四庫全書

協紀辨方書
卷 28

月表 9・九月 月表

제1장 九月

제1장. 九月

1. 九月 개황(槪況)

九月	甲己年 建甲戌	乙庚年 建丙戌	丙辛年 建戊戌	丁壬年 建庚戌	戊癸年 建壬戌

九月	한로절 寒露節 천도남행 天道南行	맹년孟年 (寅申巳亥)			중년仲年 (子午卯酉)			계년季年 (辰戌丑未)		
		黑	赤	紫	白	綠	白	黃	白	碧
		白	碧	黃	赤	紫	黑	綠	白	白
		白	白	綠	碧	黃	白	紫	黑	赤

천덕(天德) 丙, 천덕합(天德合) 乙, 월덕(月德) 丙, 월덕합(月德合) 乙, 월공(月空) 壬, 의수조(宜修造), 취토(取土).

상강(霜降) 9월 中, 일전(日躔) 묘궁(卯宮) 위(爲) 9월 장(將), 의용(宜用) 癸·乙·丁·辛時.

월건(月建) 戌, 월파(月破) 辰, 월염(月厭) 寅, 월형(月刑) 未, 월해(月害) 酉, 겁살(劫煞) 亥. 재살(災煞) 子, 월살(月煞) 丑, 기수조(忌修造), 취토(取土).

한로(寒露) 後 27일 왕망(往亡), 土王用事 後 기수조(忌修造) 동토(動土).
초 3일 초 4일 장성(長星), 16일, 17일 단성(短星).

2. 九月 甲子旬

甲子海中金義滿日 갑자해중금의만일	
吉神	天恩, 時德, 民日, 天符, 福德, 普護.
凶神	災煞, 天火, 大煞, 歸忌, 天牢.
宜	祭祀, 沐浴.
忌	祈福, 求嗣, 上冊受封, 上表章, 襲爵受封, 會親友, 冠帶, 出行, 上官赴任, 臨政親民, 結婚姻, 納采問名, 嫁娶, 進人口, 移徙, 遠迴, 安床, 解除, 剃頭, 整手足甲, 求醫療病, 裁衣, 築隄防, 修造動土, 豎柱上梁, 修倉庫, 鼓鑄, 苫蓋, 經絡, 醞釀, 開市, 立券, 交易, 納財, 開倉庫, 出貨財, 修置產室, 開渠穿井, 安碓磑, 補垣塞穴, 修飾垣牆, 破屋壞垣, 栽種, 牧養, 納畜, 破土, 安葬, 啓攢.

乙丑海中金制平日 을축해중금제평일	
吉神	天恩, 母倉, 福生.
凶神	天罡, 死神, 月煞, 月虛, 元武.
宜 忌	諸事不宜.

丙寅鑪中火義定日 병인노중화의정일	
吉神	天德, 月德, 天恩, 陽德, 三合, 臨日, 時陰, 五合, 司命, 鳴吠對.
凶神	月厭, 地火, 死氣, 九坎, 九焦, 孤辰.
宜	
忌	祭祀, 出行, 上官赴任, 臨政親民, 結婚姻, 納采問名, 嫁娶, 移徙, 遠迴, 求醫療病, 鼓鑄, 補垣塞穴, 伐木, 畋獵, 取魚, 乘船渡水, 栽種.

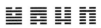

丁卯鑪中火義執日정묘노중화의집일	
吉神	天恩, 六合, 聖心, 五合, 鳴吠對.
凶神	大時, 大敗, 咸池, 小耗, 五虛, 勾陳.
宜	祭祀, 祈福, 會親友, 結婚姻, 嫁娶, 進人口, 經絡, 醞釀, 捕捉, 畋獵, 納畜. 破土, 安葬, 啓攢.
忌	剃頭, 修倉庫, 開市, 立券, 交易, 納財, 開倉庫, 出貨財, 穿井.

戊辰大林木專破日무진대림목전파일	
吉神	天恩, 母倉, 不將, 益後, 解神, 青龍.
凶神	月破, 大耗, 四擊, 五墓, 九空, 往亡, 復日.
宜	祭祀, 沐浴, 破屋壞垣.
忌	祈福, 求嗣, 上冊受封, 上表章, 襲爵受封, 會親友, 冠帶, 出行, 上官赴任, 臨政親民, 結婚姻, 納采問名, 嫁娶, 進人口, 移徙, 安床, 解除, 剃頭, 整手足甲, 求醫療病, 裁衣, 築隄防, 修造動土, 豎柱上梁, 修倉庫, 鼓鑄, 經絡, 醞釀, 開市, 立券, 交易, 納財, 開倉庫, 出貨財, 修置產室, 開渠穿井, 安確磑, 補垣塞穴, 修飾垣牆, 伐木, 捕捉, 畋獵, 取魚, 栽種, 牧養, 納畜, 破土, 安葬, 啓攢.

己巳大林木義危日기사대림목의위일	
吉神	陰德, 續世, 明堂.
凶神	遊禍, 天賊, 血忌, 重日.
宜	祭祀, 安床, 畋獵.
忌	祈福, 求嗣, 出行, 解除, 求醫療病, 針刺, 修倉庫, 開倉庫, 出貨財, 破土, 安葬, 啓攢.

庚午路傍土伐成日경오노방토벌성일	
吉神	月恩, 三合, 天喜, 天醫, 天倉, 不將, 要安, 鳴吠.
凶神	天刑.
宜	祭祀, 祈福, 求嗣, 襲爵受封, 會親友, 入學, 出行, 上官赴任, 臨政親民, 結婚姻, 納采問名, 嫁娶, 進人口, 移徙, 解除, 求醫療病, 裁衣, 築隄防, 修造動土, 豎柱上梁, 修倉庫, 醞釀, 開市, 立券, 交易, 納財, 開倉庫, 出貨財, 安碓磑, 栽種, 牧養, 納畜, 破土, 安葬.
忌	苫蓋, 經絡.

辛未路傍土義收日신미노방토의수일	
吉神	天德合, 月德合, 母倉, 不將, 玉宇.
凶神	河魁, 月刑, 五虛, 地囊, 朱雀.
宜	祭祀, 捕捉.
忌	求醫療病, 築隄防, 修造動土, 修倉庫, 醞釀, 修置産室, 開渠穿井, 安碓磑, 補垣, 修飾垣牆, 平治道塗, 破屋壞垣, 畋獵, 取魚, 栽種, 破土.

壬申劍鋒金義開日임신검봉금의개일	
吉神	月空, 四相, 王日, 驛馬, 天后, 時陽, 生氣, 六儀, 金堂, 除神, 金匱, 鳴吠.
凶神	厭對, 招搖, 五離.
宜	祭祀, 祈福, 求嗣, 上冊受封, 上表章, 襲爵受封, 入學, 出行, 上官赴任, 臨政親民, 移徙, 解除, 沐浴, 剃頭, 整手足甲, 求醫療病, 裁衣, 修造動土, 豎柱上梁, 開市, 納財, 開倉庫, 出貨財, 修置産室, 安碓磑, 掃舍宇, 栽種, 牧養.
忌	會親友, 結婚姻, 納采問名, 嫁娶, 安床, 立券, 交易, 開渠, 伐木, 畋獵, 取魚, 乘船渡水.

第三部 擇吉要法

癸酉劍鋒金義閉日 계유검봉금의폐일	
吉神	四相, 官日, 除神, 寶光, 鳴吠.
凶神	月害, 天吏, 致死, 血支, 五離.
宜	祭祀, 沐浴, 剃頭, 整手足甲, 裁衣, 補垣塞穴, 掃舍宇
忌	祈福, 求嗣, 上冊受封, 上表章, 襲爵受封, 會親友, 冠帶, 出行, 上官赴任, 臨政親民, 結婚姻, 納采問名, 嫁娶, 進人口, 移徙, 安床, 解除, 求醫療病, 療目, 針刺, 築隄防, 修造動土, 竪柱上梁, 修倉庫, 經絡, 醞釀, 開市, 立券, 交易, 納財, 開倉庫, 出貨財, 修置産室, 開渠穿井, 栽種, 牧養, 納畜, 破土, 安葬, 啓攢.

3. 九月 甲戌旬

甲戌山頭火制建日 갑술산두화제건일	
吉神	母倉, 守日, 天馬.
凶神	月建, 小時, 土府, 白虎, 陰位.
宜	諸事不宜.
忌	

乙亥山頭火義制日 을해산두화의제일	
吉神	相日, 吉期, 五富, 敬安, 玉堂.
凶神	劫煞, 五虛, 土符, 重日
宜	沐浴, 掃舍宇
忌	祈福, 求嗣, 上冊受封, 上表章, 會親友, 冠帶, 結婚姻, 納采問名, 嫁娶, 進人口, 移徙, 安床, 求醫療病, 裁衣, 築隄防, 修造動土, 竪柱上梁, 修倉庫, 鼓鑄, 開倉庫, 出貨財, 修置産室, 開渠穿井, 安碓磑, 補垣塞穴, 修飾垣牆, 平治道塗, 破屋壞垣, 栽種, 破土, 安葬, 啓攢

丙子澗下水伐滿日 병자간하수벌만일	
吉神	天德, 月德, 時德, 民日, 天巫, 福德, 普護, 鳴吠對.
凶神	災煞, 天火, 大煞, 歸忌, 觸水龍, 天窄.
宜	祭祀, 祈福, 求嗣, 上冊受封, 上表章, 襲爵受封, 會親友, 出行, 上官赴任, 臨政親民, 結婚姻, 納采問名, 嫁娶, 進人口, 解除, 沐浴, 裁衣, 修造動土, 豎柱上梁, 修倉庫, 經絡, 開市, 立券, 交易, 納財, 開倉庫, 出貨財, 補垣塞穴, 栽種, 牧養, 納畜, 破土, 安葬, 啓攢.
忌	移徙, 遠迴, 求醫療病, 畋獵, 取魚, 乘船渡水.

丁丑澗下水寶平日 정축간하수보평일	
吉神	母倉, 福生.
凶神	天罡, 死神, 月煞, 月虛, 元武.
宜	諸事不宜.
忌	

戊寅城頭土伐定日 무인성두토벌정일	
吉神	陽德, 三合, 臨日, 時陰, 五合, 司命.
凶神	月厭, 地火, 死氣, 九坎, 九焦, 復日, 孤辰.
宜	
忌	祭祀, 祈福, 求嗣, 上冊受封, 上表章, 襲爵受封, 會親友, 冠帶, 出行, 上官赴任, 臨政親民, 結婚姻, 納采問名, 嫁娶, 進人口, 移徙, 遠迴, 安床, 解除, 剃頭, 整手足甲, 求醫療病, 裁衣, 築隄防, 修造動土, 豎柱上梁, 修倉庫, 鼓鑄, 經絡, 醞釀, 開市, 立券, 交易, 納財, 開倉庫, 出貨財, 修置産室, 開渠穿井, 安碓磑, 補垣塞穴, 修飾垣牆, 平治道塗, 破屋壞垣, 伐木, 取魚, 乘船渡水, 栽種, 牧養, 納畜, 破土, 安葬, 啓攢.

己卯城頭土伐執日기묘성두토벌집일	
吉神	天恩, 六合, 聖心, 五合.
凶神	大時, 大敗, 咸池, 小耗, 五虛, 勾陳.
宜	祭祀, 祈福, 會親友, 結婚姻, 嫁娶, 進人口, 經絡, 醞釀, 捕捉, 畋獵, 納畜, 安葬.
忌	修倉庫, 開市, 立券, 交易, 納財, 開倉庫, 出貨財, 穿井.

庚辰白鑞金義破日경진백랍금의파일	
吉神	天恩, 母倉, 月恩, 不將, 益後, 解神, 靑龍.
凶神	月破, 大耗, 四擊, 九空, 往亡.
宜	祭祀, 解除, 沐浴, 破屋壞垣.
忌	祈福, 求嗣, 上冊受封, 上表章, 襲爵受封, 會親友, 冠帶, 出行, 上官赴任, 臨政親民, 結婚姻, 納采問名, 嫁娶, 進人口, 移徙, 安床, 剃頭, 整手足甲, 求醫療病, 裁衣, 築隄防, 修造動土, 豎柱上梁, 修倉庫, 鼓鑄, 經絡, 醞釀, 開市, 立券, 交易, 納財, 開倉庫, 出貨財, 修置產室, 開渠穿井, 安碓磑, 補垣塞穴, 修飾垣牆, 伐木, 捕捉, 畋獵, 取魚, 栽種, 牧養, 納畜, 破土, 安葬, 啓攢.

辛巳白鑞金伐危日신사백랍금벌위일	
吉神	天德合, 月德合, 天恩, 陰德, 不將, 續世, 明堂.
凶神	遊禍, 天賊, 血忌, 重日.
宜	祭祀, 上冊受封, 上表章, 襲爵受封, 會親友, 上官赴任, 臨政親民, 結婚姻, 納采問名, 嫁娶, 移徙, 安床, 裁衣, 修造動土, 豎柱上梁, 栽種, 牧養, 納畜
忌	祈福, 求嗣, 出行, 解除, 求醫療病, 針刺, 修倉庫, 醞釀, 開倉庫, 出貨財, 畋獵, 取魚.

	壬午楊柳木制成日 임오양류목제성일
吉神	月空, 天恩, 四相, 三合, 天喜, 天醫, 天倉, 不將, 要安, 鳴吠.
凶神	天刑.
宜	祭祀, 祈福, 求嗣, 上表章, 襲爵受封 會親友, 入學, 出行, 上官赴任, 臨政親民, 結婚姻, 納采問名, 嫁娶, 進人口, 移徙, 解除, 求醫療病, 裁衣 築隄防, 修造動土, 豎柱上梁, 修倉庫, 經絡, 醞釀, 開市, 立券, 交易, 納財, 開倉庫, 出貨財, 安碓磑, 栽種, 牧養, 納畜, 破土, 安葬.
忌	苫蓋, 開渠.

	癸未楊柳木伐收日 계미양류목벌수일
吉神	天恩, 母倉, 四相, 不將, 玉宇.
凶神	河魁, 月刑, 五虛, 觸水龍, 朱雀.
宜	祭祀, 捕捉, 畋獵.
忌	祈福, 求嗣, 上冊受封, 上表章, 襲爵受封, 會親友, 冠帶, 出行, 上官赴任, 臨政親民, 結婚姻, 納采問名, 嫁娶, 進人口, 移徙, 安床, 解除, 剃頭, 整手足甲, 求醫療病, 裁衣, 築隄防, 修造動土, 豎柱上梁, 修倉庫, 鼓鑄, 經絡, 醞釀, 開市, 立券, 交易, 納財, 開倉庫, 出貨財, 修置産室, 開渠穿井, 安碓磑, 補垣塞穴, 修飾垣牆, 破屋壞垣, 取魚, 乘船渡水, 栽種, 牧養, 納畜, 破土, 安葬, 啓攢.

第三部 擇吉要法

4. 九月 甲申旬

欽定四庫全書 協紀辨方書

甲申井泉水伐開日 갑신정천수벌개일	
吉神	王日, 驛馬, 天后, 時陽, 生氣, 六儀, 金堂, 除神, 金匱, 鳴吠.
凶神	厭對, 招搖, 五離.
宜	祭祀, 祈福, 求嗣, 上冊受封, 上表章, 襲爵受封, 入學, 出行, 上官赴任, 臨政親民, 移徙, 解除, 沐浴, 剃頭, 整手足甲, 求醫療病, 裁衣, 修造動土, 豎柱上梁, 開市, 修置産室, 開渠穿井, 安確磑, 掃舍宇, 栽種, 牧養.
忌	會親友, 結婚姻, 納采問名, 嫁娶, 安床, 立券, 交易, 開倉庫, 出貨財, 伐木, 畋獵, 取魚, 乘船渡水.

乙酉井泉水伐閉日 을유정천수벌폐일	
吉神	官日, 除神, 寶光, 鳴吠.
凶神	月害, 天吏, 致死, 血支, 五離.
宜	沐浴, 剃頭, 整手足甲, 補垣塞穴, 掃舍宇.
忌	祈福, 求嗣, 上冊受封, 上表章, 襲爵受封, 會親友, 冠帶, 出行, 上官赴任, 臨政親民, 結婚姻, 納采問名, 嫁娶, 進人口, 移徙, 安床, 解除, 求醫療病, 療目, 針刺, 築隄防, 修造動土, 豎柱上梁, 修倉庫, 經絡, 醞釀, 開市, 立券, 交易, 納財, 開倉庫, 出貨財, 修置産室, 開渠穿井, 栽種, 牧養, 納畜, 破土, 安葬, 啓攢.

第三部 擇吉要法

丙戌屋上土寶建日 병술옥상토보건일	
吉神	天德, 月德, 母倉, 守日, 天馬.
凶神	月建, 小時, 土府, 白虎.
宜	祭祀, 祈福, 求嗣, 上冊受封, 上表章, 襲爵受封, 會親友, 出行, 上官赴任, 臨政親民, 結婚姻, 納采問名, 嫁娶, 進人口, 移徙, 解除, 求醫療病, 裁衣, 豎柱上梁, 納財, 牧養, 納畜, 安葬.
忌	築隄防, 修造動土, 修倉庫, 修置產室, 開渠穿井, 安確磑, 補垣, 修飾垣牆, 平治道塗, 破屋壞垣, 伐木, 畋獵, 取魚, 栽種, 破土.

丁亥屋上土伐除日 정해옥상토벌제일	
吉神	相日, 吉期, 五富, 敬安, 玉堂.
凶神	劫煞, 五虛, 八風, 土符, 重日.
宜	沐浴, 掃舍宇.
忌	祈福, 求嗣, 上冊受封, 上表章, 會親友, 冠帶, 結婚姻, 納采問名, 嫁娶, 進人口, 移徙, 安床, 剃頭, 求醫療病, 裁衣, 築隄防, 修造動土, 豎柱上梁, 修倉庫, 鼓鑄, 開倉庫, 出貨財, 修置產室, 開渠穿井, 安確磑, 補垣塞穴, 修飾垣牆, 平治道塗, 破屋壞垣, 取魚, 乘船渡水, 栽種, 破土, 安葬, 啓攢.

戊子霹靂火制滿日무자벽력화제만일

吉神	時德, 民日, 天巫, 福德, 普護
凶神	災煞, 天火, 大煞, 歸忌, 復日, 天牢.
宜	祭祀, 沐浴.
忌	祈福, 求嗣, 上冊受封, 上表章, 襲爵受封, 會親友, 冠帶, 出行, 上官赴任, 臨政親民, 結婚姻, 納采問名, 嫁娶, 進人口, 移徙, 遠迴, 安床, 解除, 剃頭, 整手足甲, 求醫療病, 裁衣, 築隄防, 修造動土, 豎柱上梁, 修倉庫, 鼓鑄, 苫蓋, 經絡, 醞釀, 開市, 立券, 交易, 納財, 開倉庫, 出貨財, 修置產室, 開渠穿井, 安確磑, 補垣塞穴, 修飾垣牆, 破屋壞垣, 栽種, 牧養, 納畜, 破土, 安葬, 啓攢.

己丑霹靂火專平日기축벽력화전평일

吉神	母倉, 福生.
凶神	天罡, 死神, 月煞, 月虛, 元武.
宜 忌	諸事不宜.

庚寅松柏木制定日경인송백목제정일

吉神	月恩, 陽德, 三合, 臨日, 時陰, 五合, 司命, 鳴吠對.
凶神	月厭, 地火, 死氣, 九坎, 九焦, 行狼.
忌	祭祀, 祈福, 求嗣, 上冊受封, 上表章, 襲爵受封, 會親友, 冠帶, 出行, 上官赴任, 臨政親民, 結婚姻, 納采問名, 嫁娶, 進人口, 移徙, 遠迴, 安床, 解除, 剃頭, 整手足甲, 求醫療病, 裁衣, 築隄防, 修造動土, 豎柱上梁, 修倉庫, 鼓鑄, 經絡, 醞釀, 開市, 立券, 交易, 納財, 開倉庫, 出貨財, 修置產室, 開渠穿井, 安確磑, 補垣塞穴, 修飾垣牆, 平治道塗, 破屋壞垣, 伐木, 取魚, 乘船渡水, 栽種, 牧養, 納畜, 破土, 安葬, 啓攢.

辛卯松柏木制執日 신묘송백목제집일	
吉神	天德合, 月德合, 天願, 六合, 不將, 聖心, 五合, 鳴吠對.
凶神	大時, 大敗, 咸池, 小耗, 五虛, 勾陳.
宜	祭祀, 祈福, 求嗣, 上冊受封, 上表章, 襲爵受封, 會親友, 出行, 上官赴任, 臨政親民, 結婚姻, 納采問名, 嫁娶, 進人口, 移徙, 解除, 求醫療病, 裁衣, 修造動土, 豎柱上梁, 修倉庫, 經絡, 開市, 立券, 交易, 納財, 捕捉, 栽種, 牧養, 納畜, 破土, 安葬, 啓攢.
忌	

壬辰長流水伐破日 임진장류수벌파일	
吉神	月空, 母倉, 四相, 不將, 益後, 解神, 靑龍.
凶神	月破, 大耗, 四擊, 九空, 往亡.
宜	祭祀, 解除, 沐浴, 破屋壞垣.
忌	祈福, 求嗣, 上冊受封, 上表章, 襲爵受封, 會親友, 冠帶, 出行, 上官赴任, 臨政親民, 結婚姻, 納采問名, 嫁娶, 進人口, 移徙, 安床, 剃頭, 整手足甲, 求醫療病, 裁衣, 築隄防, 修造動土, 豎柱上梁, 修倉庫, 鼓鑄, 經絡, 醞釀, 開市, 立券, 交易, 納財, 開倉庫, 出貨財, 修置産室, 開渠穿井, 安碓磑, 補垣塞穴, 修飾垣牆, 伐木, 捕捉, 畋獵, 取魚, 栽種, 牧養, 納畜, 破土, 安葬, 啓攢.

癸巳長流水制危日 계사장류수제위일	
吉神	四相, 陰德, 不將, 續世, 明堂.
凶神	遊禍, 天賊, 血忌, 重日.
宜	祭祀, 襲爵受封, 會親友, 上官赴任, 臨政親民, 結婚姻, 納采問名, 嫁娶, 移徙, 安床 裁衣, 修造動土, 豎柱上梁, 納財, 畋獵, 栽種, 牧養.
忌	祈福, 求嗣, 出行, 解除, 求醫療病, 針刺, 修倉庫, 開倉庫, 出貨財, 破土, 安葬, 啓攢.

第三部 擇吉要法

5. 九月 甲午旬

甲午砂石金寶成日 갑오사석금보성일	
吉神	三合, 天喜, 天醫, 天倉, 要安, 鳴吠.
凶神	天刑.
宜	襲爵受封, 會親友, 入學, 出行, 上官赴任, 臨政親民, 結婚姻, 納采問名, 嫁娶, 進人口, 移徙, 求醫療病, 裁衣, 築隄防, 修造動土, 豎柱上梁, 修倉庫, 經絡, 醞釀, 開市, 立券, 交易, 納財, 安確磑, 納畜, 破土, 安葬.
忌	苫蓋, 開倉庫, 出貨財.

乙未砂石金制收日 을미사석금제수일	
吉神	母倉, 玉宇.
凶神	河魁, 月刑, 五虛, 朱雀.
宜	捕捉, 畋獵.
忌	祈福, 求嗣, 上冊受封, 上表章, 襲爵受封, 會親友, 冠帶, 出行, 上官赴任, 臨政親民, 結婚姻, 納采問名, 嫁娶, 進人口, 移徙, 安床, 解除, 剃頭, 整手足甲, 求醫療病, 裁衣, 築隄防, 修造動土, 豎柱上梁, 修倉庫, 鼓鑄, 經絡, 醞釀, 開市, 立券, 交易, 納財, 開倉庫, 出貨財, 修置產室, 開渠穿井, 安確磑, 補垣塞穴, 修飾垣牆, 破屋壞垣, 栽種, 牧養, 納畜, 破土, 安葬, 啓攢.

第三部 擇吉要法

丙申山下火制開日병신산하화제개일	
吉神	天德, 月德, 王日, 驛馬, 天后, 時陽, 生氣, 六儀, 金堂, 除神, 金匱, 鳴吠.
凶神	厭對, 招搖, 五離.
宜	祭祀, 祈福, 求嗣, 上冊受封, 上表章, 襲爵受封, 會親友, 入學, 出行, 上官赴任, 臨政親民, 結婚姻, 納采問名, 嫁娶, 移徙, 解除, 沐浴, 剃頭, 整手足甲, 求醫療病, 裁衣, 修造動土, 豎柱上梁, 修倉庫, 開市, 修置產室, 開渠穿井, 安碓磑, 掃舍宇, 栽種, 牧養, 納畜.
忌	安床, 伐木, 畋獵, 取魚.

丁酉山下火制閉日정유산하화제폐일	
吉神	官日, 除神, 寶光, 鳴吠.
凶神	月害, 天吏, 致死, 血支, 五離.
宜	沐浴, 整手足甲, 補垣塞穴, 掃舍宇.
忌	祈福, 求嗣, 上冊受封, 上表章, 襲爵受封, 會親友, 冠帶, 出行, 上官赴任, 臨政親民, 結婚姻, 納采問名, 嫁娶, 進人口, 移徙, 安床, 解除, 剃頭, 求醫療病, 療目, 針刺, 築隄防, 修造動土, 豎柱上梁, 修倉庫, 經絡, 醞釀, 開市, 立券, 交易, 納財, 開倉庫, 出貨財, 修置產室, 開渠穿井, 栽種, 牧養, 納畜, 破土, 安葬, 啓攢

戊戌平地木專建日무술평지목전건일	
吉神	母倉, 吉期, 五富, 敬安, 玉堂.
凶神	月建, 小時, 土府, 復日, 白虎, 小會, 孤陽.
宜	諸事不宜.
忌	

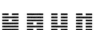

己亥平地木制除日 기해평지목제제일	
吉神	相日, 吉期, 五富, 敬安, 玉堂.
凶神	劫煞, 五虛, 土符, 重日.
宜	沐浴, 掃舍宇.
忌	祈福, 求嗣, 上冊受封, 上表章, 會親友, 冠帶, 結婚姻, 納采問名, 嫁娶, 進人口, 移徙, 安床, 求醫療病, 裁衣, 築隄防, 修造動土, 豎柱上梁, 修倉庫, 鼓鑄, 開倉庫, 出貨財, 修置産室, 開渠穿井, 安碓磑, 補垣塞穴, 修飾垣牆, 平治道塗, 破屋壞垣, 栽種, 破土, 安葬, 啓攢.

庚子壁上土寶滿日 경자벽상토보만일	
吉神	月德, 時德, 民日, 天巫, 福德, 普護, 鳴吠對.
凶神	災煞, 天火, 四忌, 白虎, 大煞, 歸忌, 天牢.
宜	祭祀, 沐浴.
忌	祈福, 求嗣, 上冊受封, 上表章, 襲爵受封, 會親友, 冠帶, 出行, 上官赴任, 臨政親民, 結婚姻, 納采問名, 嫁娶, 進人口, 移徙, 安床, 解除, 剃頭, 整手足甲, 求醫療病, 裁衣, 築隄防, 修造動土, 豎柱上梁, 修倉庫, 鼓鑄, 經絡, 醞釀, 開市, 立券, 交易, 納財, 開倉庫, 出貨財, 修置産室, 開渠穿井, 安碓磑, 補垣塞穴, 修飾垣牆, 平治道塗, 破屋壞垣, 畋獵, 取魚, 栽種, 牧養, 納畜, 破土, 安葬, 啓攢.

辛丑壁上土義平日 신축벽상토의평일	
吉神	天德合, 月德合, 母倉, 福生.
凶神	天罡, 死神, 月煞, 月虛, 地囊, 元武.
宜	祭祀.
忌	祈福, 求嗣, 上冊受封, 上表章, 襲爵受封, 會親友, 冠帶, 出行, 上官赴任, 臨政親民, 結婚姻, 納采問名, 嫁娶, 進人口, 移徙, 安床, 解除, 剃頭, 整手足甲, 求醫療病, 裁衣, 築堤防, 修造動土, 竪柱上樑, 修倉庫, 鼓鑄, 經絡, 醞釀, 開市, 立券, 交易, 納財, 開倉庫, 出貨財, 修置産室, 開渠穿井, 安碓磑, 補垣塞穴, 修飾垣墻, 平治道塗, 破屋壞垣, 畋獵, 取魚, 栽種, 牧養, 納畜, 破土, 安葬, 啓攢.

壬寅金箔金寶定日 임인금박금보정일	
吉神	月空, 四相, 陽德, 三合, 臨日, 時陰, 五合, 司命, 鳴吠對.
凶神	月厭, 地火, 死氣, 九坎, 九焦, 了戾.
宜	
忌	祭祀, 祈福, 求嗣, 上冊受封, 上表章, 襲爵受封, 會親友, 冠帶, 出行, 上官赴任, 臨政親民, 結婚姻, 納采問名, 嫁娶, 進人口, 移徙, 遠迴, 安床, 解除, 剃頭, 整手足甲, 求醫療病, 裁衣, 築隄防, 修造動土, 竪柱上梁, 修倉庫, 鼓鑄, 經絡, 醞釀, 開市, 立券, 交易, 納財, 開倉庫, 出貨財, 修置産室, 開渠穿井, 安碓磑, 補垣塞穴, 修飾垣牆, 平治道塗, 破屋壞垣, 伐木, 取魚, 乘船渡水, 栽種, 牧養, 納畜, 破土, 安葬, 啓攢.

第三部 擇吉要法

癸卯 金箔金 寶 執日 계묘금박금보집일		
吉神	四相, 六合, 不將, 聖心, 五合, 鳴吠對.	
凶神	大時, 大敗, 咸池, 小耗, 五虛, 勾陳.	
宜	祭祀, 祈福, 求嗣, 襲爵受封, 會親友, 出行, 上官赴任, 臨政親民, 結婚姻, 納采問名, 嫁娶, 進人口, 移徙, 解除, 求醫療病, 裁衣, 修造動土, 豎柱上梁, 經絡, 醞釀, 捕捉, 畋獵, 栽種, 牧養, 納畜, 破土, 安葬, 啓攢.	
忌	修倉庫, 開市, 立券, 交易, 納財, 開倉庫, 出貨財, 穿井.	

6. 九月 甲辰旬

甲辰 覆燈火 制 破日 갑진복등화제파일		
吉神	母倉, 益後, 解神, 靑龍.	
凶神	月破, 大耗, 四擊, 九空, 往亡.	
宜	祭祀, 解除, 沐浴, 破屋壞垣.	
忌	祈福, 求嗣, 上冊受封, 上表章, 襲爵受封, 會親友, 冠帶, 出行, 上官赴任, 臨政親民, 結婚姻, 納采問名, 嫁娶, 進人口, 移徙, 安床, 剃頭, 整手足甲, 求醫療病, 裁衣, 築隄防, 修造動土, 豎柱上梁, 修倉庫, 鼓鑄, 經絡, 醞釀, 開市, 立券, 交易, 納財, 開倉庫, 出貨財, 修置産室, 開渠穿井, 安碓磑, 補垣塞穴, 修飾垣牆, 伐木, 取魚, 栽種, 牧養, 納畜, 破土, 安葬, 啓攢.	

乙巳 覆燈火 寶 危日 을사복등화보위일		
吉神	陰德, 續世, 明堂.	
凶神	遊禍, 天賊, 血忌, 重日.	
宜	祭祀, 安床, 畋獵.	
忌	祈福, 求嗣, 出行, 解除, 求醫療病, 針刺, 修倉庫, 開倉庫, 出貨財, 栽種, 破土, 安葬, 啓攢.	

欽定四庫全書 協紀辨方書

丙午天河水專成日 병오천하수전성일	
吉神	天德, 月德, 三合, 天喜, 天倉, 要安, 鳴吠.
凶神	天刑.
宜	祭祀, 祈福, 求嗣, 上冊受封, 上表章, 襲爵受封, 會親友, 入學, 出行, 上官赴任, 臨政親民, 結婚姻, 納采問名, 嫁娶, 進人口, 移徙, 解除, 求醫療病, 裁衣, 築隄防, 修造動土, 豎柱上梁, 修倉庫, 經絡, 醞釀, 開市, 立券, 交易, 納財, 安確磑, 栽種, 牧養, 納畜, 破土, 安葬.
忌	苫蓋, 畋獵, 取魚.

丁未天河水寶收日 정미천하수보수일	
吉神	母倉, 玉宇.
凶神	河魁, 月刑, 五虛, 八風팔풍, 八專, 朱雀.
宜	捕捉, 畋獵.
忌	祈福, 求嗣, 上冊受封, 上表章, 襲爵受封, 會親友, 冠帶, 出行, 上官赴任, 臨政親民, 結婚姻, 納采問名, 嫁娶, 進人口, 移徙, 安床, 解除, 剃頭, 整手足甲, 求醫療病, 裁衣, 築隄防, 修造動土, 豎柱上梁, 修倉庫, 鼓鑄, 經絡, 醞釀, 開市, 立券, 交易, 納財, 開倉庫, 出貨財, 修置産室, 開渠穿井, 安確磑, 補垣塞穴, 修飾垣牆, 破屋壞垣, 取魚, 乘船渡水, 栽種, 牧養, 納畜, 破土, 安葬, 啓攢.

第三部 擇吉要法

戊申大驛土普開日무신대역토보개일	
吉神	天赦, 王日, 驛馬, 天后, 時陽, 生氣, 六儀, 金堂, 除神, 金匱.
凶神	厭對, 招搖, 復日, 五離.
宜	祭祀, 祈福, 求嗣, 上冊受封, 上表章, 襲爵受封, 會親友, 入學, 出行, 上官赴任, 臨政親民, 結婚姻, 納采問名, 嫁娶, 移徙, 解除, 沐浴, 剃頭, 整手足甲, 求醫療病, 裁衣, 修造動土, 豎柱上梁, 修倉庫, 開市, 修置産室, 開渠穿井, 安碓磑, 掃舍宇, 栽種, 牧養, 納畜.
忌	安床, 伐木, 畋獵, 取魚.

己酉大驛土寶閉日기유대역토보폐일	
吉神	天恩, 官日, 除神, 寶光, 鳴吠.
凶神	月害, 天吏, 致死, 血支, 五離.
宜	沐浴, 剃頭, 整手足甲, 補垣塞穴, 掃舍宇.
忌	祈福, 求嗣, 上冊受封, 上表章, 襲爵受封, 會親友, 冠帶, 出行, 上官赴任, 臨政親民, 結婚姻, 納采問名, 嫁娶, 進人口, 移徙, 安床, 解除, 求醫療病, 療目, 針刺, 築隄防, 修造動土, 豎柱上梁, 修倉庫, 經絡, 醞釀, 開市, 立券, 交易, 納財, 開倉庫, 出貨財, 修置産室, 開渠穿井, 栽種, 牧養, 納畜, 破土, 安葬, 啓攢.

庚戌釵釧金義建日 경술차천금의건일	
吉神	天恩, 母倉, 月恩, 守日, 天馬.
凶神	月建, 小時, 土府, 白虎, 陽錯.
宜	祭祀, 襲爵受封, 會親友, 出行, 上官赴任, 臨政親民, 移徙, 裁衣, 納財, 牧養, 納畜.
忌	祈福, 求嗣, 上冊受封, 上表章, 結婚姻, 納采問名, 解除, 剃頭, 整手足甲, 求醫療病, 築隄防, 修造動土, 豎柱上梁, 修倉庫, 經絡, 開倉庫, 出貨財, 修置産室, 開渠穿井, 安確磑, 補垣, 修飾垣牆, 平治道塗, 破屋壞垣, 伐木, 栽種, 破土, 安葬, 啓攢.

辛亥釵釧金寶除日 신해차천금보제일	
吉神	天德合, 月德合, 天恩, 相日, 吉期, 五富, 敬安, 玉堂.
凶神	劫煞, 四窮, 九尾, 五虛, 土符, 重日.
宜	祭祀, 祈福, 求嗣, 上冊受封, 上表章, 襲爵受封, 會親友, 出行, 上官赴任, 臨政親民, 移徙, 解除, 沐浴, 剃頭, 整手足甲, 裁衣, 豎柱上梁, 經絡, 掃舍宇, 牧養, 納畜.
忌	結婚姻, 納采問名, 嫁娶, 進人口, 求醫療病, 築隄防, 修造動土, 修倉庫, 醞釀, 開市, 立券, 交易, 納財, 開倉庫, 出貨財, 修置産室, 開渠穿井, 安確磑, 補垣塞穴, 修飾垣牆, 平治道塗, 破屋壞垣, 畋獵, 取魚, 栽種, 破土, 安葬.

第三部 擇吉要法

壬子桑柘木專滿日 임자상자목전만일	
吉神	月空, 天恩, 四相, 時德, 民日, 天巫, 福德, 普護, 鳴吠對
凶神	災煞, 天火, 大煞, 歸忌. 天牢.
宜	祭祀, 沐浴.
忌	祈福, 求嗣, 上冊受封, 上表章, 襲爵受封, 會親友, 冠帶, 出行, 上官赴任, 臨政親民, 結婚姻, 納采問名, 嫁娶, 進人口, 移徙, 遠迴, 安床, 解除, 剃頭, 整手足甲, 求醫療病, 裁衣, 築隄防, 修造動土, 豎柱上梁, 修倉庫, 鼓鑄, 苫蓋, 經絡, 醞釀, 開市, 立券, 交易, 納財, 開倉庫, 出貨財, 修置産室, 開渠穿井, 安碓磑, 補垣塞穴, 修飾垣牆, 破屋壞垣, 栽種, 牧養, 納畜, 破土, 安葬, 啓攢.

癸丑桑柘木伐平日 계축상자목벌평일	
吉神	天恩, 母倉, 四相, 福生.
凶神	天罡, 死神, 月煞, 月虛, 八專, 觸水龍, 元武.
宜忌	諸事不宜.

7. 九月 甲寅旬

甲寅大溪水專定日 갑인대계수전정일	
吉神	陽德, 三合, 臨日, 時陰, 五合, 司命, 鳴吠對.
凶神	月厭, 地火, 死氣, 四廢, 九坎, 九焦, 八專, 孤辰, 陰錯.
宜	
忌	祭祀, 祈福, 求嗣, 上冊受封, 上表章, 襲爵受封, 會親友, 冠帶, 出行, 上官赴任, 臨政親民, 結婚姻, 納采問名, 嫁娶, 進人口, 移徙, 遠迴, 安床, 解除, 剃頭, 整手足甲, 求醫療病, 裁衣, 築隄防, 修造動土, 豎柱上梁, 修倉庫, 鼓鑄, 經絡, 醞釀, 開市, 立券, 交易, 納財, 開倉庫, 出貨財, 修置産室, 開渠穿井, 安碓磑, 補垣塞穴, 修飾垣牆, 平治道塗, 破屋壞垣, 伐木, 取魚, 乘船渡水, 栽種, 牧養, 納畜, 破土, 安葬, 啓攢

欽定四庫全書 協紀辨方書

乙卯大溪水專執日을묘대계수전집일

吉神	六合, 聖心, 五合, 鳴吠對.
凶神	大時, 大敗, 咸池, 小耗, 四廢, 五虛, 勾陳.
宜	祭祀, 捕捉, 畋獵
忌	祈福, 求嗣, 上冊受封, 上表章, 襲爵受封, 會親友, 冠帶, 出行, 上官赴任, 臨政親民, 結婚姻, 納采問名, 嫁娶, 進人口, 移徙, 安床, 剃頭, 整手足甲, 求醫療病, 裁衣, 築隄防, 修造動土, 豎柱上梁, 修倉庫, 鼓鑄, 經絡, 醞釀, 開市, 立券, 交易, 納財, 開倉庫, 出貨財, 修置產室, 開渠穿井, 安確磑, 補垣塞穴, 修飾垣牆, 伐木, 捕捉, 畋獵, 取魚, 栽種, 牧養, 納畜, 破土, 安葬, 啓攢.

丙辰沙中土寶破日병진사중토보파일

吉神	天德, 月德, 母倉, 益後, 解神, 靑龍.
凶神	月破, 大耗, 四擊, 九空, 往亡.
宜	祭祀, 解除, 沐浴, 破屋壞垣.
忌	祈福, 求嗣, 上冊受封, 上表章, 襲爵受封, 會親友, 冠帶, 出行, 上官赴任, 臨政親民, 結婚姻, 納采問名, 嫁娶, 進人口, 移徙, 安床, 剃頭, 整手足甲, 求醫療病, 裁衣, 築隄防, 修造動土, 豎柱上梁, 修倉庫, 鼓鑄, 經絡, 醞釀, 開市, 立券, 交易, 納財, 開倉庫, 出貨財, 修置產室, 開渠穿井, 安確磑, 補垣塞穴, 修飾垣牆, 伐木, 捕捉, 畋獵, 取魚, 栽種, 牧養, 納畜, 破土, 安葬, 啓攢

第三部 擇吉要法

丁巳沙中土專危日 정사사중토전위일

吉神	陰德, 續世, 明堂.
凶神	遊禍, 天賊, 血忌, 重日.
宜	祭祀, 安床, 畋獵.
忌	祈福, 求嗣, 出行, 解除, 剃頭, 求醫療病, 針刺, 修倉庫, 開倉庫, 出貨財, 破土, 安葬, 啓攢.

戊午天上火義成日 무오천상화의성일

吉神	三合, 天喜, 天醫, 天倉, 不將, 要安.
凶神	四耗, 復日, 天刑
宜	襲爵受封, 會親友, 入學, 出行, 上官赴任, 臨政親民, 結婚姻, 納采問名, 嫁娶, 進人口, 移徙, 求醫療病, 裁衣, 築隄防, 修造動土, 豎柱上梁, 修倉庫, 經絡, 醞釀, 開市, 立券, 交易, 納財, 安碓磑, 納畜.
忌	苫蓋, 破土, 安葬, 啓攢.

己未天上火專收日 기미천상화전수일

吉神	母倉, 玉宇.
凶神	河魁, 月刑, 五虛, 八專, 朱雀.
宜	捕捉, 畋獵.
忌	祈福, 求嗣, 上冊受封, 上表章, 襲爵受封, 會親友, 冠帶, 出行, 上官赴任, 臨政親民, 結婚姻, 納采問名, 嫁娶, 進人口, 移徙, 安床, 解除, 剃頭, 整手足甲, 求醫療病, 裁衣, 築隄防, 修造動土, 豎柱上梁, 修倉庫, 鼓鑄, 經絡, 醞釀, 開市, 立券, 交易, 納財, 開倉庫, 出貨財, 修置産室, 開渠穿井, 安碓磑, 補垣塞穴, 修飾垣牆, 破屋壞垣, 栽種, 牧養, 納畜, 破土, 安葬, 啓攢.

庚申石榴木專開日경신석류목전개일

吉神	月德, 王日, 驛馬, 天后, 時陽, 生氣, 六儀, 金堂, 除神, 金匱, 鳴吠.
凶神	厭對, 招搖, 五離, 八專.
宜	祭祀, 祈福, 求嗣, 上冊受封, 上表章, 襲爵受封, 入學, 出行, 上官赴任, 臨政親民, 移徙, 解除, 沐浴, 剃頭, 整手足甲, 求醫療病, 裁衣, 修造動土, 豎柱上梁, 開市, 開倉庫, 出貨財, 修置産室, 開渠穿井, 安確磑, 掃舍宇, 栽種, 牧養.
忌	會親友, 結婚姻, 納采問名, 嫁娶, 安床, 經絡, 立券, 交易, 伐木, 畋獵, 取魚, 乘船渡水.

辛酉石榴木專閉日신유석류목전폐일

吉神	天德合, 月德合, 官日, 除神, 寶光, 鳴吠.
凶神	月害, 天吏, 致死, 血支, 五離.
宜	祭祀, 沐浴, 剃頭, 整手足甲, 裁衣, 補垣塞穴, 掃舍宇.
忌	會親友, 求醫療病, 療目, 針刺, 醞釀, 畋獵, 取魚.

壬戌大海水伐建日임술대해수벌건일

吉神	月空, 母倉, 四相, 守日, 天馬.
凶神	月建, 小時, 土府, 白虎.
宜	祭祀, 祈福, 求嗣, 上表章, 襲爵受封, 會親友, 出行, 上官赴任, 臨政親民, 結婚姻, 納采問名, 移徙, 解除, 求醫療病, 裁衣, 豎柱上梁, 納財, 開倉庫, 出貨財, 牧養, 納畜.
忌	築隄防, 修造動土, 修倉庫, 修置産室, 開渠穿井, 安確磑, 補垣, 修飾垣牆, 平治道塗, 破屋壞垣, 伐木, 栽種, 破土.

第三部 擇吉要法

癸亥大海水專除日 계해대해수전제일	
吉神	四相, 相日, 吉期, 五富, 敬安, 玉堂.
凶神	劫煞, 五虛, 土符, 重日.
宜	祭祀, 沐浴, 掃舍宇
忌	上冊受封, 上表章, 嫁娶, 求醫療病, 築隄防, 修造動土, 修倉庫, 開倉庫, 出貨財, 修置産室, 開渠穿井, 安確磑, 補垣, 修飾垣牆, 平治道塗, 破屋壞垣, 栽種, 破土, 安葬, 啓攢.

　이상의 60간지는 월건(月建)이 술(戌)일 때의 것이니, 한로(寒露)에서 상강(霜降) 말까지이다. 그 신살의 길흉을 용사(用事)에 따라 마땅함(宜)과 꺼림(忌)을 표로 만들어 놓았으니 활용할 것이다.

欽定

四庫全書

協紀辨方書

卷 29

月表 10 · 十月 月表

제1장 十月

제1장. 十月

1. 十月 개황(槪況)

十月	甲己年 建乙亥	乙庚年 建丁亥	丙辛年 建己亥	丁壬年 建辛亥	戊癸年 建癸亥

十月	입동절 立冬節 천도동행 天道東行	맹년孟年 (寅申巳亥)			중년仲年 (子午卯酉)			계년季年 (辰戌丑未)		
		白	白	白	赤	碧	黃	綠	紫	黑
		紫	黑	綠	白	白	白	碧	黃	赤
		黃	赤	碧	黑	綠	紫	白	白	白

천덕(天德) 乙, 천덕합(天德合) 庚, 월덕(月德) 甲, 월덕합(月德合) 己, 월공(月空) 庚, 의수조(宜修造), 취토(取土).
소설(小雪) 10월 中, 일전(日躔) 인궁(寅宮) 위(爲) 10월 장(將), 의용(宜用) 甲·丙·庚·壬時.
월건(月建) 亥, 월파(月破) 巳, 월염(月厭) 丑, 월형(月刑) 亥, 월해(月害) 申, 겁살(劫煞) 申. 재살(災煞) 酉, 월살(月煞) 戌, 기수조(忌修造), 취토(取土).
입동(立冬) 前 1일 사절(四絶) 後 왕망(往亡). 초 1일 장성(長星), 14일 단성(短星).

2. 十月 甲子旬

甲子海中金義除日 갑자해중금의제일	
吉神	月德, 天恩, 天赦, 四相, 官日, 天馬, 吉期, 要安.
凶神	大時, 大敗, 咸池, 白虎.
宜	祭祀, 祈福, 求嗣, 上冊受封, 上表章, 襲爵受封, 會親友, 出行, 上官赴任, 臨政親民, 結婚姻, 納采問名, 嫁娶, 移徙, 解除, 沐浴, 剃頭, 整手足甲, 求醫療病, 裁衣, 修造動土, 豎柱上梁, 修倉庫, 納財, 掃舍宇, 栽種, 牧養, 納畜, 安葬.
忌	

乙丑海中金制滿日 을축해중금제만일	
吉神	天德, 天恩, 月恩, 四相, 守日, 天巫, 福德, 玉宇, 玉堂.
凶神	月厭, 地火, 九空, 大煞, 歸忌, 孤辰.
宜	祭祀.
忌	冠帶, 出行, 上官赴任, 臨政親民, 結婚姻, 納采問名, 嫁娶, 移徙, 遠迴, 求醫療病, 伐木, 畋獵, 取魚, 栽種.

丙寅鑪中火義平日 병인노중화의평일	
吉神	天恩, 時德, 相日, 六合, 五富, 金堂, 五合, 鳴吠對.
凶神	河魁, 死神, 遊禍, 五虛, 天牢.
宜	襲爵受封, 會親友, 出行, 上官赴任, 臨政親民, 結婚姻, 納采問名, 嫁娶, 進人口, 移徙, 裁衣, 築隄防, 修造動土, 豎柱上梁, 修倉庫, 經絡, 醞釀, 開市, 立券, 交易, 納財, 開倉庫, 出貨財, 修飾垣牆, 平治道塗, 栽種, 牧養, 納畜, 破土, 安葬, 啓攢.
忌	祭祀, 祈福, 求嗣, 解除, 求醫療病.

第三部 擇吉要法

丁卯鑪中火義定日 정묘노중화의정일

吉神	天恩, 陰德, 民日, 三合, 時陰, 五合, 鳴吠對.
凶神	死氣, 元武.
宜	襲爵受封, 會親友, 冠帶, 出行, 上官赴任, 臨政親民, 結婚姻, 納采問名, 嫁娶, 進人口, 移徙, 裁衣, 修造動土, 豎柱上梁, 修倉庫, 經絡, 醞釀, 開市, 立券, 交易, 納財, 安確磑, 牧養, 納畜, 破土, 啓攢.
忌	解除, 剃頭, 求醫療病, 修置産室, 穿井, 栽種.

戊辰大林木專執日 무진대림목전집일

吉神	天恩, 陽德, 解神, 司命.
凶神	小耗, 天賊, 土符.
宜	上表章, 會親友, 解除, 沐浴, 剃頭, 整手足甲, 求醫療病, 捕捉, 畋獵.
忌	出行, 築隄防, 修造動土, 修倉庫, 開市, 立券, 交易, 納財, 開倉庫, 出貨財, 修置産室, 開渠穿井, 安確磑, 補垣, 修飾垣牆, 平治道塗, 破屋壞垣, 栽種, 破土.

己巳大林木義破日 기사대림목의파일

吉神	月德合, 驛馬, 天后, 天倉, 不將, 敬安.
凶神	月破, 大耗, 重日, 勾陳.
宜	祭祀, 解除, 求醫療病, 破屋壞垣.
忌	祈福, 求嗣, 上冊受封, 上表章, 襲爵受封, 會親友, 冠帶, 出行, 上官赴任, 臨政親民, 結婚姻, 納采問名, 嫁娶, 進人口, 移徙, 安床, 剃頭, 整手足甲, 裁衣, 築隄防, 修造動土, 豎柱上梁, 修倉庫, 鼓鑄, 經絡, 醞釀, 開市, 立券, 交易, 納財, 開倉庫, 出貨財, 修置産室, 開渠穿井, 安確磑, 補垣塞穴, 修飾垣牆, 伐木, 畋獵, 取魚, 栽種, 牧養, 納畜, 破土, 安葬, 啓攢.

庚午路傍土伐危日경오노방토벌위일	
吉神	月德合, 月空, 不將, 普護, 靑龍, 鳴吠.
凶神	天吏, 致死, 五虛.
宜	祭祀, 祈福, 求嗣, 上冊受封, 上表章, 襲爵受封, 會親友, 出行, 上官赴任, 臨政親民, 結婚姻, 納采問名, 嫁娶, 移徙, 安床, 解除, 裁衣, 修造動土, 豎柱上梁, 修倉庫, 伐木, 栽種, 牧養, 納畜, 破土, 安葬.
忌	求醫療病, 苫蓋, 經絡, 畋獵, 取魚.

辛未路傍土義成日신미노방토의성일	
吉神	三合, 臨日, 天喜, 天醫, 六儀, 福生, 明堂.
凶神	厭對, 招搖, 四擊, 往亡.
宜	祭祀, 祈福, 會親友, 入學, 結婚姻, 納采問名, 裁衣, 築隄防, 修造動土, 豎柱上梁, 修倉庫, 經絡, 開市, 立券, 交易, 納財, 安碓磑, 納畜.
忌	上冊受封, 上表章, 出行, 上官赴任, 臨政親民, 嫁娶, 進人口, 移徙, 求醫療病, 醞釀, 捕捉, 畋獵, 取魚, 乘船渡水.

壬申劍鋒金義收日임신검봉금의수일	
吉神	母倉, 除神, 鳴吠.
凶神	天罡, 劫煞, 月害, 復日, 五離, 天刑.
宜	沐浴, 掃舍宇, 伐木, 捕捉, 畋獵.
忌	祈福, 求嗣, 上冊受封, 上表章, 襲爵受封, 會親友, 冠帶, 出行, 上官赴任, 臨政親民, 結婚姻, 納采問名, 嫁娶, 進人口, 移徙, 安床, 解除, 剃頭, 整手足甲, 求醫療病, 裁衣, 築隄防, 修造動土, 豎柱上梁, 修倉庫, 鼓鑄, 經絡, 醞釀, 開市, 立券, 交易, 納財, 開倉庫, 出貨財, 修置産室, 開渠穿井, 安碓磑, 補垣塞穴, 修飾垣牆, 破屋壞垣, 栽種, 牧養, 納畜, 破土, 安葬, 啓攢.

第三部 擇吉要法

癸酉劍鋒金義開日 계유검봉금의개일	
吉神	母倉, 時陽, 生氣, 聖心, 除神, 鳴吠.
凶神	災煞, 天火, 五離, 朱雀.
宜	祭祀, 入學, 沐浴, 掃舍宇.
忌	會親友, 冠帶, 結婚姻, 納采問名, 嫁娶, 進人口, 求醫療病, 經絡, 醞釀, 立券, 交易, 伐木, 畋獵, 取魚.

3. 十月 甲戌旬

甲戌山頭火制閉日 갑술산두화제폐일	
吉神	月德, 四相, 益後, 金匱.
凶神	月煞, 月虛, 血支, 五虛, 八風.
宜	祭祀.
忌	祈福, 求嗣, 上冊受封, 上表章, 襲爵受封, 會親友, 冠帶, 出行, 上官赴任, 臨政親民, 結婚姻, 納采問名, 嫁娶, 進人口, 移徙, 安床, 解除, 剃頭, 整手足甲, 求醫療病, 療目, 針刺, 裁衣, 築隄防, 修造動土, 豎柱上梁, 修倉庫, 鼓鑄, 經絡, 醞釀, 開市, 立券, 交易, 納財, 開倉庫, 出貨財, 修置産室, 開渠穿井, 安碓磑, 補垣塞穴, 修飾垣牆, 破屋壞垣, 畋獵, 取魚, 乘船渡水, 栽種, 牧養, 納畜, 破土, 安葬, 啓攢.

乙亥山頭火義建日 을해산두화의건일	
吉神	天德, 月恩, 四相, 王日, 續世, 寶光.
凶神	月建, 小時, 土府, 月刑, 九坎, 九焦, 血支, 重日.
宜	祭祀, 沐浴.
忌	冠帶, 嫁娶, 求醫療病, 針刺, 築隄防, 修造動土, 修倉庫, 鼓鑄, 修置産室, 開渠穿井, 安碓磑, 補垣塞穴, 修飾垣牆, 平治道塗, 破屋壞垣, 伐木, 畋獵, 取魚, 乘船渡水, 栽種, 破土.

欽定四庫全書 協紀辨方書

	丙子澗下水伐除日 병자간하수벌제일	
吉神	官日, 天馬, 吉期, 要安, 鳴吠對.	
凶神	大時, 大敗, 咸池, 觸水龍, 白虎.	
宜	襲爵受封, 出行, 上官赴任, 臨政親民, 移徙, 解除, 沐浴, 剃頭, 整手足甲, 求醫療病, 掃舍宇, 破土, 啓攢.	
忌	取魚, 乘船渡水.	

	丁丑澗下水寶滿日 정축간하수보만일	
吉神	守日, 天巫, 福德, 玉宇, 玉堂.	
凶神	月厭, 地火, 九空, 大煞, 歸忌, 孤辰.	
宜	祭祀	
忌	祈福, 求嗣, 上冊受封, 上表章, 襲爵受封, 會親友, 冠帶, 出行, 上官赴任, 臨政親民, 結婚姻, 納采問名, 嫁娶, 進人口, 移徙, 遠迴, 安床, 解除, 剃頭, 整手足甲, 求醫療病, 裁衣, 築隄防, 修造動土, 豎柱上梁, 修倉庫, 鼓鑄, 經絡, 醞釀, 開市, 立券, 交易, 納財, 開倉庫, 出貨財, 修置産室, 開渠穿井, 安碓磑, 補垣塞穴, 修飾垣牆, 平治道塗, 破屋壞垣, 伐木, 畋獵, 牧養, 納畜, 破土, 安葬, 啓攢.	

	戊寅城頭土伐平日 무인성두토벌평일	
吉神	時德, 相日, 六合, 五富, 金堂, 五合	
凶神	河魁, 死神, 遊禍, 五虛, 地囊, 天牢.	
宜	襲爵受封, 會親友, 出行, 上官赴任, 臨政親民, 結婚姻, 納采問名, 嫁娶, 進人口, 移徙, 裁衣, 豎柱上梁, 經絡, 醞釀, 開市, 立券, 交易, 納財, 開倉庫, 出貨財, 牧養, 納畜, 安葬.	
忌	祭祀, 祈福, 求嗣, 解除, 求醫療病, 築隄防, 修造動土, 修倉庫, 修置産室, 開渠穿井, 安碓磑, 補垣, 修飾垣牆, 平治道塗, 破屋壞垣, 栽種, 破土.	

第三部 擇吉要法

己卯城頭土伐定日 기묘성두토벌정일	
吉神	月德合, 天恩, 陰德, 民日, 三合, 時陰, 不將, 五合.
凶神	死氣, 元武.
宜	祭祀, 祈福, 求嗣, 上冊受封, 上表章, 襲爵受封, 會親友, 冠帶, 出行, 上官赴任, 臨政親民, 結婚姻, 納采問名, 嫁娶, 進人口, 移徙, 解除, 裁衣, 修造動土, 豎柱上梁, 修倉庫, 經絡, 醞釀, 開市, 立券, 交易, 納財, 安碓磑, 栽種, 牧養, 納畜, 安葬.
忌	求醫療病, 穿井, 畋獵, 取魚.

欽定四庫全書 協紀辨方書

庚辰白鑞金義執日 경진백랍금의집일	
吉神	月德合, 月空, 天恩, 陽德, 不將, 解神, 司命.
凶神	小耗, 天賊, 土符.
宜	祭祀, 祈福, 求嗣, 上冊受封, 上表章, 襲爵受封, 會親友, 上官赴任, 臨政親民, 結婚姻, 納采問名, 嫁娶, 移徙, 解除, 沐浴, 剃頭, 整手足甲, 求醫療病, 裁衣, 修造動土, 豎柱上梁, 捕捉, 牧養, 納畜, 安葬.
忌	出行, 築隄防, 修造動土, 修倉庫, 經絡, 開倉庫, 出貨財, 修置產室, 開渠穿井, 安碓磑, 補垣, 修飾垣牆, 平治道塗, 破屋壞垣, 畋獵, 取魚, 栽種, 破土.

辛巳白鑞金伐破日 신사백랍금벌파일	
吉神	天恩, 驛馬, 天后, 天倉, 不將, 敬安.
凶神	月破, 大耗, 重日, 勾陳.
宜	求醫療病, 破屋壞垣.
忌	祈福, 求嗣, 上冊受封, 上表章, 襲爵受封, 會親友, 冠帶, 出行, 上官赴任, 臨政親民, 結婚姻, 納采問名, 嫁娶, 進人口, 移徙, 安床, 剃頭, 整手足甲, 裁衣, 築隄防, 修造動土, 豎柱上梁, 修倉庫, 鼓鑄, 經絡, 醞釀, 開市, 立券, 交易, 納財, 開倉庫, 出貨財, 修置産室, 開渠穿井, 安確磑, 補垣塞穴, 修飾垣牆, 伐木, 栽種, 牧養, 納畜, 破土, 安葬, 啓攢.

壬午楊柳木制危日 임오양류목제위일	
吉神	天恩, 不將, 普護, 青龍, 鳴吠.
凶神	天吏, 致死, 五虛, 復日.
宜	祭祀, 會親友, 裁衣, 伐木, 畋獵.
忌	祈福, 求嗣, 上冊受封, 上表章, 襲爵受封, 冠帶, 出行, 上官赴任, 臨政親民, 結婚姻, 納采問名, 嫁娶, 進人口, 移徙, 安床, 解除, 求醫療病, 築隄防, 修造動土, 豎柱上梁, 修倉庫, 苫蓋, 開市, 立券, 交易, 納財, 開倉庫, 出貨財, 修置産室, 開渠穿井, 栽種, 牧養, 納畜, 破土, 安葬, 啓攢.

癸未楊柳木伐成日 계미양류목벌성일	
吉神	天恩, 三合, 臨日, 天喜, 天醫, 六儀, 福生, 明堂.
凶神	厭對, 招搖, 四擊, 往亡, 觸水龍.
宜	祭祀, 祈福, 會親友, 入學, 結婚姻, 納采問名, 裁衣, 築隄防, 修造動土, 豎柱上梁, 修倉庫, 經絡, 醞釀, 開市, 立券, 交易, 納財, 安確磑, 納畜.
忌	上冊受封, 上表章, 出行, 上官赴任, 臨政親民, 嫁娶, 進人口, 移徙, 求醫療病, 捕捉, 畋獵, 取魚, 乘船渡水.

第三部 擇吉要法

4. 十月 甲申旬

甲申井泉水伐收日 갑신정천수벌수일	
吉神	月德, 母倉, 四相, 除神, 鳴吠.
凶神	天罡, 劫煞, 月害, 五離, 天刑.
宜	祭祀, 祈福, 求嗣, 上冊受封, 上表章, 襲爵受封, 會親友, 出行, 上官赴任, 臨政親民, 結婚姻, 納采問名, 嫁娶, 進人口, 移徙, 解除, 沐浴, 剃頭, 整手足甲, 裁衣, 修造動土, 豎柱上梁, 修倉庫, 納財, 掃舍宇, 伐木, 捕捉, 栽種, 牧養, 納畜, 破土, 安葬.
忌	安床, 求醫療病, 開倉庫, 出貨財, 畋獵, 取魚.

乙酉井泉水伐開日 을유정천수벌개일	
吉神	天德, 母倉, 月恩, 四相, 時陽, 生氣, 聖心, 除神, 鳴吠
凶神	災煞, 天火, 五離, 朱雀.
宜	祭祀, 祈福, 求嗣, 上冊受封, 上表章, 襲爵受封, 入學, 出行, 上官赴任, 臨政親民, 結婚姻, 納采問名, 嫁娶, 移徙, 解除, 沐浴, 剃頭, 整手足甲, 裁衣, 修造動土, 豎柱上梁, 修倉庫, 開市, 納財, 開倉庫, 出貨財, 修置産室, 開渠穿井, 安碓磑, 掃舍宇, 牧養, 納畜.
忌	會親友, 求醫療病, 伐木, 畋獵, 取魚, 栽種.

丙戌屋上土寶閉日 병술옥상토보폐일	
吉神	益後, 金匱.
凶神	月煞, 月虛, 血支, 五虛.
宜	諸事不宜.
忌	

丁亥屋上土伐建日 정해옥상토벌건일	
吉神	王日, 續世, 寶光.
凶神	月建, 小時, 土府, 月刑, 九坎, 九焦, 血忌, 重日.
宜	祭祀, 沐浴.
忌	祈福, 求嗣, 上冊受封, 上表章, 襲爵受封, 會親友, 冠帶, 出行, 上官赴任, 臨政親民, 結婚姻, 納采問名, 嫁娶, 進人口, 移徙, 安床, 解除, 剃頭, 整手足甲, 求醫療病, 針刺, 裁衣, 築隄防, 修造動土, 豎柱上梁, 修倉庫, 鼓鑄, 經絡, 醞釀, 開市, 立券, 交易, 納財, 開倉庫, 出貨財, 修置産室, 開渠穿井, 安碓磑, 補垣塞穴, 修飾垣牆, 平治道塗, 破屋壞垣, 伐木, 取魚, 乘船渡水, 栽種, 牧養, 納畜, 破土, 安葬, 啓攢.

戊子霹靂火制除日 무자벽력화제제일	
吉神	官日, 天馬, 吉期, 要安.
凶神	大時, 大敗, 咸池, 白虎, 歲薄.
宜	沐浴, 掃舍宇.
忌	祈福, 求嗣, 上冊受封, 上表章, 襲爵受封, 冠帶, 出行, 上官赴任, 臨政親民, 結婚姻, 納采問名, 嫁娶, 進人口, 移徙, 安床, 解除, 求醫療病, 築隄防, 修造動土, 豎柱上梁, 修倉庫, 開市, 立券, 交易, 納財, 開倉庫, 出貨財, 修置産室, 取魚, 乘船渡水, 栽種, 牧養, 納畜.

己丑霹靂火專滿日 기축벽력화전만일	
吉神	月德合, 守日, 天巫, 福德, 玉宇, 玉堂.
凶神	月厭, 地火, 九空, 大煞, 歸忌, 孤辰.
宜	祭祀.
忌	冠帶, 出行, 上官赴任, 臨政親民, 結婚姻, 納采問名, 嫁娶, 移徙, 遠迴, 求醫療病, 伐木, 畋獵, 取魚, 栽種.

第三部 擇吉要法

庚寅松柏木制平日 경인송백목제평일

吉神	天德合, 月空, 時德, 相日, 六合, 五富, 不將, 金堂, 五合, 鳴吠對.
凶神	河魁, 死神, 遊禍, 五虛, 天牢.
宜	上冊受封, 上表章, 襲爵受封, 會親友, 出行, 上官赴任, 臨政親民, 結婚姻, 納采問名, 嫁娶, 進人口, 移徙, 裁衣, 修造動土, 豎柱上梁, 修倉庫, 醞釀, 開市, 立券, 交易, 納財, 開倉庫, 出貨財, 修飾垣牆, 平治道塗, 栽種, 牧養, 納畜, 破土, 安葬, 啓攢.
忌	祭祀, 祈福, 求嗣, 解除, 求醫療病, 經絡, 畋獵, 取魚.

辛卯松柏木制定日 신묘송백목제정일

吉神	陰德, 民日, 三合, 時陰, 不將, 五合, 鳴吠對.
凶神	死氣, 元武
宜	襲爵受封, 會親友, 冠帶, 出行, 上官赴任, 臨政親民, 結婚姻, 納采問名, 嫁娶, 進人口, 移徙, 裁衣, 修造動土, 豎柱上梁, 修倉庫, 經絡, 開市, 立券, 交易, 納財, 安確磑, 牧養, 納畜, 破土, 啓攢.
忌	解除, 求醫療病, 醞釀, 修置産室, 穿井, 栽種.

壬辰長流水伐執日 임진장류수벌집일

吉神	陽德, 不將, 解神, 司命.
凶神	小耗, 天賊, 五墓, 土符, 復日.
宜	上表章, 沐浴, 剃頭, 整手足甲, 裁衣, 捕捉, 畋獵.
忌	冠帶, 出行, 上官赴任, 臨政親民, 結婚姻, 納采問名, 嫁娶, 進人口, 移徙, 安床, 解除, 求醫療病, 築隄防, 修造動土, 豎柱上梁, 修倉庫, 開市, 立券, 交易, 納財, 開倉庫, 出貨財, 修置産室, 開渠穿井, 安確磑, 補垣, 修飾垣牆, 平治道塗, 破屋壞垣, 栽種, 牧養, 納畜, 破土, 安葬, 啓攢.

\<table\>	癸巳長流水制破日 계사장류수제파일	
吉神	驛馬, 天后, 天倉, 不將, 敬安.	
凶神	月破, 大耗, 重日, 勾陳.	
宜	求醫療病, 破屋壞垣.	
忌	祈福, 求嗣, 上冊受封, 上表章, 襲爵受封, 會親友, 冠帶, 出行, 上官赴任, 臨政親民, 結婚姻, 納采問名, 嫁娶, 進人口, 移徙, 安床, 剃頭, 整手足甲, 裁衣, 築隄防, 修造動土, 豎柱上梁, 修倉庫, 鼓鑄, 經絡, 醞釀, 開市, 立券, 交易, 納財, 開倉庫, 出貨財, 修置產室, 開渠穿井, 安碓磑, 補垣塞穴, 修飾垣牆, 伐木, 栽種, 牧養, 納畜, 破土, 安葬, 啓攢.	

5. 十月 甲午旬

甲午砂石金寶危日 갑오사석금보위일		
吉神	月德, 四相, 普護, 靑龍, 鳴吠.	
凶神	天吏, 致死, 五虛.	
宜	祭祀, 祈福, 求嗣, 會親友, 入學, 結婚姻, 納采問名, 解除, 裁衣, 築隄防, 修造動土, 豎柱上梁, 修倉庫, 經絡, 醞釀, 開市, 立券, 交易, 納財, 開倉庫, 出貨財, 安碓磑, 牧養, 納畜, 安葬.	
忌	上冊受封, 上表章, 出行, 上官赴任, 臨政親民, 嫁娶, 進人口, 移徙, 求醫療病, 捕捉, 畋獵, 取魚, 栽種.	

乙未砂石金制成日 을미사석금제성일		
吉神	天德, 月恩, 四相, 三合, 臨日, 天喜, 天醫, 六儀, 福生, 明堂.	
凶神	厭對, 招搖, 四擊, 往亡.	
宜	祭祀, 祈福, 求嗣, 會親友, 入學, 結婚姻, 納采問名, 解除, 裁衣, 築堤防, 修造動土, 豎柱上樑, 修倉庫, 經絡, 醞釀, 開市, 立券, 交易, 納財, 開倉庫, 出貨財, 安碓磑, 牧養, 納畜, 安葬.	
忌	上冊受封, 上表章, 出行, 上官赴任, 臨政親民, 嫁娶, 進人口, 移徙, 求醫療病, 捕捉, 畋獵, 取魚, 栽種.	

第三部 擇吉要法

丙申	山下火制收日 병신산하화제수일
吉神	母倉, 除神, 鳴吠.
凶神	天罡, 劫煞, 月害, 五離, 天刑.
宜	沐浴, 掃舍宇, 伐木, 捕捉, 畋獵
忌	祈福, 求嗣, 上冊受封, 上表章, 襲爵受封, 會親友, 冠帶, 出行, 上官赴任, 臨政親民, 結婚姻, 納采問名, 嫁娶, 進人口, 移徙, 安床, 解除, 剃頭, 整手足甲, 求醫療病, 裁衣, 築隄防, 修造動土, 豎柱上梁, 修倉庫, 鼓鑄, 經絡, 醞釀, 開市, 立券, 交易, 納財, 開倉庫, 出貨財, 修置産室, 開渠穿井, 安碓磑, 補垣塞穴, 修飾垣牆, 破屋壞垣, 栽種, 牧養, 納畜, 破土, 安葬, 啓攢

丁酉	山下火制開日 정유산하화제개일
吉神	母倉, 時陽, 生氣, 聖心, 除神, 鳴吠.
凶神	災煞, 天火, 五離, 朱雀.
宜	祭祀, 入學, 沐浴, 掃舍宇.
忌	忌會親友, 冠帶, 結婚姻, 納采問名, 嫁娶, 進人口, 剃頭, 求醫療病, 經絡, 醞釀, 立券, 交易, 伐木, 畋獵, 取魚.

戊戌	平地木專閉日 무술평지목전폐일
吉神	益後, 金匱.
凶神	月煞, 月虛, 血支, 五虛, 絶陽.
宜	諸事不宜.
忌	

	己亥平地木制建日 기해평지목제건일
吉神	月德合, 王日, 續世, 寶光.
凶神	月建, 小時, 土府, 月刑, 九坎, 九焦, 血忌, 重日, 小會, 純陰.
宜	諸事不宜.
忌	

	庚子壁上土寶除日 경자벽상토보제일
吉神	天德合, 月空, 官日, 天馬, 吉期, 要安, 鳴吠對.
凶神	大時, 大敗, 咸池, 白虎.
宜	祭祀, 祈福, 求嗣, 上冊受封, 上表章, 襲爵受封, 會親友, 出行, 上官赴任, 臨政親民, 結婚姻, 納采問名, 嫁娶, 移徙, 解除, 沐浴, 剃頭, 整手足甲, 求醫療病, 裁衣, 修造動土, 豎柱上梁, 修倉庫, 掃舍宇, 栽種, 牧養, 納畜, 破土, 安葬, 啓攢.
忌	經絡, 畋獵, 取魚.

	辛丑壁上土義滿日 신축벽상토의만일
吉神	守日, 天巫, 福德, 玉宇, 玉堂.
凶神	月厭, 地火, 九空, 大煞, 歸忌, 行狠.
宜	祭祀.
忌	祈福, 求嗣, 上冊受封, 上表章, 襲爵受封, 會親友, 冠帶, 出行, 上官赴任, 臨政親民, 結婚姻, 納采問名, 嫁娶, 進人口, 移徙, 遠迴, 安床, 解除, 剃頭, 整手足甲, 求醫療病, 裁衣, 築隄防, 修造動土, 豎柱上梁, 修倉庫, 鼓鑄, 經絡, 醞釀, 開市, 立券, 交易, 納財, 開倉庫, 出貨財, 修置産室, 開渠穿井, 安確磑, 補垣塞穴, 修飾垣牆, 平治道塗, 破屋壞垣, 伐木, 栽種, 牧養, 納畜, 破土, 安葬, 啓攢.

第三部 擇吉要法

壬寅金箔金寶平日임인금박금보평일	
吉神	天願, 時德, 相日, 六合, 五富, 不將, 金堂, 五合, 鳴吠對.
凶神	河魁, 死神, 遊禍, 五虛, 復日, 天牢.
宜	上冊受封, 上表章, 襲爵受封, 會親友, 出行, 上官赴任, 臨政親民, 結婚姻, 納采問名, 嫁娶, 進人口, 移徙, 裁衣, 修造動土, 豎柱上梁, 修倉庫, 經絡, 醞釀, 開市, 立券, 交易, 納財, 開倉庫, 出貨財, 修飾垣牆, 平治道塗, 栽種, 牧養, 納畜.
忌	祭祀, 祈福, 求嗣, 解除, 求醫療病, 開渠.

癸卯金箔金寶定日계묘금박금보정일	
吉神	陰德, 民日, 三合, 時陰, 不將, 五合, 鳴吠對.
凶神	死氣, 元武.
宜	襲爵受封, 會親友, 冠帶, 出行, 上官赴任, 臨政親民, 結婚姻, 納采問名, 嫁娶, 進人口, 移徙, 裁衣, 修造動土, 豎柱上梁, 修倉庫, 經絡, 醞釀, 開市, 立券, 交易, 納財, 安碓磑, 牧養, 納畜, 破土, 啓攢.
忌	解除, 求醫療病, 修置産室, 穿井, 栽種.

6. 十月 甲辰旬

甲辰覆燈火制執日갑진복등화제집일	
吉神	月德, 四相, 陽德, 解神, 司命.
凶神	小耗, 天賊, 土符.
宜	祭祀, 祈福, 求嗣, 上冊受封, 上表章, 襲爵受封, 會親友, 上官赴任, 臨政親民, 結婚姻, 納采問名, 嫁娶, 移徙, 解除, 沐浴, 剃頭, 整手足甲, 求醫療病, 裁衣, 豎柱上梁, 納財, 捕捉,, 牧養, 納畜, 安葬.
忌	出行, 築隄防, 修造動土, 修倉庫, 開倉庫, 出貨財, 修置産室, 開渠穿井, 安碓磑, 補垣, 修飾垣牆, 平治道塗, 破屋壞垣, 畋獵, 取魚, 栽種, 破土.

乙巳覆燈火寶破日을사복등화보파일	
吉神	天德, 月恩, 四相, 驛馬, 天后, 天倉, 敬安.
凶神	月破, 大耗, 重日, 勾陳.
宜	祭祀, 解除, 求醫療病, 破屋壞垣.
忌	祈福, 求嗣, 上冊受封, 上表章, 襲爵受封, 會親友, 冠帶, 出行, 上官赴任, 臨政親民, 結婚姻, 納采問名, 嫁娶, 進人口, 移徙, 安床, 剃頭, 整手足甲, 裁衣, 築隄防, 修造動土, 豎柱上梁, 修倉庫, 鼓鑄, 經絡, 醞釀, 開市, 立券, 交易, 納財, 開倉庫, 出貨財, 修置產室, 開渠穿井, 安碓磑, 補垣塞穴, 修飾垣牆, 伐木, 畋獵, 取魚, 栽種, 牧養, 納畜, 破土, 安葬, 啓攢.

丙午天河水專危日병오천하수전위일	
吉神	普護, 青龍, 鳴吠.
凶神	天吏, 致死, 四廢, 五虛.
宜	祭祀, 伐木, 畋獵.
忌	祈福, 求嗣, 上冊受封, 上表章, 襲爵受封, 會親友, 冠帶, 出行, 上官赴任, 臨政親民, 結婚姻, 納采問名, 嫁娶, 進人口, 移徙, 安床, 解除, 求醫療病, 裁衣, 築隄防, 修造動土, 豎柱上梁, 修倉庫, 鼓鑄, 苫蓋, 經絡, 醞釀, 開市, 立券, 交易, 納財, 開倉庫, 出貨財, 修置產室, 開渠穿井, 安碓磑, 補垣塞穴, 修飾垣牆, 栽種, 牧養, 納畜, 破土, 安葬, 啓攢.

第三部 擇吉要法

丁未天河水寶成日 정미천하수보성일	
吉神	三合, 臨日, 天喜, 天醫, 六儀, 福生, 明堂.
凶神	厭對, 招搖, 四擊, 往亡, 八專.
宜	祭祀, 祈福, 會親友, 入學, 裁衣, 築隄防, 修造動土, 豎柱上梁, 修倉庫, 經絡, 醞釀, 開市, 立券, 交易, 納財, 安確磑, 納畜.
忌	上冊受封, 上表章, 出行, 上官赴任, 臨政親民, 結婚姻, 納采問名, 嫁娶, 進人口, 移徙, 剃頭, 求醫療病, 捕捉, 畋獵, 取魚, 乘船渡水.

戊申大驛土寶收日 무신대역토보수일	
吉神	母倉, 除神.
凶神	天罡, 劫煞, 月害, 地囊, 五離, 天刑.
宜	沐浴, 掃舍宇, 伐木, 捕捉, 畋獵.
忌	祈福, 求嗣, 上冊受封, 上表章, 襲爵受封, 會親友, 冠帶, 出行, 上官赴任, 臨政親民, 結婚姻, 納采問名, 嫁娶, 進人口, 移徙, 安床, 解除, 剃頭, 整手足甲, 求醫療病, 裁衣, 築隄防, 修造動土, 豎柱上梁, 修倉庫, 鼓鑄, 經絡, 醞釀, 開市, 立券, 交易, 納財, 開倉庫, 出貨財, 修置產室, 開渠穿井, 安確磑, 補垣塞穴, 修飾垣牆, 平治道塗, 破屋壞垣, 栽種, 牧養, 納畜, 破土, 安葬, 啓攢.

第三部 擇吉要法

己酉大驛土寶開日 기유대역토보개일	
吉神	月德合, 天恩, 母倉, 時陽, 生氣, 聖心, 除神, 鳴吠.
凶神	災煞, 天火, 五離, 朱雀.
宜	祭祀, 祈福, 求嗣, 上冊受封, 上表章, 襲爵受封, 入學, 出行, 上官赴任, 臨政親民, 結婚姻, 納采問名, 嫁娶, 移徙, 解除, 沐浴, 剃頭, 整手足甲, 裁衣, 修造動土, 豎柱上梁, 修倉庫, 開市, 納財, 修置産室, 開渠穿井, 安確磑, 掃舍宇, 栽種, 牧養, 納畜.
忌	會親友, 求醫療病, 伐木, 畋獵, 取魚.

庚戌釵釧金義閉日 경술차천금의폐일	
吉神	天德合, 月空, 天恩, 益後, 金匱.
凶神	月煞, 月虛, 血支, 五虛.
宜	祭祀.
忌	祈福, 求嗣, 上冊受封, 上表章, 襲爵受封, 會親友, 冠帶, 出行, 上官赴任, 臨政親民, 結婚姻, 納采問名, 嫁娶, 進人口, 移徙, 安床, 解除, 剃頭, 整手足甲, 求醫療病, 療目, 針刺, 裁衣, 築隄防, 修造動土, 豎柱上梁, 修倉庫, 鼓鑄, 經絡, 醞釀, 開市, 立券, 交易, 納財, 開倉庫, 出貨財, 修置産室, 開渠穿井, 安確磑, 補垣塞穴, 修飾垣牆, 破屋壞垣, 畋獵, 取魚, 栽種, 牧養, 納畜, 破土, 安葬, 啓攢.

辛亥釵釧金寶建日 신해차천금보건일	
吉神	天恩, 王日, 續世, 寶光.
凶神	月建, 小時, 土府, 月刑, 九坎, 九焦, 血忌, 重日
宜	祭祀, 沐浴.
忌	祈福, 求嗣, 上冊受封, 上表章, 襲爵受封, 會親友, 冠帶, 出行, 上官赴任, 臨政親民, 結婚姻, 納采問名, 嫁娶, 進人口, 移徙, 安床, 解除, 剃頭, 整手足甲, 求醫療病, 療目, 針刺, 裁衣, 築隄防, 修造動土, 豎柱上梁, 修倉庫, 鼓鑄, 經絡, 醞釀, 開市, 立券, 交易, 納財, 開倉庫, 出貨財, 修置産室, 開渠穿井, 安碓磑, 補垣塞穴, 修飾垣牆, 平治道塗, 破屋壞垣, 伐木, 取魚, 乘船渡水, 栽種, 牧養, 納畜, 破土, 安葬, 啓攢.

壬子桑柘木專除日 임자상자목전제일	
吉神	天恩, 官日, 天馬, 吉期, 要安, 鳴吠對.
凶神	大時, 大敗, 咸池, 四忌, 六蛇육사, 復日, 白虎, 歲薄.
宜	沐浴, 掃舍宇.
忌	祈福, 求嗣, 上冊受封, 上表章, 襲爵受封, 冠帶, 出行, 上官赴任, 臨政親民, 結婚姻, 納采問名, 嫁娶, 進人口, 移徙, 安床, 解除, 求醫療病, 築隄防, 修造動土, 豎柱上梁, 修倉庫, 開市, 立券, 交易, 納財, 開倉庫, 出貨財, 修置産室, 開渠, 取魚, 乘船渡水, 栽種, 牧養, 納畜, 破土, 安葬, 啓攢.

癸丑桑柘木伐滿日 계축상자목벌만일	
吉神	天恩, 守日, 天巫, 福德, 玉宇, 玉堂.
凶神	月厭, 地火, 九空, 大煞, 歸忌, 八專, 觸水龍, 了戾, 陰錯.
宜	祭祀.
忌	祈福, 求嗣, 上冊受封, 上表章, 襲爵受封, 會親友, 冠帶, 出行, 上官赴任, 臨政親民, 結婚姻, 納采問名, 嫁娶, 進人口, 移徙, 遠迴, 安床, 解除, 剃頭, 整手足甲, 求醫療病, 裁衣, 築隄防, 修造動土, 豎柱上梁, 修倉庫, 鼓鑄, 經絡, 醞釀, 開市, 立券, 交易, 納財, 開倉庫, 出貨財, 修置産室, 開渠穿井, 安碓磑, 補垣塞穴, 修飾垣牆, 平治道塗, 破屋壞垣, 伐木, 取魚, 乘船渡水, 栽種, 牧養, 納畜, 破土, 安葬, 啓攢

7. 十月 甲寅旬

甲寅大溪水專平日 갑인대계수전평일	
吉神	月德, 四相, 時德, 相日, 六合, 五富, 金堂, 五合, 鳴吠對.
凶神	河魁, 死神, 遊禍, 五虛, 八風, 八專, 天牢.
宜	上冊受封, 上表章, 襲爵受封, 會親友, 出行, 上官赴任, 臨政親民, 進人口, 移徙, 裁衣, 修造動土, 豎柱上梁, 修倉庫, 經絡, 醞釀, 開市, 立券, 交易, 納財, 修飾垣牆, 平治道塗, 栽種, 牧養, 納畜, 破土, 安葬, 啓攢.
忌	祭祀, 祈福, 求嗣, 結婚姻, 納采問名, 嫁娶, 解除, 求醫療病, 開倉庫, 出貨財, 畋獵, 取魚.

乙卯大溪水專定日 을묘대계수전정일

吉神	天德, 月恩, 四相, 陰德, 民日, 三合, 時陰, 五合, 鳴吠對.
凶神	死氣, 元武.
宜	祭祀, 祈福, 求嗣, 上冊受封, 上表章, 襲爵受封, 會親友, 冠帶, 出行, 上官赴任, 臨政親民, 結婚姻, 納采問名, 嫁娶, 進人口, 移徙, 解除, 裁衣, 修造動土, 豎柱上梁, 修倉庫, 經絡, 醞釀, 開市, 立券, 交易, 納財, 開倉庫, 出貨財, 安確磑, 牧養, 納畜, 破土, 安葬, 啓攢.
忌	求醫療病, 穿井, 畋獵, 取魚, 栽種.

丙辰沙中土寶執日 병진사중토보집일

吉神	陽德, 解神, 司命.
凶神	小耗, 天賊, 土符.
宜	上表章, 解除, 沐浴, 剃頭, 整手足甲, 求醫療病, 捕捉, 畋獵.
忌	出行, 築隄防, 修造動土, 修倉庫, 開市, 立券, 交易, 納財, 開倉庫, 出貨財, 修置産室, 開渠穿井, 安確磑, 補垣, 修飾垣牆, 平治道塗, 破屋壞垣, 栽種, 破土.

丁巳沙中土專破日 정사사중토전파일

吉神	驛馬, 天后, 天倉, 敬安.
凶神	月破, 大耗, 四廢, 重日, 勾陳, 陰陽交破.
宜 忌	諸事不宜.

戊午天上火義危日무오천상화의위일

吉神	普護, 青龍.
凶神	天吏, 致死, 五虛.
宜	祭祀, 伐木, 畋獵.
忌	祈福, 求嗣, 上冊受封, 上表章, 襲爵受封, 冠帶, 出行, 上官赴任, 臨政親民, 結婚姻, 納采問名, 嫁娶, 進人口, 移徙, 安床, 解除, 求醫療病, 築隄防, 修造動土, 豎柱上梁, 修倉庫, 苫蓋, 開市, 立券, 交易, 納財, 開倉庫, 出貨財, 修置産室, 栽種, 牧養, 納畜.

己未天上火專成日기미천상화전성일

吉神	月德合, 三合, 臨日, 天喜, 天醫, 六儀, 福生, 明堂.
凶神	厭對, 招搖, 四擊, 往亡, 八專.
宜	祭祀, 祈福, 求嗣, 會親友, 入學, 解除, 裁衣, 築隄防, 修造動土, 豎柱上梁, 修倉庫, 經絡, 醞釀, 開市, 立券, 交易, 納財, 安確磑, 栽種, 牧養, 納畜, 安葬.
忌	上冊受封, 上表章, 出行, 上官赴任, 臨政親民, 結婚姻, 納采問名, 嫁娶, 進人口, 移徙, 求醫療病, 捕捉, 畋獵, 取魚.

庚申石榴木專收日경신석류목전수일

吉神	天德合, 月空, 母倉, 除神, 鳴吠.
凶神	天罡, 劫煞, 月害, 五離, 八專, 天刑.
宜	祭祀, 祈福, 求嗣, 上冊受封, 上表章, 襲爵受封, 會親友, 出行, 上官赴任, 臨政親民, 進人口, 移徙, 解除, 沐浴, 剃頭, 整手足甲, 裁衣, 修造動土, 豎柱上梁, 修倉庫, 納財, 掃舍宇, 伐木, 捕捉, 栽種, 牧養, 納畜, 破土, 安葬.
忌	結婚姻, 納采問名, 嫁娶, 安床, 求醫療病, 經絡, 畋獵, 取魚.

第三部 擇吉要法

辛酉石榴木專開日 신유석류목전개일	
吉神	母倉, 時陽, 生氣, 聖心, 陰神, 鳴吠.
凶神	災煞, 天火, 四耗, 五離, 朱雀.
宜	祭祀, 入學, 沐浴, 掃舍宇.
忌	會親友, 冠帶, 結婚姻, 納采問名, 嫁娶, 進人口, 求醫療病, 修倉庫, 經絡, 醞釀, 開市, 立券, 交易, 納財, 開倉庫, 出貨財, 伐木, 畋獵, 取魚.

壬戌大海水伐閉日 임술대해수벌폐일	
吉神	益後, 金匱
凶神	月煞, 月虛, 血支, 五虛, 復日
宜	諸事不宜
忌	

癸亥大海水專建日 계해대해수전건일	
吉神	王日, 續世, 寶光,
凶神	月建, 小時, 土府, 月刑, 四窮, 六蛇, 九坎, 九焦, 血忌, 重日, 陽錯.
宜	祭祀, 沐浴.
忌	祈福, 求嗣, 上冊受封, 上表章, 襲爵受封, 會親友, 冠帶, 出行, 上官赴任, 臨政親民, 結婚姻, 納采問名, 嫁娶, 進人口, 移徙, 安床, 解除, 剃頭, 整手足甲, 求醫療病, 針刺, 裁衣, 築隄防, 修造動土, 豎柱上梁, 修倉庫, 鼓鑄, 經絡, 醞釀, 開市, 立券, 交易, 納財, 開倉庫, 出貨財, 修置產室,

忌	開渠穿井, 安碓磑, 補垣塞穴, 修飾垣牆, 平治道塗, 破屋壞垣, 伐木, 取魚, 乘船渡水, 栽種, 牧養, 納畜, 破土, 安葬, 啓攢.

이상의 60간지는 월건(月建)이 해(亥)일 때의 것이니, 입동(立冬)에서 소설(小雪) 말까지이다. 그 신살의 길흉을 용사(用事)에 따라 마땅함(宜)과 꺼림(忌)을 표로 만들어 놓았으니 활용할 것이다.

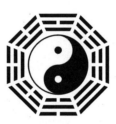

欽定 協紀辨方書

欽定四庫全書

協紀辨方書

卷 30

月表 11・十一月 月表

제1장 십일월

제1장. 十一月

1. 十一月 개황(概況)

十一月	甲己年 建丙子	乙庚年 建戊子	丙辛年 建庚子	丁壬年 建壬子	戊癸年 建甲子

十一月	대설절 大雪節 천도동남행 天道東南行	맹년孟年 (寅申巳亥)			중년仲年 (子午卯酉)			계년季年 (辰戌丑未)		
		紫	黃	赤	白	黑	綠	碧	白	白
		白	白	碧	黃	赤	紫	黑	綠	白
		綠	白	黑	白	碧	白	赤	紫	黃

천덕(天德) 巽, 월덕(月德) 壬, 월덕합(月德合) 丁, 월공(月空) 丙, 의수조(宜修造), 취토(取土).

동지(冬至) 11월 中, 일전(日躔) 축궁(丑宮) 위(爲) 11월 장(將), 의용(宜用) 艮·巽·坤·乾時.

월건(月建) 子, 월파(月破) 午, 월염(月厭) 子, 월형(月刑) 卯, 월해(月害) 未, 겁살(劫煞) 巳. 재살(災煞) 午, 월살(月煞) 未, 기수조(忌修造), 취토(取土).

대설(大雪) 後 20일 왕망(往亡), 冬至 前 1일 사리(四離).
12일 장성(長星), 22일 단성(短星).

2. 十一月 甲子旬

甲子海中金義建日 갑자해중금의건일	
吉神	天恩, 天赦, 月恩, 四相, 官日, 敬安, 金匱.
凶神	月建, 小時, 土府, 月厭, 地火.
宜	祭祀, 沐浴.
忌	祈福, 求嗣, 上冊受封, 上表章, 襲爵受封, 會親友, 冠帶, 出行, 上官赴任, 臨政親民, 結婚姻, 納采問名, 嫁娶, 進人口, 移徙, 遠迴, 安床, 解除, 剃頭, 整手足甲, 求醫療病, 裁衣, 築隄防, 修造動土, 豎柱上梁, 修倉庫, 鼓鑄, 經絡, 醞釀, 開市, 立券, 交易, 納財, 開倉庫, 出貨財, 修置産室, 開渠穿井, 安碓磑, 補垣塞穴, 修飾垣牆, 平治道塗, 破屋壞垣, 伐木, 畋獵, 取魚, 栽種, 牧養, 納畜, 破土, 安葬, 啓攢.

乙丑海中金制除日 을축해중금제제일	
吉神	天恩, 四相, 陰德, 守日, 吉期, 六合, 普護, 寶光.
凶神	
宜	祭祀, 祈福, 求嗣, 襲爵受封, 會親友, 出行, 上官赴任, 臨政親民, 結婚姻, 納采問名, 嫁娶, 進人口, 移徙, 解除, 沐浴, 剃頭, 整手足甲, 求醫療病, 裁衣, 修造動土, 豎柱上梁, 修倉庫, 經絡, 醞釀, 立券, 交易, 納財, 開倉庫, 出貨財, 掃舍宇, 牧養, 納畜, 安葬.
忌	冠帶, 栽種.

丙寅鑪中火義滿日 병인노중화의만일	
吉神	月空, 天恩, 時德, 相日, 驛馬, 天后, 天馬, 天巫, 福德, 福生, 五合, 鳴吠對.
凶神	五虛, 歸忌, 白虎.
宜	上冊受封, 上表章, 會親友, 出行, 進人口, 解除, 裁衣, 修造動土, 豎柱上梁, 經絡, 開市, 立券, 交易, 納財, 補垣塞穴, 栽種, 牧養, 破土, 啓攢.
忌	祭祀, 襲爵受封, 上官赴任, 臨政親民, 結婚姻, 納采問名, 移徙, 遠迴, 求醫療病, 修倉庫, 開倉庫, 出貨財.

丁卯鑪中火義平日 정묘노중화의평일	
吉神	月德合, 天恩, 民日, 不將, 五合, 玉堂, 鳴吠對.
凶神	天罡, 死神, 月刑, 天吏, 致死, 天賊.
宜	祭祀, 平治道塗.
忌	祈福, 求嗣, 上冊受封, 上表章, 襲爵受封, 會親友, 冠帶, 出行, 上官赴任, 臨政親民, 結婚姻, 納采問名, 嫁娶, 進人口, 移徙, 安床, 解除, 剃頭, 整手足甲, 求醫療病, 裁衣, 築隄防, 修造動土, 豎柱上梁, 修倉庫, 鼓鑄, 經絡, 醞釀, 開市, 立券, 交易, 納財, 開倉庫, 出貨財, 修置産室, 開渠穿井, 安碓磑, 補垣塞穴, 修飾垣牆, 破屋壞垣, 畋獵, 取魚, 栽種, 牧養, 納畜, 破土, 安葬, 啓攢.

戊辰大林木專定日무진대림목전정일	
吉神	天恩, 三合, 臨日, 時陰, 天倉, 聖心.
凶神	死氣, 天牢.
宜	祭祀, 祈福, 上冊受封, 上表章, 會親友, 冠帶, 上官赴任, 臨政親民, 結婚姻, 納采問名, 嫁娶, 進人口, 裁衣, 修造動土, 豎柱上梁, 修倉庫, 經絡, 醞釀, 立券, 交易, 納財, 安碓磑, 納畜.
忌	解除, 求醫療病, 修置産室, 栽種

己巳大林木義執日기사대림목의집일	
吉神	五富, 不將, 益後.
凶神	劫煞, 小耗, 重日, 元武.
宜	祭祀, 捕捉, 畋獵
忌	祈福, 求嗣, 上冊受封, 上表章, 襲爵受封, 會親友, 冠帶, 出行, 上官赴任, 臨政親民, 結婚姻, 納采問名, 嫁娶, 進人口, 移徙, 安床, 解除, 剃頭, 整手足甲, 求醫療病, 裁衣, 築隄防, 修造動土, 豎柱上梁, 修倉庫, 鼓鑄, 經絡, 醞釀, 開市, 立券, 交易, 納財, 開倉庫, 出貨財, 修置産室, 開渠穿井, 安碓磑, 補垣塞穴, 修飾垣牆, 破屋壞垣, 栽種, 牧養, 納畜, 破土, 安葬, 啓攢.

庚午路傍土伐破日경오노방토벌파일	
吉神	陽德, 六儀, 續世, 解神, 司命, 鳴吠.
凶神	月破, 大耗, 災煞, 天火, 厭對, 招搖, 五虛, 血忌.
宜	諸事不宜.
忌	

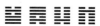

辛未路傍土義危日 신미노방토의위일	
吉神	要安.
凶神	月煞, 月虛, 月害, 四擊, 勾陳.
宜	伐木, 畋獵
忌	祈福, 求嗣, 上冊受封, 上表章, 襲爵受封, 會親友, 冠帶, 出行, 上官赴任, 臨政親民, 結婚姻, 納采問名, 嫁娶, 進人口, 移徙, 安床, 解除, 剃頭, 整手足甲, 求醫療病, 裁衣, 築隄防, 修造動土, 豎柱上梁, 修倉庫, 鼓鑄, 經絡, 醞釀, 開市, 立券, 交易, 納財, 開倉庫, 出貨財, 修置産室, 開渠穿井, 安確磑, 補垣塞穴, 修飾垣牆, 破屋壞垣, 栽種, 牧養, 納畜, 破土, 安葬, 啓攢.

壬申劍鋒金義成日 임신검봉금의성일	
吉神	月德, 母倉, 三合, 天喜, 天醫, 玉宇, 除神, 靑龍, 鳴吠.
凶神	九坎, 九焦, 土符, 大煞, 五離.
宜	祭祀, 祈福, 求嗣, 上冊受封, 上表章, 襲爵受封, 會親友, 入學, 出行, 上官赴任, 臨政親民, 結婚姻, 納采問名, 嫁娶, 進人口, 移徙, 解除, 沐浴, 剃頭, 整手足甲, 求醫療病, 裁衣, 豎柱上梁, 經絡, 醞釀, 開市, 立券, 交易, 納財, 掃舍宇, 伐木, 牧養, 納畜, 安葬.
忌	安床, 築隄防, 修造動土, 修倉庫, 鼓鑄, 修置産室, 開渠穿井, 安確磑, 補垣塞穴, 修飾垣牆, 平治道塗, 破屋壞垣, 畋獵, 取魚, 乘船渡水, 栽種, 破土.

癸酉劍鋒金義收日 계유검봉금의수일	
吉神	母倉, 金堂, 除神, 明堂, 鳴吠.
凶神	河魁, 大時, 大敗, 咸池, 復日, 五離.
宜	沐浴, 剃頭, 整手足甲, 掃舍宇, 捕捉, 畋獵.
忌	祈福, 求嗣, 上冊受封, 上表章, 襲爵受封, 會親友, 冠帶, 出行, 上官赴任, 臨政親民, 結婚姻, 納采問名, 嫁娶, 進人口, 移徙, 安床, 解除, 求醫療病, 裁衣, 築隄防, 修造動土, 豎柱上梁, 修倉庫, 鼓鑄, 經絡, 醞釀, 開市, 立券, 交易, 納財, 開倉庫, 出貨財, 修置産室, 開渠穿井, 取魚, 乘船渡水, 栽種, 牧養, 納畜, 破土, 安葬, 啓攢.

3. 十一月 甲戌旬

甲戌山頭火制開日 갑술산두화제개일	
吉神	月恩, 四相, 時陽, 生氣.
凶神	五虛, 八風, 九空, 往亡, 天刑.
宜	祭祀, 祈福, 求嗣, 會親友, 入學, 結婚姻, 納采問名, 解除, 裁衣, 修造動土, 豎柱上梁, 修置産室, 開渠穿井, 安碓磑, 栽種, 牧養.
忌	上冊受封, 上表章, 出行, 上官赴任, 臨政親民, 嫁娶, 進人口, 移徙, 求醫療病, 修倉庫, 開市, 立券, 交易, 納財, 開倉庫, 出貨財, 伐木, 捕捉, 畋獵, 取魚, 乘船渡水.

乙亥山頭火義閉日 을해산두화의폐일	
吉神	四相, 王日.
凶神	遊禍, 血支, 重日, 朱雀.
宜	祭祀, 沐浴, 裁衣, 築隄防, 納財, 補垣塞穴, 牧養.
忌	祈福, 求嗣, 上冊受封, 上表章, 襲爵受封, 會親友, 出行, 上官赴任, 臨政親民, 結婚姻, 納采問名, 嫁娶, 進人口, 移徙, 安床, 解除, 求醫療病, 療目, 針刺, 修造動土, 豎柱上梁, 開市, 開倉庫, 出貨財, 修置産室, 開渠穿井, 栽種, 破土, 安葬, 啓攢.

丙子澗下水伐建日 병자간하수벌건일	
吉神	月空, 官日, 敬安, 金匱, 鳴吠對.
凶神	月建, 小時, 土府, 月厭, 地火, 觸水龍.
宜	諸事不宜.
忌	

丁丑澗下水寶除日 정축간하수보제일	
吉神	月德合, 陰德, 守日, 吉期, 六合, 不將, 普護, 寶光.
凶神	
宜	祭祀, 祈福, 求嗣, 上冊受封, 上表章, 襲爵受封, 會親友, 出行, 上官赴任, 臨政親民, 結婚姻, 納采問名, 嫁娶, 進人口, 移徙, 解除, 沐浴, 整手足甲, 求醫療病, 裁衣, 修造動土, 豎柱上梁, 修倉庫, 經絡, 醞釀, 立券, 交易, 納財, 掃舍宇, 栽種, 牧養, 納畜, 安葬.
忌	冠帶, 剃頭, 畋獵, 取魚.

戊寅城頭土伐滿日 무인성두토벌만일	
吉神	時德, 相日, 驛馬, 天后, 天馬, 天巫, 福德, 福生, 五合
凶神	五虛, 歸忌, 白虎.
宜	上冊受封, 上表章, 會親友, 出行, 進人口, 解除, 裁衣, 修造動土, 豎柱上梁, 經絡, 開市, 立券, 交易, 納財, 補垣塞穴, 栽種, 牧養.
忌	祭祀, 襲爵受封, 上官赴任, 臨政親民, 結婚姻, 納采問名, 移徙, 遠迴, 求醫療病, 修倉庫, 開倉庫, 出貨財.

第三部 擇吉要法

己卯 城頭土伐平日 기묘성두토벌평일	
吉神	天恩, 民日, 不將, 五合, 玉堂.
凶神	天罡, 死神, 月刑, 天吏, 致死, 天賊.
宜	諸事不宜.
忌	

庚辰 白鑞金義定日 경진백랍금의정일	
吉神	天恩, 三合, 臨日, 時陰, 天倉, 不將, 聖心.
凶神	死氣, 天牢.
宜	祭祀, 祈福, 上冊受封, 上表章, 會親友, 冠帶, 上官赴任, 臨政親民, 結婚姻, 納采問名, 嫁娶, 進人口, 裁衣, 修造動土, 豎柱上梁, 修倉庫, 醞釀, 立券, 交易, 納財, 安碓磑, 納畜.
忌	解除, 求醫療病, 經絡, 修置産室, 栽種.

辛巳 白鑞金伐執日 신사백랍금벌집일	
吉神	天恩, 五富, 不將, 益後.
凶神	劫煞, 小耗, 重日, 元武
宜	祭祀, 捕捉, 畋獵.
忌	祈福, 求嗣, 上冊受封, 上表章, 襲爵受封, 會親友, 冠帶, 出行, 上官赴任, 臨政親民, 結婚姻, 納采問名, 嫁娶, 進人口, 移徙, 安床, 解除, 剃頭, 整手足甲, 求醫療病, 裁衣, 築隄防, 修造動土, 豎柱上梁, 修倉庫, 鼓鑄, 經絡, 醞釀, 開市, 立券, 交易, 納財, 開倉庫, 出貨財, 修置産室, 開渠穿井, 安碓磑, 補垣塞穴, 修飾垣牆, 破屋壞垣, 栽種, 牧養, 納畜, 破土, 安葬, 啓攢.

壬午楊柳木制破日 임오양류목제파일	
吉神	月德, 天恩, 陽德, 六儀, 續世, 解神, 司命, 鳴吠.
凶神	月破, 大耗, 災煞, 天火, 厭對, 招搖, 五虛, 血忌.
宜	祭祀, 沐浴.
忌	祈福, 求嗣, 上冊受封, 上表章, 襲爵受封, 會親友, 冠帶, 出行, 上官赴任, 臨政親民, 結婚姻, 納采問名, 嫁娶, 進人口, 移徙, 安床, 解除, 剃頭, 整手足甲, 求醫療病, 針刺, 裁衣, 築隄防, 修造動土, 豎柱上梁, 修倉庫, 鼓鑄, 苫蓋, 經絡, 醞釀, 開市, 立券, 交易, 納財, 開倉庫, 出貨財, 修置産室, 開渠穿井, 安碓磑, 補垣塞穴, 修飾垣牆, 破屋壞垣, 伐木, 畋獵, 取魚, 栽種, 牧養, 納畜, 破土, 安葬, 啓攢.

欽定四庫全書 協紀辨方書

癸未楊柳木伐危日 계미양류목벌위일	
吉神	天恩, 要安.
凶神	月煞, 月虛, 月害, 四擊, 復日, 觸水龍, 勾陳.
宜	伐木, 畋獵.
忌	祈福, 求嗣, 上冊受封, 上表章, 襲爵受封, 會親友, 冠帶, 出行, 上官赴任, 臨政親民, 結婚姻, 納采問名, 嫁娶, 進人口, 移徙, 安床, 解除, 剃頭, 整手足甲, 求醫療病, 裁衣, 築隄防, 修造動土, 豎柱上梁, 修倉庫, 鼓鑄, 經絡, 醞釀, 開市, 立券, 交易, 納財, 開倉庫, 出貨財, 修置産室, 開渠穿井, 安碓磑, 補垣塞穴, 修飾垣牆, 破屋壞垣, 取魚, 乘船渡水, 栽種, 牧養, 納畜, 破土, 安葬, 啓攢.

4. 十一月 甲申旬

甲申 井泉水伐成日 갑신정천수벌성일	
吉神	母倉, 月恩, 四相, 三合, 天喜, 天醫, 玉宇, 除神, 靑龍, 鳴吠
凶神	九坎, 九焦, 土符, 大煞, 五離
宜	祭祀, 祈福, 求嗣, 襲爵受封, 會親友, 入學, 出行, 上官赴任, 臨政親民, 結婚姻, 納采問名, 嫁娶, 進人口, 移徙, 解除, 沐浴, 剃頭, 整手足甲, 求醫療病, 裁衣, 豎柱上梁, 經絡, 醞釀, 開市, 立劵, 交易, 納財, 掃舍宇, 伐木, 牧養, 納畜, 安葬
忌	安床, 築隄防, 修造動土, 修倉庫, 鼓鑄, 開倉庫, 出貨財, 修置産室, 開渠穿井, 安碓磑, 補垣塞穴, 修飾垣牆, 平治道塗, 破屋壞垣, 取魚, 乘船渡水, 栽種, 破土

乙酉 井泉水伐收日 을유정천수벌수일	
吉神	母倉, 四相, 金堂, 除神, 明堂, 鳴吠.
凶神	河魁, 大時, 大敗, 咸池, 五離.
宜	祭祀, 沐浴, 剃頭, 整手足甲, 掃舍宇, 捕捉, 畋獵.
忌	祈福, 求嗣, 上冊受封, 上表章, 襲爵受封, 會親友, 冠帶, 出行, 上官赴任, 臨政親民, 結婚姻, 納采問名, 嫁娶, 進人口, 移徙, 安床, 解除, 求醫療病, 裁衣, 築隄防, 修造動土, 豎柱上梁, 修倉庫, 鼓鑄, 經絡, 醞釀, 開市, 立劵, 交易, 納財, 開倉庫, 出貨財, 修置産室, 開渠穿井, 取魚, 乘船渡水, 栽種, 牧養, 納畜, 破土, 安葬, 啓攢.

丙戌 屋上土寶開日 병술옥상토보개일	
吉神	月空, 時陽, 生氣.
凶神	五虛, 九空, 往亡, 天刑.
宜	祭祀, 祈福, 求嗣, 會親友, 入學, 解除, 裁衣, 修造動土, 豎柱上梁, 修置産室, 開渠穿井, 安碓磑, 栽種, 牧養.
忌	上冊受封, 上表章, 出行, 上官赴任, 臨政親民, 嫁娶, 進人口, 移徙, 求醫療病, 修倉庫, 開市, 立劵, 交易, 納財, 開倉庫, 出貨財, 伐木, 捕捉, 畋獵, 取魚.

第三部 擇吉要法

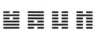

丁亥屋上土伐閉日 정해옥상토벌폐일	
吉神	月德合, 王日.
凶神	遊禍, 血支, 重日, 朱雀.
宜	祭祀, 沐浴, 裁衣 築隄防, 修倉庫, 補垣塞穴, 栽種, 牧養, 納畜.
忌	祈福, 求嗣, 嫁娶, 解除, 剃頭, 求醫療病, 療目, 針刺, 畋獵, 取魚.

戊子霹靂火制建日 무자벽력화제건일	
吉神	官日, 敬安, 金匱.
凶神	月建, 小耗, 土府, 月厭, 地火, 小會.
宜	諸事不宜.
忌	

己丑霹靂火專除日 기축벽력화전제일	
吉神	陰德, 守日, 吉期, 六合, 不將, 普護, 寶光.
凶神	
宜	祭祀, 祈福, 襲爵受封, 會親友, 出行, 上官赴任, 臨政親民, 結婚姻, 嫁娶, 進人口, 解除, 沐浴, 剃頭, 整手足甲, 求醫療病, 經絡, 醞釀, 立券, 交易, 納財, 掃舍宇, 納畜, 安葬.
忌	冠帶.

欽定四庫全書 協紀辨方書

庚寅松柏木制滿日경인송백목제만일	
吉神	時德, 相日, 驛馬, 天后, 天馬, 天巫, 福德, 不將, 福生, 五合, 鳴吠對.
凶神	五虛, 歸忌, 白虎.
宜	上冊受封, 上表章, 會親友, 出行, 嫁娶, 進人口, 解除, 裁衣, 修造動土, 豎柱上梁, 開市, 立券, 交易, 納財, 補垣塞穴, 栽種, 牧養, 破土, 啓攢.
忌	祭祀, 襲爵受封, 上官赴任, 臨政親民, 結婚姻, 納采問名, 移徙, 遠迴, 求醫療病, 修倉庫, 經絡, 開倉庫, 出貨財.

第三部 擇吉要法

辛卯松柏木制平日신묘송백목제평일	
吉神	民日, 不將, 五合, 玉堂, 鳴吠對.
凶神	天罡, 死神, 月刑, 天吏, 致死, 天賊, 地囊.
宜	諸事不宜.
忌	

壬辰長流水伐定日임진장류수벌정일	
吉神	月德, 三合, 臨日, 時陰, 天倉, 不將, 聖心.
凶神	死氣, 五墓, 天窂.
宜	祭祀, 祈福, 求嗣, 上冊受封, 上表章, 襲爵受封, 會親友, 冠帶, 出行, 上官赴任, 臨政親民, 結婚姻, 納采問名, 嫁娶, 進人口, 移徙, 解除, 裁衣, 修造動土, 豎柱上梁, 修倉庫, 經絡, 醞釀, 立券, 交易, 納財, 安確磑, 栽種, 牧養, 納畜, 安葬.
忌	求醫療病, 開渠, 畋獵, 取魚.

癸巳長流水制執日 계사장류수제집일	
吉神	五富, 益後.
凶神	劫煞, 小耗, 復日, 重日, 元武.
宜	祭祀, 捕捉, 畋獵.
忌	祈福, 求嗣, 上冊受封, 上表章, 襲爵受封, 會親友, 冠帶, 出行, 上官赴任, 臨政親民, 結婚姻, 納采問名, 嫁娶, 進人口, 移徙, 安床, 解除, 剃頭, 整手足甲, 求醫療病, 裁衣, 築隄防, 修造動土, 豎柱上梁, 修倉庫, 鼓鑄, 經絡, 醞釀, 開市, 立券, 交易, 納財, 開倉庫, 出貨財, 修置産室, 開渠穿井, 安碓磑, 補垣塞穴, 修飾垣牆, 破屋壞垣, 栽種, 牧養, 納畜, 破土, 安葬, 啓攢.

5. 十一月 甲午旬

甲午砂石金寶破日 갑오사석금보파일	
吉神	月恩, 四相, 陽德, 六儀, 續世, 解神, 司命, 鳴吠.
凶神	月破, 大耗, 災煞, 天火, 厭對, 招搖, 五虛, 血忌
宜 忌	諸事不宜.

乙未砂石金制危日 을미사석금제위일	
吉神	四相, 要安.
凶神	月煞, 月虛, 月害, 四擊, 勾陳.
宜	祭祀, 伐木, 畋獵.
忌	祈福, 求嗣, 上冊受封, 上表章, 襲爵受封, 會親友, 冠帶, 出行, 上官赴任, 臨政親民, 結婚姻, 納采問名, 嫁娶, 進人口, 移徙, 安床, 解除, 剃頭, 整手足甲, 求醫療病, 裁衣, 築隄防, 修造動土, 豎柱上梁, 修倉庫, 鼓鑄, 經絡, 醞釀, 開市, 立券, 交易, 納財, 開倉庫, 出貨財, 修置産室, 開渠穿井, 安碓磑, 補垣塞穴, 修飾垣牆, 破屋壞垣, 栽種, 牧養, 納畜, 破土, 安葬, 啓攢.

	丙申山下火制成日병신산하화제성일
吉神	月空, 母倉, 三合, 天喜 天醫, 玉宇, 除神, 靑龍, 鳴吠.
凶神	九坎, 九焦, 土符, 大煞, 五離.
宜	上表章, 襲爵受封, 會親友, 入學, 出行, 上官赴任, 臨政親民, 結婚姻, 納采問名, 嫁娶, 進人口, 移徙, 解除, 沐浴, 剃頭, 整手足甲, 求醫療病, 裁衣, 豎柱上梁, 經絡, 醞釀, 開市, 立券, 交易, 納財, 掃舍宇, 伐木, 牧養, 納畜, 安葬.
忌	安床, 築隄防, 修造動土, 修倉庫, 鼓鑄, 修置産室, 開渠穿井, 安碓磑, 補垣塞穴, 修飾垣牆, 平治道塗, 破屋壞垣, 取魚, 乘船渡水, 栽種, 破土.

	丁酉山下火制收日정유산하화제수일
吉神	月德合, 母倉, 金堂, 除神, 明堂, 鳴吠.
凶神	河魁, 大時, 大敗, 咸池, 五離.
宜	祭祀, 沐浴, 整手足甲, 掃舍宇, 捕捉.
忌	會親友, 剃頭, 求醫療病, 畋獵, 取魚

	戊戌平地木專開日무술평지목전개일
吉神	時陽, 生氣.
凶神	五虛, 九空, 往亡, 天刑.
宜	祭祀, 祈福, 求嗣, 會親友, 入學, 解除, 裁衣, 修造動土, 豎柱上梁, 修置産室, 開渠穿井, 安碓磑, 栽種, 牧養.
忌	上冊受封, 上表章, 出行, 上官赴任, 臨政親民, 結婚姻, 嫁娶, 進人口, 移徙, 求醫療病, 修倉庫, 開市, 立券, 交易, 納財, 開倉庫, 出貨財, 伐木, 捕捉, 畋獵, 取魚.

己亥平地木制閉日 기해평지목제폐일	
吉神	王日.
凶神	遊禍, 血支, 重日, 朱雀.
宜	沐浴, 裁衣, 築隄防, 補垣塞穴.
忌	祈福, 求嗣, 上冊受封, 上表章, 襲爵受封, 會親友, 出行, 上官赴任, 臨政親民, 結婚姻, 納采問名, 嫁娶, 進人口, 移徙, 安床, 解除, 求醫療病, 療目, 針刺, 修造動土, 豎柱上梁, 開市, 開倉庫, 出貨財, 修置産室, 開渠穿井, 破土, 安葬, 啓攢.

庚子壁上土寶建日 경자벽상토보건일	
吉神	官日, 敬安, 金匱, 鳴吠對.
凶神	月建, 小時, 土符, 月厭, 地火.
宜	諸事不宜.
忌	

辛丑壁上土義除日 신축벽상토의제일	
吉神	陰德, 守日, 吉期, 六合, 不將, 普護, 寶光.
凶神	
宜	祭祀, 祈福, 襲爵受封, 會親友, 出行, 上官赴任, 臨政親民, 結婚姻, 嫁娶, 進人口, 解除, 沐浴, 剃頭, 整手足甲, 求醫療病, 經絡, 立券, 交易, 納財, 掃舍宇, 納畜, 安葬.
忌	冠帶, 醞釀.

	壬寅金箔金寶滿日 임인금박금보만일
吉神	月德, 時德, 相日, 驛馬, 天后, 天馬, 天巫, 福德, 不將, 福生, 五合, 鳴吠對.
凶神	五虛, 歸忌, 白虎.
宜	上冊受封, 上表章, 襲爵受封, 會親友, 出行, 上官赴任, 臨政親民, 結婚姻, 納采問名, 嫁娶, 進人口, 解除, 求醫療病, 裁衣, 修造動土, 豎柱上梁, 修倉庫, 經絡, 開市, 立券, 交易, 納財, 開倉庫, 出貨財, 補垣塞穴, 栽種, 牧養, 納畜, 破土, 安葬, 啓攢.
忌	祭祀, 移徙, 遠迴, 開渠, 畋獵, 取魚.

	癸卯金箔金寶平日 계묘금박금보평일
吉神	民日, 五合, 玉堂, 鳴吠對.
凶神	天罡, 死神, 月刑, 天吏, 致死, 天賊, 復日.
宜 忌	諸事不宜.

6. 十一月 甲辰旬

	甲辰覆燈火制定日 갑진복등화제정일
吉神	月恩, 四相, 三合, 臨日, 時陰, 天倉, 聖心.
凶神	死氣, 天牢.
宜	祭祀, 祈福, 求嗣, 上冊受封, 上表章, 襲爵受封, 會親友, 冠帶, 出行, 上官赴任, 臨政親民, 結婚姻, 納采問名, 嫁娶, 進人口, 移徙, 裁衣, 修造動土, 豎柱上梁, 修倉庫, 經絡, 醞釀, 立券, 交易, 納財, 安碓磑, 牧養, 納畜.
忌	解除, 求醫療病, 開倉庫, 出貨財, 修置産室, 栽種.

第三部 擇吉要法

乙巳覆燈火寶執日을사복등화보집일	
吉神	四相, 五富, 益後.
凶神	劫煞, 小耗, 重日, 元武.
宜	祭祀, 捕捉, 畋獵.
忌	祈福, 求嗣, 上冊受封, 上表章, 襲爵受封, 會親友, 冠帶, 出行, 上官赴任, 臨政親民, 結婚姻, 納采問名, 嫁娶, 進人口, 移徙, 安床, 解除, 剃頭, 整手足甲, 求醫療病, 裁衣, 築隄防, 修造動土, 豎柱上梁, 修倉庫, 鼓鑄, 經絡, 醞釀, 開市, 立券, 交易, 納財, 開倉庫, 出貨財, 修置産室, 開渠穿井, 安碓磑, 補垣塞穴, 修飾垣牆, 破屋壞垣, 栽種, 牧養, 納畜, 破土, 安葬, 啓攢.

丙午天河水專破日병오천하수전파일	
吉神	月空, 陽德, 六儀, 續世, 解神, 司命, 鳴吠.
凶神	月破, 大耗, 災煞, 天火, 厭對, 招搖, 四廢, 五虛, 血忌, 陰陽擊衝.
宜	諸事不宜.
忌	

丁未天河水寶危日정미천하수보위일	
吉神	月德合, 要安.
凶神	月煞, 月虛, 月害, 四擊, 八專, 勾陳.
宜	祭祀, 伐木.
忌	結婚姻, 納采問名, 嫁娶, 剃頭, 求醫療病, 畋獵, 取魚.

戊申大驛土寶成日 무신대역토보성일	
吉神	母倉, 三合, 天喜, 天醫, 玉宇, 除神, 靑龍.
凶神	九坎, 九焦, 土符, 大煞, 五離.
宜	襲爵受封, 會親友, 入學, 出行, 上官赴任, 臨政親民, 結婚姻, 納采問名, 嫁娶, 進人口, 移徙, 解除, 沐浴, 剃頭, 整手足甲, 求醫療病, 裁衣, 豎柱上梁, 經絡, 醞釀, 開市, 立券, 交易, 納財, 掃舍宇, 伐木, 牧養, 納畜.
忌	安床, 築隄防, 修造動土, 修倉庫, 鼓鑄, 修置産室, 開渠穿井, 安碓磑, 補垣塞穴, 修飾垣牆, 平治道塗, 破屋壞垣, 取魚, 乘船渡水, 栽種, 破土.

己酉大驛土寶收日 기유대역토보수일	
吉神	天恩, 母倉, 金堂, 除神, 明堂, 鳴吠.
凶神	河魁, 大時, 大敗, 咸池, 五離.
宜	沐浴, 剃頭, 整手足甲, 掃舍宇, 捕捉, 畋獵.
忌	祈福, 求嗣, 上冊受封, 上表章, 襲爵受封, 會親友, 冠帶, 出行, 上官赴任, 臨政親民, 結婚姻, 納采問名, 嫁娶, 進人口, 移徙, 安床, 解除, 求醫療病, 裁衣, 築隄防, 修造動土, 豎柱上梁, 修倉庫, 鼓鑄, 經絡, 醞釀, 開市, 立券, 交易, 納財, 開倉庫, 出貨財, 修置産室, 開渠穿井, 取魚, 乘船渡水, 栽種, 牧養, 納畜, 破土, 安葬, 啓攢.

庚戌釵釧金義開日 경술차천금의개일	
吉神	天恩, 時陽, 生氣.
凶神	五虛, 九空, 往亡, 天刑.
宜	祭祀, 祈福, 求嗣, 會親友, 入學, 解除, 裁衣, 修造動土, 豎柱上梁, 修置産室, 開渠穿井, 安碓磑, 栽種, 牧養.
忌	上冊受封, 上表章, 出行, 上官赴任, 臨政親民, 嫁娶, 進人口, 移徙, 求醫療病, 修倉庫, 經絡, 開市, 立券, 交易, 納財, 開倉庫, 出貨財, 伐木, 捕捉, 畋獵, 取魚.

辛亥釵釧金寶閉日 신해차천금보폐일	
吉神	天恩, 王日.
凶神	遊禍, 血支, 重日, 朱雀.
宜	沐浴, 裁衣, 築隄防, 補垣塞穴.
忌	祈福, 求嗣, 上冊受封, 上表章, 襲爵受封, 會親友, 出行, 上官赴任, 臨政親民, 結婚姻, 納采問名, 嫁娶, 進人口, 移徙, 安床, 解除, 求醫療病, 療目, 針刺, 修造動土, 豎柱上梁, 醞釀, 開市, 開倉庫, 出貨財, 修置産室, 開渠穿井, 破土, 安葬, 啓攢.

壬子桑柘木專建日 임자상자목전건일	
吉神	月德, 天恩, 官日, 敬安, 金匱, 鳴吠對.
凶神	月建, 小時, 土府, 月厭, 地火, 四忌, 六蛇, 大會, 陰陽俱錯.
宜 忌	諸事不宜.

癸丑桑柘木伐除日 계축상자목벌제일	
吉神	天恩, 天願, 陰德, 守日, 吉期, 六合, 普護, 寶光.
凶神	復日, 八專, 觸水龍.
宜	祭祀, 祈福, 求嗣, 上冊受封, 上表章, 襲爵受封, 會親友, 出行, 上官赴任, 臨政親民, 結婚姻, 納采問名, 嫁娶, 進人口, 移徙, 解除, 沐浴, 剃頭, 整手足甲, 求醫療病, 裁衣, 修造動土, 豎柱上梁, 修倉庫, 經絡, 醞釀, 開市, 立券, 交易, 納財, 掃舍宇, 栽種, 牧養, 納畜.
忌	冠帶, 取魚, 乘船渡水.

7. 十一月 甲寅旬

甲寅大溪水專滿日 갑인대계수전만일	
吉神	月恩, 四相, 時德, 相日, 驛馬, 天后, 天馬, 天巫, 福德, 福生, 五合, 鳴吠對.
凶神	五虛, 八風, 歸忌, 八專, 白虎.
宜	上冊受封, 上表章, 襲爵受封, 會親友, 出行, 上官赴任, 臨政親民, 進人口, 解除, 求醫療病, 裁衣, 修造動土, 豎柱上梁, 經絡, 開市, 立券, 交易, 納財, 補垣塞穴, 栽種, 牧養, 破土, 啓攢.
忌	祭祀, 結婚姻, 納采問名, 嫁娶, 移徙, 遠迴, 修倉庫, 開倉庫, 出貨財, 取魚, 乘船渡水.

乙卯大溪水專平日 을묘대계수전평일	
吉神	四相, 民日, 五合, 玉堂, 鳴吠對.
凶神	天罡, 死神, 月刑, 天吏, 致死, 天賊.
宜	諸事不宜.
忌	

丙辰沙中土寶定日 병진사중토보정일	
吉神	月空, 三合, 臨日, 時陰, 天倉, 聖心.
凶神	死氣, 天牢.
宜	祭祀, 祈福, 上冊受封, 上表章, 會親友, 冠帶, 上官赴任, 臨政親民, 結婚姻, 納采問名, 嫁娶, 進人口, 裁衣, 修造動土, 豎柱上梁, 修倉庫, 經絡, 醞釀, 立券, 交易, 納財, 安確磑, 納畜.
忌	解除, 求醫療病, 修置産室, 栽種.

丁巳沙中土專執日 정사사중토전집일	
吉神	月德合, 五富, 不將, 益後.
凶神	劫煞, 小耗, 四廢, 重日, 元武.
宜	祭祀, 捕捉.
忌	祈福, 求嗣, 上冊受封, 上表章, 襲爵受封, 會親友, 冠帶, 出行, 上官赴任, 臨政親民, 結婚姻, 納采問名, 嫁娶, 進人口, 移徙, 安床, 解除, 剃頭, 求醫療病, 裁衣, 築隄防, 修造動土, 豎柱上梁, 修倉庫, 鼓鑄, 經絡, 醞釀, 開市, 立券, 交易, 納財, 開倉庫, 出貨財, 修置産室, 開渠穿井, 安碓磑, 補垣塞穴, 修飾垣牆, 破屋壞垣, 畋獵, 取魚, 栽種, 牧養, 納畜, 破土, 安葬, 啓攢.

戊午天上火義破日 무오천상화의파일	
吉神	陽德, 六儀, 續世, 解神, 司命.
凶神	月破, 大耗, 災煞, 天火, 厭對, 招搖, 五虛, 血忌.
宜 忌	諸事不宜.

己未天上火專危日 기미천상화전위일	
吉神	要安.
凶神	月煞, 月虛, 月害, 四擊, 八專, 勾陳.
宜	伐木, 畋獵.
忌	祈福, 求嗣, 上冊受封, 上表章, 襲爵受封, 會親友, 冠帶, 出行, 上官赴任, 臨政親民, 結婚姻, 納采問名, 嫁娶, 進人口, 移徙, 安床, 解除, 剃頭, 整手足甲, 求醫療病, 裁衣, 築隄防, 修造動土, 豎柱上梁, 修倉庫, 鼓鑄, 經絡, 醞釀, 開市, 立券, 交易, 納財, 開倉庫, 出貨財, 修置産室, 開渠穿井, 安碓磑, 補垣塞穴, 修飾垣牆, 破屋壞垣, 栽種, 牧養, 納畜, 破土, 安葬, 啓攢.

庚申石榴木專成日 경신석류목전성일	
吉神	母倉, 三合, 天喜, 天醫, 玉宇, 除神, 靑龍, 鳴吠.
凶神	九坎, 九焦, 土符, 大煞, 五離, 八專.
宜	襲爵受封, 會親友, 入學, 出行, 上官赴任, 臨政親民, 進人口, 移徙, 解除, 沐浴, 剃頭, 整手足甲, 求醫療病, 裁衣, 豎柱上梁, 醞釀, 開市, 立券, 交易, 納財, 掃舍宇, 伐木, 牧養, 納畜, 安葬.
忌	結婚姻, 納采問名, 嫁娶, 安床, 築隄防, 修造動土, 修倉庫, 鼓鑄, 經絡, 修置産室, 開渠穿井, 安碓磑, 補垣塞穴, 修飾垣牆, 平治道塗, 破屋壞垣, 取魚, 乘船渡水, 栽種, 破土.

辛酉石榴木專收日 신유석류목전수일	
吉神	母倉, 金堂, 除神, 明堂, 鳴吠.
凶神	河魁, 大時, 大敗, 咸池, 四耗, 地囊, 五離.
宜	沐浴, 剃頭, 整手足甲, 掃舍宇, 捕捉, 畋獵.
忌	祈福, 求嗣, 上冊受封, 上表章, 襲爵受封, 會親友, 冠帶, 出行, 上官赴任, 臨政親民, 結婚姻, 納采問名, 嫁娶, 進人口, 移徙, 安床, 解除, 求醫療病, 裁衣, 築隄防, 修造動土, 豎柱上梁, 修倉庫, 鼓鑄, 經絡, 醞釀, 開市, 立券, 交易, 納財, 開倉庫, 出貨財, 修置産室, 開渠穿井, 安碓磑, 補垣, 修飾垣牆, 平治道塗, 破屋壞垣, 取魚, 乘船渡水, 栽種, 牧養, 納畜, 破土, 安葬, 啓攢.

壬戌大海水伐開日 임술대해수벌개일	
吉神	月德, 時陽, 生氣.
凶神	五虛, 九空, 往亡, 天刑.
宜	祭祀, 祈福, 求嗣, 會親友, 入學, 結婚姻, 納采問名, 解除, 裁衣, 修造動土, 豎柱上梁, 修倉庫, 開市, 修置産室, 安碓磑, 栽種, 牧養, 納畜.
忌	上冊受封, 上表章, 出行, 上官赴任, 臨政親民, 嫁娶, 進人口, 移徙, 求醫療病, 開渠, 伐木, 捕捉, 畋獵, 取魚.

癸亥大海水專閉日 계해대해수전폐일	
吉神	王日.
凶神	遊禍, 血支, 四窮, 六蛇육사, 復日, 重日, 朱雀.
宜	沐浴.
忌	祈福, 求嗣, 上冊受封, 上表章, 襲爵受封, 會親友, 出行, 上官赴任, 臨政親民, 結婚姻, 納采問名, 嫁娶, 進人口, 移徙, 安床, 解除, 求醫療病, 療目, 針刺, 修造動土, 竪柱上梁, 修倉庫, 開市, 立券, 交易, 納財, 開倉庫, 出貨財, 修置産室, 開渠穿井, 破土, 安葬, 啓攢.

이상의 60간지는 월건(月建)이 자(子)일 때의 것이니, 대설(大雪)에서 동지(冬至) 말까지이다. 그 신살의 길흉을 용사(用事)에 따라 마땅함(宜)과 꺼림(忌)을 표로 만들어 놓았으니 활용할 것이다.

欽定

四庫全書

協紀辨方書

卷 31

月表 12・十二月 月表

제12장 十二月

제1장. 十二月

1. 十二月 개황(概況)

十二月	甲己年 建丁丑	乙庚年 建己丑	丙辛年 建辛丑	丁壬年 建癸丑	戊癸年 建乙丑

十二月	소한절 小寒節 천도서행 天道西行	맹년孟年 (寅申巳亥)		중년仲年 (子午卯酉)		계년季年 (辰戌丑未)		
		白	綠	白	黃	白	碧	黑	赤	紫
		赤	紫	黑	綠	白	白	白	碧	黃
		碧	黃	白	紫	黑	赤	白	白	綠

천덕(天德) 庚, 월덕(月德) 庚, 월덕합(月德合) 乙, 천덕합(天德合) 乙, 월공(月空) 甲, 의(宜) 수조(修造), 취토(取土).

대한(大寒) 12월 中, 일전(日躔) 자궁(子宮) 위(爲) 12월 장(將), 의용(宜用) 癸·乙·丁·辛 時.

월건(月建) 丑, 월파(月破) 未, 월염(月厭) 亥, 월형(月刑) 戌, 월해(月害) 午, 겁살(劫煞) 寅. 재살(災煞) 卯, 월살(月煞) 辰, 기(忌) 수조(修造), 취토(取土).

소한(大雪) 後 30일 왕망(往亡), 토왕용사(土王用事) 後 기(忌) 수조(修造), 동토(動土). 巳, 午日 첨(添) 모창(母倉).
초 9일 장성(長星), 25일 단성(短星).

2. 十二月 甲子旬

甲子海中金義閉日갑자해중금의폐일	
吉神	月空, 天恩, 天赦, 天順, 四相, 官日, 六合, 續世.
凶神	天吏, 致死, 血支, 土符, 歸忌, 血忌, 天刑.
宜	祭祀, 沐浴, 裁衣, 經絡, 醞釀, 安葬.
忌	

乙丑海中金制建日을축해중금제건일	
吉神	天德合, 月德合, 天恩, 四相, 守日, 要安.
凶神	月建, 小時, 土府, 往亡, 朱雀.
宜	祭祀, 祈福, 求嗣, 會親友, 結婚姻, 納采問名, 解除, 裁衣, 豎柱上梁, 納財, 開倉庫, 出貨財, 牧養, 納畜, 安葬
忌	上冊受封, 上表章, 冠帶, 出行, 上官赴任, 臨政親民, 嫁娶, 進人口, 移徙, 求醫療病, 築隄防, 修造動土, 修倉庫, 修置産室, 開渠穿井, 安碓磑, 補垣, 修飾垣牆, 平治道塗, 破屋壞垣, 伐木, 捕捉, 畋獵, 取魚, 栽種, 破土.

丙寅鑪中火義除日병인노중화의제일	
吉神	天恩, 月德, 相日, 吉期, 不將, 玉宇, 五合, 金匱, 鳴吠對.
凶神	劫煞, 天賊, 五虛.
宜	沐浴, 掃舍宇.
忌	祭祀, 上冊受封, 上表章, 出行, 求醫療病, 修倉庫, 開倉庫, 出貨財

欽定四庫全書

協紀辨方書

丁卯鑪中火義滿日 정묘노중화의만일	
吉神	天恩, 民日, 天巫, 福德, 天倉, 不將, 金匱, 五合, 寶光, 鳴吠對.
凶神	災煞, 天火.
宜	祭祀
忌	祈福, 求嗣, 上冊受封, 上表章, 襲爵受封, 會親友, 冠帶, 出行, 上官赴任, 臨政親民, 結婚姻, 納采問名, 嫁娶, 進人口, 移徙, 安床, 解除, 剃頭, 整手足甲, 求醫療病, 裁衣, 築隄防, 修造動土, 豎柱上梁, 修倉庫, 鼓鑄, 苫蓋, 經絡, 醞釀, 開市, 立券, 交易, 納財, 開倉庫, 出貨財, 修置産室, 開渠穿井, 安碓磑, 補垣塞穴, 修飾垣牆, 破屋壞垣, 栽種, 牧養, 納畜, 破土, 安葬, 啓攢.

戊辰大林木專平日 무진대림목전평일	
吉神	天恩, 天馬.
凶神	河魁, 死神, 月煞, 月虛, 五墓, 白虎.
宜	諸事不宜.
忌	

己巳大林木義定日 기사대림목의정일	
吉神	三合, 時陰, 六儀, 玉堂.
凶神	厭對, 招搖, 死氣, 九坎, 九焦, 復日, 重日.
宜	會親友, 冠帶, 臨政親民, 結婚姻, 納采問名, 進人口, 裁衣, 修造動土, 豎柱上梁, 修倉庫, 經絡, 醞釀, 立券, 交易, 納財, 安碓磑, 牧養, 納畜.
忌	出行, 嫁娶, 解除, 求醫療病, 鼓鑄, 修置産室, 補垣塞穴, 取魚, 乘船渡水, 栽種, 破土, 安葬, 啓攢.

庚午路傍土伐執日 경오노방토벌집일

吉神	天德, 月德, 敬安, 解神, 鳴吠.
凶神	月害, 大時, 大敗, 咸池, 小耗, 五虛, 天牢.
宜	祭祀, 祈福, 求嗣, 上冊受封, 上表章, 襲爵受封, 會親友, 出行, 上官赴任, 臨政親民, 結婚姻, 納采問名, 嫁娶, 移徙, 解除, 沐浴, 剃頭, 整手足甲, 裁衣, 修造動土, 豎柱上梁, 修倉庫, 伐木, 捕捉, 栽種, 牧養, 納畜, 破土, 安葬.
忌	求醫療病, 苫蓋, 經絡, 畋獵, 取魚.

辛未路傍土義破日 신미노방토의파일

吉神	月恩, 普護.
凶神	月破, 大耗, 四擊, 九空, 元武.
宜	祭祀, 解除, 破屋壞垣.
忌	祈福, 求嗣, 上冊受封, 上表章, 襲爵受封, 會親友, 冠帶, 出行, 上官赴任, 臨政親民, 結婚姻, 納采問名, 嫁娶, 進人口, 移徙, 安床, 剃頭, 整手足甲, 求醫療病, 裁衣, 築隄防, 修造動土, 豎柱上梁, 修倉庫, 鼓鑄, 經絡, 醞釀, 開市, 立券, 交易, 納財, 開倉庫, 出貨財, 修置産室, 開渠穿井, 安碓磑, 補垣塞穴, 修飾垣牆, 伐木, 栽種, 牧養, 納畜, 破土, 安葬, 啓攢.

壬申劍鋒金義危日 임신검봉금의위일

吉神	母倉, 陽德, 五富, 福生, 除神, 司命, 鳴吠.
凶神	遊禍, 五離.
宜	祭祀, 沐浴, 剃頭, 整手足甲, 經絡, 醞釀, 開市, 納財, 開倉庫, 出貨財, 掃舍宇, 伐木, 畋獵, 栽種, 牧養, 納畜, 破土, 安葬.
忌	祈福, 求嗣, 會親友, 結婚姻, 納采問名, 安床, 解除, 求醫療病, 立券, 交易, 開渠.

癸酉劍鋒金義成日계유검봉금의성일	
吉神	母倉, 三合, 臨日, 天喜, 天醫, 除神, 鳴吠.
凶神	地囊, 大煞, 五離, 勾陳.
宜	上冊受封, 上表章, 襲爵受封, 入學, 出行, 上官赴任, 臨政親民, 結婚姻, 納采問名, 嫁娶, 進人口, 移徙, 解除, 沐浴, 剃頭, 整手足甲, 求醫療病, 裁衣, 豎柱上梁, 經絡, 醞釀, 開市, 立券, 交易, 納財, 掃舍宇, 牧養, 納畜, 安葬.
忌	會親友, 築隄防, 修造動土, 修倉庫, 修置産室, 開渠穿井, 安碓磑, 補垣, 修飾垣牆, 平治道塗, 破屋壞垣, 栽種, 破土.

3. 十二月 甲戌旬

甲戌山頭火制收日갑술산두화제수일	
吉神	月空, 四相, 聖心, 靑龍.
凶神	天罡, 月刑, 五虛, 八風.
宜	祭祀, 捕捉, 畋獵.
忌	祈福, 求嗣, 上冊受封, 上表章, 襲爵受封, 會親友, 冠帶, 出行, 上官赴任, 臨政親民, 結婚姻, 納采問名, 嫁娶, 進人口, 移徙, 安床, 解除, 剃頭, 整手足甲, 求醫療病, 裁衣, 築隄防, 修造動土, 豎柱上梁, 修倉庫, 鼓鑄, 經絡, 醞釀, 開市, 立券, 交易, 納財, 開倉庫, 出貨財, 修置産室, 開渠穿井, 安碓磑, 補垣塞穴, 修飾垣牆, 破屋壞垣, 取魚, 乘船渡水, 栽種, 牧養, 納畜, 破土, 安葬, 啓攢.

欽定四庫全書 協紀辨方書

乙亥山頭火義開日을해산두화의개일	
吉神	天德合, 月德合, 四相, 陰德, 王日, 驛馬, 天后, 時陽, 生氣, 益後, 明堂.
凶神	月厭, 地火, 重日
宜	祭祀, 祈福, 求嗣, 上冊受封, 上表章, 會親友, 入學, 解除, 沐浴, 裁衣, 修造動土, 豎柱上梁, 修倉庫, 開市, 納財, 開倉庫, 出貨財, 修置産室, 開渠穿井, 安碓磑, 牧養, 納畜.
忌	出行, 上官赴任, 臨政親民, 結婚姻, 納采問名, 嫁娶, 移徙, 遠迴, 求醫療病, 伐木, 畋獵, 取魚, 栽種.

丙子澗下水伐閉日병자간하수벌폐일	
吉神	官日, 六合, 不將, 續世, 鳴吠對.
凶神	天吏, 致死, 血支, 土符, 歸忌, 血忌, 觸水龍, 天刑.
宜	祭祀, 沐浴, 經絡, 醞釀, 安葬, 啓攢
忌	祈福, 求嗣, 上冊受封, 上表章, 襲爵受封, 會親友, 冠帶, 出行, 上官赴任, 臨政親民, 結婚姻, 納采問名, 嫁娶, 進人口, 移徙, 遠迴, 安床, 解除, 求醫療病, 療目, 針刺, 築隄防, 修造動土, 豎柱上梁, 修倉庫, 開市, 立券, 交易, 納財, 開倉庫, 出貨財, 修置産室, 開渠穿井, 安碓磑, 補垣, 修飾垣牆, 平治道塗, 破屋壞垣, 取魚, 乘船渡水, 栽種, 牧養, 納畜, 破土.

丁丑澗下水寶建日 정축간하수보건일	
吉神	守日, 不將, 要安.
凶神	月建, 小時, 土府, 往亡, 朱雀.
宜	
忌	祈福, 求嗣, 上冊受封, 上表章, 冠帶, 出行, 上官赴任, 臨政親民, 結婚姻, 納采問名, 嫁娶, 進人口, 移徙, 解除, 剃頭, 整手足甲, 求醫療病, 築隄防, 修造動土, 豎柱上梁, 修倉庫, 開倉庫, 出貨財, 修置産室, 開渠穿井, 安確磑, 補垣, 修飾垣牆, 平治道塗, 破屋壞垣, 伐木, 捕捉, 畋獵, 取魚, 栽種, 破土, 安葬, 啓攢.

戊寅城頭土伐除日 무인성두토벌제일	
吉神	時德, 相日, 吉期, 玉堂, 五合, 金匱.
凶神	劫煞, 天賊, 五虛.
宜	沐浴, 掃舍宇.
忌	祭祀, 上冊受封, 上表章, 出行, 求醫療病, 修倉庫, 開倉庫, 出貨財, 破土, 安葬, 啓攢.

己卯城頭土伐滿日 기묘성두토벌만일	
吉神	天恩, 民日, 天巫, 福德, 天倉, 不將, 金堂, 五合, 寶光.
凶神	災煞, 天火, 復日.
宜	祭祀.
忌	祈福, 求嗣, 上冊受封, 上表章, 襲爵受封, 會親友, 冠帶, 出行, 上官赴任, 臨政親民, 結婚姻, 納采問名, 嫁娶, 進人口, 移徙, 安床, 解除, 剃頭, 整手足甲, 求醫療病, 裁衣, 築隄防, 修造動土, 豎柱上梁, 修倉庫, 鼓鑄, 苫蓋, 經絡, 醞釀, 開市, 立券, 交易, 納財, 開倉庫, 出貨財, 修置産室, 開渠穿井, 安確磑, 補垣塞穴, 修飾垣牆, 破屋壞垣, 栽種, 牧養, 納畜, 破土, 安葬, 啓攢.

庚辰白鑞金義平日 경진백랍금의평일	
吉神	天德, 月德, 天恩, 天馬, 不將.
凶神	河魁, 死神, 月煞, 月虛, 白虎.
宜	祭祀, 平治道塗.
忌	祈福, 求嗣, 上冊受封, 上表章, 襲爵受封, 會親友, 冠帶, 出行, 上官赴任, 臨政親民, 結婚姻, 納采問名, 嫁娶, 進人口, 移徙, 安床, 解除, 剃頭, 整手足甲, 求醫療病, 裁衣, 築隄防, 修造動土, 豎柱上梁, 修倉庫, 鼓鑄, 經絡, 醞釀, 開市, 立券, 交易, 納財, 開倉庫, 出貨財, 修置産室, 開渠穿井, 安碓磑, 補垣塞穴, 修飾垣牆, 破屋壞垣, 畋獵, 取魚, 栽種, 牧養, 納畜, 破土, 安葬, 啓攢.

辛巳白鑞金伐定日 신사백랍금벌정일	
吉神	天恩, 月恩, 三合, 時陰, 六儀, 玉堂.
凶神	厭對, 招搖, 死氣, 九坎, 九焦, 重日.
宜	祭祀, 祈福, 求嗣, 襲爵受封, 會親友, 冠帶, 上官赴任, 臨政親民, 結婚姻, 納采問名, 進人口, 移徙, 裁衣, 修造動土, 豎柱上梁, 修倉庫, 經絡, 立券, 交易, 納財, 開倉庫, 出貨財, 安碓磑, 牧養, 納畜.
忌	出行, 嫁娶, 解除, 求醫療病, 鼓鑄, 醞釀, 修置産室, 補垣塞穴, 取魚, 乘船渡水, 栽種, 破土, 安葬, 啓攢.

壬午楊柳木制執日 임오양류목제집일	
吉神	天恩, 敬安, 解神, 鳴吠.
凶神	月害, 大時, 大敗, 咸池, 小耗, 五虛, 天牢.
宜	沐浴, 剃頭, 整手足甲, 伐木, 捕捉, 畋獵
忌	祈福, 求嗣, 上冊受封, 上表章, 襲爵受封, 會親友, 冠帶, 出行, 上官赴任, 臨政親民, 結婚姻, 納采問名, 嫁娶, 進人口, 移徙, 安床, 解除, 求醫療病, 築隄防, 修造動土, 豎柱上梁, 修倉庫, 苫蓋, 經絡, 醞釀, 開市, 立券, 交易, 納財, 開倉庫, 出貨財, 修置産室, 開渠, 取魚, 乘船渡水, 栽種, 牧養, 納畜, 破土, 安葬, 啓攢.

癸未楊柳木伐破日 계미양류목벌파일	
吉神	天恩, 普護.
凶神	月破, 大耗, 四擊, 九空, 觸水龍, 元武.
宜	祭祀, 破屋壞垣.
忌	祈福, 求嗣, 上冊受封, 上表章, 襲爵受封, 會親友, 冠帶, 出行, 上官赴任, 臨政親民, 結婚姻, 納采問名, 嫁娶, 進人口, 移徙, 安床, 剃頭, 整手足甲, 求醫療病, 裁衣, 築隄防, 修造動土, 豎柱上梁, 修倉庫, 鼓鑄, 經絡, 醞釀, 開市, 立券, 交易, 納財, 開倉庫, 出貨財, 修置産室, 開渠穿井, 安碓磑, 補垣塞穴, 修飾垣牆, 伐木, 取魚, 乘船渡水, 栽種, 牧養, 納畜, 破土, 安葬, 啓攢.

欽定四庫全書 協紀辨方書

4. 十二月 甲申旬

甲申	井泉水伐危日 갑신정천수벌위일	
吉神	月空, 母倉, 四相, 陽德, 五富, 福生, 除神, 司命, 鳴吠.	
凶神	遊禍, 五離.	
宜	祭祀, 上表章, 襲爵受封, 出行, 上官赴任, 臨政親民, 移徙, 沐浴, 剃頭, 整手足甲, 裁衣. 修造動土, 豎柱上梁, 修倉庫, 經絡, 醞釀, 開市, 納財, 掃舍宇, 伐木, 畋獵,, 栽種, 牧養, 納畜, 破土, 安葬.	
忌	祈福, 求嗣, 會親友, 結婚姻, 納采問名, 安床, 解除, 求醫療病, 立券, 交易, 開倉庫, 出貨財.	

乙酉	井泉水伐成日 을유정천수벌성일	
吉神	天德合, 月德合, 母倉, 四相, 三合, 臨日, 天喜, 天醫, 除神, 鳴吠.	
凶神	大煞, 五離, 勾陳.	
宜	祭祀, 祈福, 求嗣, 上冊受封, 上表章, 襲爵受封, 入學, 出行, 上官赴任, 臨政親民, 結婚姻, 納采問名, 嫁娶, 進人口, 移徙, 解除, 沐浴, 剃頭, 整手足甲, 求醫療病, 裁衣, 築隄防, 修造動土, 豎柱上梁, 修倉庫, 經絡, 醞釀, 開市, 立券, 交易, 納財, 開倉庫, 出貨財, 安碓磑, 掃舍宇, 牧養, 納畜, 破土, 安葬.	
忌	會親友, 畋獵, 取魚, 栽種.	

第三部 擇吉要法

丙戌屋上土伐收日병술옥상토벌수일	
吉神	聖心, 靑龍.
凶神	天罡, 月刑, 五虛.
宜	祭祀, 捕捉, 畋獵.
忌	祈福, 求嗣, 上冊受封, 上表章, 襲爵受封, 會親友, 冠帶, 出行, 上官赴任, 臨政親民, 結婚姻, 納采問名, 嫁娶, 進人口, 移徙, 安床, 解除, 剃頭, 整手足甲, 求醫療病, 裁衣, 築隄防, 修造動土, 豎柱上梁, 修倉庫, 鼓鑄, 經絡, 醞釀, 開市, 立券, 交易, 納財, 開倉庫, 出貨財, 修置産室, 開渠穿井, 安確磑, 補垣塞穴, 修飾垣牆, 破屋壞垣, 栽種, 牧養, 納畜, 破土, 安葬, 啓攢.

丁亥屋上土伐開日정해옥상토벌개일	
吉神	陰德, 王日, 驛馬, 天后, 時陽, 生氣, 益後, 明堂.
凶神	月厭, 地火, 重日.
宜	祭祀, 入學, 沐浴.
忌	祈福, 求嗣, 上冊受封, 上表章, 襲爵受封, 會親友, 冠帶, 出行, 上官赴任, 臨政親民, 結婚姻, 納采問名, 嫁娶, 進人口, 移徙, 遠迴, 安床, 解除, 剃頭, 整手足甲, 求醫療病, 裁衣, 築隄防, 修造動土, 豎柱上梁, 修倉庫, 鼓鑄, 經絡, 醞釀, 開市, 立券, 交易, 納財, 開倉庫, 出貨財, 修置産室, 開渠穿井, 安確磑, 補垣塞穴, 修飾垣牆, 平治道塗, 破屋壞垣, 伐木, 畋獵, 取魚, 栽種, 牧養, 納畜, 破土, 安葬, 啓攢.

	戊子霹靂火制閉日무자벽력화제폐일
吉神	官日, 六合, 續世.
凶神	天吏, 致死, 血支, 土符, 歸忌, 血忌, 天刑, 逐陣.
宜	祭祀, 沐浴.
忌	祈福, 求嗣, 上冊受封, 上表章, 襲爵受封, 會親友, 冠帶, 出行, 上官赴任, 臨政親民, 結婚姻, 納采問名, 嫁娶, 進人口, 移徙, 遠迴, 解除, 安床, 求醫療病, 療目, 針刺, 築隄防, 修造動土, 豎柱上梁, 修倉庫, 開市, 立券, 交易, 納財, 開倉庫, 出貨財, 修置産室, 開渠穿井, 安碓磑, 補垣, 修飾垣牆, 平治道塗, 破屋壞垣, 栽種, 牧養, 納畜, 破土.

	己丑霹靂火專健日기축벽력화전건일
吉神	守日, 不將, 要安.
凶神	月建, 小時, 土府, 往亡, 復日, 朱雀.
宜	裁衣.
忌	祈福, 求嗣, 上冊受封, 上表章, 襲爵受封, 會親友, 冠帶, 出行, 上官赴任, 臨政親民, 結婚姻, 納采問名, 嫁娶, 進人口, 移徙, 解除, 剃頭, 整手足甲, 求醫療病, 築隄防, 修造動土, 豎柱上梁, 修倉庫, 開倉庫, 出貨財, 修置産室, 開渠穿井, 安碓磑, 補垣, 修飾垣牆, 平治道塗, 破屋壞垣, 伐木, 捕捉, 畋獵, 取魚, 栽種, 破土, 安葬, 啓攢.

庚寅松柏木制除日 경인송백목제제일	
吉神	天德, 月德, 時德, 相日, 吉期, 不將, 玉宇, 五合, 金匱, 鳴吠對.
凶神	劫煞, 天賊, 五虛.
宜	上冊受封, 上表章, 襲爵受封, 會親友, 上官赴任, 臨政親民, 結婚姻, 納采問名, 嫁娶, 移徙, 解除, 沐浴, 剃頭, 整手足甲, 裁衣, 修造動土, 豎柱上梁, 立券, 交易, 納財, 掃舍宇, 栽種, 牧養, 納畜, 破土, 安葬, 啓攢.
忌	祭祀, 出行, 求醫療病, 修倉庫, 經絡, 開倉庫, 出貨財, 畋獵, 取魚.

辛卯松柏木制滿日 신묘송백목제만일	
吉神	月恩, 民日, 天巫, 福德, 天倉, 不將, 金堂, 五合, 寶光, 鳴吠對.
凶神	災煞, 天火.
宜	祭祀.
忌	祈福, 求嗣, 上冊受封, 上表章, 襲爵受封, 會親友, 冠帶, 出行, 上官赴任, 臨政親民, 結婚姻, 納采問名, 嫁娶, 進人口, 移徙, 安床, 解除, 剃頭, 整手足甲, 求醫療病, 裁衣, 築隄防, 修造動土, 豎柱上梁, 修倉庫, 鼓鑄, 苫蓋, 經絡, 醞釀, 開市, 立券, 交易, 納財, 開倉庫, 出貨財, 修置産室, 開渠穿井, 安碓磑, 補垣塞穴, 修飾垣牆, 破屋壞垣, 栽種, 牧養, 納畜, 破土, 安葬, 啓攢.

	壬辰長流水伐平日 임진장류수벌평일	
吉神	天馬.	
凶神	河魁, 死神, 月煞, 月虛, 白虎.	
宜	諸事不宜.	
忌		

	癸巳長流水制定日 계사장류수제정일	
吉神	三合, 陰德, 六儀, 玉堂.	
凶神	厭對, 招搖, 死氣, 九坎, 九焦, 重日.	
宜	會親友, 冠帶, 臨政親民, 結婚姻, 納采問名, 進人口, 裁衣, 修造動土, 豎柱上梁, 修倉庫, 經絡, 醞釀, 立券, 交易, 納財, 安碓磑, 牧養, 納畜.	
忌	出行, 嫁娶, 解除, 求醫療病, 鼓鑄, 修置産室, 補垣塞穴, 取魚, 乘船渡水, 栽種, 破土, 安葬, 啓攢.	

5. 十二月 甲午旬

	甲午砂石金寶執日 갑오사석금보집일	
吉神	月空, 四相, 敬安, 解神, 鳴吠.	
凶神	月害, 大時, 大敗, 咸池, 小耗, 五虛, 天牢.	
宜	祭祀, 沐浴, 剃頭, 整手足甲, 裁衣, 伐木, 捕捉, 畋獵.	
忌	祈福, 求嗣, 上冊受封, 上表章, 襲爵受封, 會親友, 冠帶, 出行, 上官赴任, 臨政親民, 結婚姻, 納采問名, 嫁娶, 進人口, 移徙, 安床, 剃頭, 整手足甲, 求醫療病, 裁衣, 築隄防, 修造動土, 豎柱上梁, 修倉庫, 鼓鑄, 經絡, 醞釀, 開市, 立券, 交易, 納財, 開倉庫, 出貨財, 修置産室, 開渠穿井, 安碓磑, 補垣塞穴, 修飾垣牆, 伐木, 畋獵, 取魚, 栽種, 牧養, 納畜, 破土, 安葬, 啓攢.	

乙未砂石金制破日을미사석금제파일

吉神	天德合, 月德合, 四相, 普護.
凶神	月破, 大耗, 四擊, 九空, 元武.
宜	祭祀, 解除, 破屋壞垣.
忌	祈福, 求嗣, 上冊受封, 上表章, 襲爵受封, 會親友, 冠帶, 出行, 上官赴任, 臨政親民, 結婚姻, 納采問名, 嫁娶, 進人口, 移徙, 安床, 剃頭, 整手足甲, 求醫療病, 裁衣, 築堤防, 修造動土, 竪柱上樑, 修倉庫, 鼓鑄, 經絡, 醞釀, 開市, 立券, 交易, 納財, 開倉庫, 出貨財, 修置産室, 開渠穿井, 安碓磑, 補垣塞穴, 修飾垣墙, 伐木, 畋獵, 取魚, 栽種, 牧養, 納畜, 破土, 安葬, 啓攢.

丙申山下火制危日병신산하화제위일

吉神	母倉, 陽德, 五富, 福生, 除神, 司命, 鳴吠.
凶神	遊禍, 五離.
宜	祭祀, 沐浴, 剃頭, 整手足甲, 經絡, 醞釀, 開市, 納財, 開倉庫, 出貨財, 掃舍宇, 伐木, 畋獵, 栽種, 牧養, 納畜, 破土, 安葬.
忌	祈福, 求嗣, 會親友, 結婚姻, 納采問名, 安床, 解除, 求醫療病, 立券, 交易

丁酉山下火制成日정유산하화제성일

吉神	母倉, 三合, 臨日, 天喜, 天醫, 除神, 鳴吠.
凶神	大煞, 五離, 勾陳.
宜	上冊受封, 上表章, 襲爵受封, 入學, 出行, 上官赴任, 臨政親民, 結婚姻, 納采問名, 嫁娶, 進人口, 移徙, 解除, 沐浴, 整手足甲, 求醫療病, 裁衣, 築隄防, 修造動土, 竪柱上梁, 修倉庫, 經絡, 醞釀, 開市, 立券, 交易, 納財, 安碓磑, 掃舍宇, 栽種, 牧養, 納畜, 破土, 安葬.
忌	會親友, 剃頭.

欽定四庫全書 協紀辨方書

戊戌平地木專收日 무술평지목전수일	
吉神	聖心, 靑龍.
凶神	天罡, 月刑, 五虛.
宜	祭祀, 捕捉, 畋獵.
忌	祈福, 求嗣, 上冊受封, 上表章, 襲爵受封, 會親友, 冠帶, 出行, 上官赴任, 臨政親民, 結婚姻, 納采問名, 嫁娶, 進人口, 移徙, 安床, 解除, 剃頭, 整手足甲, 求醫療病, 裁衣, 築隄防, 修造動土, 豎柱上梁, 修倉庫, 鼓鑄, 經絡, 醞釀, 開市, 立券, 交易, 納財, 開倉庫, 出貨財, 修置産室, 開渠穿井, 安確磑, 補垣塞穴, 修飾垣牆, 破屋壞垣, 栽種, 牧養, 納畜, 破土, 安葬, 啓攢.

己亥平地木制開日 기해평지목제개일	
吉神	陰德, 王日, 驛馬, 天后, 時陽, 生氣, 益後, 明堂.
凶神	月厭, 地火, 復日, 重日.
宜	祭祀, 入學, 沐浴.
忌	祈福, 求嗣, 上冊受封, 上表章, 襲爵受封, 會親友, 冠帶, 出行, 上官赴任, 臨政親民, 結婚姻, 納采問名, 嫁娶, 進人口, 移徙, 遠迴, 安床, 解除, 剃頭, 整手足甲, 求醫療病, 裁衣, 築隄防, 修造動土, 豎柱上梁, 修倉庫, 鼓鑄, 經絡, 醞釀, 開市, 立券, 交易, 納財, 開倉庫, 出貨財, 修置産室, 開渠穿井, 安確磑, 補垣塞穴, 修飾垣牆, 平治道塗, 破屋壞垣, 伐木, 畋獵, 取魚, 栽種, 牧養, 納畜, 破土, 安葬, 啓攢.

第三部 擇吉要法

庚子壁上土寶閉日 경자벽상토보폐일	
吉神	天德, 月德, 官日, 六合, 不將, 續世, 鳴吠對.
凶神	天吏, 致死, 血支, 土符, 歸忌, 血忌, 天刑.
宜	祭祀, 沐浴, 裁衣, 醞釀, 安葬, 啓攢
忌	移徙, 遠迴, 求醫療病, 療目, 針刺, 築隄防, 修造動土, 修倉庫, 經絡, 修置産室, 開渠穿井, 安確磑, 補垣, 修飾垣牆, 平治道塗, 破屋壞垣, 畋獵, 取魚, 栽種, 破土.

辛丑壁上土義建日 신축벽상토의건일	
吉神	月恩, 守日, 不將, 要安.
凶神	月建, 小時, 土府, 往亡, 朱雀.
宜	祭祀, 祈福, 求嗣, 會親友, 結婚姻, 納采問名, 解除, 裁衣, 豎柱上梁, 納財, 開倉庫, 出貨財, 牧養.
忌	上冊受封, 上表章, 冠帶, 出行, 上官赴任, 臨政親民, 嫁娶, 進人口, 移徙, 求醫療病, 築隄防, 修造動土, 修倉庫, 醞釀, 修置産室, 開渠穿井, 安確磑, 補垣, 修飾垣牆, 平治道塗, 破屋壞垣, 伐木, 捕捉, 畋獵, 取魚, 栽種, 破土.

壬寅金箔金寶除日 임인금박금보제일	
吉神	時德, 相日, 吉期, 玉宇, 五合, 金匱, 鳴吠對.
凶神	劫煞, 天賊, 五虛.
宜	沐浴, 掃舍宇.
忌	祭祀, 上冊受封, 上表章, 出行, 求醫療病, 修倉庫, 開倉庫, 出貨財, 開渠穿井.

癸卯金箔金寶滿日계묘금박금보만일	
吉神	民日, 天巫, 福德, 天倉, 金堂, 五合, 寶光, 鳴吠對.
凶神	災煞, 天火.
宜	祭祀.
忌	祈福, 求嗣, 上冊受封, 上表章, 襲爵受封, 會親友, 冠帶, 出行, 上官赴任, 臨政親民, 結婚姻, 納采問名, 嫁娶, 進人口, 移徙, 安床, 解除, 剃頭, 整手足甲, 求醫療病, 裁衣, 築隄防, 修造動土, 豎柱上梁, 修倉庫, 鼓鑄, 苫蓋, 經絡, 醞釀, 開市, 立券, 交易, 納財, 開倉庫, 出貨財, 修置産室, 開渠穿井, 安碓磑, 補垣塞穴, 修飾垣牆, 破屋壞垣, 栽種, 牧養, 納畜, 破土, 安葬, 啓攢.

6. 十二月 甲辰旬

甲辰覆燈火制平日갑진복등화제평일	
吉神	月空, 四相, 天馬.
凶神	河魁, 致死, 月煞, 月虛, 白虎.
宜	諸事不宜.
忌	

乙巳覆燈火寶定日을사복등화보정일	
吉神	天德合, 月德合, 四相, 三合, 時陰, 六儀, 玉堂
凶神	厭對, 招搖, 死氣, 九坎, 九焦, 重日
宜	祭祀, 祈福, 求嗣, 上冊受封, 上表章, 襲爵受封, 會親友, 冠帶, 上官赴任, 臨政親民, 結婚姻, 納采問名, 嫁娶, 進人口, 移徙, 解除, 裁衣, 修造動土, 豎柱上梁, 修倉庫, 經絡, 醞釀, 立券, 交易, 納財, 開倉庫, 出貨財, 安碓磑, 牧養, 納畜.
忌	出行, 求醫療病, 鼓鑄, 補垣塞穴, 畋獵, 取魚, 乘船渡水, 栽種.

第三部 擇吉要法

丙午天河水專執日 병오천하수전집일

吉神	敬安, 解神, 鳴吠.
凶神	月害, 大時, 大敗, 咸池, 小耗, 四廢, 五虛, 天牢.
宜	沐浴, 剃頭, 整手足甲, 伐木, 捕捉, 畋獵.
忌	祈福, 求嗣, 上冊受封, 上表章, 襲爵受封, 會親友, 冠帶, 出行, 上官赴任, 臨政親民, 結婚姻, 納采問名, 嫁娶, 進人口, 移徙, 安床, 解除, 求醫療病, 裁衣, 築隄防, 修造動土, 豎柱上梁, 修倉庫, 鼓鑄, 苫蓋, 經絡, 醞釀, 開市, 立券, 交易, 納財, 開倉庫, 出貨財, 修置産室, 開渠穿井, 安碓磑, 補垣塞穴, 修飾垣牆, 取魚, 乘船渡水, 栽種, 牧養, 納畜, 破土, 安葬, 啓攢.

丁未天河水寶破日 정미천하수보파일

吉神	普護.
凶神	月破, 大耗, 四擊, 九空, 八專, 元武, 陽破陰衝.
宜	諸事不宜.
忌	

戊申大驛土寶危日 무신대역토보위일

吉神	母倉, 陽德, 五富, 福生, 除神, 司命.
凶神	遊禍, 五離.
宜	祭祀, 沐浴, 剃頭, 整手足甲, 經絡, 醞釀, 開市, 納財, 開倉庫, 出貨財, 掃舍宇, 伐木, 畋獵, 栽種, 牧養, 納畜.
忌	祈福, 求嗣, 會親友, 結婚姻, 納采問名, 安床, 解除, 求醫療病, 立券, 交易.

欽定四庫全書 協紀辨方書

己酉大驛土寶成日 기유대역토보성일	
吉神	天恩, 母倉, 三合, 臨日, 天喜, 天醫, 除神, 鳴吠.
凶神	大煞, 復日, 五離, 勾陳.
宜	上冊受封, 上表章, 襲爵受封, 入學, 出行, 上官赴任, 臨政親民, 結婚姻, 納采問名, 嫁娶, 進人口, 移徙, 解除, 沐浴, 剃頭, 整手足甲, 求醫療病, 裁衣, 築隄防, 修造動土, 豎柱上梁, 修倉庫, 經絡, 醞釀, 開市, 立券, 交易, 納財, 安碓磑, 掃舍宇, 栽種, 牧養, 納畜.
忌	會親友, 破土, 安葬, 啓攢.

庚戌釵釧金義收日 경술차천금의수일	
吉神	天德, 月德, 天恩, 聖心, 靑龍.
凶神	天罡, 月刑, 五虛.
宜	祭祀, 捕捉.
忌	求醫療病, 經絡, 畋獵, 取魚.

辛亥釵釧金寶開日 신해차천금보개일	
吉神	天恩, 月恩, 陰德, 王日, 驛馬, 天后, 時陽, 生氣, 益後, 明堂.
凶神	月厭, 地火, 重日.
宜	祭祀, 入學, 沐浴.
忌	祈福, 求嗣, 上冊受封, 上表章, 襲爵受封, 會親友, 冠帶, 出行, 上官赴任, 臨政親民, 結婚姻, 納采問名, 嫁娶, 進人口, 移徙, 遠迴, 安床, 解除, 剃頭, 整手足甲, 求醫療病, 裁衣, 築隄防, 修造動土, 豎柱上梁, 修倉庫, 鼓鑄, 經絡, 醞釀, 開市, 立券, 交易, 納財, 開倉庫, 出貨財, 修置産室, 開渠穿井, 安碓磑, 補垣塞穴, 修飾垣牆, 平治道塗, 破屋壞垣, 伐木, 畋獵, 取魚, 栽種, 牧養, 納畜, 破土, 安葬, 啓攢.

壬子桑柘木專閉日임자상자목전폐일	
吉神	天恩, 官日, 六合, 續世.
凶神	天吏, 致死, 血支, 四忌, 六蛇, 土符, 歸忌, 血忌, 天刑, 逐陣.
宜	祭祀, 沐浴.
忌	祈福, 求嗣, 上冊受封, 上表章, 襲爵受封, 會親友, 冠帶, 出行, 上官赴任, 臨政親民, 結婚姻, 納采問名, 嫁娶, 進人口, 移徙, 遠迴, 安床, 解除, 求醫療病, 療目, 針刺, 築隄防, 修造動土, 豎柱上梁, 修倉庫, 開市, 立券, 交易, 納財, 開倉庫, 出貨財, 修置産室, 開渠穿井, 安確磑, 補垣, 修飾垣牆, 平治道塗, 破屋壞垣, 栽種, 牧養, 納畜, 破土, 安葬, 啓攢.

癸丑桑柘木伐建日계축상자목벌건일	
吉神	天恩, 守日, 要安.
凶神	月建, 小時, 土府, 往亡, 八專, 觸水龍, 朱雀, 陽錯.
宜	會親友.
忌	祈福, 求嗣, 上冊受封, 上表章, 冠帶, 出行, 上官赴任, 臨政親民, 結婚姻, 納采問名, 嫁娶, 進人口, 移徙, 解除, 剃頭, 整手足甲, 求醫療病, 築隄防, 修造動土, 豎柱上梁, 修倉庫, 開倉庫, 出貨財, 修置産室, 開渠穿井, 安確磑, 補垣, 修飾垣牆, 平治道塗, 破屋壞垣, 伐木, 捕捉, 畋獵, 取魚, 乘船渡水, 栽種, 破土, 安葬, 啓攢.

7. 十二月 甲寅旬

甲寅大溪水專除日갑인대계수전제일	
吉神	月空, 四相, 時德, 相日, 吉期, 玉宇, 五合, 金匱, 鳴吠對.
凶神	劫煞, 天賊, 五虛, 八風, 八專.
宜	沐浴, 掃舍宇.
忌	祭祀, 出行, 結婚姻, 納采問名, 嫁娶, 求醫療病, 修倉庫, 開倉庫, 出貨財, 取魚, 乘船渡水.

乙卯大溪水專滿日을묘대계수전만일	
吉神	天德合, 月德合, 四相, 民日, 天巫, 福德, 天倉, 金堂, 五合, 寶光, 鳴吠對.
凶神	災煞, 天火, 地囊.
宜	祭祀, 祈福, 求嗣, 上冊受封, 上表章, 襲爵受封, 會親友, 出行, 上官赴任, 臨政親民, 結婚姻, 納采問名, 嫁娶, 進人口, 移徙, 解除, 裁衣, 豎柱上梁, 經絡, 開市, 立券, 交易, 納財, 開倉庫, 出貨財, 牧養, 納畜, 安葬, 啓攢.
忌	求醫療病, 築隄防, 修造動土, 修倉庫, 修置産室, 開渠穿井, 安碓磑, 補垣, 修飾垣牆, 平治道塗, 破屋壞垣, 畋獵, 取魚, 栽種, 破土.

丙辰沙中土寶平日병진사중토보평일	
吉神	天馬, 不將.
凶神	河魁, 死神, 月煞, 月虛, 白虎.
宜 忌	諸事不宜.

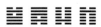

丁巳沙中土專定日 정사사중토전정일	
吉神	三合, 時陰, 六儀, 玉堂.
凶神	厭對, 招搖, 死氣, 四廢, 九坎, 九焦, 重日.
宜	
忌	祈福, 求嗣, 上冊受封, 上表章, 襲爵受封, 會親友, 冠帶, 出行, 上官赴任, 臨政親民, 結婚姻, 納采問名, 嫁娶, 進人口, 移徙, 安床, 解除, 剃頭, 求醫療病, 裁衣, 築隄防, 修造動土, 豎柱上梁, 修倉庫, 鼓鑄, 經絡, 醞釀, 開市, 立券, 交易, 納財, 開倉庫, 出貨財, 修置産室, 開渠穿井, 安確磑, 補垣塞穴, 修飾垣牆, 取魚, 乘船渡水, 栽種, 牧養, 納畜, 破土, 安葬, 啓攢.

欽定四庫全書 協紀辨方書

戊午天上火義執日 무오천상화의집일	
吉神	敬安, 解神.
凶神	月害, 大時, 大敗, 咸池, 小耗, 五虛, 天牢.
宜	沐浴, 剃頭, 整手足甲, 伐木, 捕捉, 畋獵.
忌	祈福, 求嗣, 上冊受封, 上表章, 襲爵受封, 會親友, 冠帶, 出行, 上官赴任, 臨政親民, 結婚姻, 納采問名, 嫁娶, 進人口, 移徙, 安床, 解除, 求醫療病, 築隄防, 修造動土, 豎柱上梁, 修倉庫, 苫蓋, 經絡, 醞釀, 開市, 立券, 交易, 納財, 開倉庫, 出貨財, 修置産室, 取魚, 乘船渡水, 栽種, 牧養, 納畜, 破土, 安葬, 啓攢.

己未天上火專破日 기미천상화전파일	
吉神	普護.
凶神	月破, 大耗, 四擊, 九空, 復日, 八專, 元武.
宜	祭祀, 破屋壞垣.
忌	祈福, 求嗣, 上冊受封, 上表章, 襲爵受封, 會親友, 冠帶, 出行, 上官赴任, 臨政親民, 結婚姻, 納采問名, 嫁娶, 進人口, 移徙, 安床, 剃頭, 整手足甲, 求醫療病, 裁衣, 築隄防, 修造動土, 豎柱上梁, 修倉庫, 鼓鑄, 經絡, 醞釀, 開市, 立券, 交易, 納財, 開倉庫, 出貨財, 修置產室, 開渠穿井, 安碓磑, 補垣塞穴, 修飾垣牆, 伐木, 栽種, 牧養, 納畜, 破土, 安葬, 啓攢.

庚申石榴木專危日 경신석류목전위일	
吉神	天德, 月德, 母倉, 陽德, 五富, 福生, 除神, 司命, 鳴吠.
凶神	遊禍, 五離, 八專.
宜	祭祀, 上冊受封, 上表章, 襲爵受封, 會親友, 出行, 上官赴任, 臨政親民, 移徙, 沐浴, 剃頭, 整手足甲, 裁衣, 修造動土, 豎柱上梁, 修倉庫, 醞釀, 開市, 立券, 交易, 納財, 開倉庫, 出貨財, 掃舍宇, 伐木, 栽種, 牧養, 納畜, 破土, 安葬.
忌	祈福, 求嗣, 結婚姻, 納采問名, 嫁娶, 安床, 解除, 求醫療病, 經絡, 畋獵, 取魚.

第三部 擇吉要法

辛酉石榴木專成日신유석류목전성일	
吉神	母倉, 月恩, 三合, 臨日, 天喜, 天醫, 除神, 鳴吠.
凶神	四耗, 大煞, 五離, 勾陳.
宜	祭祀, 祈福, 求嗣, 上冊受封, 上表章, 襲爵受封, 入學, 出行, 上官赴任, 臨政親民, 結婚姻, 納采問名, 嫁娶, 進人口, 移徙, 解除, 沐浴, 剃頭, 整手足甲, 求醫療病, 裁衣, 築隄防, 修造動土, 豎柱上梁, 修倉庫, 經絡, 開市, 立券, 交易, 納財, 開倉庫, 出貨財, 安碓磑, 掃舍宇, 栽種, 牧養, 納畜, 破土, 安葬.
忌	會親友, 醞釀.

壬戌大海水伐收日임술대해수벌수일	
吉神	聖心, 青龍.
凶神	天罡, 月刑, 五虛.
宜	祭祀, 捕捉, 畋獵.
忌	祈福, 求嗣, 上冊受封, 上表章, 襲爵受封, 會親友, 冠帶, 出行, 上官赴任, 臨政親民, 結婚姻, 納采問名, 嫁娶, 進人口, 移徙, 安床, 解除, 剃頭, 整手足甲, 求醫療病, 裁衣, 築隄防, 修造動土, 豎柱上梁, 修倉庫, 鼓鑄, 經絡, 醞釀, 開市, 立券, 交易, 納財, 開倉庫, 出貨財, 修置產室, 開渠穿井, 安碓磑, 補垣塞穴, 修飾垣牆, 破屋壞垣, 栽種, 牧養, 納畜, 破土, 安葬, 啓攢.

癸亥大海水專開日 계해대해수전개일	
吉神	陰德, 王日, 驛馬, 天后, 時陽, 生氣, 益後, 明堂.
凶神	月厭, 地火, 四窮, 六蛇, 重日, 大會, 陰錯.
宜	諸事不宜.
忌	

이상의 60간지는 월건(月建)이 축(丑)일 때의 것이니, 소한(小寒)에서 대한(大寒) 말까지이다. 그 신살의 길흉을 용사(用事)에 따라 마땅함(宜)과 꺼림(忌)을 표로 만들어 놓았으니 활용할 것이다.

*월표에 대한 일진의 신살(神煞) 해설 참고

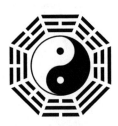

欽定 協紀辨方書

欽定四庫全書

協紀辨方書

卷 32

日表・용이택시用以擇時

제1장 일표(日表)

제1장. 일표(日表)

1. 일표(日表) 개설(槪說)

일표(日表)는 태세년(太歲年)에서 월(月), 일(日)에 따라
신살(神煞)을 갖추어 놓은 것이다. 길(吉)한 날을 이미 득하
였으면 추기(樞機)*가 발(發)하는 것은 반드시 시(時)를 살펴
써야 하는 것이다. 시(時)는 일(日)이 뿌리이나, 일을 관리하
는 것은 시(時)이기 때문이다.

  *추기(樞機) ; ① 중추(中樞)가 되는 기관. ② 천하(天下)의 대정
   (大政). ③ 몹시 중요한 사물(事物), 또는 그 중요 부분.

2. 60일시진정국(六十日時辰定局)

	甲子日十二時
子時	日建　金匱
丑時	天乙貴人　日合　寶光
寅時	日祿　喜神　福星貴人　日馬　白虎
卯時	玉堂　日刑
辰時	天牢
巳時	元武
午時	司命　日破　五不遇
未時	天乙貴人　日害　勾陳
申時	靑龍　路空
酉時	天官貴人　明堂　路空
戌時	天刑　旬空
亥時	朱雀　旬空

	乙丑日十二時
子時	天乙貴人　日合　天刑
丑時	福星貴人　日建　朱雀
寅時	金匱
卯時	日祿　寶光
辰時	白虎
巳時	玉堂　五不遇
午時	路空　日害　天牢
未時	路空　日破　元武
申時	天乙貴人　天官貴人　司命
酉時	勾陳
戌時	喜神　靑龍　日刑　旬空
亥時	福星貴人　日馬　明堂　旬空

第三部　擇吉要法

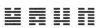

丙寅日十二時	
子時	天官貴人　福星貴人　靑龍
丑時	明堂
寅時	日建　天刑
卯時	朱雀
辰時	金匱　五不遇　路空
巳時	日祿　寶光　路空　日害　日刑
午時	白虎
未時	玉堂
申時	喜神　日馬　日破
酉時	天乙貴人　元武
戌時	福星貴人　旬空
亥時	天乙貴人　日合　勾陳　旬空

丁卯日十二時	
子時	司命　日刑
丑時	勾陳
寅時	靑龍　路空
卯時	日建　明堂　五不遇　路空
辰時	日害　天刑
巳時	日馬　朱雀
午時	日祿　喜神　金匱
未時	寶光
申時	白虎
酉時	天乙貴人　福星貴人　玉堂　日破
戌時	日合　天牢　旬空
亥時	天乙貴人　天官貴人　元武　旬空

欽定四庫全書　協紀辨方書

戊辰日十二時	
子時	路空　天牢
丑時	天乙貴人　路空　元武
寅時	日馬　司命　五不遇
卯時	天官貴人　日害　勾陳
辰時	喜神　日建　青龍　日刑
巳時	日祿　明堂
午時	天刑　天乙貴人
未時	天乙貴人　朱雀
申時	福星貴人　金匱
酉時	日合　寶光
戌時	路空　日破　白虎　旬空
亥時	玉堂　路空　旬空

己巳日十二時	
子時	天乙貴人　白虎
丑時	玉堂　五不遇
寅時	喜神　天官貴人　日害　天牢
卯時	元武
辰時	司命
巳時	日建　勾陳
午時	日祿　青龍
未時	福星貴人　明堂
申時	天乙貴人　日合　路空　日刑　天刑
酉時	路空　朱雀
戌時	金匱　旬空
亥時	日馬　寶光　五不遇　日破　旬空

第三部　擇吉要法

庚午日十二時	
子時	金匱　五不遇　日破
丑時	天乙貴人　寶光　日害
寅時	日馬　白虎
卯時	玉堂
辰時	天牢
巳時	元武
午時	天官貴人　福星貴人　日建　司命　路空　日刑
未時	天乙貴人　日合　路空　勾陳
申時	日祿　靑龍　日馬
酉時	明堂
戌時	喜神　五不遇　天刑　旬空
亥時	明堂　旬空

辛未日十二時	
子時	日害　天刑
丑時	日破　日刑　朱雀
寅時	天乙貴人　金匱
卯時	寶光
辰時	路空　白虎
巳時	天官貴人　福星貴人　日馬　玉堂　路空
午時	天乙貴人　日合　天牢
未時	日建　元武
申時	喜神　司命
酉時	日祿　五不遇　勾陳
戌時	靑龍　旬空
亥時	明堂　旬空

壬申十二時	
子時	青龍
丑時	天官貴人　明堂
寅時	日馬　路空　日破　日刑　天刑
卯時	天乙貴人　路空　朱雀
辰時	福星貴人　金匱
巳時	天乙貴人　日合　寶光
午時	喜神　白虎
未時	天官貴人　玉堂
申時	日建　五不遇　天牢
酉時	元武
戌時	司命
亥時	日祿　日害　勾陳　旬空

癸酉日十二時	
子時	日祿　司命　路空　勾陳
丑時	天乙貴人　元武
寅時	青龍
卯時	天乙貴人　福星貴人　明堂　日破
辰時	喜神　天官貴人　日合　天刑
巳時	天乙貴人　朱雀
午時	金匱
未時	寶光　五不遇
申時	白虎
酉時	日建　玉堂　日刑
戌時	天官貴人　寶光　路空　日害　旬空
亥時	日馬　路空　元武　旬空

甲戌日十二時	
子時	天牢
丑時	天乙貴人　元武
寅時	日祿　喜神　福星貴人　司命
卯時	日合　勾陳
辰時	青龍　日破
巳時	明堂
午時	五不遇　天刑
未時	天乙貴人　日刑　朱雀
申時	日馬　金匱　路空　旬空
酉時	天乙貴人　寶光　路空　日害　旬空
戌時	日建　白虎
亥時	玉堂

欽定四庫全書 協紀辨方書

乙亥日十二時	
子時	天乙貴人　白虎
丑時	福星貴人　玉堂
寅時	日合　天牢
卯時	日祿　元武
辰時	司命
巳時	日馬　五不遇　日破　勾陳
午時	青龍　路空
未時	明堂　路空
申時	天乙貴人　天官貴人　日害　天刑　旬空
酉時	朱雀　旬空
戌時	喜神　金匱
亥時	福星貴人　日建　寶光　日刑

丙子日十二時	
子時	天官貴人　福星貴人　日建　金匱
丑時	日合　寶光
寅時	日馬　白虎
卯時	玉堂　日刑
辰時	五不遇　路空　天牢
巳時	日祿　路空　元武
午時	司命　日破
未時	日害　勾陳
申時	喜神　青龍　旬空
酉時	天乙貴人　明堂　旬空
戌時	青龍　日刑
亥時	天乙貴人　天官貴人　日馬　明堂

丁丑日十二時	
子時	日合　天刑
丑時	日建　朱雀
寅時	金匱　路空
卯時	寶光　五不遇　路空
辰時	白虎
巳時	玉堂
午時	日祿　喜神　日害　天牢
未時	日破　元武
申時	司命　旬空
酉時	天乙貴人　福星貴人　勾陳
戌時	青龍　日刑
亥時	天乙貴人　天官貴人　日馬　明堂

第三部　擇吉要法

戊寅日十二時	
子時	青龍　路空
丑時	天乙貴人　明堂　路空
寅時	日建　五不遇　天刑
卯時	天官貴人　朱雀
辰時	喜神　金匱
巳時	日祿　寶光　日害　日刑
午時	白虎
未時	天乙貴人　玉堂
申時	福星貴人　日馬　日破　天牢　旬空
酉時	元武　旬空
戌時	司命　路空
亥時	日合　路空　勾陳

己卯日十二時	
子時	天乙貴人　司命　日刑
丑時	五不遇　勾陳
寅時	喜神　天官貴人　青龍
卯時	日建　明堂
辰時	日害　天刑
巳時	日馬　朱雀
午時	日祿　金匱
未時	福星貴人
申時	天乙貴人　路空　白虎　旬空
酉時	玉堂　路空　日破　旬空
戌時	日合　天牢
亥時	五不遇　元武

庚辰日十二時	
子時	五不遇　天牢
丑時	天乙貴人　元武
寅時	日馬　司命
卯時	日害　勾陳
辰時	日建　青龍　日刑
巳時	明堂
午時	天官貴人　福星貴人　路空　天刑
未時	天乙貴人　路空　朱雀
申時	日祿　金匱　旬空
酉時	日合　寶光　旬空
戌時	喜神　五不遇　日破　白虎
亥時	玉堂

辛巳日十二時	
子時	白虎
丑時	玉堂
寅時	天乙貴人　日害　天牢
卯時	元武
辰時	司命　路空
巳時	天乙貴人　福星貴人　日建　路空　勾陳
午時	天乙貴人　青龍
未時	明堂
申時	喜神　日合　日刑　旬空
酉時	日祿　五不遇　朱雀　旬空
戌時	金匱
亥時	日馬　寶光　日破

第三部　擇吉要法

壬午日十二時	
子時	金匱　日破
丑時	天官貴人　寶光　日害
寅時	路空　白虎
卯時	天乙貴人　玉堂　路空
辰時	福星貴人　天牢
巳時	天乙貴人　元武
午時	喜神　日建　司命　日刑
未時	天官貴人　日合　勾陳
申時	日馬　青龍　五不遇　旬空
酉時	明堂　旬空
戌時	天刑
亥時	日祿　朱雀

欽定四庫全書　協紀辨方書

癸未日十二時	
子時	日祿　路空　日害　天刑
丑時	路空　日破　日刑　朱雀
寅時	金匱
卯時	天乙貴人　福星貴人　寶光
辰時	喜神　天官貴人　白虎
巳時	天乙貴人　日馬　玉堂
午時	日合　天牢
未時	日建　五不遇　元武
申時	司命　旬空
酉時	勾陳　旬空
戌時	天官貴人　青龍　路空
亥時	明堂　路空

甲申日十二時	
子時	青龍
丑時	天乙貴人　明堂
寅時	日祿　喜神　福星貴人　日馬　日破　日刑　天刑
卯時	朱雀
辰時	金匱
巳時	日合　寶光
午時	五不遇　白虎　旬空
未時	天乙貴人　玉堂　旬空
申時	日建　路空　天牢
酉時	天官貴人　路空　元武
戌時	司命
亥時	日害　勾陳

乙酉日十二時	
子時	天乙貴人　司命
丑時	福星貴人　勾陳
寅時	青龍
卯時	日祿　明堂　日破
辰時	日合　天刑
巳時	五不遇　朱雀
午時	金匱　路空　旬空
未時	寶光　路空　旬空
申時	天乙貴人　天官貴人　白虎
酉時	日建　玉堂　日刑
戌時	喜神　日害　天牢
亥時	福星貴人　日馬　元武

丙戌日十二時	
子時	天官貴人　福星貴人　天牢
丑時	元武
寅時	司命
卯時	日合　勾陳
辰時	青龍　五不遇　路空　日破
巳時	日祿　明堂　路空
午時	天刑　旬空
未時	日刑　朱雀　旬空
申時	喜神　日馬　金匱
酉時	天乙貴人　寶光　日害
戌時	福星貴人　日建　白虎
亥時	天乙貴人　玉堂

丁亥日十二時	
子時	白虎
丑時	玉堂
寅時	日合　路空　天牢
卯時	五不遇　路空　元武
辰時	司命
巳時	日馬　日破　勾陳
午時	日祿　喜神　青龍　旬空
未時	明堂　旬空
申時	日害　天刑
酉時	天乙貴人　福星貴人　朱雀
戌時	金匱
亥時	天乙貴人　天官貴人　日建　寶光　日刑

戊子日十二時	
子時	日建　金匱　路空
丑時	天乙貴人　日合　寶光　路空
寅時	日馬　五不遇　白虎
卯時	天官貴人　玉堂　日刑
辰時	喜神　天牢
巳時	日祿　元武
午時	司命　日破　旬空
未時	天乙貴人　日害　勾陳　旬空
申時	福星貴人　靑龍
酉時	明堂
戌時	路空　天刑
亥時	路空　朱雀

己丑日十二時	
子時	天乙貴人　日合　天刑
丑時	日建　五不遇　朱雀
寅時	喜神　天官貴人　金匱
卯時	寶光
辰時	白虎
巳時	玉堂
午時	日祿　日害　天牢　旬空
未時	福星貴人　日破　元武　旬空
申時	天乙貴人　司命　路空
酉時	路空　勾陳
戌時	靑龍　日刑
亥時	日馬　明堂　五不遇

第三部　擇吉要法

庚寅日十二時	
子時	靑龍　五不遇
丑時	天乙貴人　明堂
寅時	日建　天刑
卯時	朱雀
辰時	金匱
巳時	寶光　日害　日刑
午時	天官貴人　福星貴人　路空　白虎　旬空
未時	天乙貴人　玉堂　路空　旬空
申時	日祿　日馬　日破　天牢
酉時	元武
戌時	喜神　司命　五不遇
亥時	日合　勾陳

辛卯日十二時	
子時	司命　日刑
丑時	勾陳
寅時	天乙貴人　靑龍
卯時	日建　明堂
辰時	路空　日害　天刑
巳時	天官貴人　福星貴人　日馬　路空　朱雀
午時	天乙貴人　金匱　旬空
未時	寶光　旬空
申時	喜神　白虎
酉時	日祿　玉堂　五不遇　日破
戌時	日合　天牢
亥時	元武

壬辰日十二時	
子時	天牢
丑時	天官貴人　元武
寅時	日馬　司命　路空
卯時	天乙貴人　路空　日害　勾陳
辰時	福星貴人　日建　青龍　日刑
巳時	天乙貴人　明堂
午時	喜神　天刑
未時	天官貴人　朱雀　旬空
申時	金匱　五不遇
酉時	日合　寶光
戌時	日破　白虎
亥時	日祿　玉堂

癸巳日十二時	
子時	日祿　路空　白虎
丑時	玉堂　路空
寅時	日害　天牢
卯時	天乙貴人　福星貴人　元武
辰時	喜神　天官貴人　司命
巳時	天乙貴人　日建　勾陳
午時	青龍　旬空
未時	明堂　五不遇　旬空
申時	日合　日刑　天刑
酉時	朱雀
戌時	天官貴人　金匱　路空
亥時	日馬　寶光　路空　日破

第三部　擇吉要法

甲午日十二時	
子時	金匱　日破
丑時	天乙貴人　日害
寅時	日祿　喜神　福星貴人　白虎
卯時	玉堂
辰時	天牢　旬空
巳時	元武　旬空
午時	日建　司命　五不遇　日刑
未時	天乙貴人　日合　勾陳
申時	日馬　靑龍　路空
酉時	天官貴人　明堂　路空
戌時	天刑
亥時	朱雀

乙未日十二時	
子時	天乙貴人　日害　天刑
丑時	福星貴人　日破　日刑　朱雀
寅時	金匱
卯時	日祿　寶光
辰時	白虎　旬空
巳時	日馬　玉堂　五不遇　旬空
午時	日合　路空　天牢
未時	日建　路空　元武
申時	天乙貴人　天官貴人　司命
酉時	勾陳
戌時	喜神　靑龍
亥時	福星貴人　明堂

丙申日十二時	
子時	天官貴人　福星貴人　青龍
丑時	明堂
寅時	日馬　日破　日刑　天刑
卯時	朱雀
辰時	金匱　五不遇　路空　旬空
巳時	日祿　日合　寶光　路空　旬空
午時	白虎
未時	玉堂
申時	喜神　日建　天牢
酉時	天乙貴人　元武
戌時	福星貴人　司命
亥時	天乙貴人　日害　勾陳

丁酉日十二時	
子時	司命
丑時	勾陳
寅時	青龍　路空
卯時	路空
辰時	日合　天刑　旬空
巳時	朱雀　旬空
午時	日祿　喜神　金匱
未時	寶光
申時	白虎
酉時	天乙貴人　福星貴人　日祿　玉堂　日刑
戌時	日害　天牢
亥時	天乙貴人　天官貴人　日馬　元武

第三部　擇吉要法

戊戌日十二時	
子時	路空　天牢
丑時	天乙貴人　路空　元武
寅時	司命　五不遇
卯時	天官貴人　日合　勾陳
辰時	喜神　青龍　日破　旬空
巳時	日祿　明堂　旬空
午時	天刑
未時	天乙貴人　日刑　朱雀
申時	福星貴人　日馬　金匱
酉時	寶光　日害
戌時	日建　路空　白虎
亥時	玉堂　路空

己亥日十二時	
子時	天乙貴人　白虎
丑時	玉堂　五不遇
寅時	喜神　天官貴人　日合　天牢
卯時	元武
辰時	司命　旬空
巳時	日馬　日破　勾陳
午時	日祿　青龍
未時	福星貴人　明堂
申時	天乙貴人　路空　日害　天刑
酉時	路空　朱雀
戌時	金匱
亥時	日建　寶光　五不遇　日刑

庚子日十二時	
子時	日建　金匱　五不遇
丑時	天乙貴人　日合　寶光
寅時	日馬　白虎
卯時	玉堂　日刑
辰時	天牢　旬空
巳時	元武　旬空
午時	天官貴人　福星貴人　司命　路空　日破
未時	天乙貴人　路空　日害　勾陳
申時	日祿　青龍
酉時	明堂
戌時	喜神　五不遇　天刑
亥時	朱雀

辛丑日十二時	
子時	日合　天刑
丑時	日建　朱雀
寅時	天乙貴人　金匱
卯時	寶光
辰時	路空　白虎　旬空
巳時	天官貴人　福星貴人　玉堂　路空　旬空
午時	天乙貴人　日害　天牢
未時	日破　元武
申時	喜神　司命
酉時	日祿　五不遇　勾陳
戌時	青龍　日刑
亥時	日馬　明堂

第三部　擇吉要法

壬寅日十二時	
子時	靑龍
丑時	天官貴人　明堂
寅時	日建　路空　天刑
卯時	天乙貴人　路空　朱雀
辰時	福星貴人　金匱　旬空
巳時	天乙貴人　寶光　日害　日刑　旬空
午時	喜神　白虎
未時	天官貴人　玉堂
申時	日馬　五不遇　日破　天牢
酉時	元武
戌時	司命
亥時	日祿　日合　勾陳

癸卯日十二時	
子時	日祿　司命　路空　日刑
丑時	路空　勾陳
寅時	靑龍
卯時	天乙貴人　福星貴人　日建　明堂
辰時	喜神　天官貴人　日害　天刑　旬空
巳時	天乙貴人　日馬　朱雀　旬空
午時	金匱
未時	寶光　五不遇
申時	白虎
酉時	玉堂　日破
戌時	天官貴人　日合　路空　天牢
亥時	路空　元武

甲辰日十二時	
子時	天牢
丑時	天乙貴人　元武
寅時	日祿　喜神　福星貴人　日馬　司命　旬空
卯時	日害　勾陳　旬空
辰時	日建　日刑　天刑
巳時	明堂
午時	五不遇　天刑
未時	天乙貴人　朱雀
申時	金匱　路空
酉時	天乙貴人　日合　寶光　路空
戌時	日破　白虎
亥時	玉堂

乙巳日十二時	
子時	天乙貴人　白虎
丑時	福星貴人　玉堂
寅時	日害　天牢　旬空
卯時	日祿　元武　旬空
辰時	司命
巳時	日建　五不遇　勾陳
午時	青龍　路空
未時	明堂　路空
申時	天乙貴人　天官貴人　日合　日刑　天刑
酉時	朱雀
戌時	喜神　金匱
亥時	福星貴人　日馬　寶光　日破

第三部　擇吉要法

丙午日十二時	
子時	天官貴人　福星貴人　金匱　日破
丑時	寶光　日害
寅時	白虎　旬空
卯時	玉堂　旬空
辰時	五不遇　路空　天牢
巳時	日祿　路空　元武
午時	日建　司命　日刑
未時	日合　勾陳
申時	喜神　日馬　青龍
酉時	天乙貴人　明堂
戌時	福星貴人　天刑
亥時	天乙貴人　朱雀

丁未日十二時	
子時	日害　天刑
丑時	日破　日刑　朱雀
寅時	金匱　路空　旬空
卯時	寶光　五不遇　路空　旬空
辰時	白虎
巳時	日馬　玉堂
午時	日祿　喜神　日合　天牢
未時	日建　元武
申時	司命
酉時	天乙貴人　福星貴人　勾陳
戌時	青龍
亥時	天乙貴人　天官貴人　明堂

戊申日十二時	
子時	青龍　路空
丑時	天乙貴人　明堂　路空
寅時	日馬　五不遇　日破　日刑　天刑　旬空
卯時	天官貴人　朱雀　旬空
辰時	喜神　金匱
巳時	日祿　日合　寶光
午時	白虎
未時	天乙貴人　玉堂
申時	福星貴人　日建　天牢
酉時	元武
戌時	司命　路空
亥時	路空　日害　勾陳

己酉日十二時	
子時	天乙貴人　司命
丑時	五不遇　勾陳
寅時	喜神　天官貴人　青龍　旬空
卯時	明堂　日破　旬空
辰時	日合　天刑
巳時	朱雀
午時	日祿　金匱
未時	福星貴人　寶光
申時	天乙貴人　路空　白虎
酉時	日建　玉堂　路空　日刑
戌時	日害　天牢
亥時	日馬　五不遇　元武

庚戌日十二時	
子時	五不遇　天牢
丑時	天乙貴人　元武
寅時	司命　旬空
卯時	日合　勾陳　旬空
辰時	靑龍　日破
巳時	明堂
午時	天官貴人　福星貴人　路空　天刑
未時	天乙貴人　路空　日刑　朱雀
申時	日祿　日馬　金匱
酉時	寶光　日害
戌時	喜神　日建　五不遇　白虎
亥時	玉堂

辛亥日十二時	
子時	白虎
丑時	玉堂
寅時	天乙貴人　日合　天牢　旬空
卯時	元武　旬空
辰時	司命　路空
巳時	天官貴人　福星貴人　日馬　路空　日破　勾陳
午時	天乙貴人　靑龍
未時	明堂
申時	喜神　日害　天刑
酉時	日祿　五不遇　朱雀
戌時	天刑
亥時	日祿　朱雀

壬子日十二時	
子時	日建　金匱
丑時	天官貴人　日合　寶光
寅時	日馬　路空　白虎　旬空
卯時	天乙貴人　玉堂　路空　日刑　旬空
辰時	福星貴人　天牢
巳時	天乙貴人　元武
午時	喜神　司命　日破
未時	天官貴人　日害　勾陳
申時	青龍　五不遇
酉時	明堂
戌時	天刑
亥時	日祿　朱雀

癸丑日十二時	
子時	日祿　日合　路空　天刑
丑時	日建　路空　朱雀
寅時	金匱　旬空
卯時	天乙貴人　福星貴人　寶光　旬空
辰時	喜神　天乙貴人　白虎
巳時	天乙貴人　玉堂
午時	日害
未時	五不遇　日破　元武
申時	司命
酉時	勾陳
戌時	天官貴人　青龍　路空　日刑
亥時	日馬　明堂　路空

第三部　擇吉要法

甲寅日十二時	
子時	青龍　旬空
丑時	天乙貴人　明堂　旬空
寅時	日祿　喜神　福星貴人　日建　天刑
卯時	朱雀
辰時	金匱
巳時	寶光　日害　日刑
午時	五不遇　白虎
未時	天乙貴人　玉堂
申時	日馬　路空　日破　天牢
酉時	天乙貴人　路空　元武
戌時	司命
亥時	日合　勾陳

乙卯日十二時	
子時	天乙貴人　司命　日刑　旬空
丑時	福星貴人　勾陳　旬空
寅時	青龍
卯時	日祿　日建　明堂
辰時	日害　天刑
巳時	日馬　五不遇　朱雀
午時	金匱　路空
未時	寶光　路空
申時	天乙貴人　天官貴人　白虎
酉時	玉堂　日破
戌時	喜神　日合　天牢
亥時	福星貴人　元武

欽定四庫全書　協紀辨方書

丙辰日十二時	
子時	天官貴人　福星貴人　天牢　旬空
丑時	元武　旬空
寅時	日馬　司命
卯時	日害　勾陳
辰時	日建　青龍　五不遇　路空　日刑
巳時	日祿　明堂　路空
午時	天刑
未時	朱雀
申時	喜神　金匱
酉時	天乙貴人　日合　寶光
戌時	福星貴人　日破　白虎
亥時	天乙貴人　玉堂

丁巳日十二時	
子時	白虎　旬空
丑時	玉堂　旬空
寅時	路空　日害　天牢
卯時	五不遇　路空　元武
辰時	司命
巳時	日建　勾陳
午時	日祿　喜神　青龍
未時	明堂
申時	日合　日刑　天刑
酉時	天乙貴人　福星貴人　朱雀
戌時	金匱
亥時	天乙貴人　天官貴人　日馬　寶光　日破

第三部　擇吉要法

戊午日十二時	
子時	金匱　路空　日破　旬空
丑時	天乙貴人　寶光　路空　日害　旬空
寅時	五不遇　白虎
卯時	天官貴人　玉堂
辰時	喜神　天牢
巳時	日祿　元武
午時	日建　司命　日刑
未時	天乙貴人　日合　勾陳
申時	福星貴人　日馬　青龍
酉時	明堂
戌時	路空　天刑
亥時	路空　朱雀

己未日十二時	
子時	天乙貴人　日害　天刑　旬空
丑時	五不遇　日破　日刑　朱雀　旬空
寅時	喜神　天官貴人　金匱
卯時	寶光
辰時	白虎
巳時	日馬　玉堂
午時	日祿　日合　天牢
未時	福星貴人　日建　元武
申時	天乙貴人　司命　路空
酉時	路空　勾陳
戌時	青龍
亥時	明堂　五不遇

庚申日十二時	
子時	五不遇　五不遇　旬空
丑時	天乙貴人　明堂　旬空
寅時	日馬　日破　日刑　天刑
卯時	朱雀
辰時	金匱
巳時	日合　寶光
午時	天官貴人　福星貴人　路空　白虎
未時	天乙貴人　路空
申時	日祿　日建　天牢
酉時	元武
戌時	喜神　司命　五不遇
亥時	日害　勾陳

辛酉日十二時	
子時	司命　旬空
丑時	勾陳　旬空
寅時	天乙貴人　青龍
卯時	明堂　日破
辰時	日合　路空　天刑
巳時	天官貴人　福星貴人　路空　朱雀
午時	天乙貴人　金匱
未時	寶光
申時	喜神　白虎
酉時	日祿　日建　玉堂　五不遇　日刑
戌時	日害　天牢
亥時	日馬　元武

第三部　擇吉要法

壬戌日十二時	
子時	天牢　旬空
丑時	天官貴人　元武　旬空
寅時	司命　路空
卯時	天乙貴人　日合　路空　勾陳
辰時	福星貴人　靑龍　日破
巳時	天乙貴人　明堂
午時	喜神　天刑
未時	天官貴人　日刑　朱雀
申時	日馬　金匱　五不遇
酉時	寶光　日害
戌時	日建　白虎
亥時	日祿　玉堂

癸亥日十二時	
子時	日祿　路空　白虎　旬空
丑時	玉堂　路空　旬空
寅時	日合　天牢
卯時	天乙貴人　福星貴人　元武
辰時	喜神　天官貴人　司命
巳時	天乙貴人　日馬　日破　勾陳
午時	靑龍
未時	明堂　五不遇
申時	日害　天刑
酉時	朱雀
戌時	天官貴人　金匱　路空
亥時	日建　寶光　路空　日刑

3. 귀등천문시정국(貴登天門時定局)

우수 후 일전 재해궁(雨水後日躔在亥宮)		
甲日 卯時	月將亥加卯	陽貴未加亥
酉時	月將亥加酉	陰貴丑加亥
乙日 戌時	月將亥加戌	陰貴子加亥
丙日 亥時	月將亥加亥	陰貴亥加亥
丁日 丑時	月將亥加丑	陰貴酉加亥
戊日 酉時	月將亥加酉	陽貴丑加亥
卯時	月將亥加卯	陰貴未加亥
己日 寅時	月將亥加寅	陰貴申加亥
庚日 酉時	月將亥加酉	陽貴丑加亥
卯時	月將亥加卯	陰貴未加亥
辛日 申時	月將亥加申	陽貴寅加亥
壬日 未時	月將亥加未	陽貴卯加亥
癸日 巳時	月將亥加巳	陽貴巳加亥

춘분 후 일전 재술궁(雨水後日躔在戌宮)		
乙日 酉時	月將戌加酉	陰貴子加亥
丙日 戌時	月將戌加戌	陰貴亥加亥
丁日 子時	月將戌加子	陰貴酉加亥
戊日 申時	月將戌加申	陽貴丑加亥
寅時	月將戌加寅	陰貴未加亥
己日 酉時	月將戌加酉	陽貴子加亥
丑時	月將戌加丑	陰貴申加亥
庚日 申時	月將戌加申	陽貴丑加亥
寅時	月將戌加寅	陰貴未加亥
辛日 未時	月將戌加未	陽貴寅加亥
卯時	月將戌加卯	陰貴午加亥
壬日 午時	月將戌加午	陽貴卯加亥
癸日 辰時	月將戌加辰	陽貴巳加亥

第三部 擇吉要法

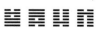

곡우 후 일전 재유궁(穀雨後日躔在酉宮)			
丁日	酉時	月將酉加酉	陽貴亥加亥
	亥時	月將酉加亥	陰貴酉加亥
戊日	未時	月將酉加未	陽貴丑加亥
	丑時	月將酉加丑	陰貴未加亥
己日	申時	月將酉加申	陽貴子加亥
	子時	月將酉加子	陰貴申加亥
庚日	未時	月將酉加未	陽貴丑加亥
	丑時	月將酉加丑	陰貴未加亥
辛日	午時	月將酉加午	陽貴寅加亥
	寅時	月將酉加寅	陰貴午加亥
壬日	巳時	月將酉加巳	陽貴卯加亥
癸日	卯時	月將酉加卯	陽貴巳加亥

소만 후 일전 재신궁(小滿後日躔在申宮)			
丙日	戌時	月將申加戌	陽貴酉加亥
丁日	申時	月將申加申	陽貴亥加亥
	戌時	月將申加戌	陰貴酉加亥
戊日	午時	月將申加午	陽貴丑加亥
	子時	月將申加子	陰貴未加亥
己日	未時	月將申加未	陽貴子加亥
	亥時	月將申加亥	陰貴申加亥
庚日	午時	月將申加午	陽貴丑加亥
	子時	月將申加子	陰貴未加亥
辛日	巳時	月將申加巳	陽貴寅加亥
	丑時	月將申加丑	陰貴午加亥
壬日	辰時	月將申加辰	陽貴卯加亥
	寅時	月將申加寅	陰貴巳加亥
癸日	寅時	月將申加寅	陽貴巳加亥

하지 후 일전 재미궁(夏至後日躔在未宮)			
乙日	戌時	月將未加戌	陽貴申加亥
丙日	酉時	月將未加酉	陽貴酉加亥
丁日	未時	月將未加未	陽貴亥加亥
戊日	巳時	月將未加巳	陽貴丑加未
	亥時	月將未加亥	陰貴未加未
己日	午時	月將未加午	陽貴子加亥
	戌時	月將未加戌	陰貴申加亥
庚日	己時	月將未加己	陽貴丑加亥
	亥時	月將未加亥	陰貴未加亥
辛日	辰時	月將未加辰	陽貴寅加亥
	子時	月將未加子	陰貴午加亥
壬日	卯時	月將未加卯	陽貴卯加亥
	丑時	月將未加丑	陰貴巳加亥

대서 후 일전 재오궁(大暑後日躔在午宮)			
乙日	酉時	月將午加酉	陽貴申加亥
丙日	申時	月將午加申	陽貴酉加亥
丁日	午時	月將午加午	陽貴亥加亥
戊日	辰時	月將午加辰	陽貴丑加亥
	戌時	月將午加戌	陰貴未加亥
己日	巳時	月將午加巳	陽貴子加亥
庚日	辰時	月將午加辰	陽貴丑加亥
	戌時	月將午加戌	陰貴未加亥
申日	卯時	月將午加卯	陽貴寅加亥
	亥時	月將午加亥	陰貴午加亥
壬日	寅時	月將午加寅	陽貴卯加亥
	子時	月將午加子	陰貴巳加亥
癸日	寅時	月將午加寅	陰貴卯加亥

第三部 擇吉要法

처서 후 일전 재사궁(處暑後日躔在巳宮)			
甲日	酉時	月將巳加酉	陽貴未加亥
乙日	申時	月將巳加申	陽貴申加亥
丙日	未時	月將巳加未	陽貴酉加亥
丁日	巳時	月將巳加巳	陽貴亥加亥
戊日	卯時	月將巳加卯	陽貴丑加亥
	酉時	月將巳加酉	陰貴未加亥
己日	辰時	月將巳加辰	陽貴子加亥
庚日	卯時	月將巳加卯	陽貴丑加亥
	酉時	月將巳加酉	陰貴未加亥
辛日	戌時	月將巳加戌	陰貴午加亥
壬日	亥時	月將巳加亥	陰貴巳加亥
癸日	丑時	月將巳加丑	陰貴卯加亥

추분 후 일전 재진궁(秋分後日躔在辰宮)			
甲日	申時	月將辰加申	陽貴未加亥
	寅時	月將辰加寅	陰貴丑加亥
乙日	未時	月將辰加未	陽貴申加亥
	卯時	月將辰加卯	陰貴子加亥
丙日	午時	月將辰加午	陽貴酉加亥
丁日	辰時	月將辰加辰	陽貴亥加亥
己日	卯時	月將辰加卯	陽貴子加亥
辛日	酉時	月將辰加酉	陰貴午加亥
壬日	戌時	月將辰加戌	陰貴巳加亥
癸日	子時	月將辰加子	陰貴卯加亥

상강 후 일전 재묘궁(霜降後日躔在卯宮)		
甲日 未時	月將卯加未	陰貴未加亥
丑時	月將卯加丑	陰貴丑加亥
乙日 午時	月將卯加午	陽貴申加亥
寅時	月將卯加寅	陰貴子加亥
丙日 巳時	月將卯加巳	陽貴酉加亥
卯時	月將卯加卯	陰貴亥加亥
丁日 卯時	月將卯加卯	陽貴亥加亥
壬日 酉時	月將卯加酉	陰貴巳加亥
癸日 酉時	月將卯加酉	陽貴巳加亥
亥時	月將午加亥	陰貴卯加亥

소설 후 일전 재인궁(小雪後日躔在寅宮)		
甲日 午時	月將寅加午	陽貴未加亥
子時	月將寅加子	陰貴丑加亥
乙日 己時	月將寅加己	陽貴申加亥
丑時	月將寅加丑	陰貴子加亥
丙日 辰時	月將寅加辰	陽貴酉加亥
寅時	月將寅加寅	陰貴亥加亥
癸日 申時	月將寅加申	陽貴巳加亥
戌時	月將寅加戌	陰貴卯加亥

第三部 擇吉要法

동지 후 일전 재축궁(冬至後日躔在丑宮)			
甲日	己時	月將丑加己	陽貴未加亥
	亥時	月將丑加亥	陰貴丑加亥
乙日	辰時	月將丑加辰	陽貴申加亥
	子時	月將丑加子	陰貴子加亥
丙日	丑時	月將丑加丑	陰貴亥加亥
丁日	卯時	月將丑加卯	陰貴酉加亥
己日	辰時	月將丑加辰	陰貴申加亥
癸日	未時	月將丑加未	陽貴巳加亥
	酉時	月將丑加酉	陰貴巳加亥

대한 후 일전 재자궁(大寒後日躔在子宮)			
甲日	辰時	月將子加辰	陽貴未加亥
	戌時	月將子加戌	陰貴丑加亥
乙日	卯時	月將子加卯	陽貴申加亥
	亥時	月將子加亥	陰貴子加亥
丙日	子時	月將子加子	陰貴亥加亥
丁日	寅時	月將子加寅	陽貴酉加亥
己日	卯時	月將子加卯	陰貴申加亥
壬日	申時	月將子加申	陽貴卯加亥
癸日	午時	月將子加午	陽貴巳加亥
	申時	月將子加申	陰貴卯加亥

欽定四庫全書　協紀辨方書

4. 사대길시정국(四大吉時定局)

우수 후 일전 재해궁 용갑병경임시(雨水後日躔在亥宮用甲丙庚壬時)			
甲日	甲勾陳	丙勾陳	庚太常	壬太陰
乙日	甲六合	丙六合	庚元武	壬天后
丙日	甲朱雀	丙朱雀	庚太陰	壬天乙
丁日	甲天乙	丙天乙	庚天乙	壬太陰
戊庚日	甲朱雀	丙朱雀	庚太陰	壬太常
己日	甲天后	丙騰蛇	庚騰蛇	壬元武
辛日	甲六合	丙六合	庚元武	壬白虎
壬日	甲勾陳	丙勾陳	庚太常	壬天空
癸日	甲天空	丙天空	庚天空	壬太常

춘분 후 일전 재술궁 용간손곤건시(春分後日躔在戌宮用艮巽坤乾時)			
甲日	艮六合	巽六合	坤元武	乾元武
乙日	艮太陰	巽朱雀	坤太陰	乾太陰
丙日	艮天后	巽騰蛇	坤天后	乾天后
丁日	艮騰蛇	巽騰蛇	坤騰蛇	乾天后
戊庚日	艮六合	巽六合	坤元武	乾元武
己日	艮朱雀	巽朱雀	坤朱雀	乾太陰
辛日	艮太常	巽勾陳	坤太常	乾太常
壬日	艮白虎	巽青龍	坤白虎	乾白虎
癸日	艮青龍	巽青龍	坤青龍	乾白虎

第三部 擇吉要法

곡우 후 일전 재유궁 용계을정신시(穀雨後日躔在酉宮用癸乙丁辛時)			
甲日	癸勾陳	乙朱雀	丁太陰	辛太陰
乙日	癸元武	乙騰蛇	丁天后	辛天后
丙日	癸太陰	乙天乙	丁天乙	辛天乙
丁日	癸天乙	乙朱雀	丁朱雀	辛太陰
戊庚日	癸朱雀	乙勾陳	丁太常	辛太常
己日	癸騰蛇	乙六合	丁六合	辛元武
辛日	癸元武	乙青龍	丁白虎	辛白虎
壬日	癸太常	乙天空	丁天空	辛天空
癸日	癸天空	乙勾陳	丁勾陳	辛太常

소만 후 일전 재신궁 용갑병경임시(小滿後日躔在申宮用甲丙庚壬時)			
甲日	甲騰蛇	丙天后	庚天后	壬青龍
乙日	甲天乙	丙天乙	庚天乙	壬太常
丙日	甲天后	丙騰蛇	庚騰蛇	壬元武
丁日	甲六合	丙六合	庚元武	壬天后
戊庚日	甲青龍	丙白虎	庚白虎	壬騰蛇
己日	甲勾陳	丙勾陳	庚太常	壬天乙
辛日	甲天空	丙天空	庚天空	壬太陰
壬日	甲白虎	丙青龍	庚青龍	壬元武
癸日	甲六合	丙六合	庚元武	壬白虎

하지 후 일전 재미궁 용간손곤건시(夏至後日躔在未宮用艮巽坤乾時)			
甲日	艮天乙	巽天乙	坤天乙	乾天乙
乙日	艮天后	巽騰蛇	坤騰蛇	乾天后
丙日	艮太陰	巽朱雀	坤太常	乾太陰
丁日	艮勾陳	巽勾陳	坤太常	乾太常
戊庚日	艮天空	巽天空	坤天空	乾天空
己日	艮青龍	巽青龍	坤白虎	乾白虎
辛日	艮白虎	巽青龍	坤青龍	乾白虎
壬日	艮太常	巽勾陳	坤勾陳	乾太常
癸日	艮朱雀	巽朱雀	坤太陰	乾太陰

대서 후 일전 재오궁 용계을정신시(大暑後日躔在午宮用癸乙丁辛時)			
甲日	癸白虎	乙騰蛇	丁騰蛇	辛天后
乙日	癸天空	乙朱雀	丁朱雀	辛太陰
丙日	癸青龍	乙六合	丁六合	辛元武
丁日	癸元武	乙青龍	丁白虎	辛白虎
戊庚日	癸天后	乙青龍	丁青龍	辛白虎
己日	癸太陰	乙天空	丁天空	辛天空
辛日	癸天乙	乙勾陳	丁勾陳	辛太常
壬日	癸騰蛇	乙六合	丁六合	辛元武
癸日	癸元武	乙騰蛇	丁天后	辛天后

第三部 擇吉要法

처서 후 일전 재사궁 용갑병경임시(處暑後日躔在巳宮用甲丙庚壬時)			
甲日	甲朱雀	丙朱雀	庚太陰	壬太常
乙日	甲六合	丙六合	庚元武	壬白虎
丙日	甲勾陳	丙勾陳	庚太常	壬天空
丁日	甲天空	丙天空	庚天空	壬太常
戊庚日	甲勾陳	丙勾陳	庚太常	壬太陰
己日	甲白虎	丙青龍	庚青龍	壬元武
辛日	甲六合	丙六合	庚元武	壬天后
壬日	甲朱雀	丙朱雀	庚太陰	壬天乙
癸日	甲天乙	丙天乙	庚天乙	壬太陰

추분 후 일전 재진궁 용간손곤건시(秋分後日躔在辰宮用艮巽坤乾時)			
甲日	艮六合	巽六合	坤元武	乾元武
乙日	艮太常	巽勾陳	坤太常	乾太常
丙日	艮白虎	巽青龍	坤白虎	乾白虎
丁日	艮青龍	巽青龍	坤青龍	乾白虎
戊庚日	艮六合	巽六合	坤元武	乾元武
己日	艮勾陳	巽勾陳	坤勾陳	乾太常
辛日	艮太陰	巽朱雀	坤太陰	乾太陰
壬日	艮天后	巽騰蛇	坤天后	乾天后
癸日	艮騰蛇	巽騰蛇	坤騰蛇	乾天后

欽定四庫全書　協紀辨方書

상강 후 일전 재묘궁 용계을정신시(霜降後日躔在卯宮用癸乙丁辛時)			
甲日	癸朱雀	乙勾陳	丁太常	辛太陰
乙日	癸元武	乙靑龍	丁白虎	辛元武
丙日	癸太常	乙天空	丁天空	辛太常
丁日	癸天空	乙勾陳	丁勾陳	辛天空
戊庚日	癸勾陳	乙朱雀	丁太陰	辛太常
己日	癸靑龍	乙六合	丁六合	辛白虎
辛日	癸元武	乙騰蛇	丁天后	辛元武
壬日	癸太陰	乙天乙	丁天乙	辛太陰
癸日	癸天乙	乙朱雀	丁朱雀	辛天乙

소설 후 일전 재인궁 용갑병경임시(小雪後日躔在寅宮用甲丙庚壬時)			
甲日	甲騰蛇	丙白虎	庚白虎	壬騰蛇
乙日	甲朱雀	丙天空	庚天空	壬太陰
丙日	甲六合	丙靑龍	庚靑龍	壬元武
丁日	甲白虎	丙六合	庚元武	壬白虎
戊庚日	甲靑龍	丙天后	庚天后	壬靑龍
己日	甲天空	丙朱雀	庚太陰	壬天空
辛日	甲勾陳	丙天乙	庚天乙	壬太常
壬日	甲六合	丙騰蛇	庚騰蛇	壬元武
癸日	甲天后	丙六合	庚元武	壬天后

第三部 擇吉要法

동지 후 일전 재축궁 용간손곤건시(冬至後日躔在丑宮用艮巽坤乾時)			
甲日	艮天乙	巽天空	坤天空	乾天乙
乙日	艮騰蛇	巽靑龍	坤靑龍	乾天后
丙日	艮朱雀	巽勾陳	坤勾陳	乾太陰
丁日	艮太常	巽朱雀	坤太陰	乾太常
戊庚日	艮天空	巽天乙	坤天乙	乾天空
己日	艮白虎	巽騰蛇	坤天后	乾白虎
辛日	艮靑龍	巽騰蛇	坤騰蛇	乾白虎
壬日	艮勾陳	巽朱雀	坤朱雀	乾太常
癸日	艮太陰	巽勾陳	坤太陰	乾太陰

대한 후 일전 재자궁 용계을정신시(大寒後日躔在子宮用癸乙丁辛時)			
甲日	癸天后	乙靑龍	丁靑龍	辛天后
乙日	癸天乙	乙勾陳	丁勾陳	辛天乙
丙日	癸騰蛇	乙六合	丁六合	辛天后
丁日	癸元武	乙騰蛇	丁天后	辛元武
戊庚日	癸白虎	乙騰蛇	丁騰蛇	辛太常
己日	癸太常	乙天乙	丁天乙	辛白虎
辛日	癸天空	乙朱雀	丁朱雀	辛天空
壬日	癸靑龍	乙六合	丁六合	辛白虎
癸日	癸元武	乙靑龍	丁白虎	辛元武

欽定
四庫全書

協紀辨方書
卷 33

이용利用 1 ・조장택길造葬擇吉

제1장. 조장택길(造葬擇吉)의 총체적 방법

1. 이용(利用)

택일을 하는 법도에는 체(體)와 용(用)이 달리 나뉘어져 있는데, 용산(龍山) 방향과 같이 한번 결정되어 바꿀 수 없는 것을 체(體)라 하고, 연·월·일·시와 같이 고정되지 않아 바꿀 수 있는 것을 용(用)이라 한다. 용(龍)을 보조하고 좌산(坐山)을 생부(生扶)하며 흉함을 제거하고 길(吉)함을 돕는 것은, 고정되어 있지 않은 것으로 고정되어 있는 체(體)에다가 배합시키는 것이니, 체에 용을(體之用) 배합시키는 것이라 한다.

적체비궁(吊替飛宮)*하고 합국상주(合局相主)*하는 것은 고정되어 있지 않은 것으로 고정됨이 없는 것에 배합시키는 것이니, 용을 용에(用之用) 배속시키는 것이다.

착종참오(錯綜參伍)*하고 정의입신(精義入神)*하면 민(民)을 인도함에 여러 가지를 만족시킬 수 있을 것이니, 올바른 이용법이다.

*적체비궁(吊替飛宮) ; 九宮 등에 해당되는 神煞을 찾아 배속시키는 일.

*합국상주(合局相主) ; 主命의 길흉을 局中에 비궁시키는 일.

*착종참오(錯綜參伍) ; 여러 대열이 뒤섞여 엉클어져 있는 것을

추려내어 씀.

*정의입신(精義入神) ; 작은 도리까지 모두 찾아 넣는 일.

2. 선택요론(選擇要論)

《선택종경(選擇宗鏡)》왈, "양균송(楊筠松)*이 이르기를, '연월이 중요하고 묘(妙 ; 정미하고 확실함)하다는 것을 아는 사람이 적은데, 연월로 조명(造命 ; 택일사주를 만듦)하는 것보다 더 좋은 방법은 없다.' 하였고, 오경난(吳景鸞)이 이르기를, '선택(택일)하는 법으로는 조명(造命 ; 택일로 좋은 四柱八字를 만들어냄)으로 하는 것만한 것이 없으니 체용의 묘함을 찾는다면 탈신공(奪神攻 ; 흉신의 공략을 막아 해로움에서 벗어남)이 가하리라.' 하였고, 곽경순(郭景純)*이 이를 이르기를, '천광하림(天光下臨)하고, 지덕상재(地德上載)하고, 장신합삭(藏神合朔)이 합을 이루다)하고, 신영귀피(神迎鬼避)'라 하니 이 16자는 지극히 정미한 도리이고 지극히 미묘함이 있으니 곧 조명(造命)은 체용(體用)으로 나누어 택일하여야 함을 말하는 것이다."

*양균송(楊筠松 ; 당나라의 풍수가로 호는 구빈(救貧)이다. 《청낭서(靑囊序)》와《청낭오어(靑囊奧語)》를 저술하여 이기론(理氣論)을 완성하였다.

*곽경순(郭景純) ; 이름은 곽박(郭璞). 중국 진나라의 시인 겸 학자. 유곤(劉琨)과 더불어 서진(西晉) 말기부터 동진에 걸친 시풍(詩風)을 대표하는 시인이다. 시에는 노장(老莊)의 철학이 반영되어 있으며,《유선시(遊仙詩)》14수가 특히 유명하다.

장신(藏神)이라 함은 지중(地中)의 원신(元神)을 거두어 수장(收藏)시킴을 말한다. 그 법은 사주팔자(四柱八字)를 먼저 선별해 만들어 지지(地支)와 천간(天干)이 순수하게 격국(格局)을 만든 다음 반드시 용기(龍氣)를 생부보조(生扶補助)케 하여야 한다. 그러면 지맥이 왕성해져서 분택(墳宅)에로 상등(上騰 ; 올라와 모임)하게 된다. 이것이 이른바 장신(藏神)이며, 지덕을 상재(地德上載)시키는 것이니 조명(造命)의 체가 된다.

합삭(合朔)이라 함은 초하룻날의 태양 태음을 취하여 함께 비춰주게 한다는 뜻이니, 하나를 가지고 백 가지를 갖추는 일이다. 그 법은 삼기(三奇)·삼덕(三德)·금수(金水)·자백(紫白)·귀인·녹(祿)·마(馬) 등을 취하여 산(山 : 坐)이나 향(向)에 이르게 하면 자연히 길경(吉慶)이 올 것이니, 이른바 합삭(合朔)이며, 이른바 천광하림(天光下臨)이니, 이것이 조명(造命)의 용(用)인 것이다. 그러나 흉살(凶煞)을 범하여 충동하게 되는 것은 화앙(禍殃)이 수반하게 될 것이니 역시 이익이 없을 것이다.

그러므로 반드시 먼저 연월(年月) 내에 산향(山向 : 坐와 向)으로 길신이 영접하도록 추구하여야 하며, 일체 세파(歲破)나 삼살(三煞)·음부(陰府) 등 대살(大煞)은 조목 별로 피할 것은 피하고 물리칠 것은 물리치고, 천간에서도 범하지 않는다면 모두 길할 것이니, 이것이 곧 신영귀피설(神迎鬼避說)이다. 이것 역시 체(體) 중에서도 가장 긴요한 것이며, 체와 용에서 함께 겸하여 쓰면 온전한 상길(上吉)이 될 것이다.

그렇게 되지 않을 때면 차라리 용(用)을 버릴지언정 체(體)는 취하여야 한다.

【역자註】 체(體) 용(用)을 함께 길하게 하지 못할 때에는 용(用)을 바꾸거나 택일을 포기할지언정 체(體)에 살(煞)을 범하게 하여서는 안된다.

매년의 태세 중에는 길신(吉辰)*도 있고 흉신(凶神)도 있으며, 길성(吉星)과 흉성(凶星)도 있으니, 이 두 가지는 같지 않으므로 분별하지 않으면 안된다.

*길신(吉辰) ; 辰은 12地支에서는 「진」으로 읽으나 星辰을 말할 때는 「신」으로 읽는 경우도 있다.

신(神)은 지(地)에 종속되어 있으므로 혹 길하고 혹 흉함이 모두 태세(年)가 지휘하는 바를 따를 뿐이다. 대개 태세는 군(君)이니 그 지위가 가장 존중되고 그 힘도 가장 크므로 24산(山)은 모두 태세와 더불어 서로 합하여 기쁠 수도 있고 흉할 수도 있다. 태세가 생하여 주면 생부(生扶)라 하여 곧 길신으로 친다. 그러므로 세덕(歲德), 세덕합(歲德合), 세록(歲祿), 세마(歲馬)와 개(開)·성(成)·평(平)·위(危)자가 함께하면 길하고, 제(除)나 정(定)자가 함께하는 것은 다음으로 길하다.

총지컨대, 세군(歲君)과 함께 상득(相得)되었을 때 길하다 하는 것이다. 그러나 그것들이 태세와 상관되어 상충된다거나 태세로부터 극(剋)된다면 제(制)라 하니 흉신(凶神)이 되는 것이다. 그러므로 세파(歲破)란 태세와 대충(對沖)이 된다 하여 파(破 ; 깨지다)라 한다. 삼살(三煞)이란 태세의 살(煞)이 되는 세 방위를 말한다.

음부(陰府)는 태세의 화기(化氣)가 오행산의 화기오행을 극(剋)하는 것이다. **연극**(年剋)은 태세의 납음오행(納音五行)이 좌산본묘(坐山本墓)의 납음오행을 극하는 것이다.

이들은 모두 태세로부터 극을 받는 것들이므로 범해서는 안되는 것들이다. 임관방(臨官方)은 천관부(天官府)이니 관송(官訟 ; 관재구설)을 주관한다. 제왕방(帝旺方)은 타두화(打頭火)이니 화재(火災)를 주관한다. 이들 두 살은 태세의 유여(有餘)한 기운들이므로 삼합국(三合局)으로 극제하여야 한다. 사방(死方)은 육해(六害) 또는 구퇴(灸退)라 하기도 하는데, 퇴패(退敗)를 주관한다. 이는 태세의 부족지기(不足之氣)이므로 마땅히 삼합국으로 보지(補之)해야 한다.

또 세간(歲干)으로 오호둔기(五虎遁起 ; 다섯 번째에 숨어있는 글자를 찾는 일)하여 무기(戊己) 방에 이르면 무기로 살이 되는 것이고, 경신(庚辛) 방이면 천금신(天金神)이라 하고, 병정(丙丁方) 방이 되면 독화(獨火) 살이라 한다.

이상의 신살(神煞)은 모두 세군(歲君)을 따라 들어오는 살들이다. 그 밖에 나머지 분분한 신살들은 태세를 쫓아와 일으키는 것들이 아닌데, 모두 후세 사람들이 첨부하여 놓은 것들이다.

그 가운데서도 세파(歲破)가 가장 흉한 예이니, 제(制)하는 법이 없으며 삼살(三煞) 역시 대흉한 살이니 경솔하게 범하지 말 것이다. 그 밖의 나머지 흉살들은 그 살이 휴수되는 달을 기다렸다가 조명(造命) 사주(四柱)로 제화하면 쓸 수 있으나, 만약 제화시키는 법을 모르면 차라리 피하는 것이 좋다.

이상이 신영귀피설(神迎鬼避說)의 대략이다. 성운어천(星運於天 ; 星은 하늘에서 운행함)이니 칠정(七政 ; 해·달·수성·금성·화성·목성·토성)* 가운데서 일·월·금·수를 취하는데, 이 사여(四餘)* 가운데서 자기월패(紫氣月孛 ; 태양과 태음의 崇氣)를 취하는데, 팔절삼기(八節三奇)와 자백(紫白) 규마(竅馬)도 다 길성이다. 그 가운데서 태양(日)이 가장 존중되고 월(月)과 삼기(三奇), 규마 자백은 다음이 된다. 그러나 옥황(玉皇)이나 난가(鑾駕) 등은 날조되어 근거를 찾을 수 없는 것들이다.

월령(月令)은 권력의 핵심이 되는 곳의 관부(官府)이다. 그것(월령)이 충하는 것을 월파(月破)라 하고, 그것이 극하는 것을 월음부(月陰府)라 하고, 월령이 산을 충극한다거나 태세를 충극하는 것을 세파(歲破)라 하니 음부, 연극과 같은 것들이다.

이에다 오직 대월건(大月建)도 또한 흉살이니 이상은 월가(月家)에서 진흉신(眞凶神)들이다. 본월(本月)의 왕방(往訪)을 금궤성(金櫃星)이라 하고, 임관(臨官)과 제왕(帝旺)의 사이를 월덕(月德)이라 하고, 상합(相合)되는 방을 월덕합이라 하니, 정월은 정(丁)이요, 2월은 곤(坤)이 되는 유(類)가 그것이다. 천덕(天德)과 상합되는 방위를 천덕합이라 하니 이

第三部 擇吉要法

들은 월가(月家)의 진길신들이다.

천성(天星)은 가히 지요(地曜 ; 땅 위의 오성)를 항복시킬 수 있다고 한다. 그러나 천성의 기는 청하나 지살(地煞)의 힘은 맹독하므로 만약 삼살(三煞)과 음부(陰府) 및 월가의 대월건과 소아살(小兒煞)을 범하는 것은 태양이 이른다 해도 역시 제압할 수 없는데, 항차 다른 것으로야 말할 수 있겠는가? 그러므로 "대살은 피해야(大煞避之) 하고, 중살은 제압하여(中煞制之) 쓸 수 있고, 소살은 반드시 논하지 않아도 되지만(小煞不必論)" 다만 조명(造命) 여덟 글자에서 길성이 조림(吉星照臨)하도록 하면 자연히 정길(貞吉)하게 되는 것이다. 만약 날조된 가살(假煞)이라면 쓸어 없애버려야 할 것이다.

흉맹한 살을 다스려 복이 되게 하는 것은 길한 것을 다스렸을 때 편안함만은 못한 것이다. 이에서 길함을 다스린다는 것은 태세방, 삼덕방(三德方), 본명(本名)의 귀록방(貴綠方), 식록방(食祿方) 등을 다스린다는 것과 같으니 반드시 길한 방을 취하여 그곳이 왕상한 달을 선택하여 사주로써 부보(扶補)하여야 길한 것이 더더욱 길하게 된다.

흉함을 다스린다는 것은 가령, 삼살방(三煞方)·관부방(官符方)·금신방(金神方)과 같은 것들을 말하니, 반드시 그 흉방이 휴수되는 날을 기다렸다가 사주팔자로써 다시 극제한다면 흉방이 되어도 역시 길할 수 있다.

길함을 다스리는 방법으로는 생부득왕(生扶得旺)케 하는 것이 중요하고, 흉함을 제압하는 방법으로는 중요한 것이

제압하여 득복(得伏 ; 제압시켜 꼼짝 못하게 함)하게 하는 것
이다. 가령 본명의 녹(祿)·마(馬)·귀인(貴人)이 산향(山向 ;
坐나 向)으로 비도(飛到)케 한다면 가장 길하니, 역시 중 하
등(中下等) 살들은 모두 항복하게 된다.

24산방(山方)에는 본시 길흉이 없으나, 조사하여 보건대,
태세의 길흉을 좇아서 나타나는 것일 뿐이다. 만약 태세의
길흉을 좇지 아니하고 일으키는 흉살은 모두 거짓으로 날조
된 것이다. 이를테면, 거짓 길신으로는 옥황(玉皇)·자미(紫
微)·난가(鑾駕) 등의 유(類)이며, 거짓 흉신으로는 이를테면
천명(天命)살과 비천화성(飛天火星)과 각양각색의 화성(火星)
과 관부혈인(官符血刃) 등의 유(類)이니 한 가지도 법이 될
만한 가치가 없으며, 만들어진 예도 재고의 가치가 없었으
니, 그러하다면 어그러져 틀린 것임이 확연하다.

60일에는 역시 길흉이 없으나, 조사하여 보면 월령(月令)
의 길흉을 좇아 따를 뿐이었다. 일(日 ; 날짜)은 월령이 거
느리는 것이니 월에서 생합(生合)한다거나 월령과 함께 왕
(旺)한 것들은 이른바 진길(眞吉)이 될 수 있다.

이를테면, 왕일(旺日)·상일(相日)·월덕일(月德日) 등의
유가 그것이다. 날의 간지(干支)가 월령에 상충당한다거나,
극을 받는다거나, 월령(月令)에서 휴수되어 월령에 합당하지
못한다면 이른바 진흉일(眞凶日)이라 할 수 있다. 이를테면,
파일(破日 ; 12건성으로 충함)이나 사폐일(四廢日) 등의 유가
그것이다.

그것들 중에는 월령을 좇아서 일으키지 않는 것도 있는

데, 모두 거짓으로 날조된 것들이다. 이를테면, 가짜 길일(吉日)로는 만덕길경(滿德吉慶) 등의 유가 그것이며, 가짜 흉일로는 사별멸문(死別滅門) 등의 유가 그것이다. 그 기례(起例)를 세밀하게 연구하여 보면 참인지 거짓인지를 요연(瞭然)하게 밝힐 수 있다.

양균송이 《의룡경(疑龍經)》에 이미 조명체용(造命體用)법을 적절하게 밝힌 바 있고, 《천금가(千金歌)*》에도 마디마다 이치 있는 말로 더욱 익숙하고 자상하게 언급해 놓았으니, 참으로 천고에 일가(日家 ; 택일하는 사람)의 이정표가 되는 것이다.

이를 이어서 증문천(曾文遄), 진희이(陳希夷), 오경란(吳景鸞), 요금정(廖金精) 등 현인들을 비롯하여 뒤에 오는 이름 있는 술가들도, "일체의 장과(葬課)는 모두 용(龍)을 생부하고 주명을 왕상하게 하는 것을 종지로 삼았고(一切葬課 皆以扶龍相主爲宗)" 그 길방(吉方)을 다스리는 요령도 남김없이 상세하게 부길법(扶吉法)을 설명하였으며, 그 흉방을 다스리는 것도 빠짐없이 소상하게 제흉법(制凶法)을 취한 연후에 완비하도록 하였으니 선명하고 명쾌하지 아니함이 없다. 착(鑿 ; 선명함)에는 이치가 있으나 《통서(通書)*》는 이에 미치지 못한다.

조명하는 법(造命之法)에는 첫째로 볼 것이 내룡(來龍)을 보고 무슨 국이니 어떻게 보(補)할 것인가?

둘째로 좌향(山向)에는 어떤 살이 있으며 어떤 살은 피하고 어떤 살은 제압이 가능하니 어떤 법으로 제살할 것이며,

어떤 길성(吉星)을 취하여 비치게 할 것인가?

셋째로는 주인(主人)의 본명은 무엇이니 어떤 방법으로 생부할 것인가이다. 이 세 가지를 모두 얻은 연후에 거사하여야 길함만 있고 불리함은 없다.

길방(吉方)을 다스리는 방법으로는 먼저 어느 방이 길한지를 가려 놓고 그 방위의 왕상한 달로 생부(生扶)하는 것이며, 또한 길신 류(類)로써 배식(培植)하는 것이다.

흉방(凶方)을 다스리는 법으로는 어느 방이 흉한 방위인지를 가린 다음 그 방이 휴수되는 달이 되기를 기다렸다가 극제(剋制)시키면 도적 무리들을 항복시킬 수 있다. 이는 내 쪽이 반드시 강하고 저쪽은 약하게 하였으니 나의 쓰임이 되는 것이다.

이상과 같이 팔자(八字)를 선정하는 법을 불문하고 용산 주명(龍山主命)으로만 선택한다면 껍데기만 대강 잡는 가조 명이 되고 말 것이니, 고법(古法)과는 천연의 차가 난다. 학자들은 마땅히 그 시비를 분별하여 정하고 잘못된 뭇 서적에 속지 말 것이다.

안찰하면 ; 이 아래로 12편과 주(注)는 모두 《선택종경(選擇宗鏡)》에서 나왔으니, 그 용산(龍山)과 세명(歲命)을 처리하는 이치가 정교하고 세밀하므로 함께 기록하는 바이다. 그 중에서 착오가 있어 박잡(駁雜)된 것은 그 의의만을 취하였고, 산역(刪易 ; 깎아 내리고 바꿈)해야 할 것은 그 말씀이 별본에 있는 것을 취하여 함께 발명(發明)하여 뒤쪽에 부록으로 처리하였다. 오직 무기(戊己)와 제위성개(除危成開)

등 방위 및 존제(尊帝)성 등은 모두 지금 《통서》에서는 사용하지 않는 것들이다. 그러나 일가(一家)를 이루어낸 말씀이므로 존재하는 것이니, 그 변론은 뒤에 함께 볼 수 있도록 하였고, 부록에 또 잘못된 것도 변론하였다.

*칠정(七政) ; 칠요(七曜)라고도 하며, 별과 해와 달의 운행이 일정한 규칙에 따라 운행되는 것이 정치가 일정한 법규와 제도에 따라 집행되는 것과 같고, 또 옛날사람들은 우주의 변화와 원리에 따라 순천(順天)하는 정치를 행하였으므로 하늘의 주된 현상인 일월(日月)과 오성((五星)을 정치의 근원으로 삼았던 것이다.

*사여(四餘) ; 자기(紫氣), 나후(羅喉), 계도(計都), 월패(月孛).

* 《천금가(千金歌)》 ; 양균송의 《조명가(造命歌)》를 말한다.

* 《통서(通書)》 ; 여기서는 출처와 저자가 명확치 않고 논리적으로도 이치에 맞지 않는 시중에 통용되는 무책임한 책들을 일컫는다.

3. 양균송의 《조명가(造命歌)》 (千金歌라고도 함)

天機妙訣値千金(천기묘결치천금) ; 천기 묘결의 가치는 천금이로다.

不用行年與姓音(불용행년여성음) ; 행년과 납음으로 성씨를 정하는 것은 쓰지 말 것이다.

但看山頭倂命位(단간산두병명위) ; 단지 산두(입수와 좌산)와 명위를 함께 볼 것이니,

五行生旺好推尋(오행생왕호추심) ; 오행을 생왕케 하는 것으로 추심하는 것이 좋은 것이다.

이는 조명법의 강령이다. 행년(行年)은 가령 오성음(五姓音)으로 하여 몇 십 년이나 몇 해를 갈 것이라는 유(類)를 말하는 것이고, 성음(姓音)은 즉, 오성(五星)으로 수택(修宅)함을 말하는 것이다. 세속에서는 이 두 가지로 길흉을 분류하는데, 심히 잘못된 것이므로 쓸 수 없음을 말한 것이다.

산두(山頭)란 내룡(來龍)에서 입수(入首) 1절과 좌산을 말하는 것이다. 명위(命位)란 즉 본산의 명(命)이니 오호둔득(五虎遁得)한 납음(納音)이 그것이다. 산명(山名)이 소속한 오행으로 연월일시에 배합시키는 것이니, 중요한 것은 모두 생왕(生旺)케 하여야 한다는 것이다. 가령 자산명(子山命)이라면 신자진년(申子辰年) 월일시(月日時)를 선택하면 유기(有氣)하여 쓸 수 있다. 아울러 천간(天干)을 취하는 것도 그 격국(格局)에 합국(合局)시켜야 대길하다.

一要陰陽不混雜(일요음양불혼잡) ; 첫째 중요한 것은 음양이 혼잡되지 않아야 하고,
二要坐向逢三合(이요좌향봉삼합) ; 둘째 중요한 것은 좌향에서 삼합을 만나야 하고,
三要明星入向來(삼요명성입향래) ; 셋째 중요한 것은 명성이 향으로 들어와야 하고,

四要帝星當六甲(사요제성당육갑) ; 넷째 중요한 것은 제
성이 육갑으로 마땅한 바가 되어야 하니,

四中失一還無妨(사중실일환무방) ; 넷 중에서 하나를 잃
는 것은 도리어 무방하다 하겠으나,

若是平分更非法(약시평분갱비법) ; 만약 이것이 반반이라
면 법을 쓴 것이라 할 수 없다.

첫 번째는 정음정양(淨陰淨陽)을 말하는 것이니, 여기서
용(龍)이란 단지 결혈처(結穴處)로 입수(入首)하는 한 절의
맥만을 말하는 것이지, 좌산(坐山)을 말하는 것이 아니다.
건갑(乾甲) 곤을(坤乙) 감계신진(坎癸申辰) 이임인술(離壬寅
戌) 등 12내룡(來龍)은 속양(屬陽)이니 양향(陽向)을 세워야
마땅하고 신자진(申子辰)과 인오술(寅午戌) 등 연월일시를
사용하여야 하며, 간병(艮丙), 손신(巽辛), 진경해미(震庚亥
未), 태정사축(兌丁巳丑) 등 12 내룡(來龍)은 음에 속하니 마
땅히 음향(陰向)을 하여야 하며, 택일도 사유축(巳酉丑)이나
해묘미(亥卯未) 등 음 날짜를 사용하여야 한다. 이것이 반대
가 되면 혼잡이 되어 불길하다고 한다. 그러나 옛사람들은
이에 모두 구애받지는 아니하였으니, 가령 간룡(艮龍)이나
해룡(亥龍)에서 신자진(申子辰)을 사용하여 삼합으로 보룡
(補龍)하는 법을 썼기 때문이다.

두 번째의 삼합(三合)을 만나야 한다는 것은 삼합으로 보
룡(補龍)하는 것이니 유력하게 보할 수 있기 때문이다. 보룡
이라 말하지 아니하고 좌향(坐向)이라 말한 것은 보룡을 좌

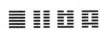

향으로 빌려 쓴 것에 불과하다.

가령 손룡(巽龍)에서 사좌해향(巳坐亥向)으로 작한다면 묘미(卯未)국을 사용하여 손목룡(巽木龍)을 보해야 하며, 해(亥)는 향이기 때문에 참으로 보할 수 없기 때문이다. 발복(發福)하는 원리는 오로지 용상(龍上)에 있으며, 좌산(坐山)에는 역시 다음일 뿐이니 항차 향상까지는 말하여 무엇 하겠는가? 이 모두 함께 정오행(正五行)으로 논하되, 사주(四柱)로 조명하여 향과 삼합이 되는 것은 유력하다.

산(坐)을 충파하는 것은 절대로 불가하니 반드시 향에 해당하는 자 하나는 빼야 한다. 가령 해룡(亥龍)에서 해좌사향(亥坐巳向)이라면 축유(丑酉)만을 사용하여 금국(金局)을 만들어 해룡(亥龍)을 생부하는 것이 가하다. 만약 사(巳)자까지 넣어 쓰면 해산(亥山)을 충파하기 때문이다. 나머지도 모두 이와 같다.

셋째의 삼요칠정중지일(三要七政中之日)은 명성(明星)은 칠정(七政) 가운데 해와 달이 향으로 이르게 하는 것이다. 명성(明星)이란 즉 일(日)과 월(月)을 말한다. 대개 향으로 온다는 것은 좌산을 비쳐주기 때문이다.

진희이(陳希夷) 왈, "태양도산(太陽到山)은 오직 국가의 궁전이나 공청을 다스리는 데 마땅하고 사서인(士庶人)은 감당할 수 없다." 하였다. 그러므로 양공(양균송)이 누차 말한 바 있는 삼합이나 대궁(對宮)으로 미치는 것이 복록(福祿)이 두텁다 하는 것과 같은 것이다. 만약 태음(달)과 금수(金水)성이라면 좌(坐)에 오든 향(向)에 오든 모두 가하나,

혹 태양은 향으로 오고 달은 좌산으로 온다면 전후에서 함께 비춰주니 더욱 아름답다.

넷째로, 존성제성(尊星帝星)*이 좌향에 이르게 함에서, 육갑이란 여섯 개의 갑자(甲子)를 말한다. 대개 존제성(尊帝星)은 갑자를 좇아서 건(乾)에서 일으켰으면 다음으로 감(坎)방쪽으로 가기 때문이다.

존성재건도(尊星在乾圖)

帝星	離	玉清
震		兌
玉印	坎	尊星

존성재감도(尊星在坎圖)

巽	帝星	坤
玉印		玉清
艮	尊星	乾

상하원의 갑자년의 예이고 을축년이라면 태궁에 존성이 붙고 병인년은 간궁(艮宮)으로 간다.

중원의 갑자년은 존성이 감궁에 붙고, 을축년은 존성이 곤궁에 붙고, 병인년은 진궁에 붙고 정묘년은 손궁에 붙고 무진년은 중궁을 건너뛰고 건궁에 존성이 붙는다. 이하도 이와 같이 추리할 것이다.

*존성제성(尊星帝星) ; 존제(尊帝) 두 성진은 연월(年月)에서 이르러야 기쁘고, 일시(日時)에서 이르는 것도 취하는데, 능히 길함을 돕는다.

이상의 네 가지가 조명(造名)법의 중추가 되는 것이니, 모두를 득하면 최선의 택일이 되고, 만약 한 가지를 잃었

을 때는 쓸 수 있다 하겠으나 두 가지를 놓쳤을 때는 두
가지만을 얻은 것이니 조명법(造命法)이라 할 수 없는데,
하물며 모두를 맞히지 못하였다면 일러 무엇 하겠는가?

> 煞在山頭更若何(살재산두갱약하) ; 살이 산두에 있으면
>   이를 어찌하리오?
> 貴人祿馬喜相過(귀인녹마희상과) ; 귀인과 녹마로 경영하
>   여도 기쁘게 할 수 있지만,
> 三奇諸德能降煞(삼기제덕능항살) ; 삼기와 제덕으로도 능
>   히 살을 항복시킬 수 있으며,
> 吉制凶神發福多(길제흉신발복다) ; 길신으로 흉신을 제압
>   하여도 많은 발복이 있으리라.

산두(山頭)란 좌산을 말한다. 살(煞)이란 연월에서 여러
가지 악요(惡曜)가 좌산을 범점(犯占)하는 것을 말한다. 반
드시 연명(年命)으로 진녹마귀인(眞祿馬貴人)을 구하여 좌
산(坐山)이나 그 방위에 함께 이르게 하고, 아울러 산가(山
家)의 녹마귀인도 같이 이르게 한다면 아름다운 것이다.

가령 정묘(丁卯)년에서 충살이 유(酉)이나, 정(丁)의 귀인
도 역시 유(酉)이니 유(酉)일과 시(時)를 사용하여 다스리
는 경우가 많으니 귀인이 제살하여 준다는 것이다.

또 가령 병오(丙午)생인 사람이 정해(丁亥)년 신해(辛亥)
월 을해(乙亥)일 정해(丁亥)시를 사용하여 해(亥)향을 작한
다면 천을귀인(天乙貴人) 일기(一氣)로 태세를 압제하는 것

이다.

삼기(三奇)는 기문(奇門)의 을병정(乙丙丁)을 말한다. 혹 팔절삼기(八節三奇)를 취하는 것도 역시 증험이 많다.

제덕(諸德)이란 세덕(歲德)과 천월(天月) 두 덕(二德)을 말한다. 가령 그 해의 그 방위에 연월의 여러 가지 흉살이 있다면 덕(德)과 삼기(三奇)를 사용하여 제압시키면 살을 화하여 권병(權柄)을 잡을 수 있으니 도리어 능히 복을 부를 수 있다.

二位尊星宜値日(이위존성의치일) ; 좌향 두 자리에 존성 이 오는 날이어야 마땅하다.

一氣堆干爲第一(일기퇴간위제일) ; 일기로 천간을 모으는 것이 제일이다.

拱祿供貴喜到山(공록공귀희도산) ; 녹이나 귀인이 좌산에 이르러 공부(拱扶)하는 것이 기쁘고,

飛馬臨方爲愈吉(비마임방위유길) ; 비궁시켜서 천마가 그 방에 임하는 것도 더욱 길하고,

三元合格最爲上(삼원합격최위상) ; 삼원(자백)을 합격시 켜도 가장 상택일이 됨이라.

四柱喜見財官旺(사주희견재관왕) ; 사주에 재관이 왕성하 게 만드는 것이 기쁜 것이며,

用支不可有損傷(용지불가유손상) ; 지지를 사용함에는 손 상되는 것이 불가하다.

取干最宜逢健旺(취간최의봉건왕) ; 천간을 취함에 가장

마땅한 바는 건왕케 하는 것이며,

生旺得合喜相逢(생왕득합회상봉) ; 생왕케 합득하여 상봉
　　　　　　　　시킴이 기쁜 것이다.

須避剋破與刑衝(수피극파여형충) ; 모름지기 피하여야 할
　　　　　　　　것은 극파와 형충됨이니,

吉星有氣小成大(길성유기소성대) ; 길성이 유기한 것은
　　　　　　　　작은 것을 크게 이루는 것이고,

惡曜休囚不作凶(악요휴수부작흉) ; 악요(惡曜)는 휴수되
　　　　　　　　게 하여야 흉함을 작하지 못한다.

일기퇴간(一氣堆干)이란 네 천간이 모두 한 가지일 때를
말한다. 그러나 반드시 산향과 명주(命主)의 간지가 서로
상합되어야 하고, 형이나 극이 없어야 길하다.

공록(供祿)이란, 가령 갑명(甲命)이라면 녹이 인(寅)이니
사주에 축(丑)이 두 자이고 묘(卯) 두 자를 사용하여야 인
록을 공출(供出)하게 되는 것이다. 공록은 충을 두려워하며
진실 되어야 한다. 역시 중요한 것은 산두(山頭)와 연관되
어야 길하며, 공귀격도 이와 같다.

희도산(喜到山)이란 사주의 녹마귀인이 좌산에 이르는
것이다. 수방(修方)이란 도방(到方)됨이 마땅하다는 것이며,
수향(修向)이란 향에 이르는 것이 마땅하다는 것이다. 산이
라 이를 때는 방위와 향이 모두 포함되는 말이다.

비마(飛馬)란 또 녹마귀인도 그 안에 있음을 포함하는 말
이니, 즉 활록(活祿), 활마(活馬), 활귀인(活貴人)이라고 말한

다. 본명의 것을 찾을 때는 태세를 중궁에 놓고 비궁시키고, 본년(本年)의 것을 찾을 때는 월건을 중궁에 놓고 비궁시켜서 찾는데, 혹 비궁시켜서 좌산(坐山)에 이르고, 혹 향으로 이르고, 혹 그 방위에 이른다면 모두 길한 것이 된다.

팔자의 천간은 천원(天元)이 되고 지지를 지원(支援)이라 하며, 납음(納音)을 인원(人元)이라 한다.

가령 퇴간(堆干), 퇴지(堆支), 양간양지(兩干兩支), 삼합국, 사납음(四納音)으로 조명하였다면 무두가 순수하여 혼잡되지 아니한 것이며, 이것이 또 보룡상주(補龍相主)한다면 바야흐로 합격(合格)이라 할 수 있다.

재관(財官)*은 주명(主命)으로 논하고 좌산으로 논하는 것이 아니다. 가령 갑(甲)생인이라면 3, 4개의 기(己)자가 있으면 합재(合財)라 하고, 기(己)생인이라면 3, 4개의 갑(甲)자를 합관(合官)이라 하니, 합(合) 자체가 묘한 것이고 불합이면 아름답지 못하다. 양씨(양균송)와 증씨(증문천)의 일과(日課)를 조사하여 보면, 재관(財官) 격을 사용하였을 때는 모두 십간(十干)으로 합기(合氣)시켰으며, 이때 사주 지지가 혹 서로 충형(衝刑)되는 것은 피차가 함께 손상되어 대흉하다는 것이다. 그러므로 손상되는 것은 불가하다.

사주 중에서는 일간(日干)이 심히 중요하니 가장 마땅한 바는 왕상하여 월령(月令)을 득하는 것이고, 일간이 휴수되는 것은 가난하지 않으면 단명하기 때문이다. 혹 3간 4간이 일기가 되게 한다거나 그렇지 못할 때는 월령을 정당하게 득하도록 하는 것이다.

가령 비견(比肩)*도 적은데 또 월령(月令)을 얻지 못하였
으면 반드시 연월 상에 인수(印綬)*가 있어야 생부될 것이
고, 다시 시(時)에서 녹(祿)이 되도록 사용하면 역시 왕성
할 수 있어서 유력한 것이다.

그렇더라도 지(支), 간(干)이 함께 유력하여야 진실로 좋
은 것이고, 또 반드시 좌산(坐山)과 주명(註明)이 상합(相
合)되어야 하고, 보룡(補龍), 부산(扶山), 보명(補命)한다면
뭇 힘이 합쳐져서 붙잡아 줄 것이니 어떠한 길함이라도 이
에서 나올 것이다.

그러나 만약 극룡(剋龍), 극산(剋山), 극주(剋主)명한다거
나 형룡(刑龍), 형산, 형주(刑主)명한다거나, 충룡(衝龍), 충
산(衝山), 충주(衝主)명한다면 이는 뭇 흉이 함께 합하여
박격(搏擊)하는 것이니 그 흉함을 가히 짐작할 수 있으리
라.

따라서 이르기를, "생왕함을 득하고 희신을 만나게 하며
모름지기 극파함과 형충됨을 피하라(生旺得 合喜相逢 須避
剋破與刑衝)." 하니 조명법이 이쯤에 이르렀다면 유온(遺
蘊)이 없으리라.

만약 팔자(八字) 내에서 형(刑)이나 충(衝)이 되었다면
그 지지를 사용함에는 손상이 되는 것이다. 옛날에 조명한
팔자를 보면 역시 스스로 상충되었는데도 사용한 것이 있
는데, 충(衝)은 즉 파(破)인 것을 알아야 한다.

가령 진술(辰戌)국이나 축미(丑未)국을 사용하여 토산(土
山)을 보하는 유가 그것이었는데, 사묘(四墓)* 산은 충하지

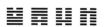

않으면 열리지 않기 때문이라는 것이다. 그러나 사묘(四墓)라고 만약 주명(主命)을 충하는 것은 단(斷)이니 단절은 불가한 것이다.

　　제살수방(制煞修方)에 있어서는 길신으로서 흉살을 항복시키는 것이니 오로지 월령(月令)을 전적으로 사용하여서 반드시 흉방(凶方)은 휴수되는 달로 하고, 제압하는 길신은 왕상한 달로 하여야 길하다.

　　가령 일백수(一白水)로 남방 타두화(打頭火)를 제압할 수 있으니 반드시 신자진(申子辰)으로 수(水)는 왕하고, 화(火)는 쇠약한 달을 사용하여야 가하다. 따라서 이르기를, "길성은 유기(有氣)하고, 악요(惡曜)는 휴수되어야 한다(吉星有氣惡曜休囚)." 하였다. 이는 어떤 흉한 방위를 지정하여 다스릴 때만을 말한 것이고, 만약 좌산을 휴수되게 한다면 불길하니 주의할 것이다.

*재관(財官) ; 재성(財星)과 관성(官星)을 의미한다. 재(財)란 정재(正財)와 편재(偏財)이고 관(官)이란 정관(正官)과 편관(偏官)이다. 그러므로 재관은 이들 4자에 대한 총칭이다. 다만 사주에서는 정(正)을 좋아하고 편(偏)을 꺼린다는 원칙에서 정재와 정관의 2자를 재관이라 하는 경우도 있다.

*비견(比肩) ; 일간(日干)과 동기동성(同氣同性)의 오행에 붙여진 이름이다. 비견은 일간과 한패가 되어 세가 강력하다. 비견과 타 오행과의 상호관계는 편인(偏印)이나 인수로부터 생조를 받아 세를 증가하여 왕성하게 된다. 또한 비견은 편재, 정재를 극한다. 편관으로부터 제극(制剋)을 받고 정관으로부터도 극을 받는다.

*인수(印綬) ; 일간을 음양배우로 생하는 오행에 붙여진 이름
이다. 사주가 중화를 얻어서 인수 격을 이루는 경우에는 대체
로 길사가 많고 흉사가 적은 사주다.

*사묘(四墓) ; 사주에서 12지지의 진술축미(辰戌丑未)를 가리킨
다. 4묘의 신은 4고(庫)라고도 하며 오행에 있어서는 토(土)이
고 방위적으로는 중앙(中央)을 관장한다. 토(土)는 지구이고 만
물의 생육을 관장하며 토(土) 중에는 여러 가지 물질을 내장하
고 있어서 이를 잡기라 하고 생일의 오행에 따라서는 귀중한
것이 되기도 한다.

山家造命旣合局(산가조명기합국) ; 산가조명에서 기왕 합
국시켰으면,
更有金水來相逐(갱유금수래상축) ; 다시 금수가 와서 서
로를 쫓고 따르고 있어야 한다.

太陽照處自光輝(태양조처자광휘) ; 태양이 비추는 곳에는
스스로 광휘가 있으니,
周天度數看躔伏(주천도수간전복) ; 주천도수로 어느 곳에
잠복하였는지를 보라.

六箇太陽三箇緊(육개태양삼개긴) ; 여섯 개 태양 중 세
개는 긴요함이 있으니,
中間曆數第一親(중간역수제일친) ; 운행하는 역수가 중간
인 것이 가장 친절하다.

前後照臨扶山脈(전후조임부산맥) ; 앞뒤에 임하여 비춰주

면 산맥을 생부하니,

不可坐下支干缺(불가좌하지간결) ; 좌하에서 지간이 결손
되는 것은 불가하니라.

更得玉兎照坐處(갱득옥토조좌처) ; 다시 옥토를 얻어 좌
처를 비춰주면,

能使生人沾福澤(능사생인점복택) ; 능히 생인에게 복택을
적셔 주리라.

旣解天機字字金(기해천기자자금) ; 이미 천기를 해부하여
글자마다 천금으로 하고,

精微選擇可追尋(정미선택가추심) ; 정미하게 택일하여 추
심이 가하리라.

不然背理庸士術(불연배리용사술) ; 그렇지 못하면 이치를
등진 용렬한 술사일 것이니,

執著浮文枉用心(집저부문왕용심) ; 헛된 글만 지어 잡고
용심까지도 굽을 것이다.

字字如金眞可誇(자자여금진가과) ; 글자마다 황금이 되어
참을 자랑할 수 있고,

會使天機錦上花(회사천기금상화) ; 천기를 모아 사용할
줄 알면 금상첨화라.

不得眞龍得年月日(부득진룡득년월일) ; 진룡을 얻지 못하
였어도 연월을 얻었으면,

也應富貴旺人家(야응부귀왕인가) ; 이에 부귀로 응이 있
고 사람도 왕성한 가문이 되리라.

위의 시문은 조명하는 법이니, 오로지 보룡을 위주로 한
글이다. 용과 좌산이 어느 오행에 속하는지를 보고 사주를
만들어 보(補 ; 생부)한다면 가히 탈신공(奪神攻)하고 개천
명(改天命)할 수 있다. 이것이 이른바 산가(山家 ; 풍수지리
가)들의 조명법인 것이다.

대개 산맥(山脈)에서 부귀를 짓는 것이지 사주만 좋게 만
든다고 좋아지는 것은 아니다. 그렇다면 조명팔자(造命八字)
는 이미 격국(格局)에서 짜여 있다고 할 수 있는데, 이것으
로 조명법의 체를 삼는 것이다. 체(體)가 있고 난 연후에 용
(用 ; 쓰임)이 나오는 것이니, 여러 가지 길성(吉星)을 구하
여 좌산과 향에서 비춰주게 하고, 금(金), 수(水) 두 성진(星
辰)을 사용하여 또 좌산이나 향에 이르게 한다면 역시 기쁜
것이다.

대개 하늘에서는 오성(五星)으로 경(經)을 삼지만 해와 달
보다도 더 존중될 것은 없다. 그러나 화성(火星)은 흉렬(凶
烈)하고 토성(土星)과 목성(木星)은 또 해와 달의 빛을 가릴
수 있으므로 산향(山向 ; 좌와 향)의 밝음도 가릴 수 있다
하여 사용하지 아니하고, 금(金)은 맑고 수(水)는 빼어났으
므로(金淸水秀) 이 두 성진만이 길하다 한다. 만약 해와 달
이 함께 좌향에 이르렀을 때는 이른바 금수 두 성진이 일월
을 도우니 대길한 징조가 된다.

이는 오직 천문대에서 발표하는 역(曆)으로 사용하여야 옳은 것이다. 이 밖에 승원금수(昇元金水), 주선금수(周仙金水)가 있어서 태세가 지나가도 어느 한 방위를 지켜주며 운행하지 않는다 하나 믿기는 어렵다. 태양이 조림(照臨)하는 것은 길성 중에서도 으뜸이니 반드시 천문대의 역법을 따라서 일전궁도(日躔宮度)로써 헤아려야 만들 수 있다.

이 밖에는 승원태양(昇元太陽)·도찬태양(都纂太陽)·오토태양(烏兎太陽)·사리태양(四利太陽) 등이 있으나 모두 믿을 수 없는 것들이다.

하늘에는 두 개의 태양이 있을 수 없는데, 태양 하나는 동쪽에 있고 하나는 서쪽에 있어서 태세(太歲)가 지나갔는데도 움직이지 않고 있다는 말에 어찌 이치가 있다 할 것인가? 반드시 진태양(眞太陽)만을 쓸 일이다.

진태음(眞太陰)을 함께 좌향에서 임하게 되면 복택(福澤)이 더더욱 두텁다. 그러나 이 일·월·금·수(日月金水) 외에도 삼기(三奇)·천월덕(天月月德)·녹마귀인(祿馬貴人) 등도 모두 조복(助福)하는 성진들이지, 근본적으로 발복(發福)을 시키지는 못한다.

복(福)의 근본은 오로지 좌하산맥(坐下山脈)에 있는 것이니, 산맥이 왕상하면 발복하고 산맥이 휴수되면 발복할 수 없으며, 이는 또 오로지 길과(吉課 ; 길한 造命)에서 생부(生扶)하는 데 있음을 알아야 한다.

천간(天干)과 지지(地支)를 순전하게 하고 결함됨이 없으면 가하나, 만약 지간에서 결함이 생기면 보맥(補脈)하여도

일어날 수 없으니, 비록 제 길성이 함께 임한다 해도 역시
큰 복은 기대할 수 없으니 할 일도 없고 쓰일 곳도 없는 사
람이 탄생하므로 비록 귀인을 만나 도우려 해도 무능하여
모자라는 사람은 끝내 발복하지 못한다. 그러므로 재삼 다
시 충고하건대, "좌하(坐下)에서 지간(支干)이 결손됨이 불
가하다(不可坐下支干缺)"라 하니 대개 명체(明體)가 중요하
지만 용(用)보다는 가볍다는 것이다. 학자들은 이 뜻을 깨닫
고 옛사람들이 선택한 것을 추종하여 비교하는 것이 아름다
운 일이다. 그렇지 아니하고 용렬한 술사로 하여금 조명법
의 바른 이치를 등지고 연월일룡(年月日龍)을 생(生)하는지
극(剋)하는지도 불문하고 단지 모산(某山)이니 모년(某年)이
마땅하다고 하며, 또 이르기를, 모일에 대조(大造)하여 모일
(某日) 대장(大葬)하리라 하기도 하며, 용과 좌산이 극을 받
기도 하고, 주명(主命)이 휴수되기도 하니 무엇으로 유익함
이 있을 것인가?

끝에 4구절은 다시 깊이 있게 이 노래로써 찬미하니 사람
들을 계몽시킴에 유의할 것이다.

方方位位煞神臨(방방위위살신임) ; 방위마다 살신이 임하
였으니,

避得山過向又侵(피득산과향우침) ; 좌산에는 지나침을 득
하여 피하였으나 향에서 침범한다.

只有山家自旺處(지유산가자왕처) ; 단지 산가에서는 스스

로 왕성한 곳에 있는 것이니,

天機妙訣好留心(천기묘결호유심) ; 천기의 묘결에 마음을 두는 게 좋으리라.

支如不合干中取(지여불합간중취) ; 지지가 합할 수 없으면 천간 중에서 취하는 것이니,

迎福消凶旺處尋(영복소흉왕처심) ; 복을 맞고 흉살을 소제하는 것은 왕한 곳에서 찾을 것이다.

任是羅睺陰府煞(임시나후음부살) ; 이에서 나후와 음부살은 너에게 맡기니,

也須藏伏九泉陰(야수장복구천음) ; 모름지기 구천의 음지에다가 장복시킬 것이다.

24방위에서 신살이 가장 많이 범점(犯占)하는데, 이 중에서도 꼭 피해야 할 것은 연살(年煞 ; 태세에서 오는 살)이라 하여 이를 피하고 나면 또 월살(月煞 ; 월에서 따라오는 살)이 있고, 월살을 피하고 나면 또 일살(日煞)이 있으며, 또 좌산에서 이로우면 향에서 불리하기도 하고, 향에는 이로우나 좌산에서 불리하므로 전길(全吉)함을 얻기가 참으로 어렵다.

이때 단지 본산(本山)의 내맥(來脈)을 취하여 자왕(自旺)한 것으로 득령유기(得令有氣)하게 하고 다시 사주의 간지로도 왕상하게 때를 맞춰야 한다.

가령 좌산으로 천간(天干)을 얻는 것은 천간이 일기(一

氣)가 되게 한다거나, 혹 퇴록퇴간(堆祿堆干 ; 녹을 모으고
천간을 모음)하는 것이다. 또 좌산으로 지지를 모으는 것은
지지가 일기가 되게 한다거나, 혹 삼합(三合)으로 연월일시
를 모은다면 산가의 자왕처(自旺處)가 안되는 법이 없으니
그 조화를 헤아려 참작하면 왕성하게 하는 것뿐이다. 이쪽
이 왕하면 저쪽은 쇠약할 것이고, 흉살은 스스로 잠복할
것이니 이것이 천기(天機)의 묘결인 것이다.

4. 의룡경(疑龍經)

大凡修造與葬埋(대범수조여장매) ; 대체로 수조(양택)와
　　　　　　장매(음택)는,
須將年月星辰排(수장연월성진배) ; 모름지기 장차의 연월
　　　　　　과 성진을 배속시키는 것이다.

地吉葬凶禍先發(지길장흉화선발) ; 땅이 길하여도 장법이
　　　　　　흉하면 재앙이 선발하니,
名曰棄屍福不來(명왈기시복불래) ; 이름하여 시신을 버리
　　　　　　는 것이니 복은 오지 않는다.

此是前賢景純說(차시전현경순설) ; 이는 전 현인 곽경순
　　　　　　의 논설인데,
景純雖說無年月(경순수설무연월) ; 곽경순의 설에는 연월
　　　　　　의 사용법이 없네.

後來年月數十家(후래연월수십가) ; 뒤에 오는 수십인의
　　　　　　　지리가로부터 연월이 없는 것을 가리켜,
一半有頭無尾結(일반유두무미결) ; 절반으로 머리만 있고
　　　　　　　꼬리가 없는 결록이라 지탄받았다.

大抵此文無十全(대저차문무십전) ; 대저 이 글은 열 가지
　　　　　　　가 모두 온전하지는 못하니,
一半都是俗人傳(일반도시속인전) ; 절반은 도시 속인들이
　　　　　　　전한 것으로 생각된다.

不是靑囊起鬼卦(불시청낭기귀괘) ; 이는 청낭경의 관귀괘
　　　　　　　에서 일으킨 것이 아니고,
便是三元遁甲銓(편시삼원둔갑전) ; 이는 바로 삼원둔갑에
　　　　　　　서 사람들이 가려놓은 것이다.

祿馬雲勝兼氣耀(녹마운승겸기요) ; 녹마는 구름 위까지
　　　　　　　오르고 기는 빛나게 한 것이며,
六壬局與通天竅(육임국여통천규) ; 육임국에다 통천규를
　　　　　　　아울렀네.

裝成圖局號飛天(장성도국호비천) ; 구궁도를 펼쳐 장식을
　　　　　　　이룬 것은 이름하여 비천이라 하는데,
飛天名出何人造(비천명출하인조) ; 비천이란 말은 또 어
　　　　　　　느 사람이 지어서 나온 것인가?

云是組師口訣傳(운시조사구결전) ; 이는 조사로부터 운하

는 것을 구결로 전해진 것이니,

金盤圖是左仙錄(금반도시좌선록) ; 금반도는 이에서 좌선
이 기록한 것이라.

雷霆九劫號昇元(뇌정구겁호승원) ; 뇌정(雷霆) 구겁(九劫)
은 이름하여 승원(昇元)이라 하고,
坤鑑黃羅幷武曲(곤감황라병무곡) ; 황라(黃羅)에 무곡을
아우른 것은 곤을 거울삼은 것이라.

催官使者大單于(최관사자대단우) ; 관을 재촉하고 싶은
자에게는 아주 간단한 것으로,
鼓角喧傳爲第一(고각훤전위제일) ; 북과 피리*보다 뭇사
람의 입으로 퍼지게 하는 것이 제일이라.

通例一百二拾家(통례일백이십가) ; 백이십 명의 전문가의
예를 통합하여 보아도,
九十六家年月要(구십육가연월요) ; 아흔여섯 명의 전문가
는 연월이 주요하다 한다.

問之一一皆通曉(문지일일개통효) ; 일일이 물어보아도 모
두가 밝게 통하였으니,
飛度星辰說元妙(비도성진설원묘) ; 성진을 구궁 내에 비
도시켜 원묘함을 설하네.

試令選擇作宅墳(시령선택작택분) ; 선택에 월령으로 시험
하여 택이나 분묘를 작하면,

福來到時禍先到(복래도시화선도) ; 복이 이르지 아니하였을 때 화가 먼저 이르는 것이라.

不知年月有元機(부지연월유원기) ; 연월에 원기가 있음을 알지 못하는 것은,

年月要妙人小知(연월요묘인소지) ; 연월이 중요하고 묘함을 아는 사람이 적기 때문이라.

年月無如造命法(연월무여조명법) ; 조명법에서는 연월만한 것이 없으니,

裝成好命恣人爲(장성호명자인위) ; 국중에 장식하고 좋은 명 만드는 것을 방자하게도 사람이 하네.

吉人生時得好命(길인생시득호명) ; 길한 사람은 생시에서도 좋은 명조를 득하고,

一生享福兼富盛(일생향복겸부성) ; 일생을 형복하고 겸하여 부까지 왕성하리라.

不獨己身富貴高(불독기신부귀고) ; 자기 일신만 홀로 부귀가 높을 수 없으니,

變世雲仍沾餘慶(변세운잉첨여경) ; 여러 세대를 7, 8대까지 그 여경을 적셔 주리라.

我因曆數考諸天(아인력수고제천) ; 나는 천문대의 역수로 여러 가지 천기를 상고하노니,

元象幽微萬萬千(원상유미만만천) ; 원상이 그윽하고 원미

하여 만만천을 아울렀도다.

星到曉時次第沒(성도효시차제몰) ; 성원은 밝게 이르렀다 가도 때가 되면 차차로 몰락하니,

只有陽烏萬古全(지유양오만고전) ; 다만 태양 오토경이 있는데, 만고에 온전하네.

太陰因日有盈缺(태음인일유영결) ; 태음은 태양으로 인하여 차고 기움이 있으니,

不比太陽常麗天(불비태양상려천) ; 태양이 하늘에서 항상 밝은 것과는 비교가 되지 않네.

諸君專用太陽照(제군전용태양조) ; 제군에게 부탁하는 것은 태양을 비추도록 사용하면,

三合對宮福祿堅(삼합대궁복록견) ; 태양이 삼합이나 대궁이 되는 것도 복록이 견고하네.

更看素曜在何處(갱간소요재하처) ; 다시 볼 것은 소요(달이 있는 곳)가 어느 곳에 있는 것이니.

福力却與太陽兼(복력각여태양겸) ; 복력은 문득 태양과 더불어 견줄 만한 것이다.

金水二星幷紫氣(금수이성병자기) ; 금·수 두 성진과 자기를 아울러야 하며,

月孛同用又無嫌(월패동용우무혐) ; 월패와 함께 사용한다면 혐의될 게 없으리라.

周天本是十一曜(주천본시십일요) ; 하늘에는 본시 11요
　　　　가 있는데,
只嫌逆伏災炎炎(지혐역복재염염) ; 단지 혐의가 되는 것
　　　　은 장복함을 거스르면 재앙이 왕성하게
　　　　나온다.

*북과 피리 ; 군에서 돌격명령으로 쓰인다.

이상 경문들의 자상한 말씀들은 뭇 학자들을 황홀케 하였
으니, 조명법의 묘함을 말한다면 이보다 더 좋은 방법은 없
다. 용(龍)과 좌산과 주명을 인용하여 사주팔자를 만드는 데
격을 이루고 국을 이루도록 해야 한다. 부룡상주(扶龍相主)
란 이른바 그 격국에 맞는 좋은 사주가 되도록 꾸민다는 것
이다.

팔자(八字)가 좋게 만들어졌다 함은 길성을 취하여 비추
어 주고 임하게 하는 것인데, 태양이 향에 이르도록 하는
것이 가장 마땅하다. 대궁(對宮)이란 즉 향으로 이르게 한다
는 말이다. 삼합(三合)으로도 역시 길하니 혹 좌산(坐山)과
삼합이 되게 한다거나 혹 향(向)으로 삼합이 되게 하여도
길하다.

달(太陰)은 또 그 다음의 길성이며 오성(五星) 중에서는
금(金), 수(水) 두 성진(星辰)만이 길하고, 토(土), 목(木) 두
성진은 광명(光明)을 엄폐시킨다 하여 쓰지 아니하고, 화성
(火星)은 조열(燥熱)하므로 흉성(凶星)이 된다. 나머지 사여
(四餘)는 오직 자기(紫氣)만이 가장 길하고 월패(月孛)와 유

欽定四庫全書 協紀辨方書

성(柔星)은 길성을 만나면 길한 것이니 함께 사용하여도 무방하다.

대개 일월과 금(金), 수(水) 두 성진만을 함께 사용한다. 화라(火羅)와 토계(土階)는 모두 흉성이다. 이렇게 칠정(七政)과 사여(四餘)를 합하여 11요(曜)인데, 만약 역복(逆伏)됨을 만나면 흉함에서는 더더욱 흉하고 길한 것에서도 역시 흉하다.

4. 조장법을 논함(論造葬)

조(造)와 장(葬) 두 가지는 택일(擇日) 선택에 있어서 대단한 부분들이니 신중하지 않으면 안된다. 그러면 어떻게 신중할 것인가?

답하기를 ; 조명함에 체용(體用)을 가려 쓴다는 말이다. 그러나 수조(豎造)와 장지(葬地)는 역시 다소 다른 바가 있다.

장사(葬事)는 보룡(補龍)을 위주로 하고, 좌향(坐向)과 망명(亡命)은 다음으로 하며, 수조(修造)는 좌향과 주명(主命)을 위주로 하고 보룡은 다음으로 하는 것이 다르다.

대개 장사는 생기를 타는 것(葬乘生氣)이라 하였으니, 생기가 왕성하면 체(體)도 자난(自煖 ; 저절로 따뜻하여 힘이 생김)하므로 비록 좌향과 망명(亡命)에 온전한 이로움이 깊지 아니하더라도 역시 무방하다. 그러나 수조(修造)라면 땅을 파 진동시키고 도끼로 찍어내고, 또한 오랜 세월을 의

지하고 살아야 하니 아무래도 좌향이 공망(空亡)되지 않아야 주명(主命)도 극을 받지 않을 것이고, 감히 망령된 생각을 꾀하지도 않고 집안을 흥하게 이룰 것이니, 항차 팔택(八宅)*의 화복(禍福)은 모두 좌산(坐山)으로 논하지 아니할 수 없다.

*팔택(八宅) ; 생기(生氣), 오귀(五鬼), 연년(延年), 육살(六煞), 화해(禍害), 천을(天乙, 天醫), 절명(絶命), 복위(伏位, 伏吟)를 말한다. 동사택(東四宅)인 감진손리(坎震巽離) 궁과 서사택(西四宅)인 간곤태건(艮坤兌乾) 궁으로, 동사택에는 동사명인(東四命人)에게 길하고, 서사택에는 서사명인(西四命人)에게 길하다.

제2장. 조장(造葬)의 부보법(扶補法)

1. 정오행으로 생왕을 취용함(論正五行生旺取用)

오행(五行)의 생왕은 각각 그 시기가 있다. 그러나 토(土)만은 3등으로 나누어 논하는 것이니, 음양과 반음(半陰) 반양(半陽)*이 그것이다. 그러므로 《원경(元經)》에 이르기를, 삼등수생(三等殊生)이라 함이 그것이다. 간토(艮土)는 양(陽)이요, 곤토(坤土)는 음이며, 진술축미(辰戌丑未)는 중궁(中宮)에 예속되어 있으므로 진술(辰戌)은 반양이고 축미(丑未)는 반음(半陰)이라 한다. 그러므로 간토(艮土)가 왕한 곳은 입춘에서 먼저 오니 하지까지이고, 곤토(坤土)가 왕성한 곳은 입추의 뒤쪽으로 동지의 앞이 되고, 사묘(四墓)는 사계(四季)월의 아래에서 각각 18일간을 왕하게 되는 것이니 이것은 토의 묘지이기 때문이다.

*반양(半陽) ; 토(土)를 음토, 양토, 반음(半陰), 반양(半陽) 등 4등급으로 나누어 생왕함을 가려야 한다는 말.

목(木)산은 봄에 왕하다. 토왕(土旺)한 날 18일을 빼고 나면 72일이 된다. 또 동지 후에는 일양(一陽)이 생하니 그곳에서부터 서로의 관계를 논하여 보면 다음과 같다.

동지로부터 입춘까지는 木의 진기(進氣)가 되니 향령(向

令)이라 하고,

입춘부터 춘분까지는 木의 정기(正氣)이니 득령(得令)이라
하고,

춘분부터 청명까지는 木의 왕기(旺氣)가 되니 화령(化令)
이라 한다.

화(火)산은 여름에 왕하다.

입춘으로부터 경칩까지는 火의 진기(進氣)가 되니 향령(向
令)이라 하고,

경칩으로부터 입하까지는 火의 정기(正氣)가 되니 득령(得
令)이라 하며,

소만으로부터 하지까지는 火의 왕기(旺氣)가 되니 화령(化
令)이라 한다.

하지 후에는 화조금류(火燥金流)하고, 물극필반(物極必
反)*으로, 반(反 ; 死絶地)으로 운행하여 배반한다는 뜻이므
로 사용하지 않는다.

금(金)산은 가을에 왕하다.

망종으로부터 하지까지는 金의 진기(進氣)가 되니 향령(向
令)이라 하고,

하지로부터 입추까지는 金의 정기(正氣)가 되니 득령(得
令)이라 하고,

처서로부터 추분까지는 金의 왕기(旺氣)이니 화령(化令)이
라 한다.

수(水)산은 겨울에 왕하다.

입추로부터 백로까지는 水의 진기(進氣)가 되니 향령(向

欽定四庫全書 協紀辨方書

令)이라 하고,

추분으로부터 상강까지는 水의 정기(正氣)가 되니 득령(得令)이라 하고,

입동으로부터 동지까지는 水의 왕기(旺氣)가 되니 화령(化令)이라 한다.

*물극필반(物極必反) ; 사물은 궁극(窮極)에 다다르면 도로 그 전 상태로 돌아간다는 말로, 「종즉유시(終則有始, 끝나면 다시 시작이 있다)」, 「항구불이(恒久不已, 영원히 그치지 않는다)」 등등이 있다. 이 같은 법칙성을 따라 만물이 끊임없이 변한다는 것이다.

【역자註】 이곳의 진기를 향령(向令)이라 하고, 정기(精氣)를 득령(得令)이라 하고, 왕기(旺氣)를 화령(化令)이라 한 것은 대단한 이치가 있으나, 그 절기 배치를 보면 많이 흐트러져 있음을 알 수 있으니 독자들의 연구가 있기를 바란다. 대개 봄 석 달이란 1회귀년 365.24일로는 91일 3시간 10분 정도이며, 이 가운데서 토왕(土旺)한 날 18일 2시간 7분을 빼면 목(木)이 왕한 날이 73일 1시간 15분 정도가 되기 때문에 木火金水 4계절을 분류할 수 있을 것이다.

무릇 화령(化令)이란 타산의 진기가 되는 때를 말하니 극택(剋擇)하는 법을 잘 숙지한다면 재(財)나 녹(綠)으로도 뿌리를 배양하고 중화도 시킬 수 있다. 만약 관성이 왕하도록(官旺) 가중시켜 태왕(太旺)하게 한다면 도리어 위태롭게 될 것이니 주의해야 한다.

날을 가려 쓰는 법은(用日法) 향령(向令)에서는 그 생기

(生氣)를 취하고, 득령(得令)에서는 그 태(胎), 양(養) 기(氣)를 사용하고, 화령(化令)에서는 그 재원(財源)을 취하면 이 또한 묘리(妙理)가 되는 것이다.

가령 봄의 청명 전후에서 인(寅)산을 작한다면 화령에 속하니 갑(甲)일을 사용하면 인(寅)이 녹(祿)이 된다. 재(財)가 되게 하는 것은 사묘(四墓)와 납음(納音)으로 토(土)를 사용한다.

또 가령 득령과 화령이 같지 아니하고, 진기(進氣)와 화령도 같지 아니하니, 가령 봄에 진산(震山)을 갑을로 보(輔)한다면 갑은 동지에서 향령이니 생왕할 수 있고, 진산(震山)은 춘분으로 향할 때 정왕(正旺)하며, 을(乙)은 청명으로 향할 때 화령으로 왕성하게 된다. 극택하는 법(剋擇法)은 장차 화령이 되는 것을 취하여 재록으로 보조한다면 정왕(正旺)하여 근원을 배식하게 된다. 향왕(向旺)이란 태식(胎息)으로서 유익하게 하는 것이니 손익의 중을 얻는다면 이른바 티 없이 길하게 할 수 있으리라.

2. 용을 보한다{論補龍 ; 造(양택)와 葬(음택)에 함께 해당}

구평보(邱平甫)가 이르기를,

先觀風水定其蹤(선관풍수정기종) ; 먼저 볼 것은, 풍수의
　　　　　　　　　종적을 정하여야 하고,

次看年月要相同(차간연월요상동) ; 다음으로 볼 것은, 연
　　　　　　　　월이 서로 같게 하는 것이 중요하다.

欽定四庫全書 協紀辨方書

吉凶合理參元妙(길흉합리삼원묘) ; 길흉은 이치에 맞도록
　　　　참고하는 것이 가장 아름다우니,
好向山家覓旺龍(호향산가멱왕룡) ; 산가에서 좋은 것은
　　　　왕룡을 찾는 것이다.

　이 말은 먼저 길지를 찾고, 다음으로 연월일시로 용을 보
하는 것이 길하다는 것은 천고에 바뀔 수 없는 논리라는 것
이다.

　무릇 그 향촌에서 가장 특이하고 빼어난 성봉을 찾는 것
이다. 용신(龍神)이 수발(秀拔)하다면 부귀는 의심하지 않는
다. 그러나 그 향촌에 들어설 때 첫눈에 보이는 산강(山岡)
이 산란하고 난잡하거나, 낮고 미약하다면 빈천함을 의심하
지 않을 수 없다. 화복(禍福)의 근본은 모두 용(龍)에 매여
있고(禍福之本 總屬之龍), 택일만으로는 용을 온전하게 보충
할 수 없다.

　그러면 왜 하필 택일을 강조하는가? 보룡(補龍)의 설을
알고 나서야 이에서 도(道 ; 法)의 원추(元樞 ; 으뜸이 되는
중요한 부분)를 득할 수 있기 때문이다.

　무릇 용의 먼 곳은 논하지 아니하고, 혈(穴)에 이르는 하
나의 작은 맥을 위주로 하여(到穴之小脈爲主) 정오행으로
생극만을 논하는데, 일시 사주(四柱)가 생부(生扶)하면 길하
고, 극설(剋泄)하면 흉하다.

　양택(陽宅)이건 음지(陰地)이건 불문하고 결혈처(結穴處)
에 이르러서는 반드시 한 선의 소맥이 있을 것이니(必有一

線小脈)* 세밀하게 관찰하여 결정해야 한다. 나경(羅經 ; 나침반)으로 격정하여 목룡(木龍)이면 해묘미(亥卯未)국을 사용하고 수토룡(水土龍)이면 신자진(申子辰)국을 사용하고, 화룡(火龍)이면 인오술(寅午戌)국을 사용하고, 금룡(金龍)이면 사유축(巳酉丑)국을 사용하거나 혹 인수(印綬)국으로 생부하는 것도 가하며 용이 웅장하고 살기를 대동하였으면 재(財)국을 사용하여도 가하다.

> *필유일선소맥(必有一線小脈) ; 도두봉(到頭峰)에서 혈처(穴處)인 태극원운(太極圓暈)으로 연결되는 보일 듯 말 듯 한 선(線)을 말하는데, 얼핏 보면 보이고 자세히 보려고 하면 흩어져서 잘 보이지 않기도 한다 하였으니, 이것이 바로 투지선(透地線)이다.

산곡의 음지가 솟아 일어난 곳(實處)에 와혈(窩穴)을 열었을 때는 혈 근처가 원구(圓毬 ; 호떡 모양의 원훈)를 만드는 것으로 그치기도 하는데, 소맥(小脈)이 없다거나 만약 원구가 넓고 성글어서 맥을 만들지 못하기도 한다. 이러한 때는 마땅히 산의 뒤쪽으로 가면 봉요처(蜂腰處 ; 벌의 허리같이 잘록한 곳)처가 있을 것이니, 그곳을 격정하여 보한다.

무릇 대도시나 부현(府縣 ; 크고 작은 도시)에서는 오(午)향이 아니면 병정(丙丁)향으로 집을 짓게 되는데, 그곳이 오(午)향을 할 수 있는 경우는 반드시 임자계룡(壬子癸龍)일 때이고, 병정(丙丁)향을 놓는 경우는 반드시 해(亥)나 간룡(艮龍)이어야 한다. 이 모두에서 마땅한 바는 신자진

(申子辰)국을 만들어 보하는 것이니, 정맥(正脈)이 이미 아서(衙署)를 결성하였기 때문이다.

이곳의 민거(民居)는 혹 동향을 하기도 하고 서향을 하기도 하지만, 모두 원맥에서 가지가 분리되어 횡으로 나갔으니 어떤 오행을 써야 할지 모르는 경우인데, 이때는 단지 좌산(坐向)만을 위주로 보하는 것이다. 이러한 경우를 제외하고는 모두 보맥(補脈)하는 것이 원칙이며, 음지일 경우는 더욱 긴요하다. 대개 장법(葬法)은 한선으로 생기를 타기 때문이다(葬乘一線之生氣).

용기(龍氣)의 쇠왕(衰旺)은 오로지 월령(月令)으로 결정되는 것이므로 보룡(補龍)할 때는 반드시 월령으로 삼합을 만들어야 한다. 혹 임관월(臨官月)이나 묘월(墓月)로도 왕월(旺月)처럼 작할 수 있으나, 쇠(衰), 병사(病死)의 월로는 할 수 없다.

대개 축궁(丑宮)에는 신금(辛金)이 있고, 미궁(未宮)에는 을목(乙木)이 있으며, 진궁(辰宮)에는 계수(癸水)가 있고, 술궁(戌宮)에는 정화(丁火)가 있으므로 사묘(四墓)로도 확실하게 왕성함을 만들 수 있다는 것을 알 수 있어 쇠약(衰弱)이라 할 수는 없다. 그러므로 삼합국을 쓰는 것이다(三合局用之).

무릇 보룡(補龍) 능력은 오로지 사주의 지지(地支)에 있다. 대개 천간(天干)의 기(氣)는 경(輕)하고 지지의 힘은 중(重)하기 때문이다. 그러므로 지지가 일기(一氣)가 되게 하여 보룡하는 것이다. 가령 묘(卯)룡에서 지지 사묘(四卯)를 사용하는 유(類) 따위인데 지극히 묘함이 있다.

그러나 사실 사묘(四卯)를 만나는 것은 지극히 어려우니 10여 년 만에 한 번씩 만나는 정도이다. 또 혹 월가(月家), 일가(日家), 좌향에서 공망(空亡)이 되지 아니할 때 비로소 강하다 할 수 있기 때문이다. 그렇지 않으면 삼합국을 쓰면 활동적이어서 취하기가 쉽다.

삼합국은 삼합이 되는 월이라면 생월(生月)이건 왕월(旺月)이건 묘월(墓月)이건 모두 가하다. 그러나 삼합월 가운데 흉신이 그 방을 점하는 경우는 임관월(臨官月)을 사용하여도 역시 강하니, 이름하여 삼합 겸 임관국이라 한다. 지지일기국(地支一氣局)은 혹 사생(四生)이나 사왕(四旺)국으로 하고 사묘(四墓)는 사용치 않으며, 삼합자를 반드시 모두 갖추어야 하는 것은 아니고 두 자만으로도 가하다.

12정음룡(淨陰龍)은 마땅히 음과(陰課 ; 정음으로 조명함)를 사용하고 12정양룡(淨陽龍)은 마땅히 양과(陽課 ; 정양만 사용한 조명)하여야 하니 양균송이 이르기를, "첫째로 중요함이 음양이 혼잡되지 않아야 한다."함이 이를 말한 것이다. 다만 오행으로 용(龍)에는 각각 양룡(陽龍) 음룡(陰龍)이 있으니 해묘미(亥卯未) 목(木)국이나 사유축(巳酉丑) 금(金)국을 쓰면 모두 음이 되고, 인오술(寅午戌) 화(火)국과 신자진(申子辰) 수(水)국을 쓰면 모두 양이 된다. 그렇지만 구과(舊課) 역시 이 음양설에 반드시 구애받지는 않았다.

옛사람들의 조장(造葬) 팔자(八字)를 보면, 지지(地支)로 보룡한 것이 많았고 천간(天干)으로는 주명(主命)을 보하였

欽定四庫全書 協紀辨方書

으며, 혹 주명(主命)과 함께 비견(比肩)으로 일기(一氣)가
되게 하기도 하였고, 혹 합관(合官), 합재(合財), 합록마귀
인(合綠馬貴人)하기도 하였으며, 또는 천간이 주명과 합이
되고 녹마귀인은 좌나 향에 이르게 하면서 지지는 또 용맥
을 보한다면 이러한 조명팔자는 상중의 상이 되는 국일 것
이다.

당(唐)나라의 일행선사(一行禪師)와 송(宋)나라의 탁장로
(托長老)는 조명택일에 사주의 납음(納音)을 모두 사용하였
다. 본년의 납음오행으로 보룡하였는데도 역시 응험(應驗)
이 컸으나, 다만 지지의 역량에는 미치지 못했다. 또 납음
으로 조명하는 법을 보면 본룡(本龍)의 납음은 논하지 않
고 용(龍)의 묘(墓)상에 서서 납음을 일으켜 생극(生剋)을
논한다.

가령 경인(庚寅)년에 술좌술룡(戌坐戌龍)을 작한다면 정
오행으로는 토(土)이다. 수토(水土)의 묘(墓)지가 진(辰)이
므로 오호로 둔득(五虎遁得)하면 경진(庚辰)은 금음(金音)
팔자룡이 된다. 토(土)음이나 금(金)음으로 보하는 것이 길
하나, 화(火)음은 극룡하고 묘지가 되니 흉하다. 이는 본시
홍범(洪範)의 변운(變運)에서 나와 논하게 된 것으로, 일행
선사와 탁장로의 가르침이 서로 다른 바가 있으니, 역시
참고로만 볼 것이다.

무릇 삼합 수(水)국으로 수(水)룡을 보하고 목(木)국으로
는 목(木)룡을 보하는 것이 왕국이 되니 상길하고, 금(金)
국으로 수(水)룡을 생하고 수(水)국으로 목(木)룡을 생하는

第三部 擇吉要法

것은 상국(相局) 또는 인수국이라 하니 차길하며, 수(水)룡
에서 화(火)국을 쓰는 것은 재국(財局)이 되니 용이 웅장하
고 살기를 대동하였다면 다시 보룡할 필요가 없으므로 재
(財)국을 써도 무방하다. 그러나 보하지 않더라도 설기시키
는 것은 안된다.

3. 보룡길과(補龍吉課 ; 모두 정오행으로 논한다)

❶ 해임자계(亥壬子癸) 사룡(四龍)은 수(水)룡이니 신(申)
에서 생하고, 자(子)에서 왕하고, 진(辰)이 묘(墓)가 되니 신
자진(申子辰)은 삼합 왕국으로 상길한 택일이요, 해(亥)는
임관이니 길하고, 사유축금(巳酉丑金)국은 인수국이니 역시
길하며, 인오술(寅午戌)은 재국(財局)이니 차길(次吉)하다. 해
묘미(亥卯未)는 목(木)국이 설기하니 흉하고, 진술축미(辰戌
丑未)는 귀살(鬼煞)국이 되어 더욱 흉하다. 천간이 임계(壬
癸)나 경신(庚辛)이 되면 더욱 묘하지만, 그러나 모두를 구
애(拘碍)하기는 어렵다.

한 해룡(亥龍)에서 건좌손향(乾坐巽向)인데 증문천(曾文迀)
은 임인(壬寅)년 임인월 임인일 임인시로 택일하였는데, 후
에 8명의 아들이 조정에 들어갔다. 이는 정해(丁亥) 망명(亡
命)이 사임(四壬)과 정(丁)이 합관(合官)하였고, 또 사임(四
壬)이 해(亥)에 녹이 되었으며, 사인(四寅)은 해명(亥命)과
해룡(亥龍)을 합하였으니 묘하기가 극심하고, 사임수(四壬水)
는 해룡(亥龍)을 보(補)하니 상(上) 중의 상이 되는 길과(吉

課)이다.

또 하나는 계해(癸亥)년 갑자(甲子)월 갑신(甲申)일 을해 (乙亥)시로 하였는데 후에 갑과에 장원하는 귀가 나왔으니, 이는 신자수(申子水)국으로 해룡(亥龍)을 보하였고 두 해(亥) 에 임관이 되기 때문이다.

한 해룡(亥龍)에서 임좌병향(壬坐丙向)인데 양균송(楊均松) 은 신해(辛亥)년 경자(庚子)월 병신(丙申)일 병신(丙申)시로 택일하였는데 후에 승상(承相)이 나왔다. 이는 신자수(申子 水)국으로 해룡을 보하였으니 삼합 겸 임관(臨官)국이기 때 문이었다.

한 임룡(壬龍)에서 자좌오향(子坐午向)인데 양균송은 사계 해(四癸亥)로 택일하여 후에 귀현(貴賢)이 많았다. 대개 사 해(四亥)는 임(壬)룡의 녹지(祿地)이며 사계(四癸)는 자좌(子 坐)에 녹이 되니 이름이 임관격(臨官格)이고 또는 취록격(取 祿格)이고 또한 지간(支干) 일기(一氣)격이라 하니 묘하기가 극심하다. 주명(主命)이 무(戊)생이 아니면 계(癸)생이거나 혹 자(子)생이라면 더욱 아름답다.

자(子)룡에서 간좌곤향(艮坐坤向)인데 증문천은 계사년(癸 巳年) 정사월(丁巳月) 계유일(癸酉日) 계축시(癸丑時)로 택일 하였는데 후대에 귀현하였다. 이는 간좌곤향은 모두 토(土) 이니 자수(子水)룡을 극하므로 신자진(申子辰)국은 사용하지 않고 사유축(四酉丑) 금(金)국을 써서 토(土)기를 설기하여 자수룡을 생수하게 한 것이다. 또 3점의 계(癸)는 자(子)에 녹이 되므로 용을 중요시하고 좌향은 중요치 않다는 것을 알 수 있다. 주명(主命)이 계(癸)나 무(戊)생이거나 무자(戊子)생이면 더욱 아름다울 것이다.

임(壬)룡에서 자좌오향(子坐午向)인데, 양균송은 임신년(壬申年) 무신월(戊申月) 임신일(壬申日) 무신시(戊申時)를 사용하였는데 후에 대귀(大貴)하였다. 이는 임룡의 사장생(四長生)인 신(申)을 취한 것이다. 또 두 천간이 혼잡되지 아니하고 지지가 일기(一氣)이며 정사(丁巳) 망명인데 정(丁)임이 합되니 합관격이기도 하다. 또 사신(巳申)이 합이니 더욱 아름다우나 만약 인(寅)생인이었다면 사신(四申)의 충(衝)으로 요절(夭折)하였을 것이다.

 간곤진술축미(艮坤辰戌丑未) 6룡은 속토(屬土)이니 역시 신(申)에서 생하고, 자(子)에서 왕(旺)이 되고, 진(辰)에서 묘(墓)지가 되며, 해(亥)에서 임관이니 신자진(申子辰)은 왕국(旺局)이면서 토극수(土剋水)하니 재국(財局)이기도 하여 상길(上吉)이 된다. 인오술(寅午戌)은 인수국이니 역시 길하나 금(金)국은 토(土)의 기를 누설시키고, 목(木)국은 토(土)를 극하므로 모두 흉하다. 천간도 병정무기(丙丁戊己)면 더 기쁘지만 모두를 구애(拘碍)하기는 어렵다.

한 간(艮)룡에서 임좌병향(壬坐丙向)인데 양균송은 신해년(辛亥年) 경자월(庚子月) 병신일(丙申日) 병신시(丙申時)로 택일하여 뒤에 대귀(大貴)하였다. 요금정(廖金精)은 경신년(庚申年) 무자월(戊子月) 경신일(庚申日) 경진시(庚辰時)로 삼합국을 사용하였다.

간(艮)룡에서 갑좌경향(甲坐庚向)인데 양균송은 병진년(丙辰年) 병신월(丙申月) 병신일(丙申日) 병신시(丙申時)를 사용하고 후에 발귀(發貴)함이 길게 이어졌다. 이는 신자진(申子辰)국은 아닐지라도 사병화(四丙火)가 간(艮)룡을 생하고, 또 간(艮)궁은 병을 납하니(納丙) 만약 주명(主命)이 병(丙)생이거나 신(辛)생이거나 혹 신사(辛巳)생이라면 사병(四丙)의 녹이 사(巳)에 있고 삼신(三申)과 합하니 더욱 묘하다.

한 간(艮)룡에서 계좌정향(癸坐丁向)인데, 양균송은 사병신(四丙申)을 취하였는데 500일 만에 급제(及第)자가 나왔다. 지간일기격(支干一氣格)으로 간토(艮土)는 신(申)에서 생하므로 사장생(四長生)격이 되었으며, 또 사병화(四丙火)는 간룡을 생하고 간궁은 병(丙)을 납(納)하므로 사노(四孥 ; 처자 孥)가 되어 묘하기가 극심하다.

❸ 인묘갑을손(寅卯甲乙巽) 5룡은 목(木)이니 해(亥)가 생이 되고 묘(卯)에서 왕(旺)이 되고 미(未)가 묘(墓)고이니 해묘미(亥卯未)가 왕국이니 상길이요, 인(寅)은 임관이고 신자진(申子辰)은 인수국이니 역시 길하다. 사유축(四酉丑)은 금국이니 살(煞)국이며, 인오술(寅午戌)은 설기국이니 둘 다 흉하다. 천간이 임계갑을(壬癸甲乙)이 되면 더 좋으나 모두를 구애(拘碍)하기는 어렵다.

한 묘(卯)룡에서 갑좌경향(甲坐庚向)인데 양균송은 을묘(乙卯)년 기묘(己卯)월 병인(丙寅)일 신묘(辛卯)시를 취했으니, 이는 단지 임관과 제왕(帝旺)만 사용한 것이다. 이름은 관왕국(官旺局)이라 한다.

묘(卯)룡에서 해좌사향(亥坐巳向)인데, 옛사람은 사신묘(四辛卯)를 취하였는데 망명(亡命)은 신사(辛巳)생이었다. 사신(四辛)은 신명(辛命)을 돕고 사묘(四卯)는 묘룡맥(卯龍脈)을 보하고 또 해(亥)좌에도 합하며 또 신명(辛命)의 녹인 유(酉)를 충동한다. 묘룡을 신년에서 오호(五虎)로 숨은 것을 찾아보면 신묘목(辛卯木)이 되고 또 납음(納音)으로 납음을 보한다.

【역자註】 이는 사묘(四卯)가 신명(辛命)의 녹인 유(酉)를 암충하여 끌어내므로 길하다는 것인데, 필자가 보건대, 좌산과 주명이 사해(巳亥) 상충하므로 전길(全吉)이 될 수 없으므로 권장할 수 있는 택일은 아니다.

묘(卯)룡에서 을좌신향(乙坐辛向)인데 증문천은 경인년(庚寅年) 정해월(丁亥月) 신묘일(辛卯日) 신묘시(辛卯時)를 사용하였으니 삼합 겸 임관격이다. 뇌포의(賴布衣)는 갑인년(甲寅年) 정묘월(丁卯月) 신묘일(辛卯日) 신묘시(辛卯時)로 택일하였으니 이도 삼합 겸 임관(臨官)격이었다.

손(巽)룡에서 을좌신향(乙坐辛向)인데 주자(朱子)는 경인년(庚寅年) 무인월(戊寅月) 계묘일(癸卯日) 갑인시(甲寅時)를 써서 임관 겸 제왕국으로 택일하였다.

❹ 사병오정(巳丙午丁) 4룡은 화(火)이니 인(寅)에서 생(生)하고 오(午)에서 왕(旺)하고 술(戌)에서 묘(墓)가 되고 사(巳)에서 임관(臨官)이 된다. 인오술(寅午戌) 삼합 왕국(旺局)

으로 상길(上吉)이요, 해묘미(亥卯未)는 인국(印局)으로 길하
고 사유축(巳酉丑) 재국(財局)으로 차길(次吉)하다. 신자진
(申子辰) 수국(水局)은 살(煞)이므로 흉하고, 진술축미(辰戌
丑未) 토국(土局)은 설기(洩氣)하니 역시 흉하다. 천간이 병
정갑을(丙丁甲乙)이 되면 더욱 좋으나 이에 너무 구애되지
말 것이다.

일병룡(一丙龍)에서 사좌해향(巳坐亥向)인데, 양공(楊公)은
기사년(己巳年) 기사월(己巳月) 임오일(壬午日) 임인시(壬寅
時)를 취하여 삼합 겸 임관국을 하였다. 또 병룡(丙龍)은 사
(巳)에 녹(祿)이 됨이 아름답다. 일병룡(一丙龍)에서 곤좌간
향(坤坐艮向)인데 뇌포의(賴布衣)는 계사년(癸巳年) 정사월
(丁巳月) 경오일(庚午日) 무인시(戊寅時)를 취용(取用)하였다.

이상은 다 삼합 겸 임관국이다. 대개 삼합(三合)으로 연분
(年分), 월분하여 산향(山向)이 공망(空亡)되지 아니하여야
하니 곧 임관 연월을 사용할 것이다.

❺ 신경유신건(申庚酉辛乾) 5룡은 금(金)이니 사(巳)에서
생(生)하고, 유(酉)에서 왕(旺)하며, 축(丑)에서 묘(墓)가 되
며, 신(申)에서 임관이 된다. 사유축(巳酉丑)은 삼합금국(三
合金局)이니 상길(上吉)이고, 진술축미(辰戌丑未)는 토(土)이
니 인국(印局)이 된다. 그러나 상충(相衝)은 불길하다. 해묘
미(亥卯未)는 재국(財局)이니 차길(次吉)하다. 신자진(申子辰)
은 설국(洩局)이니 흉하고, 인오술(寅午戌)은 살국(煞局)이니
더욱 흉하다. 천간이 경신무기(庚辛戊己)가 되면 기쁘나 너

무 구애받지는 말 것이다.

일유룡(一酉龍)에서 유좌묘향(酉坐卯向)인데, 양균송은 갑신년(甲申年) 계유(癸酉)월 정유(丁酉)일 기유(己酉)시를 취하여 관왕국(官旺局)으로 하였고, 뇌포의(賴布衣)는 신유년(辛酉年) 신축월(辛丑月) 신축일(辛丑日) 계사시(癸巳時)를 취하여 삼합국으로 하였다. 이는 삼점(三點) 신록(辛祿)이 유룡(酉龍)과 유산(酉山)에 이르렀다.

일신룡(一辛龍)에서 건좌손향(乾坐巽向)인데 증문천(曾文迪)은 정유(丁酉)년 기유(己酉)월 갑신(甲申)일 기사(己巳)시를 취하였고, 또 기유년(己酉年) 계유(癸酉)월 임신(壬申)일 을사(乙巳)시를 취하였으니 삼합 겸 임관국으로 길하다. 비록 이는 음부금국(陰府金局)이나 제지(制之)하면 무방하다.

일신룡(一辛龍)에서 임산병향(壬山丙向)인데 뇌포의는 신유년(辛酉年) 신축(辛丑)월 신유(辛酉)일 계사(癸巳)시를 취하여 삼합국으로 하였다. 또 3신(辛)이 신룡(辛龍)을 보(補)한다.

길과(吉課)가 이 밖에도 심히 많으나 모두 기록할 수는 없고 이상으로 법식을 삼고자 한다. 혹 삼합국으로 하고 혹 삼합 중에서 두 자만을 쓰기도 하고, 혹 삼합 겸 임관국으로 하고, 혹 단순히 임관이나 제왕(帝旺)을 두 자씩 쓰기도 하며, 혹 천간일기(天干一氣)로 하고, 혹 지지일기(地支一氣)로 하기도 하니, 총론컨대 모두 보룡(補龍)이었다.

보룡으로 위주하되 좌산(坐山)과 주명(主命)을 충극(衝剋)하지 않아야 하고, 또 좌산에 길신은 있으나 흉살은 없어야 하

고, 주명(主命)과 혹 비견(比肩)이 되고 합재(合財)하고 합관
(合官)하고, 사주의 녹마귀인(祿馬貴人)과 회합하여야 한다.

혹 사주(四柱)의 녹마귀인이 산(山)이나 향(向)에 이른다
면 상상길과(上上吉課)가 된다. 지지일기(地支一氣)격은 사
지(四支)가 모두 같은 자이니, 혹 본룡(本龍)의 사장생자(四
長生字)이거나 사임관자(四臨官字) 또는 사제왕자(四帝旺字)
가 된다면 다 가하다. 만약 사묘자(四墓字)가 되는 것은 흉
하다. 묘(墓)는 삼합을 결국(結局)하지 않기 때문에 쓰지 않
는다.

또 납음(納音)으로 보룡(補龍)하는 것이 있으니 일행선사
(一行禪師)가 지극히 숭상했던 것이다. 탁장로(託長老)는 풍
성완강황씨(豊城宛岡黃氏)의 장묘(葬墓)를 술룡(戌龍)에 신좌
을향(辛坐乙向)으로 작(作)할 때 갑술화룡(甲戌火龍)으로 입
혈(入穴)한 것은 목음(木音)은 생(生)이고 화음(火音)은 비조
(比助)이니 정립하절(正立夏節)에 왕(旺)을 한다. 그러므로
경인년(庚寅年) 목음(木音) 임오(壬午)월, 목음 무오(戊午)일
화음(火音) 기미(己未)시 화음으로 하장(下葬)하였다. 또 조
장팔자(造葬八字)를 모두 납음으로 취용함에 털끝만큼의 차
이도 없어야 복응(福應)이 있다는 것이다.

그러나 이 법을 참작해 보건대, 역시 상합(相合)되었음을
알 수 있다. 술룡(戌龍)은 토(土)이니 납음법이 아니더라도
목생화(木生火)하니 능히 갑술화룡(甲戌火龍)을 보조할 수
있었다. 그러므로 보룡함에는 반드시 전문에서 말한 대로
삼합국으로 하거나, 혹 일기국(一氣局)으로 위주한 다음에

납음설(納音說)도 참작하는 것이 옳다.

탁씨(託氏)도 신산(辛山)을 보(補)하지 않고 술룡(戌龍)의 납음을 보한 것은 옛사람들도 용(龍)이 중요하고 좌산(坐山)은 다음이라는 것을 알았기 때문인데, 지금 사람들은 용을 따지지도 않고 단순히 좌산을 따라 납음을 쓴다면 어찌 그릇되지 아니하리오!

또 한 가지 법이 있으니 일방(一方)의 수기(秀氣)를 점탈(占奪)하는 것인데, 이 법 또한 심히 길한 것이다. 가령 본룡(木龍)이라면 사주를 인묘진(寅卯辰) 동방삼자(東方三字)를 사용한다면 이른바 동방수기(東方秀氣)를 모두 점령한 것이다. 화룡(火龍)이라면 사오미(巳午未)를 모두 사용하여야 남방수기(南方秀氣)를 모두 점령한 것이다. 금룡(金龍)이라면 신유술(申酉戌) 세 자를 모두 사용하면 서방수기(西方秀氣)를 모두 점령한 것이다. 수토룡(水土龍)이라면 해자축(亥子丑) 세 자를 모두 사용하여 북방수기(北方秀氣)를 점령하는 것이니, 이것은 관왕국(官旺局)과 같은데, 다만 한 자만 많은 것뿐이다.

사주(四柱)를 만들 때 세 자를 쓰고, 이로운 것 한 자를 더 써서 만든다. 점방삼자(占方三字) 외에 별자(別字)를 쓰는 것은 불가하니 엉뚱한 한 자가 첨가되면 난격(亂格)이 되기 때문이다. 양균송은 어느 사람의 수방(修方)에 임인년(壬寅年) 갑진월(甲辰月) 갑진일(甲辰日) 정묘시(丁卯時)를 사용하였으니, 이는 반드시 인갑묘을룡(寅甲卯乙龍)이었을 것이며, 또 좌산(坐産)도 인묘산방(寅卯山方)이었을 것이다. 인묘진(寅卯辰)을 모두 갖추어 동방수기(東方秀氣)를 점령하는 것이다.

4. 논부산(論扶山 ; 좌산을 생부하는 법)

좌산은 보할 필요가 없다. 다만 부기(扶起)함이 마땅하고 극도(剋倒)함은 마땅치 않으니 극도하면 흉하다. 어떤 것을 부기라 하는가. 좌산에 길성이 있어서 비춰주고, 큰 흉살이 점(占)하지 아니하고, 또 팔자가 상합(相合)하고, 충(衝)이나 극함이 없으면 부기가 됨이다. 가령 좌산이 용(龍)과 동기(同氣)가 되면 보룡(補龍)이 즉 보산(補山)이 될 것이다.

가령 임계룡(壬癸龍)에서 자좌오향(子坐午向)이라면 용과 산이 모두 수(水)에 속하니 신자진(申子辰) 수국(水局)을 사용할 수 있으나, 만약 용과 산(山)의 기(氣)가 같지 않을 때는 용(龍)을 위주로 보(補)하고, 좌산은 길성(吉星)이 있고 흉살(凶煞)만 없으면 묘(妙)하다.

어떤 것을 극도(剋倒)라 하는가? 태세(太歲)가 산(山)을 충(衝)하면 도(倒)이다. 월일시(月日時)가 충산(衝山)함도 꺼리는데, 세충(歲衝)이면 더욱 꺼린다. 또 삼살(三煞), 음부(陰府), 연극(年剋) 및 복병(伏兵), 대화(大禍)가 좌산(坐山)에 오면 도(到)이다. 이들은 개산(開山)의 긴요한 흉신들이니 수조(修造)건 장사(葬事)에서건 범(犯)치 않는 것이 가하다.

연가(年家)의 천지관부(天地官符)가 좌산에 오면 그 살이 비출(飛出)할 때까지 기다렸다가 별괘(別卦)의 월(月)에 길

성이 비추게 하여 쓴다. 혹 태양, 혹 자백(紫白), 혹 삼기
(三奇) 가운데 한두 점의 길성이 이르면 도리어 능히 발복
한다.

대개 **천관(天官)**은 임관방(臨官方)을 말하고 또 다른 명
칭으로 세덕길방(歲德吉方)이라고도 하며, **지관(地官)**은 현
성방(顯星方)을 말하고, 또한 태세와 합방(合方)이기도 하
니 모두 길함도 되고 흉함도 되어 대흉살은 아니다. 다만
중요한 것은 길성이 도임(到臨)케 할 것이다. 천지관부(天
地官符)는 환궁(還宮)하거나, 본월(本月)이 되거나, 왕월(旺
月)이 되는 것을 꺼리며, 향(向)함도 꺼리고 그 밖에 나머
지 신살(神煞)은 가치 있게 논할 것이 없다.

무릇 태세가 좌산이 될 때는 무기(戊己)나 음부, 연극,
타두화(打頭火)가 중첩되면 대흉하다. 금신(金神)이 중첩되
는 것은 다음으로 흉이다. 만약 위의 살(煞)들이 중첩되지
아니하고 팔자(八字)로 비교하여 비화되거나 혹 삼합이 되
거나, 또 팔절(八節)의 삼기(三奇)가 동도(同到)한다면 상길
이니 복록이 오래 간다.

무릇 일월금수와 자백(紫白), 삼기(三奇), 규마(竅馬) 가
운데 한두 점이 좌산에 이르면 대길하다.

무릇 팔자 사주에서 녹마귀인이 좌산이나 향에 이르는
것도 대길하다.

가령 인산(寅山)에 갑자(甲字)를 많이 쓰거나 갑산(甲山)
에 인(寅)자를 많이 쓰는 것 등이니 퇴록격(堆祿格)이라 한
다. 나머지도 이와 같이 추리한다.

무릇 주명(主命)의 진록마(眞祿馬), 진귀인(眞貴人)은 태세를 중궁(中宮)에 넣고 비궁(飛宮)하여 산이나 향에 이르면 되는데, 상길이다.

무릇 세귀(歲貴)·세록(歲祿)·세마(歲馬)는 월건(月建)을 중궁에 놓고 비궁하여 산이나 향에 이르면 되는데, 차길이다.

무릇 팔자는 마땅히 부산(扶山)·합산(合山)하여야 하고, 혹 산과 비견일기(比肩一氣)가 되거나 인수(印綬)가 되어 좌산을 생하거나, 혹 녹귀가 도산(到山)하면 다 길하다. 일체 꺼리는 것은 지지(地支)가 충산(衝山)함이며, 다음으로 꺼리는 것은 천간이 극산(剋山)함이다. 오직 진술축미산(辰戌丑未山)은 충산이라도 해가 심하지는 않다. 그러나 세충(歲衝)은 역시 흉하고 월일시(月日時)에서 한 자의 충은 무방하다. 사고(四庫)라도 충이 많은 것은 역시 파(破)이니 흉하다.

무릇 사주(四柱) 중의 납음이 극산하는데, 만약 연극(年剋) 월극(月剋)이 되면 일체 수조(修造)를 꺼리는데, 이때는 제압할 방법이 없다. 장(葬)에서는 월일의 납음으로 제압할 수 있으나 제압하는 자는 당령(當令)하고 제극당하는 자는 휴수(休囚)되어야 한다.

무릇 양거(陽居)에서 원래 옥(屋)이 있는데, 수산(修山)하는 것은 방론(方論)을 겸해야 한다. 대장군(大將軍)·대월건(大月建)·소아살(小兒煞)·파패오귀(破敗五鬼) 및 금신살(金神煞) 등을 꺼리는데, 이 5살(煞) 중에 금신만을 제압할 수 있으나, 가을이라면 금신도 제압할 수 없고, 대장군

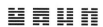

은 별괘(別卦)로 비출(飛出)하면 무방하고 환궁(還宮)하면
흉하다. 그러나 길신이 많으면 별다른 해가 없다. 이는 모
두 수방(修方)·수산(修山)에 꺼리고 장사(葬事)에는 꺼리
지 않는다.

연가(年家) 타두화(打頭火)나 월가(月家)로 비궁하여 나
온 타두화는 병정화(丙丁火)가 점산점향(占山占向)한 것이
니 수조(修造)에는 꺼리고 장사(葬事)에는 꺼리지 않는다.
월가의 천지관부가 산이나 향을 점령하더라도 중궁(中宮)
에 월가의 자백(紫白)이 함께 이르거나 또 유기(有氣)하면
꺼리지 않는다.

대도시에 거(居)할 때는 용이 멀어서 측량하기가 어려우
니, 이러한 때는 좌산(坐山)만을 보할 것이고, 방법은 보룡
법(補龍法)과 같다. 양거(陽居)에 좌산(坐山)이 파중(頗重)
되는 것은 음지(陰地)에서와는 같지 않다.

5. 입향을 논함(論立向)

향(向)은 보(補)할 필요가 없으니 다만 길성이 있고 흉살
이 없으면 가하다. 어떤 것을 흉살이라 하는가? 태세살(太
歲煞)·무기살(戊己煞)·지지삼살(地支三煞)·부천공망(浮
天空亡) 등을 말한다.

이들은 수조(修造)나 장사(葬事)에서 함께 꺼린다. 이 가
운데서 안(內)으로 오직 태세와 무기는 더욱 흉하다. 대개
태세는 좌는 가하나 향은 불가하고 무기는 재향(在鄕)이면

재산(在山)에서보다 맹렬하다.

삼살은 제압이 가능하니 마땅히 사정을 잘 헤아리고 참작하여 휴수(休囚)되는 달은 기다렸다가 삼합으로 극하고 길성으로 조지(照之)하라. 그러므로 장(葬)에는 역시 가하다 할 수 있으나 조(造)에서는 험(險)이 된다. 대개 장(葬)에서는 잠시지만 조(造)에서는 오래 가기 때문이다.

부천공망(浮天空亡)은 다소 경하니 주(主)는 퇴재(退財)하는 정도다. 복병(伏兵), 대화(大禍)가 점향(占向)함은 차흉이다. 그러나 수조에는 역시 꺼리고 장(葬)에는 꺼리지 않는다.

순산라후(巡山羅睺)가 점향하는 것도 일백(一白)이 이르게 하면 꺼리지 않는다. 고인(古人)이 향을 보(補)하는 경우도 있었는데, 그것도 역시 보룡(補龍), 부산(扶山)을 구하는 것이고 그렇지 않은 것은 좌산의 재국(財局)으로 하는 것이었다.

이를테면 간룡(艮龍)에 병정향(丙丁向)을 작(作)한다면 혹 사병(四丙)을 사용하고, 혹 인오술(寅午戌) 화국(火局)을 사용하였으니 간토(艮土)를 생하는 것이었다. 또 가령 자산오향(子山午向)이면 인오술(寅午戌) 화국(火局)을 사용한 것은 자산(子山)이 극화(剋火)하니 재(財)가 됨이다. 이에서 인(寅)·술(戌) 두 자만을 쓰는 데 그쳤고, 오(午)자를 쓰는 것은 일체 꺼리니 자산(子山)을 충하기 때문이다. 나머지도 이를 따른다.

第三部 擇吉要法

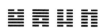

6. 상주(相主)를 논함

상주(相主)란 어떤 것인가? 사주팔자로 주인(主人)의 명(命)을 보(補)하는 것을 말한다. 예부터 내려오는 법으로는 생년(生年)만을 논하였고 생일(生日)은 논하지 않았다. 생일을 논하는 것은 고법(古法)이 아니다. 수조(修造)는 택장(宅長) 한 사람의 명(命)을 위주로 하고, 장법(葬法)은 망명(亡命)을 위주로 하며, 제주(祭主)는 충압(冲壓)만을 가리는 데 그친다. 그 밖에는 구애되지 않는다.

고인(古人)은 모두 생년의 천간으로 논하였으니, 혹 합관(合官)·합재(合財)·비견(比肩), 혹 인수, 혹 사장생(四長生), 혹 녹마귀인(祿馬貴人)을 취했으며, 충명(衝命)·극명(剋命)은 되지 않게 하면서 보룡(補龍)·부산(扶山)이 함께 된다면 상상길과(上上吉課)로 하였다.

❶ 합관격은 양균송이 유씨(兪氏)의 양택을 수조하였다. 유씨는 을해생이었는데, 경인년 경진월 경인일 경진시를 취용하였다. 이는 을(乙)이 사경(四庚)과 합하니 합관격이 되었고, 을의 녹이 묘(卯)인데 인(寅)과 진(辰)이 공인(拱引)하므로 공록격(拱祿格)이 되었으며, 천간일기격(天干一氣格)이라고도 하는데, 양지(兩支)가 혼잡되지 않으니 상상길격(上上吉格)이 되었다. 과(課)에 이르기를, "행년(行年) 76세"라 써주었는데 을해로부터 경인년까지 정확히 76세가 된다. 이것은 생년을 논하는 것이지 생일을 논하는 것은

아니라는 증거다.

또 하나의 예는 무오년(戊午年) 생인데 병자(丙子)에 조장(造葬)하였으나 시비(是非)가 그치지 아니하였으니, 이는 생년(生年)을 충하였기 때문이다. 이것도 생년이 중요하다는 것을 알 수 있다.

❷ 합재(合財), 합록(合祿) 격은 가령 증문천의 임오(壬午)생의 수주(修主) 택일과 양공(楊公)의 임오생 망명(亡命), 장사택일에 사정미(四丁未)를 모두 취용하였다. 이는 정임(丁壬)합이니 합재격이며, 오미(午未)가 합하니 천지합격(天地合格)이 되었다. 사점정화(四點丁火)의 녹이 오명(午命)에 이르니 취록격(聚祿格)이기도 하다.

그러므로 과(課)에 이르기를, "간지합명 유위기(支干合命愈爲奇)"라 하니 상상격(上上格)이 되었다. 지금 사람들은 「간지합명(支干合命)」을 회기살(晦氣煞)이라 하는 이도 있는데, 어찌 그다지도 그릇될 수 있단 말인가?

옛날 양균송은 을사(乙巳) 주명(主命)의 간산곤향(艮山坤向)의 옥(屋)을 수조(修造)할 적에 정축년(丁丑年) 경술월(庚戌月) 경신일(庚申日) 경진시(庚辰時)를 취용하였으니 을경합(乙庚合)하여 합관격이 되었고, 또 경록신(庚祿申)하고 곤(坤)향의 역마(驛馬)가 간인산(艮寅山)에 이른다. 그러므로 과(課)에, "삼합마진산(三合馬進山)하고 삼록향상반(三綠向上頒)"이라 하였고 또 삼경(三庚)을 삼태격(三台格)이라 하기도 하였다.

❸ 인수(印綬)격은 정인(正印)이 마땅하고 효인(梟印 ; 偏印편인)은 꺼린다. 가령 갑명(甲命)은 사계(四癸)가 마땅하고, 을명(乙命)은 사임(四壬)이 마땅한 것을 말한다. 효인도 역시 나를 생하여 주기는 하나, 많으면 해롭고 한두 개까지는 쓸 수 있다. 만약 상관(傷官), 식신(食神)도 나를 설기하니 많으면 해롭다.

❹ 비견(比肩)격은 가령 기사(己巳) 망명(亡命)에 양공은 사기사(四己巳)를 취용하였으니 비견격이 되었다. 지금 사람은 본명(本命)이라 하여 꺼리는데 왜 해롭겠는가? 비견이 상길이라 하니, 가령 기명(己命)이 삼사점기자(三四點己字)를 만나는 것이다. 그러나 겁재(劫財)격은 흉하다. 이를테면 기명(己命)이 무자(戊字)를 많이 만나는 것이니 이는 해롭다.

❺ 사장생(四長生)격은 가령 임생인(壬生人)이라면 사신(四申)을 취용한다거나, 병생인(丙生人)이라면 사인(四寅)을 취용하는 것을 말한다. 관(官)과는 상합(相合)하지 않으면 마땅치 못하므로 쓰지 않는다. 관이 많은 것은 극신(剋身)이니 한두 점 이내가 가하다. 그러나 합관일 때는 오히려 묘하다.

❻ 칠살(七煞)은 크게 극명(剋命)하므로 쓰지 않는다. 혹연월이 이롭다 하더라도 천간이 칠살이 되면 마땅치 아니하나 일점 정도라면 가한데, 사주 중에서 식신(食神)이 있

欽定四庫全書

協紀辨方書

어서 제압하여 줌이 좋다. 만약 칠살이 두 점 이상이면 반드시 흉하다.

옛날 을묘생(乙卯生)인이 조옥(造屋)함에 신축년(辛丑年) 신묘월(辛卯月)을 취하였는데 뒤에 대흉하였다. 을(乙)과 신(辛)은 칠살이기 때문이었다. 만약 경자(庚字)였다면 합관이니 대길하였으리라. 합관(合官)격은 귀격(貴格)이며 합재(合財)격은 부(富)격으로 한다. 불합(不合)이면 무정(無情)이니 재와 관은 한두 점 이하가 마땅하다.

❼ 녹마귀인(祿馬貴人)은 사주의 활동을 취한 것이니 마땅하다. 가령 갑(甲)은 인(寅)이 녹이니 인(寅)자를 중첩시키는 것은 자가(自家)의 재록(財祿)을 나타내는 것이다. 인생인(寅生人)이 갑자(甲字)를 많이 만나는 것도 재록이니 밖으로부터 오는 재물이 된다. 이 모두가 취록격(聚祿格)으로 길하다. 귀인과 마(馬)도 마찬가지다.

명록(命祿)과 명귀인(命貴人)이 가장 길하고 마(馬)는 다음이다. 마(馬)는 병지(病地)이기 때문이다. 마(馬)를 절대로 쓸 수 없는 경우가 있는데, 가령 인생인(寅生人)은 신(申)이 마(馬)나 사주에서 만약 신(申)자를 만나면 충파되기 때문에 흉하다.

고인(古人)의 조장과(造葬課)에서 말하는 바를 살펴보면, 녹마귀인은 다 사주 중에서 현연(顯然)하게 나타내는 것이 가하다 하니 위의 수과(數課)가 그것이다. 그러나 그렇게 만나기가 어렵고 힘들다. 그렇게 성격성국(成格成局)되기가

第三部 擇吉要法

어렵다는 것이다. 그러므로 본명(本命)으로 비록 비록(飛祿), 비귀(飛貴), 비마(飛馬)를 조장(造葬)하는 연(年)으로 취하여 좌산이나 향에 비도(飛到)하고 중궁에 이르는 것이 모두 대길하다. 이는 바꿔가며 취할 수 있다.

❽ 본명(本命)의 지지는 사주의 지지와 충하는 것은 일체 꺼리며 또 천간이 명간(命干)을 극하는 것도 천극지충(天剋地衝)으로 가장 흉하다. 또 태세가 충명(衝命)하는 것도 가장 흉하고 월충(月衝)은 다음이며, 일충(日衝)은 또 그 다음으로 흉하고 시충(時衝)은 가볍다. 이를테면 진술축미명(辰戌丑未命)도 충을 만나는 것은 불길하나 약간은 가벼우니 토충토(土衝土)는 붕충(朋衝)이기 때문이다. 그러나 태세를 충하는 것은 역시 흉하다.

"동충 서부동(東衝 西不動)하고 남충 북불이(南衝 北不移)이다." 라는 것은 이른바 목(木)은 금(金)을 상(傷)할 수 없고, 화(火)는 수(水)를 극할 수 없음을 말하니 가볍다는 것이다.

가령 신유명(申酉命)이 인묘(寅卯)의 충을 만나고 해자명(亥子命)이 사오(巳午)의 충을 만나는 것이 그것이다. 주(主)는 시비(是非) 정도에 그친다는 것이다. 그러나 만약 그 반대로 북충남명(北衝南命)하고 서충동명(西衝東命)하는 것은 지극히 흉하다. 그러나 역시 태세(太歲)가 더 크고 월(月)은 다음이 된다. 대개 태세는 군(君)이니 역대(力大)하고 월(月)은 이의 사령(司令) 신(神)이기 때문이다.

❾ 본명양인(本命羊刃)은 사주에서 많이 만나는 것을 절대로 꺼리니 가령 갑명(甲命)은 묘(卯)자를 꺼리는 것 등이다. 본명살(本命煞)로는 오직 천강사살(天罡四煞)이 가장 흉하며 조장(造葬)에 모두 꺼린다. 천강사살은 즉 세살(歲煞)이니 수(修)하면 택장(宅長)에 꺼리고 장(葬)에는 화명(化命)에 꺼리는 것은 물론 제주(祭主)에도 불길하다. 이 살은 능히 제살(制煞)할 수 있다.

인오술생인(寅午戌生人)은 화(火)이니 축년월일시(丑年月日時)가 꺼리는데, 축(丑)을 범(犯)하고 갑을경신(甲乙庚辛) 사향(四向)을 작(作)할 때는 흉하다. 이 사향(四向)이 아니면 축(丑)자를 범하여도 꺼리지 않고 축자를 범하지 않으면 위 4향이라도 역시 꺼리지 않는다. 두 가지를 함께 범할 때 흉한 것이며, 위 4향이 되면 축자를 한 개만 범해도 흉하다.

신자진년생인(申子辰年生人)은 수(水)이니 사주 연월일시 내에 미(未)자를 범하는 것을 꺼리는데, 미자를 범하고 갑을경신(甲乙庚辛) 4향이 되면 흉하다. 사유축년생인(巳酉丑年生人)은 사주 내에 진(辰) 연월일시를 범하는 것은 꺼리는데, 진(辰)을 범하고 병정임계향(丙丁壬癸向)을 작한다면 흉하다. 해묘미년(亥卯未年) 생인(生人)은 사주 내에 술(戌) 연월일시를 범하는 것은 꺼리는데, 술(戌)자를 범하고 병정임계향(丙丁壬癸向)을 작하는 것은 흉하다.

❿ 본명(本命)의 식록(食祿)은 가장 길하여 능히 관록(官

祿)을 재촉한다. 본명으로 식신의 녹이기 때문이다. 팔자에
서 3, 4점(點)을 사용하면 길하다. 혹 식록방(食祿方)을 수
(修)하는 것도 역시 묘하다. 가령 갑명(甲命)은 병(丙)이 식
신이니 병록(丙祿)은 사(巳)이므로 사주에서 사(巳)자를 많
이 사용함을 말한다. 혹 사방(巳方)을 수(修)하는 것도 역
시 길하다.

❶❶ 무릇 삼합(三合)의 힘이 육합(六合)의 힘보다 강하다.
그러나 주명(主命)으로 팔자육합(八字六合)이 기쁠 때는 삼
합보다 앞선다. 오직 삼합을 사용하여 살을 항복시킬 때는
주명(主命)과 더불어 팔자가 함께 삼합을 이루면 묘하다.
좌향이 또 팔자삼합(八字三合)과 더불어 기쁠 때는 육합은
경(輕)하다.

❶❷ 무릇 좌산(坐山)과 내룡(來龍 ; 宗山에서 내려온 산줄기)
을 명간명지(命干命支)와 더불어 추리할 것이다. 다만 24산
향(山向)에 무기(戊己) 자가 적어야 하니 건곤간손(乾坤艮巽)
네 자를 많이 사용할 것이다. 녹마귀인을 사용하는 것은 건
해(乾亥)가 동궁(同宮)이고 곤신(坤申)이 동궁이며 간인(艮
寅)이 동궁이며 손사(巽巳)가 동궁으로 할 것이다.

이를테면 사주에 임(壬)자를 사용한다면 건해(乾亥)에 녹
(祿)이 이르고, 병정(丙丁)을 사용한다면 귀인이 건해에 이
르며, 사(巳)를 사용하면 마(馬)가 건해에 이르게 된다. 곤
간손(坤艮巽)도 이와 같이 추리할 것이다.

❸ 가령 건곤간손산(乾坤艮巽山)에서 장생인수(長生印綬)를 사용하는 것은 건금(乾金)은 경금(庚金)과 같고, 곤토(坤土)와 무토(戊土)가 동궁이며, 간토(艮土)와 기토(己土)가 같고, 손목(巽木)은 을목(乙木)과 동궁으로 한다.

❹ 마(馬)가 있어서 충산(衝山)할 때는 향(向)에 이르도록 취하라. 가령 인산(寅山)에는 마(馬)가 신(申)이나 신(申)이 인산을 충하니 사주에는 인(寅)자를 많이 사용하고, 또 인산을 돕는 자로 취용하고, 또 마(馬)는 신(申)이니 향(向)으로 이르도록 한다. 그러면 녹(祿)과 귀(貴)가 향에 이르러 함께 길할 것이니 마땅한 활법(活法)을 취하고 한 가지 고집에 빠지지 말 것이다.

❺ 또 본명(本命)으로 비둔(飛遁)하여 진록(眞祿)·진귀(眞貴)·진마(眞馬)를 찾을 때는 지간(支干)을 함께 완전하게 하여야 한다. 태세를 중궁에 넣고 비궁하여 산향(山向)에 이르게 하는 것인데, 중궁에 드는 것도 조장(造葬)과 안상입택(安床入宅)에도 함께 대길하다. 수방(修方)하는 것도 마땅히 방(方)에 이르게 한다.

가령 갑자년(甲子年) 생인이면 인(寅)이 녹(祿)과 마(馬)가 되고 축미(丑未)가 귀인이다. 갑년생(甲年生)을 월건법으로 찾아보면 인(寅)은 병인(丙寅)이 되고, 축(丑)은 정축(丁丑)이 되며, 미(未)는 신미(辛未)가 되는 것을 찾을 수 있다.

을축년(乙丑年)에 수작(修作)한다면 태세(太歲) 을축(乙

丑)을 중궁에 넣고 순서대로 비궁하면 병인(丙寅)이 건육(乾六)에 이르므로 건궁(乾宮)이 녹마(祿馬)이고, 신미(辛未)는 곤궁(坤宮)에 이르니 곤궁이 양귀인(陽貴人)이며 정축(丁丑)은 간팔궁(艮八宮)에 이르니 간궁(艮宮)이 음귀인이다. 그러므로 건곤간(乾坤艮) 3방이 대길하다.

화명이 꺼리는 장일의 납음표(化命 ; 亡命)

甲子 金忌 乙丑	戊午 火 己未	丙寅 火忌 丁卯	甲申 水 乙酉	戊辰 木忌 己巳	庚戌 金 辛亥	庚午 土忌 辛未	壬子 木 癸丑	壬申 金忌 癸酉	丙寅 火 丁卯
甲戌 火忌 乙亥	壬辰 水 癸巳	丙子 水忌 丁丑	庚午 土 辛未	戊寅 土忌 己卯	庚申 木 辛酉	庚辰 金忌 辛巳	甲戌 火 乙亥	壬午 木忌 癸未	甲子 金 乙丑
甲申 水忌 乙酉	戊寅 土 己卯	丙戌 土忌 丁亥	戊辰 木 己巳	戊子 火忌 己丑	丙午 水 丁未	庚寅 木忌 辛卯	壬申 金 癸酉	壬辰 水忌 癸巳	丙戌 土 丁亥
甲午 金忌 乙未	戊子 火 己丑	丙申 火忌 丁酉	甲寅 水 乙卯	戊戌 木忌 己亥	庚辰 金 辛巳	庚子 土忌 辛丑	壬午 木 癸未	壬寅 金忌 癸卯	丙申 火 丁酉
甲辰 火忌 乙巳	壬戌 水 癸亥	丙午 水忌 丁未	庚子 土 辛丑	戊申 土忌 己酉	庚寅 木 辛卯	庚戌 金忌 辛亥	甲辰 火 乙巳	壬子 木忌 癸丑	甲午 金 乙未
甲寅 水忌 乙卯	戊申 土 己酉	丙辰 土忌 丁巳	戊戌 木 己亥	戊午 火忌 己未	丙子 水 丁丑	庚申 木忌 辛酉	壬寅 金 癸卯	壬戌 水忌 癸亥	丙辰 土 丁巳

안찰하면 ;《통서(通書)》를 살펴보건대, 본명일(本命日)은 용사(用事)가 마땅치 않다 하였다. 여러 가지 역서(書)

를 봐도 명쾌하게 밝혀 놓은 것이 없다. 그러나 오직 《도
장경(道藏經)》을 보면 요즈음의 선택가들이 다 함께 꺼리
는 것이 천극(天剋)·지충(地衝)이었다. 연월일시가 가령
갑자라면 경오를 꺼리는 것 등을 말한다.

　기례(起例)에, 또 장일(葬日)의 납음이 화명(化命 ; 亡命)
납음을 극하는데 지지가 상충(相沖)까지 한다면 흉이니 무
오(戊午)가 병자일을 꺼리는 것들과 모두 함께 불리하다.
납음표를 앞에 갖추었으니 천극지충(天剋地衝)과 천비지충
(天比地衝)을 쉽고 밝게 볼 수 있을 것이다.

第三部　擇吉要法

제3장. 수조(修造)의 각 신(神) 차이

1. 개산입향(開山立向)과 수산수향(修山修向)이 다름을 논함

무릇 정신개거(鼎新開居)와 도당수조(倒堂竪造)는 다 개
산입향(開山立向)*이니 단지 개산입향의 길흉신만을 논하
고 연과 월의 수방(修方) 흉신은 논하지 않는다. 수주(修
主)*란 원래부터 주옥(住屋)이 있는 것이니 옥후(屋後)에
수조(修造)하고자 하는 것은 이른바 수산(修山)*이라 하고
개산이라 하지 않는데, 이때도 개산흉신과 수방흉신을 함
께 꺼린다.

향상(向上) 흉신으로는 태세살과 삼살(三煞) 두 가지를 제
외하고는 논할 필요가 없다. 주옥전(住屋前) 수조(修造)는
이른바 수향(修向)*이라 하고 입향(立向)이라 부르지 않지만
입향흉신과 수방흉신을 함께 꺼린다.

좌산(坐山) 흉신으로는 세파(歲破)와 삼살 두 가지를 제외
하고 나머지는 꺼리지 않는다. 만약 수(修)하고자 하는 곳의
전과 후에 옥(屋)이 있을 때는 중궁(中宮) 흉신을 함께 논해
야 한다.

수산(修山)·수향(修向)·수방(修方)함에 봐야 할 것은 수
작하고자 함이 대주의 명과 거주하는 방에 이로운지 아닌지

를 보하는 것이다. 만약 주방(住房)에 불리한데도 급히 수(修)하여야 할 경우라면 마땅히 택(宅)을 피하여 별거(別居)하며 공사가 완공되기를 기다렸다가 완공된 후에 신택(新宅)으로 들어가는 것이 가하다. 이미 피택(避宅)하여 나간 다음에는 단지 산향(山向)과 공리(空利)*만을 논하고 방도(方道)와 중궁(中宮) 신살은 구애받지 않아도 된다.

수방신살(修方神煞)로는 연가(年家)의 삼살과 세파(歲破)가 가장 우선이고 타두화(打頭火)와 천지관부(天地官符)는 그 다음이다. 월가(月家)에서는 대월건(大月建)과 소아살(小兒煞)이 가장 우선이고 비궁(飛宮)으로 찾아지는 관부(官符)와 독화(獨火)는 다음이다.

무릇 수산(修山)·수향(修向)함에는 반드시 방살(方煞)을 겸하여 피함이 중요하고, 오직 새로이 개산입향할 때는 방살은 논할 필요가 없다. 수산(修山)함에 삼살이 향(向)에 있는 것을 꺼린다. 삼살은 향에 이르더라도 역시 흉하기 때문에 반드시 휴수(休囚)되는 달을 기다렸다가 수산함이 가하다. 또 수향에는 삼살과 세파가 재산(在山)함을 꺼리는데, 대개 산(山)이 이미 크게 불리하면 향(向) 역시 이로울 수가 없다.

*개산입향(開山立向) ; 집터를 새로 닦고 집을 새로 짓거나, 헌 집을 허물고 다시 신축함.
*수주(修主) ; 원래의 주옥(住屋)이 있어서 대주가 거처하는 주 건물을 다스림.
*수산(修山) ; 주옥이 이미 있는 것을 수리하거나 개보수하는

것이니 좌향이나 방위가 있다.

*수향(修向) ; 거주하는 가옥이 없을 때 좌향을 결정하고 그 길
흉을 따지는 것.

*공리(空利) ; 심한 흉살도 없고 길신도 없어 비어 있는 곳.

2. 수산(修山)을 논함

무릇 수방(修方)에는 먼저 중궁(中宮)을 정해야 중궁에다
나경(羅經)을 놓고 수(修)*하고자 하는 방(方)이 어느 방인
지를 결정할 수 있다. 그리고 그 방위는 어느 해에 수하여
야 할 것인지를 결정하며, 연(年)이 결정되었으면 월은 어
느 달이 좋겠는지를 결정한 연후에 길일을 선택하여 그 방
을 생하거나 합이 되면 길하다.

절대로 수작(修作)할 수 없는 방위가 있으니, 이는 본년
(本年)의 무기방(戊己方)*이며, 세파방(歲破方)이며, 태세가
이르는 방이며, 무기(戊己)나 타두화나 금신(金神)을 대동
하는 방위이다.

월가로는 대월건, 소아살이니 이들은 절대로 범할 수 없
는 살들이다. 월가의 병정화(丙丁火)와 비궁으로 나온 타두
화와 천지관부는 다음으로 꺼리는 살들이니 제압함이 있어
야만 가히 수할 수 있다.

수작(修作)할 수 있는 방위가 삼종(三種)이 있으니, 첫째
는 공리방(空利方)이니 본년(本年)으로 심대(甚大)한 흉살
이 점방(占方)함이 없고 역시 심한 길신도 도방(到方)함이

없는 것을 말한다. 이때는 길(吉) 월일시(月日時)만을 선택하여 수하면 역시 스스로 평온하다.

둘째는 길신방(吉神方)을 수하는 것이다. 길신방이란 혹 태세방으로 길을 대동(帶)하고 흉은 대동하지 않아야 한다. 태세방으로 대길(帶吉)이란 팔절(八節)의 삼기(三奇)를 반드시 대동해야 함이다. 혹 삼덕방(三德方)이 되어도 가하다. 가령 갑(甲)년의 6월이라면 세덕(歲德)·천덕(天德)·월덕(月德)이 갑방(甲方)으로 모임이 그것이다. 천희방(天喜方)도 가하다.

연(年) 천희(天喜)*란 자년유(子年酉), 축년신(丑年申), 인년미(寅年未), 묘년오(卯年午), 진년사(辰年巳), 사년진(巳年辰), 오년묘(午年卯), 미년인(未年寅), 신년축(申年丑), 유년자(酉年子), 술년해(戌年亥), 해년술(亥年戌)이 그것이다.

다음으로 연월의 삼태토곡방(三台土曲方)(平字)이 되어도 가하다. 청룡관국방(靑龍官國方)(開字)도 가하다. 극부곡장방(極富谷將方)(危字)도 가하다. 괴강현성방(魁罡顯星方)(定字)도 가하다. 월가(月家)의 금궤방(金匱方)도 가하며, 본년의 규마방(竅馬方)도 가하다.

이상은 모두 연월의 길방들이다.

또 본명의 녹마귀인방도 가하며, 본명의 식록방(食祿方)도 가하며, 본명의 귀인, 녹마가 비도(飛到)하는 방도 가하다. 이상 3종(種)은 본명으로 길한 방들이다.

이와 같이 반드시 연월의 길방으로 하고, 또 본명의 길방과 합해져야 하니, 길일을 택하여 수한다면 길하지 아니함이 없을 것이다.

길일(吉日)을 가리는 법은 어떠한가? 길방은 마땅히 부(扶)하고 극(剋)해서는 안된다. 부하면 복이 크고, 극하면 무복(無福)이다. 연가(年家)로 결정된 방과는 혹 삼합국이 되게 하거나, 혹 일기(一氣)가 되게 하고, 반드시 이 방위에 왕상(旺相)한 월을 가린다면 모든 길이 당권(當權)하기 때문에 수(修)하면 자연히 발복한다.

그러나 길방을 수함에 긴요한 살은 중첩되지 않아야 한다. 대개 길은 극하지 않아야 하고 살은 극함이 좋으나, 두 가지를 병행할 수는 없다. 만약 긴요하지 않은 살은 논할 필요도 없으니 방이 길하고 명(命)이 길하면 자연히 항복하기 때문이다.

셋째로는 흉살방을 제압하고 수하는 법이다. 무기살(戊己煞), 세파 및 태세가 흉을 대(帶)한 것을 제외하고는 나머지 다른 것들은 가히 같이 제압하고서 수할 수 있다. 그 제압하는 법은 뒤에 자세히 나온다.

*수(修) ; 손을 댄다는 뜻이니 고치거나 짓거나 부수는 것 등을 모두 포함한 말.
*무기방(戊己方) ; 본년의 구궁(九宮) 자백(紫白)으로 오황방(五黃方)임.
*천희(天喜) ; 이 책 《협기변방서》와 다른 《통서(通書)》에서 말하는 천희는 寅 ; 戌, 卯 ; 亥, 辰 ; 子, 巳 ; 丑, 午 ; 寅, 未 ; 卯, 申 ; 辰, 酉 ; 巳, 戌 ; 午, 亥 ; 未, 子 ; 申, 丑 ; 酉이며 이곳의 연천희(年天喜)와는 다른데, 아무래도 이곳의 착오인 듯하다.

欽定四庫全書 協紀辨方書

3. 수방(修方) 겸 산향(山向) 및 중궁(中宮)을 논함

수방(修方)에도 역시 분별이 있으니 정향(正向) 횡향(橫向)을 불문하고 다만 뒤쪽에 있는 주방(住房)을 작하지 않고 서실(書室)이나 아랫방만을 작하는 경우는 수방길흉신(修方吉凶神)만을 하는 데 그치고 개산입향의 길흉은 논하지 않는다. 만약 뒤쪽에 있는 주방을 작하고자 한다면 개산입향론(開山立向論)을 위주로 하고 수방론(修方論)도 겸하여야 하고 반드시 좌향의 이로운 방으로 할 것이며, 향이 또한 이로우면 수(修)가 가하다. 이 이론은 심히 확실함이다.

대저 수방(修方)하고자 하는 곳이 정침(正寢)을 작하고자 한다면, 그 택옥(宅屋)의 주(主)가 되는 곳을 보수하는 것이니, 즉 개산론(開山論)과 같은 것이다. 금인(今人)의 수방(修方)에 후면(後面)은 논하지 않고, 이것이 주옥(住屋)인지 한옥(閑屋)인지를 논하지도 않고 대강 하나로 묶어서 방위만을 논하고 산향(山向)은 논하지도 않으니, 옛사람의 가르침을 크게 잃은 것이다.

사위(四圍)에 옥(屋)이 있으면 중간의 옥으로 중궁이라 한다. 태세가 재향(在向)하고 무기살, 삼살이 점산(占山), 점향(占向)한 것은 중궁에 끝내 불길한 것이니 수해서는 안된다. 월가(月家)의 대월건, 소아살, 타두화가 중궁을 점(占)하는 것도 역시 수함이 불가하다.

　월령(月令)으로 비궁하여 천지관부가 중궁에 들면 불가
하나, 만약 연월의 자백(紫白)이나 삼기(三奇)가 중궁에 붙
거나, 혹 본명(本命)의 녹마귀인이 중궁에 비입(飛入)하면
수(修)할 수 있다.

　무릇 중궁을 수함에 무기일(戊己日)을 꺼린다. 대개 중궁
은 본시 토(土)인데 또 무기일을 사용한다면 토살(土煞)을
일으켜서 도와주니 불길하다. 만약 진술축미(辰戌丑未)월이
라면 무기일이 더욱 꺼린다.

제4장. 나경(羅經) 사용법

1. 나경(羅經) 사용하는 법

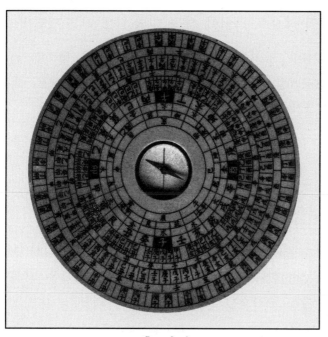

9층 나경

《통서 (通書)》에 이르기를, 나경(羅經)을 쓰는 법은 한 (漢)나라 초기에는 단지 십이지(十二支) 방위만을 썼으나 당 (唐) 이래로부터 비로소 사유팔간(四維八干)을 첨가하여 24방위가 되었다. 고가(古歌)에, "봉침법(縫針法)은 임자(壬子)의 중간이 정침(正針)으로 자(子)의 중(中)이 된다."라고 읊었고, 또 호순신(胡舜申)*의 《음양비용(陰陽備用)》에, "여러 전배(前輩)들의 말을 들으면 나경의 사용은 마땅히 병오(丙午)와 임자

(壬子)의 중(中)을 정(正)이라." 한다 하였고, 고수경(孤首經)에 이르기를, "양(陽)은 자(子)에서 생하고 음(陰)은 오(午)에서 생하니, 자(子)로부터 병(丙)에 이르는 동남은 양(陽)이 사령(司令)하고, 오(午)로부터 임(壬)에 이르는 서북은 음이 사령한다. 병오 임자의 사이가 천지의 중(中)이 되며 남북의 정(正)이라." 하니 그 설(說)이 상합(相合)한다. 따라서 단연코 병오 임자의 중으로 하여야 하는 침법(針法)이 이것이다.

*호순신(胡舜申) ;《지리신법(地理新法)》을 저술한 명대(明代)의 풍수가(風水家)로, 이기론(理氣論)의 토대가 되는 五行의 生, 旺, 死, 絶을 완성하였다.

안찰하면 ;《통서(通書)》를 살펴보니, "임자(壬子)의 중(中)으로 봉침(縫針)이라 하니 지금의 중침(中針)이다. 대개 중침의 자위(子位)는 마땅히 정침으로 임자(壬子)의 중(中)이니 이에 자(子)의 초(初)이다."

자(子)로부터 계(癸)까지가 다 자위(子位)이다. 지리가(地理家)는 격룡(格龍)함에 이같이 사용한다. 만약 방향을 정하고자 하면 정침으로 사용하고, 소사납수(消砂納水)는 봉침으로 사용하니 본원(本原)과 아래 그림을 자세히 보라.

【역자註】 이 부분은 문맥의 오류가 있으므로 다시 정리한다. "봉침으로 임자(壬子)의 중(中)이 정침으로 자중(子中)이며 중침의 말(末)이다. 그러므로 중침의 자중은 마땅히 정침으로 임자의 중이며 자(子)의 시초이다."

2. 나경도(羅經圖) 해설

나경의 체제는 여러 종류로 하나같지 않아서 **36**층까지 이르고 있다. 그러나 그 쓰임새에는 어느 것을 막론하고 삼침{三針 ; 천반봉침(天盤縫針), 지반정침(地盤正針), 인반중침(人盤中針)}을 벗어나지 않는다. 가장 많이 쓰이는 **12**층만을 가려서 도면과 함께 설명을 붙인다.

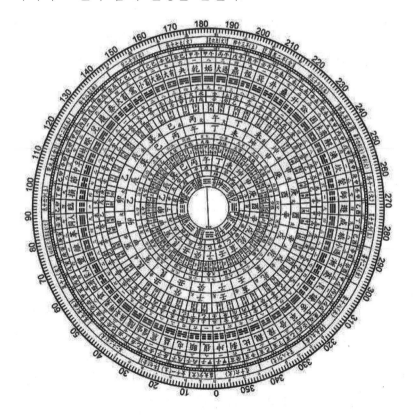

안으로부터 1층은 천지(天池)이니 자침이 남북을 가리키

第三部 擇吉要法

는 곳이요, 2층은 8괘로 정방우(正方隅)를 결정하였고, 3층은 24산(山)이니 1괘는 3산(山)을 관장하며, 4층은 좌산(坐山)의 구성변괘(九星變卦)이다. 5층은 정음정양(淨陰淨陽)을 용향(龍向)에 배속시킨 것이고, 6층은 천산(穿山) 72룡으로 정침에다 분금(分金)해 놓은 것이고, 7층은 중침 24산이고, 8층은 24천성(天星)이며, 9층은 60룡을 중침으로 격룡(格龍)하게 하였고, 10층은 봉침 24산이며, 11층은 봉침 60룡이고, 12층은 120분금이다.

이 모두 봉침으로 소사납수(消砂納水)하며, 그 밖의 배괘(配卦), 배수(配宿)는 다 이와 같이 표준으로 삼는다.

【역자註】 위 나경도 해설은 위 그림과는 층수가 다르므로 위 해설과는 다를 수 있다.

3. 방우(方隅)를 정하는 법

《선택종경(選擇宗鏡)》에 이르기를, "중궁(中宮)에 나경을 놓아야 한다. 중궁이 정하여진 후에는 방우를 정할 수 있다. 가령 곧바로 여러 층이 있을 때는 반드시 산 아래 제1층의 뒤 처마의 물이 떨어지는 곳에서 시작하여 대문 앞의 처마물이 떨어지는 곳까지 헤아려 모두 몇 장(丈)인지를 헤아려 그 절반되는 곳을 중궁으로 한다. 이곳에 나경을 놓고 24방이 정해지면 방우도 비로소 확정할 수가 있다." 하였다.

《통서(通書)》에서 말하는 층수라 함은 단지 1층만 있을 때는 가운데 기둥의 중(中)으로 중궁을 삼고, 만약에 별채가 있어서 앞은 깊고 뒤는 얕아 분명치 못하거든 처마 물이 떨어지는 곳을 중궁으로 삼는다. 만약 앞에도 곁채가 있고 뒤에도 큰 건물이 있어서 전후가 상등할 때면 곧 동주(棟柱)로써 중궁을 삼는다.

만약 2층으로 되어 있으면 전(前)층의 뒤이며, 후(後)층의 앞인 중간의 천정(天井 ; 가장 낮아 물이 모이는 곳)을 중궁으로 한다. 가령 3층이 있으면 가운데층으로 중궁을 삼는다. 4층이 있으면 2층 후의 천정을 중궁으로 삼으니 2층이 있을 때와 같다. 5층이 있을 때는 제3층으로 중궁을 삼는 것이니 앞의 3층에서와 같다.

이상과 같은 설은 그럴 듯하면서도 그렇지 않다. 대개 동수(棟數)에도 천심(淺深)이 있는데, 나경 24방위에 신축(伸縮)함이 없다. 근시(近時)에 조당(祖堂 ; 어른이나 대주가 거처하는 방, 또는 靈室)으로 중궁을 삼는 경우가 있는데, 이것도 역시 아니다. 예부터 이러한 설은 없었다. 나경의 24字는 일정한 24방위이니 가령 한 가옥의 주위가 24장(丈)이라면 한 자가 1장을 관리한다. 12장이라면 한 자가 5척(尺)을 관리한다. 이것이 정리(正理)이다.

가령 자산오향(子山午向)이라면 묘유(卯酉)는 허리가 된다. 이때 만약 조당(祖堂)으로 중궁을 삼아야 한다고 고집한다면 조당(祖堂)이 산 아래에 있을 때는 묘유가 허리이니 앞은 길고 뒤는 짧은 것이고, 또 조당 가까이 대문일 때는 묘유 허리에서 앞은 짧고 뒤는 길 것이니 어찌 이에 이치가 있다 하겠는가?

수방(修方)에서 꺼리는 것은 조당에도 불리한 것이니 합가(合家)하여도 불리하다. 그러나 서로 떨어져서 멀 때는 무방하다. 만약 조당(祖堂)에는 이로우나 수주(修主)하고자 하는 주옥(住屋)이 불리하면 수주에 불리하므로 합가(合家)라도 역시 복을 받을 수 없다. 대저 수주(修住)의 주옥(住屋)이 만약 조당(祖堂)과 일동(一棟)에 함께 있으면 길흉도 함께 논하고, 만약 동(棟)이 다르면 반드시 함께 이롭도록 하여 논함이 가하다.

요즈음 사람이 조당(祖堂)의 이부(利否)만을 단순히 논하는 것은 옛사람의 가르침이 아니다. 옛사람이 이르기를, "조당에 불리한, 즉 길방으로 향화(香火)를 옮기라." 하니 가령 대주가 거주하는 곳을 다스리는 데 불리하면 반드시 주방(住房)을 길방으로 옮긴 다음 수작(修作)함이 가하다. 이는 그 의(義)가 심히 명쾌하다.

무릇 이주하고 수하였을 때는 반드시 수가 완전히 끝날 때까지 기다렸다가 길일을 택하여 입택(入宅)함이 중요하다. 혹 태세가 바뀐다 하여도 역시 괜찮다. 가령 주명(主命)의 본년으로 태방(兌方)을 작함이 이롭고 진방(震方)은 불리하다면 마땅히 동(東)으로 옮겨 거주하다가 수하는 방이 옛날에는 진방(震方)이었는데, 지금 보면 태방(兌方)이 될 것이다. 이것이 활변(活變)하는 묘법(妙法)이다.

안찰하면 ; 중궁을 정하는 법을 살펴보면, 층수로 논하는 것은 진실로 정미롭지 않고 장척(丈尺)으로 논하는 것도 심히 불확실함이 있다. 대개 방위는 눈으로 보이는 대로 정하는 것이니, 가령 대문을 볼 때는 청사(廳事)로 중궁을 삼음이 가하고, 또 청사의 뒤를 보수한다면 정침(正寢)으로 중궁을 삼는 것이 가하다. 가령 분영(墳塋)이라면 조혈(祖穴)로 중궁을 삼음이 가하다.

이보환형(移步換形)*은 오직 적실함을 찾아 변화함이 가한데, 중요한 것은 그 형세의 상(相)을 보는 데 있으니 그 존중되는 곳을 위주로 하되 사방의 형편을 보고 원하는 바에 따라 임하는 바를 정미(精微)하게 이치를 득하여야 할 것이다.

*이보환형(移步換形) ; 왔다 갔다 하며 형체와 모양에 따라 옮기고 바꿀 수 있음을 말함.

第三部 擇吉要法

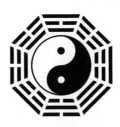

欽定 協紀辨方書

欽定
四庫全書

協紀辨方書

卷 34

이용利用 2 · 신살택길神煞擇吉

제1장. 신살(神煞) 총론

1. 연신총론(年神總論)

《선택종경(選擇宗鏡)》에 이르기를, "연가(年家)의 길흉신을 일으키는 예가 8개가 있으니, 1은 본년천간(本年天干)이요, 2는 삼합오행이요, 3은 본년 십이건성(十二建星)이요, 4는 본년의 오호둔기(五虎遁起)요, 5는 본년납음(本年納音)이요, 6은 사방(四方)이요, 7은 납괘(納卦)이며, 8은 양인(羊刃)이다. 무릇 길흉신은 이상 여덟 가지를 따라 일으키는 것이 바른 길이며, 진흉 가운데서도 경중(輕重)을 구분하여 큰 살은 피하고, 중살은 제압하고, 소살은 길성을 비춰주는 것으로 충분하다." 하였다.

세덕(歲德)·세덕합(歲德合)·세록(歲祿)·마(馬)·귀인(貴人)이 산방(山方)에 닿게 하면 길하며 여러 흉살을 능히 제압한다.

세간화기(歲干化氣)가 좌산화기(坐山火氣)를 극하면 정음부(正陰府)가 되니 흉하고, 대괘자(帶卦者)는 방음부(傍陰府)이니 역시 흉하다. 속술(俗術)에 병신수(丙辛水)가 음부(陰府)가 되면 갑기토(甲己土)로 제압하라 하고, 을경금(乙庚金)이 음부가 되면 무계이간(戊癸二干)의 화(火)로 제압하라 하였다. 그러나 이는 도무지 믿을 수가 없는 말이다.

방음부는 길성이 있으면 제압할 수 있으며, 혹 연월이 길하면 해롭지 않다. 양균송은 건산(乾山)을 개(開)함에 임신년(壬申年) 임자월(壬子月) 임진일(壬辰日) 임인시(壬寅時)를 취용하였고, 또 하나는 임자년 임자월 임자일 경자시를 써서 천지일기격(天地一氣格)에 합(合)하였고, 또 임록(壬祿)이 건해(乾亥)에 있으니 길하였다. 이를 보더라도 장사(葬事)에나 수조(修造)함에 정방(正傍)이 함께 크게 꺼리지 않음을 알 수 있다. 이상은 세간(歲干)을 좇아서 일으킨 예이다.

삼살(三煞)은 대흉하고, 복병(伏兵) 대화(大禍)도 삼살을 끼고 있으므로 역시 흉하다. 삼살은 단수(單修)할 때만 꺼리는 데 그치니 먼저 길방을 좇아서 손을 대어 연달아 수하게 되면 해롭지 않다. 삼살 가운데서도 오직 세살(歲煞)은 범해서는 안되고, 복병은 역시 흉하고, 대화(大禍)는 길성과 모이면 해롭지 않으나 흉살과 모이면 흉하다.

임관(臨官)이 천관부(天官符)가 되는데 단수(單修)에는 꺼리나 만약 길방(吉方)을 좇아서 착공한 다음 연달아 수하면 해롭지 않다. 월가(月家)의 비궁으로 동도(同到)하는 것은 소흉(小凶)하다.

지관부(地官符)도 길방에서 착공하여 연달아 수하면 무해하다. 단수(單修)에만 흉한 살이다. 혹 태양, 자백이나 주명(主命)의 귀록마로 제압하면 길하다.

제왕(帝王)은 금궤성(金匱星)이니 길성이다. 또 흉성으로는 타두화가 되기도 하는데, 화재를 주재하니 흉하다. 만약 태세살과 중첩되면 더욱 흉하다.

타두화는 크게 꺼리니 범해서는 안된다. 혹 연독화(年獨火)와 월유화(月遊火), 월가의 병정화(丙丁火) 중에서 1화(火)만 함께 있어도 회합(會合)이니 그 화는 즉발(卽發)한다.

가령 월일에서 일백수성(一白水星)을 득하여 도방(到方)한다거나 임계수성(壬癸水星)이 이르면 능히 압제되어 해롭지 않다.

삼살이 가장 흉한 살이고, 복병 대화가 다음으로 흉하며, 천관부와 타두화는 또 그 다음으로 해롭다. 이상은 삼합을 좇아서 일으킨 예이다.

십이건성을 일으키는 법은 자(子)년은 자에다 건(建)을 붙여서 축(丑)년은 제(除)가 되며, 축년에는 축상(丑上)에서 건을 일으켜서 인(寅)년에는 제(除)로 순행하며 붙여지는 것이 이것이다. 건(建)을 세군(歲君)으로 하니 원신(元神)으로 하며, 길흉에 있어서는 뭇 신살을 주재하므로 좌(坐)는 가하나 향(向)은 불가하다.

산(山)이건 방(方)이건 간에 길성이 중첩되었을 때는 건성(建星)은 대길성이 되고 흉성이 중첩되었을 때는 대흉하다. 재방(在方)이면 오황살(五黃煞)을 퇴(堆)한 것이니 역시 길이 중첩되면 길하고 흉이 쌓이면 흉하다.

- 제성(除星)은 사리태양(四利太陽)이니 소길하다.
- 만성(滿星)은 토온(土瘟)이니 사리상문(四利喪門)으로 흉

하고, 또 천부(天富)가 되기도 하는데, 이는 소길하다.

- 평성(平星)은 삼태(三台)이며 또 토곡(土曲)이며 사리태음(四利太陰)이니 대길성이다.

- 정성(定星)은 세삼합(歲三合)이며 현성(顯星)이니 길하다. 또 지관부이며 축관(畜官)이기도 한데 차흉(次凶)하다.

- 집성(執星)은 사리사부(四利死符)이며 또 소모(小耗)이니 흉하다.

- 파성(破星)은 세파(歲破)이니 대모(大耗)가 되어 대흉하다.

- 위성(危星)은 극부성(極富星)이며 곡장성(谷將星)이며 사리용덕(四利龍德)이니 길하다.

- 성성(成星)은 삼합이며 천희길성이며 또 비겸(飛兼)이며 또 사리백호(四利白虎)이니 소흉하다.

- 수성(收星)은 사리복덕(四利福德)이니 길성이다.

- 개성(開星)은 청룡태음(靑龍太陰)이며 생기화개(生氣華盖)이며, 또 관국성(官國星)이니 상길이다. 또 사리조객(四利弔客)이 되어서는 소흉하다.

- 폐성(閉星)은 병부(病符)이니 흉하다.

이상에서 평성개위(平成開危)는 최고로 길하고, 정제(定除)는 차길(次吉)하며, 파(破)는 대흉하고, 건성(建星)은 길할 때도 있고 흉할 때도 있다. 이상이 십이건성을 좇아서 일으키는 예이다.

欽定四庫全書

協紀辨方書

【역자註】앞의 글에서 건성(建星)을 자(子)년에는 자(子)에서 건(建)을 일으켜서 순행한다고 되어 있는데, 이는 잘못된 것이다. 십이건성은 절기를 따라 월지(月支)로 기준하여 일으키는 것이다. 가령 正月이라면 인월(寅月)이니 날짜도 인일(寅日)에다 건성을 붙여 12성(星)을 순행한다. 그러나 절기를 따르는 것이니, 正月 초하루가 지났더라도 立春이 아직 되지 않았으면 인일(寅日)에다 건성을 붙이지 않는다. 이를 맞추기 위하여 절기가 교체될 때 종시(終始) 2일은 동일한 성(星)이 붙게 되는 수도 있다.

오호둔간(五虎遁干)하여 무기(戊己)를 도천(都天)이라 하고, 병정(丙丁)을 독화(獨火)라 하며, 경신(庚辛)을 천금신(天金神)이라 한다. 천금신을 일명 유천암요(遊天暗曜)라 하기도 하는데, 이를 범하면 안질(眼疾)의 우환이 있다. 이는 병정화(丙丁火)나 구자화성(九紫火星)으로 제압하면 해가 없다. 이상은 오호둔으로 일으킨 예이다.

본년의 납음이 좌산을 극하거나 묘상납음(墓上納音)을 극하는 것을 연극(年剋)이라 하는데, 산가(山家)에서는 흉한 것이다. 이것이 금(金)에 속하면 지금신(地金神)이라 하며 차흉(次凶)하다. 이상은 납음을 좇아서 일으킨 예이다.

주서박사(奏書博士)는 길하고 잠실력사(蠶室力士)는 소흉하니 길성이 있으면 사용할 수 있다. 대장군(大將軍)은 길성이 있으면 제압되는 것인데 연월이 이로우면 길(吉)을 주장하고 연월이 불리하면 흉을 주장한다. 또 태음과 함께 모이면 더욱 흉하다. 이상은 사방(四方, 四節)을 좇아서 일으키는 예이다.

태세의 천간이 어느 괘에 납(納)하는지를 보고 그 대괘(對卦)를 충파로 보는 것이니, 이른바 파패오귀(破敗五鬼)이다. 수방(修方)에 꺼리는 것이나 길이 많을 때는 꺼리지 않는다. 이상은 납괘(納卦)를 좇아서 일으킨 예이다.

본년의 녹전일위(祿前一位)가 되는 자(字)를 양인(羊刃)이라 하고 그 대충(對衝)하는 자를 비인(飛刃)이라 하는데, 이른바 이광전(李廣箭)* 살이니 흉하다. 그러나 오직 팔간산(八干山)에만 있는 것이므로 좌산(坐山)에는 꺼리나 방과 향에는 꺼리지 않는다.

건곤간손산(乾坤艮巽山)은 녹이 없으니 인(刃)도 없다. 옛사람의 장과(葬課)를 보면 음부(陰府)와 연극(年剋)을 범한 예가 심히 많았으나 팔간산(八干山)의 이광전을 범한 일은 전혀 없었다. 혹 전(箭)을 범했다면 모두 사유산(四維山)이었으니 사유(四維)에는 원래부터 전(箭)이 없기 때문이다. 이상은 양인(羊刃)을 좇아서 일으킨 예이다.

안찰하면 ; 《종경(宗鏡)》의 연신총론(年神總論)에, 한 사람으로부터 나온 것으로 대체로 순정(醇正)하다. 그래서 소개하기로 한다. 그러나 태세(太歲) 세파(歲破)는 범해서는 절대로 안되고, 삼살은 오히려 제화(制化)하여 쓸 수 있으니, 그 밖에 다른 것은 말할 필요가 있겠는가?

음부(陰府)는 납갑으로 정괘(正卦)를 삼고 방(傍)이라 하니, 《통서(通書)》와 더불어 합하지 않으나 일단의 이치는 있다고 할 수 있다. 그러나 그 뜻이 요원하므로 산가(山家)

의 연극보다는 가볍게 취급된다.《의례(義例)》본편(本篇)을 보라.

십이건성은 신빙(信憑)하기가 부족하니 마땅히 여러 신(神)을 함께 참고하기 바란다. 이는《의례(義例)》사리삼원(四利三元) 조(條)를 보라.

천간의 임관(臨官)을 녹(祿)이라 하고 제왕(帝王)을 양인(羊刃)이라 하는데, 양인은 진실로 녹의 길함만은 따르지 못한다. 그러나 그 흉함은 대살의 흉함에는 미치지 않는다.

대저 대살양인(大煞羊刃) 그 자체는 다 흉한 것으로 하지는 않는데 흉성이 중첩되면 흉하다. 태세 월건이 중첩되게 하는 것이 더 좋다. 양인은 이미 연간을 좇아 일으킨 것이니, 건곤간손(乾坤艮巽) 4산(山)에는 양인이 없으므로 연(年)은 반드시 산(山)과 같게 할 것이다.

가령 갑산(甲山)에서 묘(卯)월일을 사용한다면 정확하게 부산(扶山)하는데 어찌 흉함이 있을 것인가. 따라서 지금은 대관(臺官)을 쓰지 않는다. 그러나 본조(本條) 내(內)에 이르기를, "옛사람의 장과(葬課)에 음부 연극을 범함이 아주 많은 것은 곧 해도 없고 공도 없기 때문이다." 하였다. 그 중에 이르는 바에 의하면, "이 신살은 신택(新宅)에는 꺼리지 않으나 구택(舊宅)에는 꺼린다." 하였고, 또 "연극산가(年剋山家)는 조부(祖父)를 상(傷)한다." 하니 조부가 없을 때는 꺼릴 것이 없을 것이다.

이상 종류별로 대강을 말하고 지엽적인 것은 생략하였다.

이광전(李廣箭) ; 한 문제(漢文帝) 때 명장 이광(李廣)의 화살이라는 말로, 흉노(匈奴)들이 그를 「비장군(飛將軍)」이라 불렀다. 팔이 원숭이 팔 같아서 활을 잘 쏘았는데, 북평에서 저물게 돌아오다가 바위를 호랑이로 잘못 보고 활을 쏘니, 화살촉이 그 바위에 박혀 바위가 벌어졌다는 「중석몰족(中石沒鏃)」 고사로 유명하다.

2. 월길신(月吉神) 총론

● 천덕방(天德方)은 즉 천도방(天道方)이라 하기도 하고, 월덕방(月德方)은 즉 삼합월(參合月)로 관왕지간(官旺之間)이니 대길이다. 천덕합과 월덕합은 차길(次吉)하다. 이상 사덕(四德)이 이르는 것은 흉살이 능히 제압된다. 또 세덕(歲德)과 세덕합(歲德合)이 있어서 모두 육덕(六德)이 되는데, 모두 천간으로 이르는 길신이므로 지지로 오는 방살(方煞)은 제압시키지 못한다.

● 월금궤방(月金匱方)은 길한데 삼합월로 분(分)하여 왕방(旺方)이 된다. 수(修)하면 발정(發丁)한다. 수년금궤(修年金匱)는 월금궤를 다스리는 것만은 못하다. 이는 월덕후일보(月德後一步)로 길하고 월덕과 동일하다.

● 월천사방(月天赦方)도 길한데 봄에는 무인일(戊寅日), 여름에는 갑오일(甲午日), 가을에는 무신일(戊申日), 겨울에는 갑자일(甲子日)이 천사(天赦)이다. 그러나 원래부터 정해진 것이 없으므로 월건(月建)을 중궁에 넣고 둔지(遁之)하여 천사(天赦)가 어느 방에 들어 있는지를 찾아

내고 그 방위부터 수조(修造)하면 관부(官符) 등의 살을 제압할 수 있다. 천월덕은 삼합으로 회전시켜 얻어진 것이니 이미 비궁한 것과 같은 뜻이 있으므로 다시 비궁시킬 필요는 없으나, 천사는 반드시 비궁으로만 얻어지는 것이 좋다.

3. 월흉신(月凶神) 총론(總論)

산방(山方)이 월파되는 것은 흉한데 좌산(坐山)은 더욱 흉하며 조장(造葬)에서도 범해서는 안되는 대살이다.

- 월음부(月陰府)는 개산조영(開山造營)에 흉하다. 월천간이 좌산(坐山)의 납갑을 극하는 것을 정음부(正陰府)라 하고, 괘(卦)를 대(帶)한 것으로 방음부(傍陰府)라 한다.
- 월극산가(月剋山家)는 흉하다. 즉 월(月)의 납음이 산묘의 납음을 극한다. 이는 연(年)이나 일(日)의 납음으로 제압한다.
- 대월건(大月建)은 월가(月家)의 토살(土煞)이니 좌나 향, 방위, 중궁에 오면 모두 흉하고, 동토(動土)는 더욱 흉하다. 이 살은 길신으로서도 제압하지 못한다.
- 소월건(小月建)도 점방(占方)이면 흉하고 점산(占山)이나 점향(占向)에도 역시 흉하다. 수(修)에는 꺼리나 장사(葬事)에는 꺼리지 않는다.
- 월가(月家)의 타두화(打頭火)는 소흉하다. 이 살이 병정화(丙丁火)와 중첩되면 수조(修造)할 수 없다. 일백수(一白

水)나 임계수(壬癸水)를 사용하면 제압된다. 월유화(月遊火)는 가벼운 살이니 문제될 것이 없다.

● 비궁(飛宮)한 천지관부(天地官符)는 소흉한데, 길성이 많으면 제압된다.

4. 제가(諸家)의 연월일 길흉신을 첨부함

증문천이 말하기를, "태세가 좌산(坐山)이 되는 것은 복덕에 머무는 것이고, 이에 다시 연월까지가 임하면 모름지기 사주에서 충극(衝戟)함이 없어야 하며 천하(天河)가 공전(共轉)*하면 복이 더욱 깊으리라"했다.

*천하공전(天河共轉) ; 존성(尊星)·제성(帝星)·옥인(玉印)·옥청(玉淸)이 구궁(九宮) 내에서 번갈아 자리바꿈을 하는 것.

양균송 왈, "태세는 가좌(家座)나 불가향(不可向)이라. 또 길함에 태세를 다스리는 것보다 더 길한 것은 없고, 흉에도 태세(太歲)에서 범하는 것보다 더 흉한 것은 없다. 또 태세로 길성을 중첩시키는 것은 복을 가져다가 바치는 것이고, 흉성이 중첩되는 것은 재앙이 내려오는 것이다."하였으니 모두 좌태세(坐太歲)의 법을 말한 것이다.

조장(造葬)함에는 좌태세가 됨이 극길(極吉)하고 향태세(向太歲)가 되는 것은 극흉(極凶)이 된다고 하였다. 그러나 이는 좌혈(坐穴)의 여러 가지 수단이 있어서 다소 다르다.

첫째는 태세에 무기(戊己), 음부(陰府), 연극(年剋), 타두화(打頭火) 등의 살이 중첩되지 않아야 좌(坐)를 놓을 수가 있으며, 둘째는 팔절삼기(八節三奇)가 비치게 하고, 셋째는 월일시가 혹 태세와 일기(一氣)가 되거나, 혹 태세와 삼합이어야 길할 수 있는데, 만약 지충(支冲)이 있거나 천간이 극하는 것은 세군(歲君)을 범하는 것이니 대흉하다. 넷째는 태양, 자백(紫白)이 여러 길(吉)과 함께 이르면 더욱 묘(妙)한 것이니 복이 크기도 하지만 오래도 가니 다른 길(吉)로써 비교되지 않는다.

태세의 녹마귀인(祿馬貴人)은 일체의 흉성을 능히 제압시키는데, 귀인이 상이요 녹마가 다음이 된다. 중요한 것은 조주(造主)의 본명(本命)으로도 녹마가 동행하면 능히 치복(致福)한다. 명(命)으로 녹마귀를 사용하였으나 태세의 귀록마가 이르지 못한 것은 명주(命主)가 관리할 수 없고, 태세의 귀록마는 사용하였으나 명(命)의 귀록마를 함께 쓰지 못한 것은 세군(歲君)이 의지하고 돌아가지 못하므로 세명(歲命)이 서로 만나더라도 바야흐로 모두 아름답지는 못하다. 그러므로 택일에 힘써 당령유기(當令有氣)하게 할 것이며, 때를 득하게 하여야 한다.

가령 목(木)이 봄에 생함과 금(金)이 가을에 왕(旺)함을 만나는 것 등을 말한다. 비궁(飛宮)하여 육합시키는 법이 있으니 귀(貴)에 합하는 것이 상(上)이 되고 녹(祿)에 합하는 것은 다음이 된다. 가령 갑록(甲祿)이 인(寅)에 있으니 12월에 간(艮)을 작한다면 월건(月建) 축(丑)을 중궁에 넣고, 둔득(遁得)하면 인자(寅字)가 건(乾)에 이르므로 건(乾)

중에 해(亥)가 있고, 간(艮) 중에 인(寅)이 있으니, 녹(祿)과 작방(作方)이 합이 된다. 나머지도 이를 본받을 것이다.

구평보(邱平甫) 왈, "제가(諸家)들의 연월(年月)을 다스림에 차질이 많으나, 오직 자백(紫白)만은 신빙성이 있다." 하였고, 증문천은, "녹(祿)이 산두(山頭)에 이르면 주(主)는 진재(進財)하니 밖으로부터 다른 재물이 들어오고, 마(馬)가 산두에 이르면 관직에 나가니 중요한 것은 삼원백(三元白)과 합하게 할 것이며, 귀인과 자백(紫白)이 함께 왕상하면 귀자(貴子)가 조당(朝堂)에 들어간다. 육백(六白)은 금(金)에 속하므로 추월(秋月)에 왕하고, 자화(紫火)는 춘하(春夏)에 왕하며, 일육수토(一六水土)는 삼동(三冬)에 왕하니 높고 큰 복록이 즉시 나타나리라." 하니 이상의 말들은 자백의 보배로움과 귀인녹마를 함께 이르게 함이 마땅함을 말한 것이다. 또 자백도 왕상함을 기뻐하니 힘이 있어야 좋다는 것은 재론이 있을 수 없다.

일행선사(一行禪師)가 말하기를, "자백이 이르는 방위는 태세(太歲), 장군(將軍), 관부(官符) 등 여러 흉을 피하지 않아도 된다. 그러나 오직 대월건(大月建)만은 제압하지 못하고, 또 택장(宅長)에게 오는 일체의 연흉(年凶)도 해롭게 하지는 못하므로 피할 필요가 없으나 오직 천강사왕살(天罡四旺煞)만은 제압하지 못한다." 하였음은 자백의 길함을 잘 설명한 글이다.

예부터 혹 전하여지는 《통서(通書)》에 비궁으로 이르게 하는 법이 합법하지 않음이 있으므로 자백도 믿고 이용하기가 어렵다 함은 대단히 잘못된 망설이다.

무릇 월가(月家)의 길성은 번갈아 비궁하여 충복(冲伏)하지 않으면 아름답다 하는 것이다. 가령 일백수(一白水)가 이궁(離宮)에 앉는다거나, 팔백토수(八白土水)가 곤궁(坤宮)에 앉는다면 성(星)이 궁(宮)을 극하는 것이니 그 길함이 감소된다.

안찰하면 ; 위에 논한 세 편 역시 《선택종경(選擇宗鏡)》에서 나온 것이다. 그 가운데 비천사(飛天赦)는 지금은 잘 사용하지 않는 것이나 이치에 배반되지 않으므로 기록하여 한 의(義)로 삼고자 한다. 금궤성(金匱星)도 역시 지금은 사용하지 않는 것이다.

대저 금궤(金匱)란 대살이나, 왕하면 길하다 하고, 또 왕한 것을 흉으로 한다 하니 이에 자상모순(自相矛盾 ; 자가당착)을 면치 못하고 있다. 금궤대살은 본시 길흉이 없는 것으로 길성이 쌓이면 길하고 흉성이 모이면 흉하다. 그러므로 태세 월건이 중첩되는 것이 좋다.

그에 말하기를 ; 육덕(六德)으로 지살(支煞)을 제(制)할 수 없다 하였는데 이는 잘못된 것이다. 대개 지지의 흉한 것도 정당하게 천간으로도 능히 제압할 수 있음이니, 바야흐로 제화(制化)의 이치를 나타낼 수 있다.

가령 을유(乙酉)년에서 세살(歲煞)이 진(辰)에 있는데 경진(庚辰)월 경진일 경진시를 사용하여 천간일기격(天干一氣格)으로 하였고, 유(酉)와 진(辰)이 6합이 되어 다시 금(金)이 되었고, 을경(乙庚)이 합하여 또다시 금이 되고, 을에서

경은 세덕(歲德)도 되었으니 진을 살(煞)로 논하지 않는다.
그러므로 정교한 조명법(造命法)은 건제(建除)와 산방(山方)
이 만날 때 제이의(第二義)에 속하는 「천광하림(天光下
臨)」이라 할 수 있음도 알아야 한다. 그러니 어찌하여 지
지는 중(重)하고 천간은 경(輕)하다 하겠는가?

그에 말하기를 ; 대월건(大月建)은 길(吉)로 제압할 수
없다 하였는데 이것 역시 잘못된 것이다. 대저 월건(月建)
이란 토살(土煞)을 말하는 것인데, 자기가 대강 태세는 경
(輕)하다 하였고 또 항차 "정위(定位)를 논하지도 않으면서
비궁(飛宮)은 논하였으며, 산방중궁론(山方中宮論)을 끊어
없애고서 옛날에는 꺼리지 않는 이치가 없었다." 하였다.

그 논법(論法)에 좌태세법(坐太歲法)을 신중하고 자상하
게 두루 살펴서 체용을 겸비하라 하였는데, 이는 술자(術
者 ; 택일가)의 묘용(妙用)은 아니며 실로 군자의 존심(存
心)에 달려 있음이다. 속술(俗術)로는 이를 논할 수 없다.
만왈(漫曰), "태세가좌(太歲可坐)라." 함에 어찌하여 맹랑함
이 있으리오!

그 가운데 태세는 무기(戊己)가 중첩되지 않아야 가히
좌(坐)를 할 수 있다고 한 말은 가히 무기살(戊己煞)의 잘
못을 밝힌 것이고, 겸하여 대소월건(大小月建)의 거짓된 것
을 파(破)하고 진실된 것만을 증거를 대며 논한 것이다.

기론(其論)에 녹마귀인은 태세와 주명(主命)과 동도(同
到)하여야 길과(吉課)에 정합(正合)된다는 어의(語義)를 더
욱 갖춘 것이다.

第三部 擇吉要法

기왈(其曰), 갑명(甲命)이 축(丑)월에서 인록(寅祿)이 건궁(乾宮)에 이른다고 한 것은 역시 지지(地支) 한 자만을 쓸 때에 그치는 말이니 진록(眞祿)을 참고하여 보는 게 가하다.

각 신살(神煞)의 제화(制化)하는 여러 설(說)이 같지 않으니 뒤를 자세히 볼 것이다.

欽定四庫全書

協紀辨方書

제2장. 제살요법(制煞要法)

1. 제살요법(制煞要法)

《선택종경》에 이르기를, "좌삼살(坐三煞)과 향태세(向太歲)는 제압시키는 법이 없으니 범해서는 안된다." 하였고, "삼살이 방위에 오거나 향으로 오는 것과 음부살이 좌산에 오는 것도 가히 제압시킬 수 있다." 라고 하였으나 제압이 그리 쉽지는 않으니 가볍게 볼 일은 아니다. 그 밖의 분분한 신살(神煞)들은 중살(中煞)일 때는 제압하고 소살(小煞)일 때는 반드시 제압시키려 하지 않아도 길성이 함께 이르는 것으로 능히 제압되어 잠복시킬 수 있기 때문이다.

태세가 좌산이나 그 방위에 있으므로 합(合)이 마땅한 것을 제외하고는 충파되는 것이 마땅치 못하며, 구퇴(灸退)가 좌산이나 그 방위에 있는 것은 보(補)함이 마땅하고 극하는 것은 마땅치 못하다.

이상의 방법 외에는 4법이 있으니, 첫째는 천간에서 범한 살은 천간으로 제압된다. 이를테면 음부살(陰府煞)과 천금신(天金神) 같은 것은 다 천간에서 범한 것이니 천간으로 제압된다.

둘째는, 지지에서 범한 살은 지지로 제압한다. 이를테면 지관부(地官符) 같은 것인데, 그 살이 사(死)하는 달이나 날을 가려 수(修)하면 가하다.

셋째, 삼합으로 범한 것은 삼합으로 제압한다. 이를테면 삼살(三煞)과 타두화(打頭火), 천관부(天官符) 등인데, 이들은 모두 삼합국(三合局)으로 극제하여야 하는 것들이다.

넷째, 납음(納音)으로 범한 살은 납음으로 제압한다. 이를테면 연극(年剋)과 지금신(地金神) 같은 것들인데, 납음으로 제압이 가하다.

요즘《통서》에 납음을 사용해 삼살을 제압한다고 하는데, 납음의 힘이 가벼움을 모르는 말이니, 반드시 지지(地支) 삼합을 겸하여야 함을 모르기 때문이다.

《천금(千金)》에서 이르기를, "살이 산두에 있으면 이를 어찌하리오! 귀인과 녹마로 경영하여도 기쁘게 할 수 있지만, 삼기와 제덕으로도 능히 살을 항복시킬 수 있으며, 길신으로 흉신을 제압하여도 많은 발복이 있으리라((煞在山頭 更若何 貴人祿馬喜相過 三奇諸德能降煞 吉制凶神發福多)."라고 한 것은 좌산의 중소 살(煞)만을 말한 것이니, 극제함을 사용하지 않고 여러 가지 길성만을 비치게 하는 데 그친 말이다. 대개 극제할 때 좌산도 함께 극제되기 때문이다. 또 산운이 휴수(休囚)되는 달이 되는 것도 역시 불길하다.

또한 말하기를, "길성(吉星)이 유기(有氣)하면 작은 것으로도 크게 이룰 수 있고, 악요(惡曜)도 휴수되면 재앙을 내리지 못할 것이니, 이는 곧 극제(剋制) 수방(修方)하는 법이니, 한 예만 보고 작하지 말 것이며, 극제가 요구될 때는 극제하는 법을 터득한 다음 그 법을 위주로 극제하여야 하고,

길성을 사용하는 것은 소살(小煞)이므로 제극이 필요치 않기 때문이니 길성을 만나면 스스로 자복하기 때문이다.

태양과 삼기(三奇)는 능히 여러 살들을 항복시키고 자백(紫白)과 규마(竅馬)는 지관부와 대장군을 포함하여 여러 살을 능히 제압시킬 수 있으며, 녹(祿)으로는 공망(空亡)을 제압할 수 있고 귀인(貴人)으로도 뭇 살을 능히 항복시킬 수 있는데, 본명(本命)으로 구궁에다 비도(飛到)한 것을 상(上)으로 치고, 태세(太歲)를 비도한 것은 다음이 되며, 이 두 가지가 함께 비도되었다면 가장 길한 것이니 더 바랄 것이 없다.

제살(制煞)하는 법은 사주(四柱)를 사용하여 제극하는 것은 좋으나 충극시키는 것은 안된다. 대개 극하는 것은 복(伏)하나 충(衝)하면 일어나기 때문에 반대로 화를 당할 수 있다. 태세와 음부살이 좌산에 있는 것을 제하고 그 밖의 뭇 살들은 극함이 마땅치 못하다. 이를테면 삼살·관부·대장군·복병·대화 등의 살들은 좌산(坐山)에 들면 중하므로 제압이 어렵고, 향이나 방위로 오는 것은 가볍기 때문에 항복시킬 수 있다.

방위상(方位上)에 있는 살을 제압할 수 있다는 말은, 먼저 길방(吉方)에서 착수하여 연달아서 그 방위까지 수작(修作)할 수 있기 때문이며, 또 길방에서 끝내고 손을 떼면 역시 아름답다.

흉방(凶方)은 태세가 중첩됨을 두려워하고 태세가 반대쪽에서 충하는 것도 꺼리며, 태세가 그 흉방과 삼합(三合)이 되는 것도 꺼리니 이 모두 대흉하다. 다음으로는 월건이 상첩(相疊) · 상충(相衝) · 상합(相合)됨도 꺼리니, 역시 화를 부른다. 그렇지 않은 것은 화가 깊지 않다.

대개 세군(歲君)과 월건의 힘은 극대하므로 길성(吉星)이 그 힘을 빌려 쓰면 복을 크게 작할 것이고, 흉성이 그 힘을 얻으면 큰 화를 작하게 된다. 또 길방은 발동하는 것이 마땅하나 움직이고 다스리지 않을 때는 복도 나타나지 않고, 흉방은 마땅히 안정됨이 좋으니 수동(修動)함이 없다면 역시 재앙도 일으키지 않는다. 오직 연(年)의 납음이 극(剋)하는 방은 비록 흉하다 하여도 역시 별 해가 되지 않으니 이미 태세가 제압하였기 때문이다.

세군(歲君)이나 월건(月建)이 길방을 충파하는 것은 역시 불길하니 힘을 잃게 되기 때문이다. 만약 흉방을 충파하는 것은 역시 흉한 것이니, 대개 살(煞)은 범과 같고 불과도 같아서 합하여도 고기(固起 ; 반드시 발동함)하고 충극하여도 역시 일어나기 때문이다. 오직 부천공망(浮天空亡)이 향을 점령하는 것은 사주팔자로써 충(衝)하여야 한다.

태세가 좌가 되는 것은 가하지만, 향이 되는 것은 불가하다. 삼살(三煞)은 향은 가하지만 좌가 되는 것은 불가하니 바뀔 수 없다.

무릇 여러 신살은 모두 먼저 월령에서 때를 잃어 무기력해야 하고, 다시 사절지(死絕地)에 붙잡히고 휴폐되는 곳으로 운행하여야 한다. 녹마귀인(祿馬貴人)은 마땅히 왕성하고 월령을 잡은 다음에 그곳을 다스린다면 화살(化煞)되어 내가 주도권을 잡게 되니 극제(剋制)하는 것과 비교하면 더욱 안전하다. 흉살을 제압하는데 극복이 태과한 것은 두려운 것이며, 혹 충합함을 만나면 도리어 화가 발생할 수도 있기 때문이다.

《통서(通書)》에 이르기를, "만약 귀(貴)를 원하거든 태세를 다스리고, 발복(發福)을 중요시한다면 삼살을 다스려야 하고, 크게 일어나야 한다면 화성(火星)을 다스려야 하고, 작게 발하고자 한다면 금신(金神)을 다스려야 하고, 부(富)를 하고 싶으면 관부(官符)를 다스리고 냉퇴(冷退)를 구원하라 하였고, 또한 구퇴(灸退)를 다스려야 한다."고 하였다.

또 이르기를, "수방(修方)에 제살(制煞)하여도 도리어 길복을 획책할 수 있다."고 하였는데, 이 말은 장사(葬事)에서 해당되는 말은 아니고 수산(修山)에도 해당이 되지 않는 말이며, 다만 수방(修方)에서만을 이른 것이다.

대개 흉살이란 필수적으로 극제하여야 하고 좌산(坐山)은 마땅히 보(補)하여야 하나, 극(剋)한 즉 산(山)도 상하고 보한 즉 살(煞)도 왕하게 된다. 따라서 한 마디로 말하면, 제살수방(制煞修方)에서 방(方)에서는 극제가 쉽고 가능한 것이다. 오직 태세가 혹 산에 있거나 혹 방위에 있더라도 모두 다스림이 가하다는 것이다.

대개 태세를 다스리는 데는 합(合)은 가하지만 극하는 것은 불가하니 극이 없으면 산(좌산)도 상하지 않기 때문이다.

음부(陰府)가 좌산에 있는 것을 두 가지로 나눌 수 있으니, 음부살만을 극하고 다스리는 것은 가하지만 좌산이 극제되는 것은 안된다. 그 밖의 뭇 살들은 모두 산(山)과 방

(方)에 합되어 하나가 되므로 이 방위를 극하면, 즉 이곳의 살도 함께 극제되는 것이다. 오직 방(方)은 극하는 것이 두렵지 않은 것이다. 그러므로 수방(修方)이라고 가리켜 말한 것이다. 이는 모두 연가(年家)로 좌궁에 오는 살을 다스릴 때를 말한 것이고, 월가(月家)에서 비궁시켜 오는 살을 다스리는 법은 아니다.

태세는 반드시 길성을 중첩시키고 흉성은 중첩되지 않게 한 후에 다스려야 현명한 군주에 선량한 신하이니 길하다 하여 대부대귀라 하였다.

삼살이 한 방위를 점하였을 때는 그 힘이 극대해진다. 그러나 제살하는 법을 득하여도 자연스럽게 발복시킬 수 있다. 그러나 이 살이 가장 흉한 것이니, 제살할 때 그에 맞는 법을 득하지 못하면 반드시 흉화가 이르게 된다. 수주(修主)에는 잔약(屛弱 ; 매우 약함)하므로 역시 마음먹은 대로 부려지지 않으니 경솔하게 시험하려 하지 말 것이다.

화성(火星)은 즉, 삼합의 왕방이니 곧 타두화(打頭火)이기도 하다. 제극하고서 다스린다면 왕기가 발월(發越)하여 인정(人丁 ; 남자, 남아 또는 일꾼)이 대발한다. 그러므로 말하기를, 대흥(大興)이라 하였다.

금신(金神)은 화(火)로 극하면 재성이 되는 것이니, 병정(丙丁), 삼기(三奇)로써 제압하면 전산(田産 ; 田宅과 家産)이 왕성하다. 그러므로 이르기를, 소흥(小興)이라 하였다.

지관부(地官符)는 태세와 삼합이 되는 것이니, 법을 득한 다음에 다스린다면 역시 주는 왕재(旺財)하므로 이르기를,

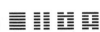

발부(發富)라 하였다.

　구퇴(灸退)는 삼합의 사지(死方)이니 월과 일에서 왕상하게 보조(補助)한다면 무기(無氣)지만 유기할 수 있으므로 말하자면 냉퇴(冷退)에서 구원하는 것이다.

　제살(制煞)하는 법은 예부터 이르기를, "천간(天干)에서 범한 것은 천간으로 제살하고, 지지(地支)에서 범한 것은 지지로 제살하고, 삼합에서 범한 것은 삼합으로 제살하고, 납음(納音)에서 범한 것은 납음으로 제살하라." 하였으니 이것이 확실한 논리이다. 또 "화기(化氣)로 범한 것도 있으니 화기로 제살하고, 좌궁(坐宮)에서 범한 것은 좌궁으로 제살하고, 비궁(飛宮)으로 범한 살은 비궁하여 제살하라." 하였다.

　가령 **음부살**이 갑기토(甲己土)에 속하였다면 정임목(丁壬木)으로 제살하고, 을경금(乙庚金)에서 범하였으면 무계화(戊癸火)로 제살하는 것이니, 이것이 화기에서 온 것을 화기로 제살하는 것이다. 또 가령 병부(病符)·소모(小耗)·연가(年家) 등과 같이 비궁(飛宮)이 되지 않는 것은 연월일의 길신이 비춰주게 하는 것이니, 이것이 좌궁에서 범한 것을 좌궁으로 제살하는 것이다.

　가령 월가로 **타두화**(打頭火)라면 월가(月家)의 일백수성(一白水星)이나, 혹 임계수(壬癸水) 덕(德)으로 제살한다는 것이니, 이는 비궁을 비궁으로 제살하는 것이다. 또 음부가 갑을목(甲乙木)이거나, 무기토(戊己土)이거나, 삼살·타두화·관부 등류(等類)의 살이 인묘진(寅卯辰)에 있을 수 있는데, 이는 목살(木煞)이라 하고, 사오미(巳午未)라면 화살(火煞)이

第三部 擇吉要法

라 하니 본살의 오행을 각자 분류하여 극제(剋制)하는 것도 역시 이들과 같다. 쇠왕(衰旺)을 분변하여 제살하는 것도 역시 이와 같이 본받는다.

제살(制煞)에는 오로지 월령(月令)을 보아야 하니 반드시 그 살이 쇠약한 달을 찾고 제신(制神)은 왕성한 달로 하면 가하다. 오직 태세와 구퇴만은 달리 논한다. 만약 뭇 살이 취회(聚會)하였다거나 혹 태세와 동궁이라면 제살이 불가하니 범하지 않는 것이 가하다.

《통서》에서 이르기를, 태세 아래에서는 흉살이 심히 많아서 모두를 피한다는 것은 어려우니, 그 각 신의 소임지가 다르기 때문이다. 오직 주서(奏書) 박사(博士)는 향에서 마땅하고, 나머지는 각각 꺼리는 바가 따로 있으므로 모름지기 생왕휴수를 분별하여 제화(制化)에 마땅한 바를 득할 것이다.

가령 파괴(破壞)할 것이 있는데 꼭 수영(修營)할 경우는 천덕(天德)·세덕(歲德)·월덕(月德)·천덕합(天德合)·세덕합(世德合)·월덕합(月德合)·천은(天恩)·천사(天赦)·모창(母倉) 등이 모여 있는 일진(日辰)을 사용할 것이며, 혹 각 신이 출유(出遊)하는 날을 아울러서 공수(工修)하면 해가 없다.

무릇 흉신을 제살하는 법은 그 경중을 짐작하여 그 살이 생왕케 하는 것은 불가하다. 가령 살이 목(木)이라면 봄으로 택일하는 것을 꺼리고 아울러 해묘미(亥卯未)의 일시를 꺼린다. 가령 오(午)자를 사용한다면 목(木)살이 사하고 신(申)자를 쓰면 목살이 절지(絶地)가 되는 것을 사용하라는 것이다. 나머지도 이와 같이 유추하라.

안찰하면 ;《종경》에 실려 있는 제살법은 심히 자상하여 순전함은 많고 흠잡을 데는 별로 없었다. 그러므로 그 구절 구절을 취하여 기록한 것이다. 그에 이르기를, "길방은 부동이면 복을 만들지 못하고, 흉방은 부동이면 재앙을 만들지 못한다." 한 것은 즉, 홍범구주(洪範九疇)*에서 말하는 정길작흉(靜吉作凶)*이라 한 것과 같으니 함께 이치를 위반한 것이다. 원문에서는 "무기(戊己)살만은 부동이라도 역시 흉하다." 하였으니 그 패류(悖謬 ; 거스르고 어긋남)가 이다지도 심하단 말인가?

음부(陰府)살을 제살하는 법도 그럴듯하지만 잘못 되었으니 뒤에 나오는 《통서》2를 보고 분변하기 바라면서 그친다. 《시헌서(時憲書)》의 연신(年神) 아래에 실려 있는 「제살대요(制煞大要)」라 한 것이 그것인데, 이곳에서도 조목조목 상세하게 아래에다 갖춰 놓았다.

*홍범구주(洪範九疇) ;《서경》홍범편에 기록되어 있는, 우(禹)가 정한 정치 도덕의 아홉 원칙. 즉 오행(五行)·오사(五事)·팔정(八政)·오기(五紀)·황극(皇極)·삼덕(三德)·계의(稽疑)·서징(庶徵) 및 오복(五福)과 육극(六極)이다. 우왕이 홍수를 다스릴 때 하늘로부터 받은 낙서(洛書)를 보고 만들었다고 한다. 주나라 무왕(武王)이 기자(箕子)에게 선정의 방안을 물었을 때 기자가 이 홍범구주로써 교시하였다고 한다.

*정길작흉(靜吉作凶) ; 안정하고 있는 길신은 흉함을 작할 뿐이다.

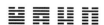

2. 태세(太歲)·세파(歲破)

세파는 일명 대모살(大耗煞)이라고도 하는데 대흉신이다. 주로 손재(損財) 및 모든 일에 흉하다.

煞 ＼ 年	子	丑	寅	卯	辰	巳	午	未	申	酉	戌	亥
太歲	子	丑	寅	卯	辰	巳	午	未	申	酉	戌	亥
歲破	午	未	申	酉	戌	亥	子	丑	寅	卯	辰	巳

《선택종경》에 이르기를, "세군(歲君)이니 좌가 될 때는 길하고 향이 될 때는 흉하니 좌산을 충파하기 때문이다." 했는데, 사주팔자와 합(合)이면 길하고, 충이거나 극이 되면 흉하니 신(臣)이 군(君)을 범하는 것과 같기 때문이다. 자백(紫白)·삼기(三奇)·녹마귀인 등 길성이 모이게 하면 극히 길하다. 이는 임금의 행도에서 따사롭고 배부른 백성의 생활을 볼 수 있는 것과 같다.

그러나 무기(戊己)살이나 연극(年剋)살, 음부(陰府)살 등 흉한 대살이 중첩되는 것은 극흉(極凶)에 이르니 흉악한 무리들이 그들의 세력을 믿고 난동하기 때문이다. 그러므로 태세가 혹 좌산이나 그 방위에 올 때는 길성이 중첩되게 하여야 하고, 흉성은 중첩되지 않도록 조심하면 택일 사주는 합격이다.

혹 천원일기(天元一氣)나 지지일기(地支一氣)가 되게 하고, 혹 삼합국이 되게 하면 조장(造葬)이나 이주(移住)에서

欽定四庫全書
協紀辨方書

는 그 복이 크기도 하고 오래도록 가니 뭇 길성과도 비교할 수 없다. 이에다 또 필요한 길성을 가임시키는 경우는 팔절삼기(八節三奇)나 태양(太陽), 자백(紫白) 등이 함께 이르거나 본명으로 녹마귀인이 함께 이른다면 더욱 묘할 것이다.

증문천이 말하기를, "길함에는 태세를 다스리는 것보다 더한 것은 없고, 흉함에는 태세에서 범하는 것보다 더한 흉은 없다." 하니 태세의 소재로서 조(造)하고 장(葬)하고 이사(移舍)도 하여야 하니 마땅히 보(補)한 다음에 다스리고 수리해야 할 것이다. 만약 태세를 범하고서는 헐거나 파거나 일체의 격동함이 불가하니 구멍을 뚫거나 연못을 파는 것까지도 안된다.

안찰하면 ; 태세는 세군이니 태세의 길성이 좌산에 모이게 하고 왕성하게 하면 참으로 길하다. 그러나 부득이하게 수작(修作)하고 장사하여야 하는 경우는 어찌할 수 없으나, 만약 흥조(興造)하기를 바라는 것은 본시 천천히 보완해 가며 진행하는 것이 좋다. 위태한 일을 하면서 요행이나 바라고 한다면 절대로 득복할 수 없으니 흉은 범하지 않는 것만 못하기 때문이다.

《통서》에는 월일의 납음오행을 사용하여 태세의 납음 오행을 극하면 된다는 설이 있는데, 속설이므로 이치에 닿지 않는다.

좌(坐)는 가하나 향(向)은 불가하다는 것은 바뀔 수 없는 정론이니, 대개 향으로 태세가 되면 좌산을 충하니 이른바 세파가 될 것이기 때문이다. 비록 길성이 올지라도 막을 수 없다. 또 좌산과 태세가 같은 것은 참으로 길하다 함도 역시 모두가 같을 수는 없다.

이를테면, 자오묘유(子午卯酉)년에는 태세와 대살이 동위(同位)가 되고, 삼살과 세파도 동방(同方)이 되기 때문에 좌산에도 역시 불길하게 된다. 《선택종경》에, 비궁(飛宮)하여 나온 대살(大煞) 가운데 타두화(打頭火)살이 있는데 태세를 따라왔더라도 중첩이 되면 흉한 것이다. 그에 이치를 잃었으므로 지금 고쳐 놓는 것이다.

3. 삼살(三煞)·복병(伏兵)·대화(大禍)

煞＼年	子	丑	寅	卯	辰	巳	午	未	申	酉	戌	亥
劫煞	巳	寅	亥	申	巳	寅	亥	申	巳	寅	亥	申
災煞	午	卯	子	酉	午	卯	子	酉	午	卯	子	酉
歲煞	未	辰	丑	戌	未	辰	丑	戌	未	辰	丑	戌
伏兵	丙	甲	壬	庚	丙	甲	壬	庚	丙	甲	壬	庚
大禍	丁	乙	癸	辛	丁	乙	癸	辛	丁	乙	癸	辛

• 겁살(劫煞) ; 태세의 음기이므로 흥조 시에는 꺼리고 도적과 살상 등을 주재한다.

• 재살(災煞) ; 오행(五行)의 음기이며 포태법으로 태(胎)지가 된다. 재앙과 질병을 주재한다.

• 세살(歲煞) ; 맹독한 음기이므로 파고 뚫고 자르고 수

영(修營)하고 이사 등에 해로우며 범하면 자손을 상하게 된다.

● 복병(伏兵), 대화(大禍) ; 삼살의 천간인데 양간은 복병, 음간은 대화이다. 수조(修造)에 꺼리며 범하면 관재와 형살이 따른다.

《통서》에 이르기를, "삼살(三煞)은 수방(修方)에 꺼리는 데 그치니 먼저 길방에서부터 착공하여 연달아 삼살방까지 이르면 해가 없다." 하였는데, 이를테면 자(子)년이라면 삼살이 사오미(巳午未)가 되는데, 만약 손(巽)이나 곤방(坤方)에 길성이 있다면 손방(巽方)에서부터 기공하여 사오미방을 경유하며 수리하고 곤(坤)방에까지 가서 끝낸다면 삼살방을 공사하였어도 해가 없다. 그러나 사오미방만을 단순히 수리하는 것은 크게 꺼린다.

《선택종경》에 이르기를, "삼살은 극히 흉맹한 살이고, 복병(伏兵)이나 대화(大禍)는 다음으로 꺼리니, 반드시 제복(制伏)하는 법을 득하는 것이 중요하다. 좌산이나 조장(造葬)에서 모두 꺼리는 것이나, 오직 방위에 오는 것은 가히 제복시킬 수 있으니 제살하였다면 다스려도 가하다." 하였다.

제살법에 세 가지가 있으니,

첫째는 삼합국으로 제살(制煞 ; 勝之)함이 중요하고,

둘째는 삼합이 월령(月令)을 득한 다음 삼살은 휴수(休囚)가 되게 하는 것이고,

셋째는 본명으로 귀인(貴人), 녹마(祿馬)나 팔절삼기(八節三奇)가 되게 한다.

혹 태양과 태음이 비치게 하고 조금만 다스리는 경우는 월이나 일진(日辰)의 납음으로 삼살방의 납음을 극하게 하고, 한두 개의 길성이 그 방위에 이르게 하면 가하다. 가령 삼살이 사오미(巳午未)에 있다면 화(火)가 살이니 신자진(申子辰) 월일시를 사용하고, 살이 동방 인묘진(寅卯辰)에 있으면 목(木)살이니 사유축(巳酉丑) 월일시를 사용하고, 살이 북방 해자축(亥子丑)에 있으면 수(水)살이니 토(土)로써 제살해야 하니 진술축미(辰戌丑未) 월일시를 사용하고, 살이 서방 신유술(申酉戌)에 있으면 금(金)살이니 인오술(寅午戌) 월일시를 사용해야 하는데, 상충이 되는 것만은 피하여야 한다.

증문천은 임신(壬申)생 사람의 주택을 사오미(巳午未) 삼살 방위에 수주할 때에 갑진년(甲辰年) 무진월(戊辰月) 임자일(壬子日) 경자시(庚子時)를 사용하여 수주하였으니, 임신(壬申)생과 신자진(申子辰) 수(水)국을 이루었고, 화(火)살을 제극하니 하나의 길함이 되고, 갑무경(甲戊庚) 천간은 삼기(三奇)가 되었고, 진(辰) 자(子) 양지(兩支)만을 사용하였으므로 혼잡되지 않으니 두 번째로 길함이 되고, 또 곡우(穀雨) 전이므로 태양이 술(戌)방에 이르니 오방(午方)과 삼합이 되었고, 갑무경(甲戊庚)의 천을귀인(天乙貴人)이 미(未)가 되니 세 번째의 길함인 것이다.

갑(甲)년의 오미(午未) 방은 경오(庚午), 신미(辛未)가 되

므로 납음이 토(土)이며, 무진(戊辰)월 임자(壬子)일은 납음
이 목(木)이니 목극토(木剋土)하여 네 번째의 길함이 되며,
주명(主命)의 천마가 임인(壬寅)이고 세록((歲祿)과 세마(歲
馬)는 병인(丙寅)인데 모두 이(離)궁에 이르니 다섯 번째
길함이고, 팔백(八白)이 감(坎)궁에서 이(離)궁을 비춰주고
구자(九紫)가 미곤(未坤)에 이르니 여섯 번째의 길함이다.
옛사람들은 묘용(妙用)이 이러하였다.

　안찰하면 ; 삼살은 태세의 삼합을 충하는 자리이니 향은
가하나 좌는 불가하다. 그러므로 삼살이 좌산에 붙으면 조
와 장(造葬)에 모두 꺼리고, 한 방위에 붙는 것은 제살하는
방법을 사용하여 수리할 수 있다. 그러나 해마다 다 그러
한 것은 아니고 인신사해(寅申巳亥)년은 삼살이 나를 생하
여 주는 곳이 되고, 12건성으로는 수개폐(收開閉)의 자리가
되고 휴수에 해당되며, 진술축미(辰戌丑未)년에는 삼살을
내가 생하여 주게 되고 제(除) 만(滿) 평(平)의 위치가 되
며, 상기(相氣)에 해당하므로 제화시키는 방법에 비록 경중
은 다를 수 있으나 제화시킬 수 있으며, 흉을 변화시켜 길
이 되게 할 수 있다.

　만약 자오묘유(子午卯酉)년은 삼살이 세파와 함께 작용
하고 태세의 대방(對方)일 때에도 큰 살과 동위(同位)가 되
는 것이니, 비록 제복시키는 방법이 있다 하더라도 역시
길함으로 논할 수는 없다. 그러므로 자오묘유(子午卯酉)년
은 재살(災煞)이 가장 흉하고 겁살(劫煞)과 세살(歲煞)은
다음이 된다.

진술축미(辰戌丑未)년은 대략 자오묘유(子午卯酉)년과 비등하지만, 만약 인신(寅申)년의 겁살과 묘유(卯酉)년의 세살은 태세와 육합(六合)이니 그 흉함이 더욱 감소된다고 할 수 있다.

가령 임인년(壬寅年) 임인월 임인일 임인시를 사용하여 해(亥)방을 다스린다면 해(亥)에 4록(四祿)이 모였으며, 또 을유(乙酉)년 경진(庚辰)월 경진일 경진시를 사용하여 진(辰)방을 다스린다면 모두 합(合)으로 일기(一氣)가 되니 세살이라 논하지 않는다.

또 인오술(寅午戌)과 해묘미(亥卯未)년은 삼살이 태세를 극하고, 사유축(巳酉丑)년과 신자진(申子辰)년은 태세가 삼살을 극하는데, 삼살이 태세를 극할 때에는 그 살이 휴수되는 월령이 되기를 기다렸다가 사용하고, 태세가 살을 극할 때에는 자오묘유(子午卯酉)인 4개의 왕한 달만을 꺼리고 나머지 다른 월령은 다 사용할 수 있으니 반드시 길신이 그 방위에 이르게 하여 팔자(八字)로 격국(格局)을 만들면 된다.

또 화살(化煞)함에서는 극(剋)이 변하여 생(生)함이 되면 이미 제살이 된 것과 같다. 다른 살에 있어서는 태세를 극할 때에는 그 살의 자손인 식신(食神)이나 상관을 사용하여 통관시키는 것이 좋다. 이를테면 금(金)살이 목(木)태세를 극할 때는 수(水)국이 되는 월일시를 사용하면 금(金)살을 설기시켜 목(木)태세를 생부할 것이니 치열하지는 않을 것이다.

태세가 살을 극할 때는 그 살의 재(財)성을 사용할 것이니, 가령 수(水) 태세가 화(火)살을 극한다면 금(金)국이 되는 월일시를 사용하면 화살기(火煞氣)는 설기되고 수(水) 태세를 생부한다. 이들은 자손을 이용하여 살기를 휴수되게 하고 재국을 이용하여 살기를 휴수되게 하는 것이니, 묘용의 한 방법이 될 것이다. 이에서 목(木)살에는 토(土)국이 없으므로 사용할 수 없으니 이때만은 제살하는 방법을 쓸 것이다. 수(水)살에서도 토(土)국이 없으므로 제살할 수 없으니 화살(化煞)시키는 방법을 사용하는 것이 가하다.

이 경우 증문천이 취용한 것을 보면 심히 정밀하고 세밀함을 알 수 있다. 이상은 한쪽 끝자락만을 잡고 말한 정도이니 인용하여 널리 그 종류별로 장점을 따라 활용하면 택일선택은 완전함에 접근하게 될 것이다. 월의 삼살도 이를 본받을 것이다.

4. 연월극산가(年月剋山家)

《통서》에 이르기를, "산가(山家)에서는 기운을 득하여야 묘한 것이다." 라고 하였다. 이를테면, 산운(山運)의 생왕(生旺)이나 비화(比和)는 월령(月令)을 기준으로 하여 사용하는 것이 마땅하다. 월령으로 분류하여 쇠병(衰病)이 되는 것도 역시 사용이 가하나 오직 꺼리는 것은 연월일시가 산운을 극하는 것이다. 그러나 이는 개산(開山)할 때만 꺼리는 데 그친다.

【역자註】이는《천기대요(天機大要)*》에 오산년운(五山年運)과 같은 것이다.

*《천기대요(天機大要)》; 조선 영조 때 지백원(池百源)이 지은 역학(易學)과 오행설(五行說)의 원리에 의하여 상장(喪葬)·혼인(婚姻)·양택(陽宅)·제사(祭祀) 등 인간생활 전반에 대한 길흉화복을 가리는 방법을 기술한 책.

오산년운(五山年運) 도표

五行 / 年		甲己年	乙庚年	丙辛年	丁壬年	戊癸年
金山	兌丁乾亥	乙丑金運	丁丑水運	己丑火運	辛丑土運	癸丑木運
木山	震艮巳	辛未土運	癸未木運	乙未金運	丁未水運	己未火運
火山	離壬丙乙	甲戌火運	丙戌土運	戊戌木運	庚戌金運	壬戌水運
水土山	甲寅辰巽坎戌 辛申癸丑坤庚未	戊辰木運	庚辰金運	壬辰水運	甲辰火運	丙辰土運

무릇 새로 세울 주택이나, 수조(修造)할 때나 동토(動土)를 할 때에 달을 넘기면 안장(安葬)으로 함께 논하고 10일 이내에 끝내는 일이라면 꺼리지 않는다. 또 조영(祖塋; 조상들의 무덤) 근처에 붙여 장사하거나 집을 허물어 내고 새로 세울 수조 때에도, 혹 현재 이루어진 기지(基址; 건축물의 기초)를 그대로 사용하면서 파거나 동토하여서 기지를 변형시키지 않을 때에는 역시 꺼리지 않는다.

또 본일(本日)이 산가(山家)를 극하는 것은 이를테면, 갑자년(甲子年)에 수토(水土) 산가를 작한다면 납음오행이 금

欽定四庫全書 協紀辨方書

(金)이니 산가의 무진(戊辰) 목운(木運)을 극한다. 이때 마땅히 화(火) 월일시를 취하여 생왕케 하여야 하고, 주명(主命)이 화명(火命)일 때에도 작할 수 있으며. 아울러 녹과 귀인으로도 제압할 수 있으며 길한 월일로 극하는 것도 역시 그러하다.

안찰하면 ; 홍범오행(洪範五行)을 보면, 산운(山運)만을 전론(專論)하도록 되어 있으며, 이는 한 사람의 설에 불과하다. 연극산가(年克山家)는 세속에서 피하는 살로 인식되어 있으므로 오직 삼가야 한다는 것이다. 비록 월이나 일진의 납음으로 극하면 괜찮다는 설이 있으나 활용하는 사람은 별로 없다. 또 열흘 이내에서는 꺼리지 않는다 함은 세속에서 많이 사용하고 있으므로 깊고도 편하기 때문인 것 같다.

대개 장사(葬事)의 길흉은 날짜의 멀고 가까움에 달려있는 것이 아닌데, 열흘 정도의 날짜로 허물이 안된다면 달을 넘긴다고 하여 어찌 상함이 있겠는가? 그러나 오행(五行)의 생극(生剋) 이치로 논할 때, "월일(月日)로 태세의 납음을 극하는 것보다는 태세의 납음을 월일(月日)이 생하는 것만 못하다."

화(化)와 극(剋)은 이치에 맞는 것이니 순리라 할 수 있기 때문이다. 그리고 다시 정오행(正五行)을 사용하여 보룡부산(補龍扶山)한다면 길함이 스스로 응하지 않을 수 없을 것이다.

그러므로 월로써 극하는 것은 생과 비교할 때 가벼운 것이며 일시(日時)는 더욱 가벼울 것이다. 따라서 팔자를 성국(成局)할 때에는 납음오행을 논하지 않는다.

또 속설에는 "연극은 택장(宅長)에 해롭고, 월극은 택모(宅母)에 해롭고, 일극은 자손에 해롭다."하는데 역시 정법의 길이 아니므로 생각해 볼 가치도 없다.

5. 음부태세(陰府太歲)

【역자圖表】

陰府＼天干	甲	乙	丙	丁	戊	己	庚	辛	壬	癸
정음부正陰府	艮巽	兌乾	坎坤	乾離	坤震	巽艮	兌乾	坎坤	乾離	坤震
방음부傍陰府	丙辛	丁壬	癸戊	甲己	乙庚	辛丙	丁壬	癸戊	甲己	乙庚

陰府＼天干	甲	乙	丙	丁	戊	己	庚	辛	壬	癸
坐山	艮	兌	坎	乾	坤	巽	兌	坎	乾	坤
	丙	丁	癸	甲	乙	辛	丁	癸	甲	乙
	巽	乾	坤	離	震	艮	乾	坤	離	震
	辛	壬	戊	己	庚	丙	壬	戊	己	庚

《통서》에 이르기를, "이 살은 오직 산두(山頭)에만 꺼리고 향을 작하거나 어느 한 방을 다스리는 데는 꺼리지 않는다."하였고 또, "정음부(正陰府)는 양택을 다스리는 데 꺼리고 안장(安葬)에는 꺼리지 아니하며, 방음부(傍陰府)는 좌산에서는 꺼리고 수조(修造)에는 해롭지 않다."하였고, 또 "천월덕(天月德)을 사용하거나 태양(太陽)이 이르게 되면

제압된다." 하였다.

《종경(宗鏡)》에는 구설(舊說)을 인용하여, "음부살이 좌산(坐山)을 단점(單占)할 경우는 정오행(正五行)으로 음부살의 칠살(七煞)을 만들어 극하고, 또 반드시 음부살은 쇠약하고 칠살은 왕한 달을 가려 쓰라." 하였다.

이를테면, 갑을(甲乙)이 음부살이라면 목(木)이니 경신금(庚辛金)으로 극목(剋木)하는 것을 말한다. 그러나 반드시 7, 8월의 금왕(金旺)한 절기이어야 목(木)은 쇠절지(衰絶地)가 되니 극제된다.

또 음부살이 좌산을 생(生)하는 것은 제압이 가하고 좌산이 음부살을 극하는 것도 제압할 수 있으나, 만약 좌산과 음부살이 같은 오행(五行)일 때는 제압이 불가하니, 음부살을 제압하려면 좌산도 함께 극도(剋倒)되기 때문이다. 가령 진목(震木), 경금(庚金)의 좌산에는 무계(戊癸)년이 음부살이 되는데, 계수(癸水)는 진목(震木)을 생하고 무토(戊土)는 진목(震木)에서 극을 받으니 제압하기가 쉬워 다스릴 수(可修) 있다.

또 만약 태금(兌金)이나 갑목(甲木) 좌산이라면 을경(乙庚)년이 음부살이 되는데, 을목(乙木)은 제극이 가하나 경금(庚金)은 제극이 불가하니 병화(丙火)로 경(庚)을 제극하려면 태금(兌金) 좌산도 함께 상하기 때문이다.

이상은 모두 수산(修山)할 때만을 가리킨 말이나, 장지(葬地)함에서도 결단코 범해서는 안된다.

또한 음부살(陰府煞)을 극한다 함은 곧 세군(歲君)을 극하

는 것과 같은데, 태세(太歲) 세군(歲君)은 극제함이 불가하
기 때문이다.

안찰하면 ; 음부살의 옳은 이치는 우원(紆遠 ; 멀고 희미하
게 만들어졌음)하지만, 《의례(義例)》는 심히 명쾌하다고 술
자들은 말하는데, 사실 그 이치를 알고 있는 이는 없다. 또
잘못 전달되었어도 구태의 인습에 젖어 있기도 하고, 억설
이 많아서 해득할 수도 없기 때문이다. 이를테면, 갑(甲) 좌
산에는 정임(丁壬)년이 음부살인데, 정임목(丁壬木)으로 갑
기토(甲己土) 좌산을 극하는 것과 병신수(丙辛水) 좌산은 갑
기토(甲己土)년이 음부살이 되는데, 갑기토가 병신수 좌산을
극하기 때문이다.

《종경》에서 구설(舊說)을 인용한 것을 보면, 갑(甲)의
음부살이 목(木)에 있으므로 마땅히 경금(庚金)으로 극제하
라고 하였는데, 장차 정임(丁壬)년이 되어 경금을 쓸 경우
갑좌(甲坐)산도 함께 극을 받게 되는데, 갑산은 이미 태세의
화기(化氣) 오행으로부터 극을 받고 있는데 또다시 경금(庚
金)의 극제를 어찌 감당할 것이며, 또 월일에서 받는 정오행
(正五行)의 극제는 어찌 받을 것인가?

장차 병신수(丙辛水) 좌산에서는 경금을 사용하여 갑년의
살을 극한다면 태세의 천간을 극한 것이니 마땅치 못함은
당연한데, 마땅치 않다고 논한 것이 없다고 하여 극이 되지
않는다 하겠는가?

대저 갑년에서 병신수(丙辛水) 좌산을 극하는 것은 토(土)
이지 목(木)이 아닌데 금(金)으로 극한다니 참으로 이해가

되지 않는다. 만약 그 좌산과 오행으로 동류가 될 때는 극
제할 수 없다는 설도 오로지 태세를 극할 때만을 가리키는
말이니 오행에서는 역시 적합하지 않다.

이를테면, 태(兌) 좌산에서는 을경년이 음부살이다. 태 좌
산은 목이니(兌丁에서 丁壬木이다), 이른바 병화(丙火)로 경
금(庚金) 음부살을 제극한다면 태(兌)산의 목(木)도 함께 상
한다 하였는데, 좌산 태(兌)도 금(金)일진대 목(木)만 상한다
함은 어떻게 설명하겠는가?

대저 오행은 끼리끼리 모여야 함이 자연스런 이치가 아니
던가? 비록 제가(諸家)들이 취하여 쓰는 이치가 같지는 않으
나, 반드시 하나의 설로써 정(正)을 터득한 다음 때로는 목
(木)으로 하고 때로는 금(金)으로 하는 애매한 버릇들은 끊
어 없애야 할 것이다.

그러나 음부살을 극하는 것은 곧 태세를 극하는 것이므로
음부살의 바른 의리(義理)는 연(年)에 있는 것이지 좌산에
있는 것이 아님을 깨달아야 할 것이다.

만약 제가들의 통서를 보면 연(年)으로 일으키는 예가 있
는데, 음부살의 반열이 좌산에 있는 것이라면 음부살을 극
제하는 것이 곧 좌산을 극제하는 것이 되고 만다. 이것은
세군(歲君)을 극제하는 법을 알고 있지 않기 때문이다.

이른바 정음부(正陰府)다 방음부다 하는 것에 이르러서도
여러 사람의 설들이 통일이 되지 않았는데, 대저 천간(天干)
은 자못 가까우나 괘의(卦義)는 다소 멀다. 그러나 대관(臺
官)에서 전하는 것들도 많은 오류를 되풀이하고 있다. 그러

므로 괘(卦)에 매여 있는 것처럼 오해가 된 것이다.

정문(正文)의 《의례》 본절(本節)을 자세하게 보고 오행의 원리를 연구하면 마땅히 정오행(正五行)으로서 근본을 삼아야 하고, 그 화기(化氣)를 취할 때에는 반드시 확실한 합화(合化)의 올바른 의리를 확인한 후에 취하여야 할 것이다. 이러함에서 정(正)을 버리고 화(化)를 취할 수 있겠는가?

또 태세(年)로 변통하여 만들어지지 않는 것은 오행 운행의 바른 의리와는 합법되지 않으므로 양법(良法)이라고 중요함을 주장하는 것은 불가하다. 세상 사람들은 이를 연구 관찰하여 보지도 않고 그 이름만 가지고 태세이니 범해서는 안된다고 하고 이름만 듣고 음부살이니 안장(安葬)에 흉하다고 하며 또 확실한 제화(制化)법도 해설하지 않았으니 꺼리고 의심나는 것에 잘못을 많이 범하고 있다.

《종경(宗鏡)》 보룡(補龍)편에 실려 있는 증문천이 건산(乾山)을 개척할 때에 사용한 택일이 정유(丁酉)년 기유(己酉)월 갑신(甲申)일 기사(己巳)시였으며, 또 한 가지는 기유년 계유(癸酉)월 임신(壬申)일 정사(丁巳)시를 사용하여 음부살을 금(金)으로 제극하였으니 심히 정당하였다.

대개 건(乾)에는 갑(甲)이 납갑되므로 갑기토(甲己土)이니 정임목(丁壬木)이 음부살이 된 것이다. 유신사(酉申巳) 연월일시를 사용하여 금(金)으로 일기(一氣)가 되어 정임(丁壬)이 목(木)으로 화(化)할 수 없으니, 비단 제(制)란 말을 꼭 쓰지 않아도 될 것이다.

또 어찌 금(金)국으로 건산(乾山)을 부(扶)하지 않았다고

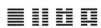

하겠는가? 이것이 만약 갑산(甲山)의 음부살이었다면 금국을 사용하여 제극할 수 없었을 것이다. 대개 갑이 토(土)로 화하는 것부터가 이치를 벗어난 것이며, 갑을 목(木)으로 함이 도리이기 때문이다. 진실로 금(金)으로 정임(丁壬)을 극한다 해도 정임은 극을 받지 않고 갑목(甲木)이 먼저 손상이 되지 않겠는가?

차라리 정(丁)년은 화(火)국을 사용하고 임(壬)년은 수(水)국을 사용한다고 말하지 말고, 수(水)를 사용하여 갑(甲)을 생부한다고 하는 것이 올바르며, 화(火)를 사용하여 갑(甲)의 화기를 생부한다고 할 것이며, 정임(丁壬)은 각자 자기의 왕을 좇아서 말하여야 옳다. 스스로는 목(木)으로 화하지도 못하는 것으로 토(土)를 극하고 득지하였다 하니, 이와 같이 유추한다면 제극한다 함도 가할 것이고 화한다 함도 역시 가할 것이니, 각각 그 유(類)를 따라 처리할 것이며, 나를 극하지 않는다면 역시 가하지 않음이 없을 것이다.

바꾸어 말하건대, 보룡(補龍)과 부산(扶山)을 위주로 하고 태세를 제외하고는 각각 그 바른 의리를 따라 화(化)를 판결한다면 속설과 곡설의 의혹에서 벗어날 수 있을 것이다.

6. 구퇴(灸退)

【역자圖表】

煞＼年	子	丑	寅	卯	辰	巳	午	未	申	酉	戌	亥
灸退	卯	子	酉	午	卯	子	酉	午	卯	子	酉	午

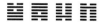

삼합의 사방(死方)을 육해(六害)이며 구퇴라고도 한다.

《통서》에 이르기를, "구퇴(灸退)는 삼합국으로 사지(死地)가 되는 곳이니 향(向)은 할 수 있으나 좌산(坐山)이 되는 것은 불가하다." 하였고, "천도(天道)・천덕(天德)・월덕(月德)・세록(世祿)・천을귀인(天乙貴人)으로 제압된다." 하였다.

《종경》에 이르기를, "무릇 살(煞)이란 다 강하고 굳세어 남는 힘을 가지고 있으므로 극제함이 마땅하다." 하였고, "구퇴는 휴수되게 하여 힘이 부족하게 만드는 살(煞)이므로 부보(扶補)함이 마땅하다." 하였다.

대개 24방위의 기(氣)는 모두 태세를 따라서 전달하는 것이니, 구퇴살도 역시 태세로 보아서 사지(死地)가 되는 곳이다. 구퇴가 되는 산(山)과 방(方)은 기력이 없어서 냉담휴수(冷淡休囚)되었으므로 택일할 때는 마땅히 왕상한 달을 가려야 한다. 혹 월일시로 일기(一氣)가 되게 만든다거나, 삼합(三合)국을 만들어 부보한다면 퇴(退)함이 없고 도리어 왕성하게 될 것이다. 만약 그렇지 않고 다시 극제가 가중된다면 휴수(休囚)됨이 더욱 깊을 것이니 크게 퇴패하게 될 것이다.

이를테면, 신자진(申子辰)년은 수(水)이니 수(水)는 묘(卯)에서 사지가 되므로 묘(卯)가 구퇴살이 되는 것이다. 증문천은 이 택일을 병신년(丙申年) 신묘월(辛卯月) 을묘일(乙卯日) 기묘시(己卯時)를 사용하여 묘(卯)방을 수리하였으니 삼묘(三卯)가 일기(一氣)인 것이다. 이를 혹 해묘미(亥

卯未) 삼합국으로 택일하여도 역시 가하다. 나머지도 이와
같이 유추하기 바란다.

이에다 다시 주명(主命)의 녹(祿)이거나 태세의 녹이 함
께 이르게 한다거나 혹 천간의 녹으로 쌓아 택일한다면 더
욱 아름답다. 이를테면, 묘방을 다스리고자 하는데 구퇴살
이 된다면 을(乙)자 세 개를 사용하면 묘방으로 녹이 되니
아름다울 것이다. 그러나 일기(一氣)로 된 국이나 삼합국을
위주로 할 때는 녹(祿)에 너무 구애되지 말 것이다.

《통서》에는 육합(六合)을 사용하는 법이 있고 또 단순
히 녹만을 쌓아 택일하는 법이 있다고 하였는데, 이것은
아니다.

이상의 부보하는 법은 비록 방을 다스릴 때만이 아니고
좌산을 다스릴 때에도 마찬가지다.

안찰하면 ; 구퇴살을 보충 설명한다면 《종경》에서도 《통
서》에서 말하는 것처럼 덕(德)·녹(祿)·귀인(貴人)을 사용
하는 것도 오차는 가볍다고 하였다.

7. 대장군(大將軍)과 태음(太陰)

【역자圖表】

太歲 煞	子	丑	寅	卯	辰	巳	午	未	申	酉	戌	亥
大將軍	酉	酉	子	子	子	卯	卯	卯	午	午	午	酉
太陰	戌	亥	子	丑	寅	卯	辰	巳	午	未	申	酉

第三部 擇吉要法

　대장군은 태세(太歲)의 길신이며 자오묘유(子午卯酉) 사
정위(四正位)에만 붙는다. 태음은 조객(弔客)과 군추(群醜)
와 동류이다.

　《통서》에 이르기를, "대장군은 방백(方伯)의 신살이므
로 그 방위로는 흥조사(興造事) 등을 꺼린다." 하니 만약
다른 흉살 등과 작당하지 아니하면 진태양(眞太陽)으로 제
압하여 길할 수 있다. 대장군은 태음조객(太陰弔客)과 같은
방에서 세후(歲後)까지가 되는데, 그 방위로는 흥조(興造)하
고자 하는 일을 꺼린다. 마땅히 태양이나 세덕의 삼합 등으
로 제압된다.

　《종경》에 이르기를, "대장군이 되는 방위는 수(修)할
수 없다." 하였다. 그러나 경중이 있는 것이니 이를테면, 사
오미(巳午未)년에는 대장군이 묘(卯)방에 있고, 갑기(甲己)
년이라면 묘방이 정묘(丁卯)가 된다. 이 정묘가 어느 방으
로 배치되는지를 찾는 것인데, 월건을 중궁에 넣고 비궁(飛
宮)시킨다.

　만약 을해(乙亥)월에 동쪽을 다스리고자 한다면 을해를
중궁에 놓고 비궁시키면 진(震)방에 정묘(丁卯)가 되니 이
곳이 이른바 장군답위(將軍遝位)라 하여 대흉방이 되었으니
수조(修造)나 일체의 충격 등이 불가하다. 을해(乙亥)월 외
에 다른 달은 정묘(丁卯)가 다른 방위로 옮겨갔으니 태세나
월령(月令)의 자백(紫白)을 득한다거나, 태양·삼기(三奇)
등을 득한 다음에는 동방을 다스리는 것도 해가 없다.

안찰하면 ;《봉영서(蓬瀛書)》에 이르기를, "태세가 사맹(四孟)년이면 태음과 대장군은 사중(四仲 ; 子午卯酉)과 같은 자리가 되므로 이름을 군추(群醜)라 한다. 반드시 태양이 이 방위에 이르렀을 때만 제압된다. 이를테면, 신(申)년의 태음살과 대장군은 오(午)인데, 반드시 6월로 택일하면 태양도 오(午)궁에 이른다. 이때 또 오(午)시를 사용하여 착공한다면 이른바 진태양(眞太陽)이 그 방위에 이른 것이니, 손을 댄다 해도 대길(大吉)이다. 만약 인(寅)월이라면 태음과 대장군이 자(子)가 되는데, 자시(子時)는 태양에 빛이 없으므로 병정(丙丁) 삼기(三奇)를 겸하여 사용하거나 구자(九紫)가 그 방위에 이른다면 태양을 대신하는 불빛이 되어 길할 수 있다. 만약 태음(太陰)이 모이지 않고, 흉살이 중첩되지 않고 한두 개의 길성이 있다면 다스린다 해도 아무런 해가 없다.

8. 관부(官符) 백호대살(白虎大煞)

【역자圖表】

煞＼年	子	丑	寅	卯	辰	巳	午	未	申	酉	戌	亥
官符	辰	巳	午	未	申	酉	戌	亥	子	丑	寅	卯
白虎	申	酉	戌	亥	子	丑	寅	卯	辰	巳	午	未
天官符	亥	申	巳	寅	亥	申	巳	寅	亥	申	巳	寅

관부(官符)는 일명 축관(畜官)이라고도 하며, 흥공(興工),

동토(動土)를 꺼리며, 범하면 사송(詞訟), 옥(獄)이 있다.

백호(白虎)는 상복(喪服)과 재사(災事)가 있다.

《통서》에 이르기를, "관부살(官符煞)은 천관부(天官符)가 있고 지관부(地官符)가 있는데, 이는 연월일시의 납음(納音) 오행으로 제극할 수 있다." 하였다.

이를테면, 갑자년(甲子年)이라면 해(亥)가 천관부이니 갑년에서 둔득(遁得)하면 을해가 되며, 납음오행은 화(火)이니 수(水) 납음오행으로 제압할 수 있다. 또 일백수성(一白水星)을 사용하여 수덕(水德)으로 제압하기도 한다. 다른 관부살도 이와 같이 제극할 수 있다.

또, 관부살은 1년에 한 자씩 붙는데, 삼기(三奇)나 자백(紫白), 녹마귀인(祿馬貴人) 등에서 한 가지 길성이 그 방위에 이르렀을 때는 길한 방위에서 착공하여 관부살 방위까지 연달아 나가도 길할 수 있다.

《종경》에 이르기를, "관부살은 본시 대흉살이 아니므로 규마(竅馬)만 만나도 길하다." 하였고, "혹 태양이 이르거나, 혹 자백(紫白)이 이르거나, 그 살이 사(死)하는 달이면 천사(天赦)일로도 해지할 수 있다." 하였으며, "주명(主命)의 귀인녹마가 임하면 길(吉)로 반전한다." 하였다.

증문천이 말하기를, "분분한 신살들은 반드시 구원하려고 하지 않아도 단지 극함만 만나더라도 쉽게 다스릴 수 있으며, 길성이 만약 관부살 방위에 비추어 준다면 관직의 자리가 황주(皇州)에서 나타나리라." 하였으니, 이 말들은 관부살은 중살이므로 다스릴 수 있음을 말한 것이다.

지관부(地官符)는 규마(竅馬)를 만나면 길하고, 자백(紫白)을 만나는 것도 역시 길하다. 복잡하게 극할 필요도 없는 것이다.

양균송(楊均松)이 어떤 사람의 송사(관재구설)를 풀어주기 위하여 주명(主命)의 천을귀인으로 관부살을 다스렸다. 즉 계해년(癸亥年)은 관부살이 묘(卯)인데 주명(主命)은 을해(乙亥)생 사람이었다. 을(乙)의 음귀인이 무자(戊子)이니 태세 계해(癸亥)를 중궁에 넣고 비궁시키면 무자(戊子)가 진궁(震宮)에 이른다. 이로써 도리어 벼슬이 나왔다.

오(午)월을 사용하면 묘목(卯木)은 사지(死地)가 되고 갑오일을 다시 쓰니 천사일(天赦日)이었다. 이를 소송을 푸는 송과(訟果)라 하였으며, 이른바 지지(地支)에서 범한 살을 지지로써 제압시킨 예이다.

천지 관부살은 삼합이 되기도 하니 중살(中煞)에 해당한다. 혹 위의 삼살(三煞)을 제하는 방법을 예로 하여 삼합국으로 제압할 수 있는 것이다. 그러나 삼살과 비교하기에는 너무나도 가벼운 살이다. 연월의 납음오행으로 극제하면 역시 다스릴 수 있다.

이를테면, 기미년은 천관부가 인(寅)이며 11월에 인좌신향(寅坐申向)으로 장사(葬事)한다면 소설(小雪) 절기의 뒤이니 태양이 그 좌산에 이르러 편안하고 확실하게 길할 것이다.

월가(月家)의 비궁(飛宮)으로 나온 관부살은 더더욱 해로울 것이 없는데, 절대로 범해서는 안된다고 한 것은 잘못

되었다. 또 말하기를, "천관부는 연월의 납음오행으로 극할 수 있고, 또 일진의 납음으로도 제극이 가하다. 다시 태양이 조림(照臨)하거나 삼기(三奇), 자백(紫白) 등을 득한다면 더욱 아름다우며, 삼합국으로 극하는 것도 제복(制伏)이 된다. 다만 그 달이 환궁(還宮)하는 것은 기쁠 수 없다." 하였다.

안찰하면 ; 관부(官符)와 백호대살(白虎大煞)은 태세와 삼합국이 되니 만약 흉살이 중첩된다면 태세가 이르러 돕는 것이 되니 그 흉함이 힘을 얻게 되므로 꺼린다. 그러나 만약 길성이 중첩되면 역시 길함이 된다. 그러므로 길성으로 비치게 하고 임하게 하여야 하며, 이것이 취용하는 법이다. 납음오행을 써서 극제하는 것은 다음의 방법이다.

또 말하기를, "삼합국으로 제압하면 더욱 잠복하게 된다." 한 것은 지나친 말 같다. 월가(月家)로 비궁(飛宮)하여 본위(本位)에로 다시 임하는 것을 이른바 환궁(還宮)이라 하니, 비궁과 잠복이 함께 이르므로 살이 왕함은 혐오가 되므로 삼합국으로 극제하는 것이 옳은 방법이다. 천관부는 태세로 임관(臨官)방이므로 대충 보더라도 지관부와 같은 뜻을 가질 것이니 큰 살이 태세와 중첩되면 흉하게 된다. (다음 〈15. 화성(火星)〉 참조)

9. 상문(喪門)·조객(弔客)

상문(喪門)은 곡읍(哭泣)이 되므로 흥거(興擧)하는 일은 안된다. 조객(弔客)은 일명 태음(太陰)이며 건축이나 수리가 불리하다.

【역자圖表】

煞＼年	子	丑	寅	卯	辰	巳	午	未	申	酉	戌	亥
喪門	寅	卯	辰	巳	午	未	申	酉	戌	亥	子	丑
弔客	戌	亥	子	丑	寅	卯	辰	巳	午	未	申	酉

《기세력(紀歲)》에 이르기를, "상문(喪門)살은 소리지지(所理之地)이니 흥하고자 하는 일에는 불가하고, 조객(弔客)살도 소리지지이니 흥조사(興造事)와 문병할 일, 의원(醫院)을 찾아야 할 일 등에는 불가하니 조문사나 상사(喪事)가 발생하기 때문이라" 하였다.

안찰하면 ; 상문살과 조객살은 세파와 삼합이 되는 자리이며 소살(小煞)에 해당한다. 세 삼합국을 충파하면 흉하나 파(破)하는 자의 삼합이 충파되는 것은 흉하지 않다. 이를테면, 상문과 조객 두 방위를 동시에 수(修)하는 경우라면 세파와 합국하여 세군을 함께 극하므로 대흉하다. 만약 한 방위만을 단수하는 경우는 길성을 취하여 비추게 하는 것으로도 가하다. 이때에는 대개 태세와 삼합이 되는 월일을 사용하기 때문이다. 오직 꺼리는 것은 태세를 충파하는 자와 삼합이 되는 월일을 사용하는 것이다.

이를테면, 자(子)년은 상문살이 인(寅)이고 조객살은 술(戌)인데 인(寅)방을 수(修)한다면 자진(子辰) 월일시를 사용하여 세파와 합국시키는 것은 절대로 안된다. 이때, 신(申)자는 인(寅)방을 충파시키므로 쓰지 않는다.

문병을 하거나 병원에 가서 진료하거나 수술 등은 조효송상(弔孝送喪)의 응(應)함은 있으나 크게 꺼리지는 않는다. 이는 이를테면, 태세가 남방살에 있을 때 수명의 종년(終年)을 맞이하였다면 남쪽을 향하지 않고 행할 수 있겠는가?

10. 황번(黃幡)·표미(豹尾)

【역자圖表】

然\年	子	丑	寅	卯	辰	巳	午	未	申	酉	戌	亥
黃幡	辰	丑	戌	未	辰	丑	戌	未	辰	丑	戌	未
豹尾	戌	未	辰	丑	戌	未	辰	丑	戌	未	辰	丑

황번(黃幡)은 명리에서 화개로도 보는데, 동토(動土)·납재(納財)·개시(開市)에 흉하며,

표미(豹尾)는 혼인과 가취(嫁娶)·진인구(進人口)에 나쁘며 범하면 손망 손재한다.

《건곤보전(乾坤寶典)》에 이르기를, "황번은 소리지지(所理之地)이니 취토(取土) 개문(開門)에 불가하고 표미는 소재지방(所在之方)이니 가취(嫁娶)와 흥조사(興造事)에 마땅치 못하다.

안찰하면 ; 자오묘유(子午卯酉)년은 황번이 관부에(官府)

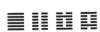

에 있고 표미는 곧 조객이 되며 인신사해(寅申巳亥)년에는 황번이 곧 백호살이며 표미는 곧 상문이 되고 진술축미(辰戌丑未)년에는 황번이 곧 태세가 되고 표미는 곧 세파가 된다. 마땅히 각 신의 성정을 좇아서 제화시킬 것이다.

　황번은 세삼합(歲三合)의 묘지가 되며, 취토(取土), 개문(開門)에 꺼린다. 이에는 역시 이치가 있음이다. 이를테면, 부득이 사용하여야 할 경우에는 천도(天道)·천덕(天德)·월덕(月德) 등이 그 방위에 이르게 할 것이다. 표미는 더욱 경미한 살이므로 그 방위에 이르더라도 꺼리지 않는다. 오직 승선, 승차, 가마 등을 타는 일에는 꺼린다. 무릇 흉살이다. 그러하지만 표미는 문득 꺼리는 정도가 부족하다.

11. 순산라후(巡山羅睺)·병부(病符)·사부(死符)·소모(小耗)

【역자圖表】

煞 ＼ 年	子	丑	寅	卯	辰	巳	午	未	申	酉	戌	亥
巡山羅睺甲	癸	艮	甲	乙	巽	丙	丁	坤	庚	申	乾	壬
巡山羅睺乙	乙	壬	艮	甲	巽	丙	丁	坤	申	乾	癸	庚
病符	亥	子	丑	寅	卯	辰	巳	午	未	申	酉	戌
死符	巳	午	未	申	酉	戌	亥	子	丑	寅	卯	辰
小耗	巳	午	未	申	酉	戌	亥	子	丑	寅	卯	辰

　순산라후는 갑표(甲表)와 을표가 있는데, 을표는 청대(淸代)에 비교하여 가한 것이다. 공히 개산입향(開山立向)에

꺼린다.

병부(病符)는 재병(災病)을 주재한다.

사부는 일명 소모살이라고도 하는데, 때로는 대살(大煞)이라 할 수도 있다. 분묘, 천착(穿鑿), 사상(死喪), 조작(造作) 등에 모두 흉하고 범하면 사망에까지도 이른다.

《종경》에 이르기를, "순산라후는 입향에는 꺼리나 개산(開山)과 수방에는 해롭지 않다."고 하였고, 《통서》에는, "일백수성(一白水星)으로 제압된다." 하였다. 《명원(明原)》에는, "병부는 주로 재병(災病)이 발생한다." 하였고, "사부와 소모는 같은 방위이니 묘지를 건드리는 일, 새로 묘를 쓰는 일, 영실을 만드는 일, 굴을 파는 일, 짓고 충격하는 일 등에 모두 꺼린다."고 되어 있다.

안찰하면 ; 순산라후는 태세의 바로 앞자리이니 태세에 근접되었다 하여 입향을 꺼린다. 인(寅)년에 갑, 사(巳)년에 병, 신(申)년에 경(庚), 해(亥)년에 임(壬)이 된 것은 비록 가깝다고는 하지만 동궁은 아니며 대궁의 쌍산(雙山)이 되는 달이다. 길성이 있어서 이곳에 이르거나 향에 이르거나 좌산에 이르고, 왕기를 타면 오히려 길을 선택함이 되어 취용할 수 있다.

만약 자년(子年)의 계(癸), 축년의 간(艮), 묘년(卯年)의 을(乙), 진년(辰年)의 손(巽), 오년(午年)의 정(丁), 미년(未年)의 곤(坤), 유년(酉年)의 신(辛), 술년(戌年)의 건(乾)에서는 태세와 동궁이 되므로 이 살을 범하는 것이 불가하다.

《통서》에서 일백수성(一白水星)으로 제압하라 한 것은

네 가지 나후(羅睺)에는 잘못된 것이니, 아마도 화살(火煞)
에 속하는 것으로 잘못 본 것으로 생각된다.

병부(病符)는 옛날의 태세를 말하는 것이므로 입향(立向)
에는 역시 꺼린다. 사부(死符)는 옛날의 세파이니 역시 개
산(開山)은 할 수 없다. 그러나 이 모두 소살(小煞)이다.

자오묘유(子午卯酉)년에는 오히려 태세와 세파가 동행하
고 나머지 해에는 성정에 따라 피할 것과 아닌 것을 분별
하여야 하니 각각 산향(山向)의 삼합이 되는 달을 취한 다
음 길성으로 조임케 할 것이다. 그렇게 하면 쉽게 쓸 수
있다. 다만 일시에서 본년의 태세 세파(歲破)와 천간을 범
하지 말 것이다.

12. 세형(歲刑)・육해(六害) 〔월형(月刑)과 월해(月害)는 부록〕

【역자圖表】

煞＼年	子	丑	寅	卯	辰	巳	午	未	申	酉	戌	亥
歲刑	卯	戌	巳	子	辰	申	午	丑	寅	酉	未	亥
六害	未	午	巳	辰	卯	寅	丑	子	亥	戌	酉	申

세형(歲刑)은 오행이 지나치게 강한 곳이니, 동토(動土)
나 공사(工事) 등에 꺼린다.

《통서》에 이르기를, "세형(歲刑)은 수방(修方)에 꺼리
고 육해(六害)는 개산(開山)에 꺼리며, 월형(月刑)과 월해(月
害)는 수방(修方)에 꺼리는 데 그친다." 하였고, "마땅히 태

양·삼기·자백과 녹마귀인으로 제압할 수 있다." 하였다.

안찰하면 ; 진오유해(辰午酉亥)년에는 세형이 즉 태세가 되고 미신(未申)년에는 세형이 세파가 되는데, 개산·입향·수방에 모두 꺼린다. 이는 길신으로도 제압시킬 수 없다. 나머지 자축인묘사술(子丑寅卯巳戌)년은 단지 수방(修方)에만 꺼리는데, 태양이나 육덕(六德)으로 화제(化制)시킬 수 있다.

월형 역시 그러한데, 육해(六害)는 육합을 충파하는 자이므로 개산에도 꺼린다. 그러나 오직 진술(辰戌)년은 구퇴(灸退)와 겹치고, 사해(巳亥)년은 겁살과 겹치고, 자오(子午)년은 세살과 중첩되므로 아주 무서우니 반드시 보(補)하는 법을 겸하여 제압법을 사용한 다음 태양이나 육덕(六德)으로 함께 순화(化之)시켜야 한다.

나머지 해에서는 길성이 있어서 좌산(坐山)에 이르게 한다든지, 삼합월과 육덕일과 육합일을 사용하면 길하다. 오직 육합월(六合月)만은 사용하지 않는 것이니, 태세의 육합월은 육해나 월파(月破)가 되기 때문이다. 육해의 육합월은 곧 월이나 태세의 충파(衝破)가 되므로 이 모두 불길한 것이다.

만약 월해의 대방(對方)은 즉 이것이 태양이니 단지 길일만을 선택하여 다스리면 가하다. 오직 형충(刑衝)은 꺼리는 것이다.

13. 잠실(蠶室)·잠관(蠶官)·잠명(蠶命)

태세에 가장 가까이 있는 연신(年神)으로 낙서(洛書) 팔괘

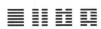

에서 나온 것이다. 네 귀퉁이를 잠실(蠶室)·주서(奏書)·박사(博士)·역사(力士)가 점하고 있다.

【역자圖表】

煞 ＼ 年	子	丑	寅	卯	辰	巳	午	未	申	酉	戌	亥
蠶室	坤	坤	乾	乾	乾	艮	艮	艮	巽	巽	巽	坤
蠶官	未	未	戌	戌	戌	丑	丑	丑	辰	辰	辰	未
蠶命(甲)	申	申	亥	亥	亥	寅	寅	寅	巳	巳	巳	申
蠶命(乙)	未	午	亥	戌	巳	丑	寅	申	卯	辰	巳	酉

　모두 흉신인데 수동(修動), 영건(營建)에 꺼린다. 잠명은 백사에 꺼리는데 두 가지 종류가 있다. 甲표가 전통적인 것으로 믿을 수 있는 것이고, 乙표는 청대(淸代)에 나온 것으로 사장생(四長生) 위치에 붙여진 것이 특징이다.

　《감여경(堪輿經)》에 이르기를, "잠실(蠶室)은 소리지방(所理之方)이니 수조동토(修造動土)에는 불가하다." 하였고, 《역례(例)》에는, "잠관(蠶官)은 소리지지(所理之地)이니 영구(營構)와 궁실(宮室)에 꺼리고, 잠명(蠶命)은 소리지지이니 거동(擧動)과 백사에 모두 꺼리며, 만약 범하였을 때는 누에의 고치를 거두지 못한다." 라고 되어 있다.

　안찰하면 ; 잠실·잠관·잠명은 태세와 방위에서 장생(長生)이 되는 궁이므로 원래는 흉함이 없다. 《감여경》, 《역례(曆例)》를 보면, "누에고치를 거두고자 할 때 점하면 생기를 상할까 두려운 정도이다." 라고 하였으니 큰 흉살은 아니다. 그에 응험을 말한다면 그 방위를 수작(修作)할 때만을 꺼린다.

잠실(蠶室)은 만약 범했을 때 누에를 치면 응험이 있을 것이니 길방이라 할 수 있다. 나머지도 마땅히 꺼리지 않는다.

14. 역사(力士)·비렴(飛廉)·박사(博士)·주서(奏書)

【역자圖表】

煞＼年	子	丑	寅	卯	辰	巳	午	未	申	酉	戌	亥
力士	艮	艮	巽	巽	巽	坤	坤	坤	乾	乾	乾	艮
飛廉	申	酉	戌	巳	午	未	寅	卯	辰	亥	子	丑

역사(力士)는 흉신(凶神)이다. 주(主)는 형위(形威)이며 그 방(方)에 저향(抵向)은 마땅하지 못하다. 비렴(飛廉)은 동토(動土), 천이(遷移), 혼가(婚嫁)에 꺼리고, 범하면 구설(口舌), 질병(疾病)이다.

《감여경》에 이르기를, "역사(力士)가 거하는 방위에는 저촉(抵觸 ; 부딪치거나 충격하는 일), 입향이 꺼린다." 하였고, 《신추경(神樞經)》에 이르기를, "비렴은 소리지방(所理之方)이니 흥공(興工)이나 동토는 불가하다." 하였다.

안찰하면 ; 역사(力士)는 항상 태세 앞의 유방(維方 ; 네 귀퉁이)에 거하게 되며, 진술축미년은 순산라후와 동위가 되고 태세와도 동궁이 된다. 충력하거나 향을 세우는 일이나 수조에 마땅치 않으니 범해서는 안된다. 그 밖에 나머지 해에서는 개의치 않는다.

박사(博士)는 국가에 유익한 태세(太歲)의 선신(善神)이다. 정치지신(政治之神)으로 문서나 서찰에 관한 것을 의론하는 일을 주장한다. 이 방위는 흥수(興修)가 가능하다. 박사의 방위는 항상 주서(奏書)와 대충(對沖) 방위이며 화신(火神)이다. 언제나 유방(維方)으로만 다니므로 자전신(自專神)은 아니다.

주서(奏書)는 태세의 귀신(貴神)이다. 주기(奏記)를 장악하고 보살피고 시중드는 것을 주장한다. 항상 태세 후의 유방(維方)에 거(居)하며 보좌한다. 태세가 동방이면 주서는 간방(艮方)이다. 국사에 유익하다.

15. 화성(火星)

【역자圖表】

煞＼年	子	丑	寅	卯	辰	巳	午	未	申	酉	戌	亥
獨火	艮	震	震	坎	巽	巽	兌	離	離	坤	乾	乾
打頭火	子	酉	午	卯	子	酉	午	卯	子	酉	午	卯

독화(獨火)는 일명 비화(飛火)라고도 하며, 수영(修營), 동토(動土)를 꺼리며 화재 등 재앙이 있다. 매장에는 꺼리지 않는다. 타두화(打頭火)는 대살(大煞)을 말한다.

《통서》에 이르기를, "독화·타두화·월유화는 수조(修

造)에는 꺼리나 안장(安葬)에는 꺼리지 않는다."하였다. 이
는 반드시 태세에서 월건법으로 순비(順飛)하여 병정(丙丁)
을 찾는 것이다. 혹 월가의 병정독화와 회합하는 것은 그
방위에서는 꺼리는데 회동하지 않을 때는 개의치 않는다.

병정독화(丙丁獨火)는 다른 화살(火煞)들과 회합하는 것
을 꺼리는데, 회합하지 않을 때는 역시 꺼리지 않는다. 제
살은 일백수성(一白水星)을 사용하여 수덕(水德)으로 제압
시킬 수 있다. 또 본서에서 말하기를, "병정(丙丁)은 인오
술(寅午戌) 월일시를 사용한다면 크게 꺼린다. 또한 삼기
(三奇)의 병정과 남방의 구자(九紫)와 화기(火氣)끼리 만나
는 것도 꺼린다."하였다.

《종경》에 이르기를, "타두화는 곧 대살(大煞)이니 태세
삼합으로 왕방(旺方)이기 때문이며, 또 금궤성(金匱星)이기
도 하다."하였다. 또《서(書)》에 이르기를, "사람 사는 집
이 쇠약하면 금궤성(金匱星)을 다스려야 하니 독화(獨火)와
장성(將星)과 함께 근원이 동위이다."하였음이 이것을 말한
다.

대개 대왕함은 항(亢)이며 항은 화(火)에 속한다. 그러나
제화하는 법을 사용하였을 때는 마땅한 바가 되는데, 동왕
(動旺)방을 다스리면 인정(人丁)이 그 집에 왕발(旺發)하기
때문이다. 오직 자오묘유(子午卯酉)년에는 태세(歲君)와 중
첩되므로 범해서는 안된다. 그 밖에 나머지 해에서는 위의
세 가지 살(三煞)의 제압법을 참고하기 바란다. 삼합국으로
도 제압이 가능한데,《통서》에 이르는 바와 같이, "인오술

(寅午戌) 화(火)국을 사용해서는 안된다." 는 것과는 다르다.

만약 사유축(巳酉丑)년이라면 타두화가 유(酉)인데, 인오술
화(火)국을 사용하지 않으면 무엇으로 왕성한 금(金)기운을
제압하겠는가?

이 살은 천관부(天官符)와 함께할 때는 가할 때도 있고
불가할 때도 있으나, 삼살(三煞) 무리와는 비교될 수 없다.
삼합국으로 제복시킬 것이다. 다시 연월의 일백수성(一白水
星)을 득하고, 혹 연월에 임계수(壬癸水)로 수덕(水德)을 만
들고 본명(本命)의 귀나 녹이 되면 더욱 아름답다.

사주(四柱) 조명(造命)을 병정(丙丁)을 사용하는 것은 꺼
리나 팔절(八節)의 삼기(三奇)로 병정이 되는 것은 길함은
있으나 꺼릴 것은 없다. 태세(年)의 금궤성은 공망(空亡)이
아니라면 해가 없다. 금궤성은 다스리기가 더욱 쉬우며 월
의 금궤는 굳이 극제할 필요가 없고, 다만 여러 길성과 함
께하면 길하다.

인오술(寅午戌)월은 오(午), 사유축(巳酉丑)월은 유(酉), 신
자진(申子辰)월은 자(子), 해묘미(亥卯未)월은 묘(卯)에 금궤
성이 있으니 길을 택하여 다스리면 인정(人丁)이 왕발함을
주재한다. 역시 중요한 것은 별로 긴박한 살이라고 볼 수
없으므로 취사선택함이 중요하다.

안찰하면 ; 화성(火星)은 제압시키는 법도 제설(諸說)이
모두 같다. 임계수(壬癸水)를 수덕(水德)으로 함이다. 연가
(年家)에서는 연간(年干)으로 오호둔기(五虎遁起)하고, 월령
에서는 월건을 중궁에 넣고 순행하여 임계수(壬癸水)가 이

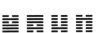

르는 곳을 찾는 것이다.

사주에는 병정화를 사용하면 꺼리고, 인오술을 사용하는 것은 개의치 않을 수도 있다.

《종경》에 이르기를, "삼기(三奇)의 병정(丙丁)과 삼원자백(三元紫白)과 구자(九紫)는 비록 꺼리지 않는다."라고 되어 있으나, 역시 취하지 않는 것이 좋다. 월가에서 금궤방은 지금의 《통서》에는 기록되지 않았으나, 역시 이치는 있는 것이다.

사중월(四仲月)이 월건과 회국하는 것은 역시 꺼리는 것이니 반드시 피하여야 하며 태세도 이와 같다.

❶ 월유화(月遊火)

월유화는 수방(修方)을 꺼린다.

월유화(月遊火)

月 年	正	二	三	四	五	六	七	八	九	十	十一	十二
子丑	艮	離	坎	坤	震	巽	中	乾	兌	艮	離	坎
寅	震	巽	中	乾	兌	艮	離	坎	坤	震	巽	中
卯辰	巽	中	乾	兌	艮	離	坎	坤	震	巽	中	乾
巳	離	坎	坤	震	巽	中	乾	兌	艮	離	坎	坤
午未	坤	震	巽	中	乾	兌	艮	離	坎	坤	震	巽
申	兌	艮	離	坎	坤	震	巽	中	乾	兌	艮	離
酉戌	乾	兌	艮	離	坎	坤	震	巽	中	乾	兌	艮
亥	坎	坤	震	巽	中	乾	兌	艮	離	坎	坤	震

❷ 월가병정독화(月家丙丁獨火)

병정독화(丙丁獨火)는 수방(修方)에 꺼린다. 월건(月建)을 중궁에 넣고 비궁하여 병정(丙丁)을 찾아낸다. 병정이 이르는 방은 수작(修作)이나 동토(動土)를 하면 흉하다.

월가병정독화(月家丙丁獨火)

年＼月	正	二	三	四	五	六	七	八	九	十	十一	十二
甲己年	中	中	中	震	震	坎	坎	艮	兌	乾	中	中
	乾		巽	巽	坤	坤	離	離	艮	兌	乾	
乙庚年	巽	震	坤	坎	離	艮	兌	乾	中	中	巽	震
	中	巽	震	坤	坎	離	艮	兌	乾		中	巽
丙辛年	坤	坎	離	艮	兌	乾	中	中	巽	巽	震	坎
	震	坤	坎	離	艮	兌	乾		中	震	坤	坤
丁壬年	離	艮	兌	乾	中	中	巽	震	坤	坎	離	艮
	坎	離	艮	兌	乾		中	巽	震	坤	坎	離
戊癸年	兌	乾	乾	中	巽	震	坤	坎	離	艮	兌	乾
	艮	兌	中		巽	震	坤	坎	離	艮	兌	

16. 금신(金神)

【역자도표】

煞＼天干	甲	乙	丙	丁	戊	己	庚	辛	壬	癸
金神	午未	辰	子丑	戌亥	子丑	午未	辰	子丑	寅卯	子丑
	申酉	巳	午未	寅卯	申酉	申酉	巳	午未	戌亥	申酉
			寅卯					寅卯		

금신은 금음(金音)의 생극(生剋)을 취한 것이다. 비유컨 대, 병신(丙辛)년이라면 경인신묘(庚寅辛卯)와 갑오을미(甲 午乙未)의 금음(金音)과 경자신축(庚子辛丑)이니 천간(天干) 으로 둔득(遁得)하여 인묘(寅卯), 오미(午未), 자축(子丑)이 금신이 된다. 즉 천간으로 경신(庚辛)이 되는 것과 납음(納 音)으로 금음이 되는 것이다.

《통서》에 이르기를, "금신은 천간으로 경신(庚辛)을 만 나는 것이니, 마땅히 천간의 병정(丙丁)을 사용하여 제압한 다." 하였고, 또 "납음오행으로 금음(金音)이 되는 것을 만 나는 경우에는 마땅히 지지(地支)에서 사오미(巳午未)를 사 용하여 제압한다."고 하였고, 다시 "삼기의 병정과 태양· 나성(羅星)·구자(九紫) 및 인오술(寅午戌) 화(火)국을 사용 하여 제압한다." 라고 되어 있다.

《종경》에 이르기를, "금신(金神)은 수방(修方)과 동토(動 土)에 꺼리며, 범하였을 경우 목질(目疾 ; 안질)이 된다." 하 였는데, 대개 눈은 간(肝)에 속하며 간(肝)은 목(木)이니 금 이 목을 능히 극하기 때문이다. 단, 장사(葬事)에서는 금신 을 꺼리지 않는다.

금신을 제압하는 법은 화(火)로써 극하는 것이다. 경신(庚 辛)이 천간이니 천금신(天金神)이라 하며, 병정화(丙丁火)인 천간으로 제압하고 납음오행(納音五行)으로 온 것은 지금신 (地金神)이라 하니, 납음오행이 화(火)인 것으로 제압한다.

또, 팔절(八節)의 삼기인 병정(丙丁)과 혹 연가(年家)의 구 자(九紫)로도 유기하면 능히 다 제압할 수 있으므로 수(修)

하거나 조작하여도 해가 없다.

금신은 심히 급박한 살은 아니다. 사(巳)월의 금은 신(申)을 생하고, 유(酉)월의 금은 왕성하니 범하지 않는 것이 좋다.

금신이 신유(申酉)방에 있으면 이른바 득지되어 생왕하니 반드시 화(火)가 왕한 달이나 인오술(寅午戌) 삼합으로 제압하여야 한다. 만약 오미(午未)방에 금신이 있으면 화(火)지이니 스스로 제극되어 따로 제압하지 않아도 능히 수(修)할 수 있다.

17. 부천공망(浮天空亡)

【역 자 圖表】

煞 ＼ 天干	甲	乙	丙	丁	戊	己	庚	辛	壬	癸
浮天空亡	離	坎	巽	震	坤	乾	兌	艮	乾	坤
	壬	癸	辛	庚	乙	甲	丁	丙	甲	乙

변괘(變卦)에서 나온 것인데, 납갑(納甲)의 절명(絶命) 파군(破軍) 위가 된다.

《통서(通書)》에 이르기를, "부천공망은 연간의 납괘(納卦)*로 절명과 파군의 자리가 되는 곳인데, 천덕과 월덕을 사용하여 비추게 하거나, 본명(本命)으로 귀인녹마가 되면 제압된다." 하였다.

*납괘 · 납갑 ; 건납갑(乾納甲), 진납경해미(震納庚亥未), 감납계

신진(坎納癸申辰), 간납병(艮納丙), 곤납을(坤納乙), 태납정사축(兌納丁巳丑), 이납임인술(離納壬寅戌), 손납신(巽納辛).

안찰하면 ; 부천공망은 연간으로 납갑의 괘를 취한 것이다. 이는 괘를 변화시키면 절명의 위치가 된다. 겸하여 납입하는 천간을 취한 것인데, 음부태세와 비교하면 의리(義理)를 취함이 너무나 멀고 희미한데도 《통서》에서는 함께 사용하고 있는 것이다. 그러나 이는 단지 연가(年家)의 소살일 따름이다.

마땅히 육덕(六德)으로 비추면 제살되니 반드시 천덕이나 월덕이 아니라도 가하다.

절명(絶命), 파군(破軍)은 구요(九曜)*에서 금(金)에 속하니 팔절삼기(八節三奇)나 구자(九紫)*를 사용하여 그 방에 이르게 하고 귀인 녹마로도 제압된다는 것이 간절한 통례이다.

일설에는 월일(月日)로 형충(刑衝)시키라고도 되어 있으나 크게 잘못된 것이다. 대저 월이 형충한다는 것은 그 방위에는 월령(月令)과 월파(月破)로 부서져 버리고 일진이 충하면 일파에 붙잡혀 버리는데, 모두 선택에서는 꺼리는 것들이 아닌가? 흉을 제압하려다가 흉을 부르는 꼴이라 할 수 있다.

*구요(九曜) ; 당나라 양구빈(楊救貧)의 재천구성(在天九星)을 말하는데, 즉 탐랑목(貪狼木), 거문토(巨門土), 녹존목금(祿存木金), 문곡수(文曲水), 염정화(廉貞火), 무곡금수(武曲金水), 파군금(破

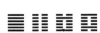

軍金), 좌보토(左補土), 우필토(右弼土)에서 나온 것이다.

*구자(九紫) ; 구성(九星) 중의 하나로 음양가(陰陽家)가 화성(火
星)을 이르는 말이다. 구성에서는 방위를 괘효(卦爻)에 배치하
여 택일(擇日), 풍수(風水)의 점을 치는데, 방위에서는 남쪽인
이방(離方)이며, 팔문(八門)에서는 길하다는 경문(景門)에 해당
한다.

18. 파패오귀(破敗五鬼)

【역자圖表】

煞＼天干	甲	乙	丙	丁	戊	己	庚	辛	壬	癸
破敗五鬼	巽	艮	坤	震	離	坎	兌	乾	巽	艮

이는 청대(淸代) 이후로는 이(理)가 부족하다 하여 사용
하지 않는 살이다.

《통서》에 이르기를, "파패오귀는 수조(修造)에서 범하
면 주(主)는 허모(虛耗)에 이른다." 하였고, "마땅히 태양과
팔절삼기와 세덕·월덕·세덕합·월덕합·본명의 귀인녹마
로 제압된다." 하였다.

안찰하면 ; 파패오귀는 연간으로 납괘지의 충(衝)이 되는
곳이니 부천공망과 비교하여도 더 경미한 소살이다. 세
덕·월덕·세덕합·월덕합으로 제압하면 진실로 친절하다.
그러나 태양·삼기·자백 중에서 한 가지 길성만 그 방에
이르더라도 역시 수조(修造)할 수 있음이다.

19. 월염(月厭)·오귀(五鬼)

【역자圖表】

煞＼年	子	丑	寅	卯	辰	巳	午	未	申	酉	戌	亥
月厭	子	亥	戌	酉	申	未	午	巳	辰	卯	寅	丑
五鬼	辰	卯	寅	丑	子	亥	戌	酉	申	未	午	巳

"월염(月厭)은 감여(堪輿)에서 종지(宗旨)가 된다."고 한 동중서(董仲舒)*의 말이 지극히 자상하다. 지금은《시헌력(時憲曆)》에 천덕과 천도와 아울러 월(月)의 아래에 실려 있다. 천도(天道)·천덕(天德)은 일(日 ; 날짜)로써 사용하는 것이지만, 어느 한 방위에 겸용하여야 하는 경우가 있으니, 마땅히 그 방위에서도 월염을 함께 논하여야 한다.

자오묘유(子午卯酉)월은 월건과 파가 동방이니 절대로 범해서는 안되고 사해(巳亥)월은 다음으로 범치 말아야 할 곳이며, 인신진술(寅申辰戌)월은 월삼합이 되며, 축미(丑未)월은 생기가 되므로 태양이나 병정화(丙丁火)가 비춰주는 것으로도 가용한다.

또, 옛날의 세염설(歲厭說)은 자(子)년은 자(子)에서 일으켜서 역행하는 것인데 월염에서와 같은 뜻을 갖는다.

오귀살은 자년에는 진(辰)에서 일으켜 역행한다. 항상 세염(歲厭)의 삼합 전방에 거하는 성진(星辰)인데, 지금의 방위로 상고해 보면, 오귀(五鬼)가 바로 월염의 백호(白虎)가 된다. 염(厭)은 이른바 앞이 되고 세(歲)는 이른바 뒷자리라는 뜻이니, 염(厭)은 월의 뒤를 따라오므로 음 중의 음을 좇는다 하여 오귀살(五鬼煞)이라 하였다.

그러나 역시 소살에 불과하니 태양이나 삼기(三奇)·자백(紫白)·녹마귀인(祿馬貴人) 등이 비춰주면 모두 사용할 수 있다.

> *동중서(董仲舒) ; 전한(前漢) 때의 유학자. 무제(武帝)가 즉위하여 크게 인재를 구하므로 현량대책(賢良對策)을 올려 인정을 받았다. 전한의 새로운 문교정책에 참여했다. 오경박사(五經博士)를 두게 되고, 국가 문교의 중심이 유가(儒家)에 통일된 것은 그의 영향이 크다.

20. 월건(月建)·월파(月破)

【역자圖表】

煞＼年	子	丑	寅	卯	辰	巳	午	未	申	酉	戌	亥
月建	子	丑	寅	卯	辰	巳	午	未	申	酉	戌	亥
月破	午	未	申	酉	戌	亥	子	丑	寅	卯	辰	巳

《천보력》에 이르기를, "월건은 소리지방(所理之方)으로, 전투와 공격, 정벌의 뜻을 갖고 있으니 마땅히 멀리하여야 하고, 충격하거나 건드리는 일은 불가하다." 하였다.

《태백경》에 이르기를, "오제(五帝)가 소재하는 곳으로 출군하거나 향하는 것은 불가하다." 하였다.

안찰하면 ; 월건(月建)은 좌(坐)는 가능하나 향(向)은 불

가하고, 월파(月破)는 향(向)은 가능하나 좌(坐)는 불가하
다. 이들은 태세, 세파와 같은 이치이다. 태세는 존경하고
월령(月令)은 친해야 하는 것이다.

그러나 《통서》에는 건파(建破)를 일(日)로는 논하였으나
방(方)으로는 논하지 않았고, 대소월건(大小月建)으로 비궁
(飛宮)시키는 것은 논하였으나 안정된 자리로는 논하지 않
았으니, 달리 그 종지(宗旨 ; 주장이 되는 요지나 근본이 되는
중요한 뜻)를 잃은 것이다.

세속에서, "봄에는 동쪽 문을 트지 않고, 여름에는 남쪽
으로 문을 내지 아니하며, 가을에는 서쪽 문을 트지 아니
하며, 겨울에는 북쪽으로 문을 내지 아니한다." 라고 한 것
은, 곧 《태백경(太白經)》의 오제지의(五帝之義)에서 나온
것이다.

21. 대월건(大月建), 소월건(小月建)

대월건(大月建)은 일명 월가(月家)의 토살(土煞)이며, 일
명 오황살(五黃煞)이니, 수방(修方)과 동토(動土)에 모두 꺼
린다.

소월건은 일명 소아살(小兒煞)이며 수방(修方)에 꺼린다.
양년은 인(寅)을, 음년은 술(戌)을 중궁(中宮)에 놓고 비궁
하여 자기 월건이 닿는 곳이다.

《통서》에 이르기를, "대월건은 수방(修方)과 동토(動土)
에 꺼리고, 소월건은 즉 소아살(小兒煞)이니 단지 수방에만

꺼린다. 녹마·태양·삼백(三白)*·구자(九紫)로 제압된다." 하였다. 《종경》에는, "월가에서 토살(土煞)은 대월건과 소아살을 말하며, 연가의 무기살(戊己煞)과 같은 것이다." 하였다.

*삼백(三白) ; 一白 감궁(坎宮), 六白 건궁(乾宮), 八白 간궁(艮宮).

【역자圖表】

대월건표

月＼年	正	二	三	四	五	六	七	八	九	十	十一	十二
子午卯酉	丑	庚	戌		辰	甲	未	壬	丙	丑	庚	戌
	艮	兌	乾	中	巽	震	坤	坎	離	艮	兌	乾
	寅	辛	亥		巳	乙	申	癸	丁	寅	辛	亥
辰戌丑未		辰	甲	未	壬	丙	丑	庚	戌		辰	甲
	中	巽	震	坤	坎	離	艮	兌	乾	中	巽	辰
		巳	乙	申	癸	丁	寅	辛	亥		巳	乙
寅申巳亥	未	壬	丙	丑	庚	戌		辰	甲	未	壬	丙
	坤	坎	離	艮	兌	乾	中	巽	震	坤	坎	離
	申	癸	乙	寅	辛	亥		巳	乙	申	癸	丁

소월건은 수방에는 꺼리나 안장(安葬)에는 꺼리지 않는다. 수방·점산(占山)·점향(占向)·점중궁(占中宮)이면 모두 흉하다.

대월건은 더욱 흉하니 제압될 수 없는 살이다. 조와 장
(造葬)에 모두 꺼린다. 《통서》에는 이장(移葬)에 꺼린다는
말이 없는데, 이것은 오류이다.

【역자圖表】

소월건표

年＼月	正	二	三	四	五	六	七	八	九	十	十一	十二
陽年		戌	庚	丑	丙	壬	未	甲	辰		戌	庚
陽年	中	乾	兌	艮	離	坎	坤	震	巽	中	乾	兌
陽年		亥	辛	寅	丁	癸	申	乙	巳		亥	辛
陰年	丙	壬	未	甲	辰		戌	庚	丑	丙	壬	未
陰年	離	坎	坤	震	巽	中	乾	兌	艮	離	坎	坤
陰年	丁	癸	申	乙	巳		亥	辛	寅	丁	癸	申

안찰하면 ; 소월건은 양년(陽年)에는 정월의 월건 인(寅)
을 중궁에 넣고, 음년(陰年)에는 정월의 월염이 술(戌)이니
술을 중궁에 넣고 모두 순수(順數)하여 본월건에까지 이르
는 것인데, 소월건은 즉, 월지를 비궁한 것에 불과하다. 대
월건은 자(子)년은 정월을 간(艮)에서 일으켜 구궁을 역순
한다. 3년 만에 한 바퀴를 일주하게 되며 15년 만에 삼원
(三元)*을 한 바퀴 돌고 다시 시작한다. 그러므로 대월건은
즉 월의 간지를 비궁시킨 것으로, 그 달을 중궁에 넣고 순
비한 것이니 일성(一星)의 본궁일 뿐이다.

*삼원(三元) ; 정월 초하룻날이 세 번 지나감. 연월일, 삼조(三

朝), 삼시(三始)를 말함.

《의례(義例)》를 자세히 보면 이치에 맞도록 설명하였고, 월건의 정위(定位)를 비교할 때는 가벼운 것이다. 그런데 《통서》에서는, "《종경(宗鏡)》의 설명은 속술(俗術)에 근거한 망설이다."라고 하였으며, 또 이르기를, "대월건은 주로 택장(宅長)을 상하게 하고, 소월건은 주로 소아를 상하게 한다."라고 하였고, 또 "점산(占山)·점향(占向)·점방(占方)·점중궁(占中宮)에 모두 꺼린다."라고 하였다.

또 《통서》에서는, "안장(安葬)에는 꺼리지 않는다."라고 한 것을 《종경》에서는, "그렇지 않다."라고 하였는데, 이것을 또 반대로 꾸짖고 있으니 실로 지나친 바가 있다.

《통서》는 또 "태세의 삼살 역시 좌산에서만 꺼리는 데 그치고, 혹 향에서만 꺼리며, 혹 한 방위에서만 꺼리는 데 그친다."라고 하였는데, 어찌하여 좌산이나 한 방위에나 중궁 등 한 곳에만 해당되겠는가? 단지 한 곳에만 점하고 있고 태왕함이 없다는 이유로 꺼리지 않는다고 하겠는가?

그에 말하기를, "월가의 토살(土煞)이 곧 이것이다."라고 하였다. 그러나 역시 오직 자오묘유(子午卯酉)년의 정월이나 7월과 진술축미(辰戌丑未)년의 8월, 9월과 인신사해(寅申巳亥)년의 11월은 대월건과 본월이 동궁이니, 이른바 이것을 환위(還位)라 하였고, 또 무기(戊己)와 오황살(五黃煞)이 겹쳤으므로 혹 중궁에 들면 이 살을 범하였으므로 절대 안된다고 하였고, 나머지 달은 귀인이나 녹마, 육덕이 그 방위에 이르면 묘함이 있어서 수(修)하여도 가하다 하였다.

이를테면, "태세에 길성이 겹치면 길하다." 하였는데, 대저 술사들의 말이 자상모순(自相矛盾)*이 되므로 도저히 통하지 않는다. 또 이르기를, "월건은 뭇 길흉신(吉凶神)들의 주(主)가 되므로 길성이 많이 겹치면 길하고 흉성이 많이 겹치면 흉하다." 라고 해놓고, 또 "대월건은 흉하므로 제압할 수가 없다." 라고 하였으니 어떤 것을 따라야 할지 종잡을 수가 없다.

이상의 각 조항들은 각각 그 의(義)를 따라 제화하는 법이 있으니 그것을 따를 것이다. 만약 살이 많으면 대흉하므로 범하는 것이 불가하다. 만약 두세 개 정도의 소살(小煞)이라면 상호 참고하여 그 의(義)를 달리 따르는 것이 옳을 것이다.

*자상모순(自相矛盾) ; 말의 앞뒤가 맞지 않음을 비유한 말. 전국 시대 초나라 사람이 창과 방패를 팔고 있었는데, 자기의 창과 방패가 성능이 최고라고 큰 소리로 떠벌렸다. "나의 방패는 굳고 단단해서 무엇으로도 뚫을 수 없습니다(吾盾之堅, 物莫能陷也 / 오순지견 물막능함야)." 그러고 나서 이번에는 창을 자랑한다. "나의 이 창은 너무나 예리해서 어떤 방패든지 뚫지 못하는 것이 없습니다(吾矛之利 物無不陷也 / 오모지리 물무불함야)." 이 말을 듣고 있던 한 사람이, "그럼 그 창으로 그 방패를 뚫으면 어찌 되느냐?" 이 말에 그 장사꾼은 말문이 막혀 아무 대답도 할 수 없었음은 물론이다. 세상에 절대로 뚫리지 않는 방패와 어떤 것이나 뚫을 수 있는 창은 함께 존재할 수가 없는 법이다.

전국시대의 정치사상가 한비(韓非)가 나라를 다스리는 데는 법도(法度) 이상 중요한 것이 없다고 주장하며 사례를 모은《한비자(韓非子)》난세(難勢)편에 나오는 말이다. 요순(堯舜) 같은 성군(聖君)과 걸주(桀紂) 같은 폭군은 한 세상에 있을 수 없고, 각각으로도 비교할 수 없다는 것을 설명하기 위해 예를 든 데서 나온 이야기다.

22. 사주법(四柱法)

사주(四柱)는 연주(年柱)를 군(君)으로 하고 월주(月柱)를 상(相)으로 하며, 일주(日柱)를 유사(有司)로 하고, 시주(時柱)를 서리(胥吏)로 하여 사주의 천간과 지지가 순수하게 성격(成格)하고 성국(成局)한 것을 귀함으로 하였다.

부룡(扶龍)과 상주(相主)는 이를테면, 임금과 신하는 덕으로 합하고 관리는 바른 법을 만든다면 인민은 실제로 복을 받게 될 것이다. 연(年)을 군(君)으로 하니 조명사주에서 태세를 충동하는 것 등은 일체 불가하며, 월(月)을 상(相)으로 하니 한 시절의 왕성함을 만나야 마땅하다.

용(龍)과 좌산을 생부(生扶)하고 주명(主命)을 상부(相扶)하려면 반드시 용산(龍山)과 주명(主命)이 왕상한 달을 가려야 제살할 수 있고 수방(修方)도 할 수 있으며, 또 반드시 살신은 휴수되는 달이어야 한다.

일(日)은 유사(有司)라 하였으니, 임금과 재상의 덕정(德政)에 힘입어 이를 베풀어야 하니 일진(日辰)의 길흉은 연월(年月)과 비교할 때 더욱 간절한 것이다. 일진을 가리는 법은 일간(日干)을 다시 군(君)으로 하고 일지(日支)를 신(臣)으로 비유할 수 있는 것이니, 천간(天干)이 중요하고 지지(地支)는 가벼운 것이다. 그러므로 일간은 반드시 왕상(旺相)하여야 하고 절대로 휴수되게 하여서는 안된다. 왕상함을 보는 요령은 전체적으로 월령(月令)을 보고 쇠왕(衰旺)을 분변하여야 한다.

이를테면, 인묘(寅卯)월이라면 갑을(甲乙)일을 만나야 왕(旺)하고, 병정(丙丁)일은 상(相)이 되니 모두 길하다. 달리 또 경신(庚辛)일은 휴폐(休廢)되고, 임계(壬癸)일은 설기되며, 무기(戊己)일은 극을 받게 되니 이상은 모두 불길한 날들이다. 이 세 종류는 일간(日干)이 당령(當令)할 수 없기 때문이다.

사주(四柱)를 사간(四干)이나 삼간(三干)이 일기(一氣)가 되게 한다면 비화되어 신강(身强)하도록 도울 것이다. 이를테면, 2월에 사신묘(四辛卯)를 사용한다면 이는 대팔자(大八字)라 할 수 있는데, 만들기도 어렵고 만나기도 어렵다. 그러니 소팔자(小八字)만 취하여도 가하다.

이를테면, 5월의 갑(甲)일은 휴수됨인데, 양균송은 해(亥)년에 묘(卯)방을 수(修)하려는데 지관부(地官符)살이었다{지관부는 태세의 三合이니 유여지기(裕餘之氣)이다}. 그래서 계해(癸亥)년 무오월 갑인일 병인시로 하였다. 갑일은 해(亥)에서 생이 되고 인(寅)은 녹이 되며 연간의 계수(癸水)도 해(亥) 중 임수(壬水)에 뿌리를 튼튼히 하고 생하여 준다.

이는 옛사람들이 일간을 생부하는 법을 보여준 것인데, 소팔자 택일이라 할 수 있으며, 사주의 간지가 순수하다. 취용함에 참고할 것이다.

양균송이 말하기를, "간(干)을 취하는 데 가장 중요한 것은 건왕(健旺)함을 만나게 하는 것이다." 하였으니 즉 일간(日干)을 말한다. 《조명서(造命書)》에도, "일간이 휴수되면 가난하지 않으면 요절한다." 하였음은 다 명언들이다. 만약 일간이 휴수되고 인수(印綬)나 비견(比肩)도 없으면 발 돌릴 사이도 없이 퇴패한다는 것이다.

시(時)를 사용하는 법은 두 가지가 있는데, 하나는 본일(本日)과 지간(支干)이 한 종류가 되게 하는 것이고, 둘째는 일간(日干)의 녹시(祿時)가 되게 하는 것이다. 특히 시진(時辰)에서는 길흉신(吉凶神)의 구애를 받지 않는다.

조명사주(造命四柱)에서 가장 꺼리는 것은 지지(地支)끼리 상충하는 것이니 대흉하기 때문이다. 용(龍)을 충한다거나 좌산을 충하거나 주명(主命)을 충하는 것도 대흉하다. 또 천간이 용이나 좌산을 극하는 것도 흉하다. 그러나 진술축미(辰戌丑未)는 사고지(四庫地)이니 자충(自衝)은 가하고 좌산을 충하는 것도 가벼우나 주명을 충하는 것만은 흉하다.

무릇 조명사주는 천간일기(天干一氣)로 하거나 지지일기(地支一氣)로 하거나 양간(兩干) 양지(兩支)가 잡되지 않게 조명하고, 혹 삼태(三台)나 팔절삼기나 삼덕(三德) 등으로 조명하면 이른바 성격(成格)된 것이고, 삼합국으로 조명한 것은 성국(成局)되었다 하여 모두 길한 격이요 국이 된다. 그러나 반드시 보룡부산(補龍扶山)되고 합국상주(合局相主)되었을 때만을 길한 조명이라 할 수 있다.

이상과 같이 체(體)와 용(用)이 세워졌으면 다시 일월(日月)이 비추게 하고 삼기(三奇)와 자백(紫白)이 좌산이나 향에 이르게 하는 것이다. 또한 조명사주의 귀인녹마가 좌산과 주명(主命)에 이르게 하는 것도 요령있는 용법이다. 체(體)와 용(用)이 함께 건전해야 상택일이 되는 것이니 먼저 체를 결정한 후에 다음으로 그 체에 맞는 용법이 구하여질 것이다. 이때 가장 주의해야 할 것은 용(用)을 집착하다가 체(體)를 잃는 경우가 없도록 할 것이다.

안찰하면 ;《종경》의 사주법은 대팔자를 상으로 쳤고, 소팔자는 다음으로 하였는데, 조(造)와 장(葬)에서 모두 그러하다. 시를 쓰는 법이 두 가지만 있는 것으로 하고 그쳤는데 이는 미비하다. 삼합・육합(六合)・귀인 등도 모두 함께 길한데 녹마을 들고 말하였기 때문이다.

이를테면, 신(申) 연월에서 갑일이라면 녹을 쓸 경우 인신(寅申)이 상충되어 흉하므로 연월(年月)에서 합이 되게 하는 것이 중요하다. 소수(小修)에는 길일, 길시만을 사용하여 산방(山方 ; 좌산과 방위)과 연명(年命 ; 태세와 주명)에 생합(生合)되게 하여도 길하다.

대개 택일이란 민(民 ; 백성)에게 이롭고 편리하여야 함이니, 지나치게 구애되어 일을 그르치게 하여서는 안된다. 이 책 안에서도 이른 바와 같이 상팔자(上八字)로 택일하기란 만나기도 어렵고 찾기도 어렵기 때문이다.

23. 용일법(用日法)

날(日)의 귀한 것으로는 왕상득령(旺相得令)한 것이고, 휴수(休囚)되어 무기(無氣)함은 가장 꺼리며, 일간(日刊)을 더욱 중요시한다. 날짜(日)의 길흉은 오로지 쇠왕(衰旺)으로 따져보는 것이고, 날짜(日)의 쇠왕은 오로지 월령으로 보는 것이니, 극을 받으면 죽은 날(死)이라 하고, 내가 월령을 극하면 수(囚 ; 갇힘)라 하니, 이 모두 흉한 것들이다. 또 일(日)이 월(月)을 생하는 것을 휴(休)라 하여 역시 불길하다. 그러므로 모창(母倉)이 되면 상길한 택일이 될 수 없다. 이를테면,

인묘(寅卯)월에서 갑을인묘(甲乙寅卯)일은 왕(旺)이 되고 병정사오(丙丁巳午)일은 상(相)이 되며,

사오(巳午)월에서 병정사오(丙丁巳午)일은 왕(旺)이 되고 무기진술축미(戊己辰戌丑未)일은 상(相)이 되며,

신유(申酉)월에서 경신신유(庚辛申酉)일은 왕(旺)이 되고 임계해자(壬癸亥子)일은 상(相)이 되며,

해자(亥子)월에서 임계해자(壬癸亥子)일은 왕(旺)이 되고 갑을인묘(甲乙寅卯)일은 상(相)이 되며,

진술축미(辰戌丑未)월에서 무기(戊己)일은 왕(旺)이 되고 경신신유(庚辛申酉)일은 상(相)이 된다.

이 가운데서 무기(戊己)일은 동토(動土)함을 꺼리고 중궁

(中宮)을 수(修)하는 것도 꺼린다. 또, 천간이 왕상한 것은 길하고 지지가 왕한 것은 살로 변환할까 의심된다. 2월의 묘(卯), 5월의 오(午), 8월의 유(酉), 11월의 자(子)는 이른바 살로 전환하는 것들이다. 그러나 옛사람들의 장과(葬課)를 보면, 사묘(四卯)·사오(四午)·사유(四酉)·사자(四子)가 많이 있었으니 장사에서는 꺼리지 않는다.

양구빈은 오(午)월 오(午)일을 취하여 관부살이 되는 방위를 다스렸으니, 이들은 조(造)에도 꺼리지 않는 것 같다. 옛사람은 사신묘(四辛卯)를 사용하였으나 역시 천간에서는 사폐(四廢)가 되지만 사신(四辛)이 서로 상부하여 꺼리지 않은 것 같다.

일간이 휴수되고 사주 내에 비견(比肩)이나 인수(印綬)가 없고 빈천하지 않으면 요절하니 일체 사용하지 말 것이다.

인(寅)월의 갑(甲)일, 묘(卯)월의 을(乙)일, 사(巳)월의 병(丙)일, 오(午)월의 정(丁)일, 신(申)월의 경(庚)일, 유(酉)월의 신(辛)일, 해(亥)월의 임(壬)일, 자(子)월의 계(癸)일 등은 이미 득령(得令)이기도 하지만, 녹이 되어 길 중에서도 더욱 길하다. 또 진술(辰戌)월의 무(戊)일, 축미(丑未)월의 기(己)일은 비록 녹은 아닐지라도 실제의 득령이므로 중길(中吉) 정도라 할 수 있다.

일간을 군(君)으로 하고 지(支)를 신(臣)으로 하여 월령과 더불어 동기(同氣)가 되게 한다거나, 혹 월과 삼합이나, 혹 월건과 상생이 되게 한 다음에 또 천덕·세덕·월덕이 된다

면 상길한 택일이고, 삼덕(三德)의 합일이나 천은(天恩)일이
나 천사(天赦)일 등이 되는 것은 차길하다.

《통서》에서는, "천리(天吏)일은 연(年)의 구퇴(灸退)와
같은 자이므로 꺼린다." 하였으니 인오술(寅午戌)월은 유(酉)
일을 꺼리고, 해묘미(亥卯未)월은 오(午)일을 꺼리고, 신자진
(申子辰)월은 묘(卯)일을 꺼리고, 사유축(巳酉丑)월은 자(子)
일을 꺼린다는 것인데, 즉 삼합의 사지(死地)이기 때문이다.
깊은 이치가 이에는 있음이니, 역시 주(主)의 퇴기(退氣)가
아니겠는가? 그러나 사람을 상할 정도는 아니다.

파(破)일은 대흉하다. 월과 일이 상충하는 것은 물론 일
(日)과 연(年)이 충하는 것도 역시 대흉하다.

정사폐일(正四廢日)도 대흉하다. 이른바 지간(支干)이 무기
력하기 때문이다. 방사폐일(方四廢日) 또한 역시 흉한데, 혹
지(支), 혹 간(干)이 무기력하기 때문이다. 그러나 《서(書)》에
이르기를, "방사폐일은 길함도 많아서 가용이라." 하였다.

황무일(荒蕪日)은 차흉한데 사폐일(四廢日)과 대동소이하
다. 역시 실령(失令)하여 휴수되는 날이니 봄에는 사유축(巳
酉丑)이요, 여름에는 신자진(申子辰)이요, 가을에는 해묘미
(亥卯未)요, 겨울에는 인오술(寅午戌)이 그것이다.

그러나 정월은 사(巳)일만을 꺼리고, 2월에는 유(酉)일만
을 꺼리고, 3월은 축(丑)일만을 꺼린다. 여름·가을·겨울도
이를 기준하기 바란다. 황무일은 백사에 다 해롭다 한 것은
잘못된 것이다.

사폐(四廢)와 황무(荒蕪)가 서로 만나는 날은 더욱 흉하니

봄에는 유(酉)일이요, 여름에는 자(子)일이요, 가을에는 묘(卯)일이요, 겨울에는 오(午)일이 그것이다.

건(建)·파(破)·평(平)·수(收)를 속세에서는 모두 꺼린다고 하나, 파(破)일은 충파이니 가장 흉하여 범해서는 안되고, 건(建)일은 길신이 많을 때는 쓸 수 있으며, 평(平)일은 심히 길한 날인데 잘못 전해지고 있으며, 수(收)일은 길함이 많을 때는 무방하다.

《서(書)》에 이르기를, "그 날(收日)은 황도나 천월덕과 함께 사용하면 가용하다."라고 하였다.

무릇 진술축미(辰戌丑未)월에 중궁을 수작(修作)할 때는 결단코 무기(戊己)일을 쓰지 말 것이다. 대개 중궁은 사계월(四季月)과 함께 토(土)이므로 토일을 다시 만나면 결단코 불길하기 때문이다.

안찰하면 ;《종경》의 날을 사용하는 법을 보면, "오로지 왕상일을 취하라." 하였는데, 한 사람의 말이지만 동의할 수 있으며, 건제(建除), 총진(叢辰)도 여러 전문가들의 설과 서로 어긋나지 않으니 심히 취할 만하다. 그러나 그 논(論)에도, "무기(戊己)일은 곧 진술축미(辰戌丑未) 월일에 중궁을 다스리는 데 꺼린다." 하였고, 이어, "동토(動土)에 가장 꺼린다." 하였는데 꼭 그렇지만은 않다.

또, 사폐일을 논한 것은, "정사폐일에 흉한 것이 있고 방사폐일이 흉하다." 한 것도 역시 잘못된 말이다.

황무일(荒蕪日)은 즉, 오허일(五虛日)인 바 백사를 모두 꺼린다 한 것은 잘못되었다. 또한 달에 한 자(一字)씩만 꺼리는 자가 있다 한 것도 잘못된 것이다.

대개 옛사람들의 조장사주(造葬四柱)를 보면 전국(全局)을 모두 취하여 춘(春)월에는 사유축(巳酉丑)을 모두 꺼렸고, 아울러 경신신유(庚辛申酉) 연월일시 모두를 꺼린 것이지, 묘(卯)월이니 유(酉)일이 충하므로 더욱 꺼린다 한 것은 아니다. 왜냐하면 유(酉)자 하나만 보고 황무살이 되는 것은 아니기 때문이다.

또, 비견(比肩)으로 상부(相扶)하는 법을 말하였을 때 황무살이 되면 흉하다고 하였는데 이 역시 아니다.

또, 자오묘유(子午卯酉)는 살로 전환한다고 하여 놓고, "옛 사람들은 꺼리지 아니한다고 하였다." 하니 이것 역시 명쾌하게 밝혀야 할 문제이다. 이를테면, 인(寅)월의 갑(甲)일이나 묘(卯)월의 을(乙)일은 녹이 득령(得令)하였으므로 참으로 전국이 되었으니 복(復)일같이 의리가 멀어서 따질 수 없는 것보다 낫지 않겠는가?

총론컨대, "일신(日神)의 길흉은 모두 생왕(生旺)함을 위주로 하여야 하니 사계절로 활발하게 변화할 때 마땅히 의기(宜忌)를 참고하고 경중에 따라 취사선택한다면 심히 옳은 것이다."

연시(年時)를 팔자(八字)에다 합성시키는 요령에 있어서도 의기(宜忌)를 능히 다 알 수 없는 것이니, 그 신통(神通)함을 밝혀 쓰는 일은 그 사람의 역량과 공부에 달려있다 할 것이다.

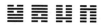

24. 용시법(用時法)

시(時)는 일(日)에서 사용하는 쓰임새인 것이므로 오로지 일진을 방부(幫扶 ; 인수로 생하거나 비견겁재로 도움)하여야 한다. 혹 일(日)의 지간(支干)과 비화(比和)되게 한다거나, 혹 일지와 삼합이나 육합이 되게 한다면 다 길하다. 이때 시가(時家)에서의 길흉신에 대해서는 다 구애받을 필요는 없으나, 오직 귀인녹마가 되면 더욱 길하다. 이를테면, 갑무경(甲戊庚)일이라면 축(丑)이나 미(未)시가 귀인이며, 인(寅)시는 녹이며, 자진(子辰)일 때는 인(寅)이어서 마(馬)가 되는 것 등이 그것이다.

시(時)가 월령이나 세군(歲君)을 충하는 것은 모두 흉하다. 큰일을 할 때는 범하지 말고 작은 일이라면 구애받지 않아도 된다.

시(時)에서 파(破)하는 것도 대흉하다. 일시가 충되는 것을 말한다. 이를테면, 자(子)일에서 오(午)시가 그것이다.

시(時)에서 형(刑)이 되는 것도 차흉하다. 일지(日支)와 시지(時支)가 형이 됨을 말하니 이를테면, 자(子)일에 묘시(卯時)가 그것이다.

오불우시(五不遇時)가 되는 것은 차흉하다. 시간(時干)이 일간(日干)을 극하는 것을 말하는데, 이를테면, 갑일(甲日)인데 경오(庚午)시가 되는 유가 그것이다.

《삼원가(三元歌)》에 이르기를, "비록 삼기와 삼문(三

門)을 득하였을지라도 오불우시가 되면 광명을 손상하여 그 흉함을 가히 알 수 있음이니 일체 꺼린다." 하였다.

　순중공망(旬中空亡)과 절로공망(截路空亡)은 다 함께 출행에 꺼리고 장사(葬事)에는 개의치 않는다.

　건(建)시가 되는 것은 길한데, 일(日)과 비화(比和)*가 되기 때문이다. 무릇 오불우시를 만나는 것이 두렵다 하여 예부터 건(建)시를 많이 사용하여 왔다. 결코 파(破)가 되는 시를 사용한 사람은 없었고, 오불우시(五不遇時)를 사용한 사람도 소수에 불과하였다.

　*비화(比和) ; 비화란 五行이 같은 것으로 양목(陽木)에 대해서 음목(陰木)은 비화가 된다. 비(比)는 비견(比肩)을 말하는 것이고, 화(和)는 서로 화합한다는 뜻이다. 이것은 日干에 대해서 비화가 되는 것도 있고 다른 오행에 대해서 비화가 되는 것도 있다.

　양균송이 정사(丁巳) 망명(亡命)을 자좌오향(子坐午向)으로 장사할 때 임신년(壬申年) 무신월(戊申月) 임신일(壬申日) 무신시(戊申時)를 사용하였으니, 건(建)시도 되지만 오불우시였다. 그러나 양간(兩干)이 잡(雜)되지 않고 지지에 일기(一氣)를 취하였으며, 또 무(戊)의 녹이 사(巳)이며 신(申)과 사(巳)는 육합이 되며, 또 임(壬)과 무(戊)는 함께 신(申)에서 장생(長生)이 되는 때문에 오불우시(五不遇時)라도 혐의가 되지 않는다.

　무릇 시(時)를 잡을 때에 소수(小修)에 그치는 일이라면 단지 일주를 방부(幇扶)하는 것으로 가하지만, 크게 수(修)하는 일이거나 매장하는 택시(擇時)에서는 반드시 사주를 방부하여야 하고, 아울러 사주가 순수하게 조명되어야 하며, 용과 좌산을 보(補)해야 하고, 주명(主命)도 상부(相扶)해야 함이 천고(千古)에 바뀌지 않을 정법이다.

사대길시(四大吉時)는 맹(孟)월은 갑경병임(甲庚丙壬)시요, 중(仲)월은 건곤간손(乾坤艮巽)시요, 계(季)월에서는 을신정계(乙辛丁癸)시가 그것인데, 이 시를 신장살몰(神藏煞沒)시라고도 한다. 다만 학자들이 밝히지 못하고 귀원입국(歸垣入局)의 이치만으로 길시라고 취한 것이다.

신장살몰이란 정월의 우수(雨水) 후에 해월장(亥月將)으로 사용할 때는 자(子)시의 상사각(上四刻)을 사용하여 임자(壬子)산이나 향을 작한다면, 곧 신장살몰시가 된다. 기타의 갑경병(甲庚丙) 산향도 이를 본받을 것이다. 이를 추리하여 보면 하루에 한 시만이 귀원입국시가 있는 셈이다.

이를테면, 태양이 자(子)에 있으면 임자(壬子)시가 길하고, 태양이 오(午)에 있으면 병오(丙午)시가 길하다. 이것이 귀원입국의 묘(妙)함이니 길함이 이보다 더 클 수는 없다. 《원경(元經)》에 이르기를, "시(時)를 선용(善用)하면 주작(朱雀)도 살우(鎩羽)하고, 구진(勾陳)도 등계(登階 ; 벼슬이 오름)하고, 백호(白虎)도 소신(燒身)하고, 현무(玄武)도 절족(折足)하고, 등사(螣蛇)도 낙수(落水)하고, 천공(天空)도 투궤(投匭)한다." 하니 이른바 육신(六神)을 다 제복시킬 수 있는 것이다. 그러나 육신을 다 제복시키는 법을 득하지 못하였을지라도 길한 시가 있는 것이니, 길시를 찾아 쓰면 길하다.

일간(日干)이 왕성하지 못하더라도 녹시(祿時)를 사용하면 왕할 수 있다. 이를테면, 갑일(甲日)에 인시(寅時)라든가, 을일(乙日)에 묘시(卯時) 등을 말하니 길할 수 있는 것이다. 이는 시(時)도 능히 일간(日干)을 도울 수 있음을 말한 것이다. 아울러 사주(四柱) 전체도 도울 수 있으니 참 길신(眞吉神)이라 할 수 있다. 시가(時家)에도 역시 삼기(三奇)와 자백(紫白)이 있으니 월의 예를 참고하고 모방할 것이다.

둔갑기문(遁甲奇門)시는 병력을 출병(行兵)할 때에 사용하는 것이니 조장(造葬)에서는 사용하지 않는다. 그러나 조장(造葬)·수방(修方)·가취(嫁娶)·상관(上官)·출행(出行) 등에서 사용하면 길할 따름이지 나쁠 것은 없다.

무릇 기문법으로 시(時)를 선택하는 요령은 먼저 초접(超接)을 정하고, 다음으로 녹마귀인이 어느 궁에 이르러 삼기와 상합하는지를 찾는 것이니 이것이 상길하다. 이는 일체의 흉살을 능히 해산시키고 길을 불러 복에 이르게 하는 것이다.

이를테면, 삼기는 이르렀으나 녹이 이르지 못하였으면 독각기(獨脚奇)라 하고 녹은 이르렀으나 삼기가 이르지 못하였으면 공망록(空亡祿)이라 하여 살을 제압할 수 없으므로 사용할 수 없다.

안찰하면 ;《선택종경》의 용시법(用時法)을 살펴보면 아

第三部 擇吉要法

주 적절하고 정당하다. 오직 사대길시(四大吉時) 한 가지만
은 사살몰시(四煞沒時)를 신장살몰(神藏煞沒)이라 한 것은
잘못된 것이니, 《원경(元經)》의 옳은 예를 보면, "육신(六
神)을 다 제복한다." 라고 하였는데, 이것이 신장살몰의 정
의(正義)이기 때문이다.

이에 이르기를, "태양이 자(子)에 있으면 임자(壬子)시가
길하고, 태양이 오(午)에 있으면 병오(丙午)시가 길하다."
라고 한 것은 오로지 태양(太陽)만을 취할 때는 일리가 있
겠으며, 그 임(壬)시를 자시상(子時上)의 상사각(上四刻)으
로 한 것에서는 그 뜻이 더욱 정교하다.

《의례(義例)》귀인등천문조(貴人登天門條) 아래 이르기
를, "임(壬)시에 임자산향(壬子山向)을 작하는 것은 바로 진
태양의 산향에 이르는 법을 취한 것이다. 다만 시각은 하늘
에 상존하고 있는 적도(赤道) 상에 매여 있는 것이고, 산향
(山向)은 지평(地平) 방위의 분도에 매여 있는 것이다." 라
고 하였다.

이는 오직 북극 아래에서의 적도는 지평과 합하므로 십
이지(十二支)가 점(占)하는 시(時) 중에서 사각(四刻)은 팔
간사유(八干四維)의 시가 전후에 각각 2각(刻)씩 점하고 있
으므로 이를 합하여 4각(刻)이 된 것이다.

이를테면, 사정이각(巳正二刻)으로부터 오시(午時) 초(初)
2각까지는 병방(丙方)에 속하고, 오시 초 2각에서부터 오시
정2각까지는 오방(午方)에 속하는 등의 유를 말한다. 이로
부터 남쪽으로는 북극이 점점 낮아지므로 편도각(偏度角)

은 점점 커진다.

또 하지(夏至)일에 북극 대륙을 간다면 지평(地平)의 거리가 더 멀어지는데 이는 편도각(偏度角)이 크기 때문이다. 또 동지(冬至)일에는 남극 대륙을 간다면 지평의 거리가 가깝게 되는데, 이는 편도각이 작아지기 때문이다.

술가들이 천문학에 밝지 못하여 **24**방위를 **24**시간으로 착각하는데, 이는 이미 육임법(六壬法)과 합하지 않고, 또 산향(山向)과도 상응하지 않는 것이다. 지금 안찰하면, 경사(京師)에서 북극이 지평선으로 나오는 것을(北極出地) 각 절기에 따라 태양이 도방(到方)하는 시각을 뒤에 그려 놓았으니 참고하기 바란다.

《장서(葬書)》에 "연(年)이 길하여도 월(月)의 길함만 못하고, 월의 귀한 것이라도 일(日)의 귀함만 못하고, 일의 귀함이 시(時)의 귀함만 못하다." 하였다. 시(時)는 택일사주의 결과이기 때문인데 시 하나가 좋으면 사주(四柱) 네 기둥이 모두 좋으니 만사를 이룰 수 있고, 시 하나가 좋으면 천지의 재앙을 능히 소멸시킬 수 있기 때문이다.

시(時)를 정하는 법에는 여러 가지가 있으나 그 중에서도 오토태양시(烏兎太陽時)와 귀인등천문시(貴人登天門時)가 가장 정미하고 흉살을 제거하는 힘이 강하므로 많이 쓰이고 있다. 그러나 이들의 시는 반드시 주체(主體)를 도와야 함은 재론의 여지가 없으며 이를 위반하여서는 아무리 길시라도 쓸 수 없음이니 유의하기 바란다.

제3장. 24방위(方位) 도표(圖表)

1. 태양과궁(太陽過宮)*

태양은 여러 길성(吉星) 중에서 으뜸이다. 향(向)에 이르는 것이 으뜸이고, 삼합방(三合方)도 길하며 좌산에 이르는 것은 서인(庶人)은 감당치 못한다 해서 쓰지 않는다. 세파·삼살(三煞)·오황(五黃)을 제하고는 모든 흉신이 제압된다.

*태양은 역으로 24방을 하루에 1도가 조금 약하게 진행한다. 한 달에 2궁(宮), 1년에 일주(一週)한다.

태양과궁표(太陽過宮表 ; 方圖)

월	정월	2월	3월	4월	5월	6월	7월	8월	9월	10월	11월	12월
二十四山	壬亥	乾戌	辛酉	庚申	坤未	丁午	丙巳	巽辰	乙卯	甲寅	艮丑	癸子
절기	입춘 / 우수	경칩 / 춘분	청명 / 춘분	입하 / 곡우	망종 / 소만	소서 / 하지	입추 / 대서	백로 / 처서	한로 / 추분	입동 / 상강	대설 / 소설	소한 / 동지 대한
太陽到山	태양입춘도임 / 태양우수도해	태양경칩도건 / 태양춘분도술	태양청명도신 / 태양곡우도유	태양입하도경 / 태양소만도신	태양망종도곤 / 태양하지도미	태양소서도정 / 태양대서도오	태양입추도병 / 태양처서도사	태양백로도손 / 태양추분도진	태양한로도을 / 태양상강도묘	태양입동도갑 / 태양소설도인	태양대설도간 / 태양동지도축	태양소한도계 / 태양대한도자
월장	子神后	亥登明	戌河魁	酉從魁	申傳送	未小吉	午勝光	巳太乙	辰天罡	卯太沖	寅功曹	丑大吉 子神后

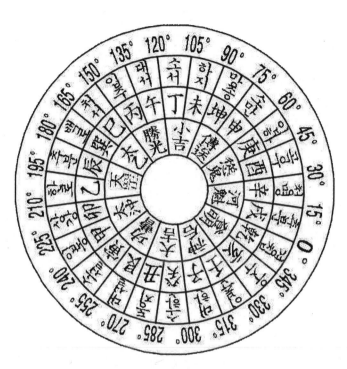

태양과궁도(太陽過宮圖 ; 圓圖)

안쪽 제1선은 등명(登明) 월장(月將) 12장(將)이며, 태양
운행을 12월로 나눈 것이다. 태양은 춘분 시간에 술궁(戌宮)
에 이르러 1일 약 1도가 조금 약하게 역으로 운행한다. 한
달에 2방위를 진행하며 한 바퀴 돌아 제 자리로 올 때는 1
년이 걸린다.

태음과궁표(太陰過宮表)

월	정월	2월	3월	4월	5월	6월	7월	8월	9월	10월	11월	12월
二十四山	艮寅	甲卯	乙辰	巽巳	丙午	丁未	坤申	庚酉	辛戌	乾亥	壬子	癸丑
절기	입춘	경칩	청명	입하	망종	소서	입추	백로	한로	입동	대설	소한
절기	우수	춘분	곡우	소만	하지	대서	처서	추분	상강	소설	동지	대한
太陰到山	태음입춘우수도간산	태음경칩춘분도인산	태음청명곡우도갑산	태음입하소만도묘산	태음망종하지도을산	태음소서대서도진산	태음입추처서도손산	태음백로추분도사산	태음한로상강도병산	태음입동소설도오산	태음대설동지도정산	태음소한대한도미산

2. 귀인등천문시(貴人登天門時) 찾는 법

❶ 먼저 태양전차가 어느 궁에 있는지를 알아놓고,

❷ 다시 그날의 천을귀인이 무엇인지를 찾아놓은 다음,

❸ 다시 태양전차(太陽躔次)에다 천을귀인을 넣고 음양 불문하고 해(亥)궁까지 순행하여 그 해(亥)궁에 배치되는 글자가 귀인천문시가 된다.

예를 들면, 소만(小滿) 후에 갑일(甲日)을 사용한다면 소만 후는 태양전차가 신(申)궁에 있다. 갑(甲)의 천을귀인은 축미(丑未)이니 축미에다 신(申)을 넣고 해(亥)궁까지 순행 하여 보면 축(丑)은 오(午)에서 끝나고, 미(未)는 자(子)에서 끝난다. 따라서 소만 후 갑일(甲日)의 귀인등천문시는 午시와 子시가 됨을 알 수 있다. 다른 것도 이와 같이 찾기 바란다. 귀인등천문시는 매일 두 개의 시가 나오는데, 그 시의 초시를 사용하는 것이다.

낮에는 양귀(陽貴)를 사용하고 밤에는 음시(陰詩)를 사용하는 것이 좋으며, 초·중·말 가운데 초시(初時)가 길하나 부득이할 때는 구애받지 않아도 다른 시보다는 길하다.

【역자圖表】

귀인등천문시(貴人登天門時) 정하는 법

節氣	太陽在 ○○ 之次	躔 (月符)	甲日 (時)	乙日 (時)	丙日 (時)	丁日 (時)	戊日 (時)	己日 (時)	庚日 (時)	辛日 (時)	壬日 (時)	癸日 (時)
雨水後	娵訾	亥宮	酉卯	戌寅	亥丑	丑亥	卯酉	寅戌	卯酉	辰申	巳未	未巳
春分後	降婁	戌宮	申寅	酉丑	戌子	子戌	寅申	丑酉	寅申	卯未	辰午	午辰
穀雨後	大梁	酉宮	未丑	申子	酉亥	亥酉	丑未	子申	丑未	寅午	卯巳	巳卯
小滿後	實沈	申宮	午子	未亥	申戌	戌申	子午	亥未	子午	丑巳	寅辰	辰寅
夏至後	鶉首	未宮	巳亥	午戌	未酉	酉未	亥巳	戌午	亥巳	子辰	丑卯	卯丑
大暑後	鶉火	午宮	辰戌	巳酉	午申	申午	戌辰	酉巳	戌辰	亥卯	子寅	寅子
處暑後	鶉尾	巳宮	卯酉	辰申	巳未	未巳	酉卯	申辰	酉卯	戌寅	亥丑	丑亥
秋分後	壽星	辰宮	寅申	卯未	辰午	午辰	申寅	未卯	申寅	酉丑	戌子	子戌
霜降後	大火	卯宮	丑未	寅午	卯巳	巳卯	未丑	寅午	未丑	申子	酉亥	亥酉
小雪後	析木	寅宮	子午	丑巳	寅辰	辰寅	午子	巳丑	午子	未亥	申戌	戌申
冬至後	星紀	丑宮	亥巳	子辰	丑卯	卯丑	巳亥	辰子	巳亥	午戌	未酉	酉未
大寒後	玄枵	子宮	辰戌	亥卯	子寅	寅子	辰戌	卯亥	辰戌	巳酉	午申	申午

第三部 擇吉要法

3. 조장권법(造葬權法)

《통서》에 이르기를, "무릇 수조(修造)에는 반드시 신명(身命)·연월·방향이 모두 이롭게 조명택일을 한 다음 수작(修作)하여야 길하다." 하였다.

이를테면, 혹 불리하여 수작할 수 없을 때에는 마땅히 옮겨 살다가 그곳에서 볼 때, 작하고자 하는 방이 길하면 가하다.

가령 연(年)과 명(命)이 태(兌)방을 작함은 길하나 진(震)방이 불리하다면 동쪽으로 이사를 하였다가 살면서 작하고자 하는 방을 보면 옛날에는 동쪽이었던 곳이 지금은 서쪽일 것이니 이를 작하는 데 아무런 문제가 없는 것이다.

 작방(作方)을 논하면, 작하고자 하는 방(方)이 여러 궁을 걸터앉았더라도 시작하는 곳과 끝나는 곳은 한 궁뿐이므로 선택하기가 매우 쉬울 것이다. 이를테면, 여러 궁을 작하고자 할 때 그 중에는 흉한 궁도 있고 길한 궁도 있을 것이니, 반드시 길한 궁에서부터 기공(起工)하여 연달아서 불리한 궁까지 계속 이어나가면 해가 없다. 만약 흥조(興造)하고자 하는 월일은 길한데, 그날에 착공할 형편이 되지 않을 때에는 그 길한 날에 간단히 착수만 하였다가 일할 능력이 생겼을 때 이로부터 연접하여서 수작하면 진실로 가하지 않음이 없다. 아울러 공사를 마치는 방위가 복덕이 되면 더욱 길하다.

❷ 취토(取土) 방의 도리를 논하면 태세살·삼살·관부 살·대소월건 등이 되면 취토는 꺼리므로 약 100보 이상 멀리 떨어진 곳에 가서 취토하면 방도(方道)를 물을 필요가 없다.

❸ 청명(淸明) 전후에 묘지를 보수하는 법에 대하여는 이미 장묘(葬墓)는 끝난 상태이니 가토(加土)를 한다거나, 나무를 심는다거나, 섬돌을 놓는다거나, 제석상을 놓는다거나, 파괴된 곳을 보수한다거나 하는 등의 일들을 청명(淸明), 한식(寒食)으로 모아 두었다가 공사를 하면 좌향이나 연월일시를 논하지 않아도 가하다. 《형초기》에 이르기를, "한식은 동지 후로 100일째 되는 날이다." 라 하고 고력(古曆)의 평기(平氣)*로 계산하면, "청명이 동지 후 106일이다." 라고 하였으니 한식의 반은 청명 전 2일이 된다. 위나라 때는 한식을 3일간으로 한 적이 있다.

*평기(平氣) ; 태양의 황경(黃經)에 따라 1년을 24절기로 나눈 역법(曆法). 태음 태양력에서 24절기를 정하는 방법으로, 이에 따르면 춘분이나 하지가 실제와 맞지 않는다.

❹ 수조택사(竪造宅舍)를 논하면, 대한(大寒) 5일 후로 택일하여 기옥기수(圻屋起手)하고 입춘이 되기 전에 수조(竪造) 완공하면 개산입향(開山立向)의 연월일이 좌산을 극하는 것과 태세나 월가에서 오는 뭇 흉신을 꺼리지 않는다. 이는 태세를 관리하는 제신이 교승(交承 ; 교대하여 서로 주고받

음)하는 시기이기 때문이다. 그러나 입춘이 이미 지났으면
새해의 연월의 흉신 방위가 이미 결정되었으니 수작(手作)
이 불가하다. 이를테면, 그 방위에는 흉신이 없는 것이라면
수작하여도 방해가 되지 않는다.

❺ 안장(安葬)을 논하면, 대한 5일 후부터 입춘 전까지 택
일하여 파토하고, 또 택일하여 장사를 끝내면 개산입향 연
월일시가 좌산을 극하거나 태세나 월에서 오는 여러 흉신들
이라도 꺼리지 않는다. 중요한 것은 입춘 전에는 일시를 맞
춰서 하관(下棺)만 정확히 하였다가 내년 청명, 한식에 절토
(切土)나 가토(加土)를 하여 완성하면 문제가 없다. 입춘 전
에는 땅이 얼어서 흙일을 할 수 없기 때문이다.

❻ 흉장법(凶葬法)을 논하면, 사람이 죽었을 때 초상(初
喪)이 흉장이니 비록 흉신이 있어서 택일을 할 수는 없으나
해로움이 있는 것은 아니다. 지금은 무조건 3일장이나 5일
장, 또는 10일 이내로 장사하기도 하는데, 개산입향의 연월
일을 물을 필요가 없이 다만 그 기간 내에서 길한 일시만을
찾아 파토(破土)하고 당일 내에 성분(成墳)하였다가 흉신이
지나가면 가토하고 수선하면 된다.

이상 권법(權法)은 세속에서 많이 사용하는 법들이니, 비
록 변통법에 속하기는 하나 역시 이치가 있는 것이니 이용
의 도리에 어긋남이 없게 하라.

欽定四庫全書

協紀辨方書
卷 35

부록附錄 · 택길구규擇吉舊規

제1장. 일출입(日出入) 시각표(時刻表)

1. 부록(附錄)

선택지도(選擇之道)는 본원(本原)으로부터 이용(利用)에 이르기까지를 비상(非常)으로 완비(慕備)되어 있다. 돌아보면 세속(世俗)에서 쉽게 상연(相沿)할 수 있도록 갖추어져 있는 것이다. 이에는 비록 깊은 의리(義理)는 없을지라도 예로부터 지금까지도 여전히 대본(臺本)이 유전(流傳)하고 있으며 비록 깊이 믿고 신봉(信奉)하는 것은 아닐지라도 예부터 이미 갖추어져 있는 일설(一說)이 되었다.

또 혹(或) 순자(醇疵 ; 순정한 것과 결함이 있는 흠)가 반반으로(各半) 볼 수도 있기는 하나 그 전부의 뜻만은 분명(義乃明)하다. 그것이 혹 이름은 다를 수 있어도 실은 하나(名異實同)이기 때문이며, 그 본원(本原)을 들추어 보아도 바르게 처리한 것이니, 이것이 비록 정편(正編)에 비교가 되는 것은 아니되 결코 흠결(欠缺)이 되어서도 안되는 것이다.

임둔지법(壬遁之法)에 이르러서도 비록 일가(日家)의 본의(本義)는 아니나 역시 선택(選擇)에서 겸(兼)하여야 하는 바 그 자료를 비치하고 참고하여야 하므로 부록(附錄)으로 만든 것이다.

2. 추측 시각(推測時刻)

春分	戌宮	初度	日出卯正初刻 日入酉正初刻	晝四18刻 夜四18刻
		6度	日出卯正初3刻7分 日入酉正初刻8分	晝四19刻1分 夜四16刻14分
		12度	日出卯初2刻14分 日入酉正1刻1分	晝50刻2分 夜45刻13分
清明		15度		
		18度	日出卯初2刻6分 日入酉正1刻9分	晝59刻1分 夜44刻12分
		24度	日出卯初1刻13分 日入酉正初刻8分	晝52刻4分 夜43刻11分
穀雨	酉宮	初度	日出卯初1刻6分 日入酉正2刻9分	晝53刻3分 夜42刻11分
		6度	日出卯初初13分 日入酉正3刻2分	晝54刻4分 夜41刻11分
		12度	日出卯初初刻6分 日入酉正3刻9分	晝55刻3分 夜40刻12分
立夏		15度		
		18度	日出卯初初刻 日入戌初初刻	晝56刻 夜40刻
		24度	日出寅正3刻9分 日入戌初初刻6分	晝56刻12分 夜39刻3分
小滿	申宮	初度		
		3度	日出寅正3刻1分 日入戌初初刻14分	晝57刻13分 夜38刻2分
芒種		15度	日出寅正2刻8分 日入戌初1刻7分	晝58刻14分 夜37刻1分
夏至	未宮	初度	日出寅正2刻4分 日入戌初1刻11分	晝59刻7分 夜37刻8分

第三部 擇吉要法

小暑		15度	日出寅正2刻8分 日入戌初1刻7分	晝58刻14分 夜37刻1分
		27度	日出寅正3刻1分 日入戌初初刻14分	晝57刻13分 夜38刻2分
大暑	午宮	初度		
		6度	日出寅正3刻9分 日入戌初初刻6分	晝56刻12分 夜39刻3分
		12度	日出卯初初刻 日入戌初初刻	晝56刻 夜40刻
立秋		15度		
		18度	日出卯初初刻6分 日入酉正3刻9分	晝55刻3分 夜40刻12分
		24度	日出卯初初刻13分 日入酉正3刻2分	晝54刻4分 夜40刻12分
處暑	巳宮	初度	日出卯初1刻6分 日入酉正2刻9分	晝53刻3分 夜42刻12分
		6度	日出卯初1刻13分 日入酉正2刻2分	晝52刻4分 夜43刻11分
		12度	日出卯初2刻6分 日入酉正1刻9分	晝51刻3分 夜44刻12分
白露		15度		
		18度	日出卯初2刻14分 日入酉正1刻1分	晝50刻2分 夜45刻13分
		24度	日出卯初3刻7分 日入酉正初刻8分	晝49刻1分 夜46刻14分
秋分	辰宮	初度	日出卯正初刻 日入酉正初刻	晝48刻 夜48刻
		6度	日出卯初刻8分 日入酉初3刻7分	晝46刻14分 夜49刻1分
		12度	日出卯正1刻1分 日入酉初2刻14分	晝45刻12分 夜50刻2分

寒露		15度		
		18度	日出卯正1刻9分 日入酉初2刻6分	晝44刻12分 夜51刻3分
		24度	日出卯正2刻2分 日入酉初1刻13分	晝43刻11分 夜52刻4分
霜降	卯宮	初度	日出卯正2刻9分 日入酉初1刻6分	晝42刻12分 夜53刻3分
		6度	日出卯正3刻2分 日入酉初初刻13分	晝41刻11分 夜54刻4分
		12度	日出卯正3刻9分 日入酉初初刻6分	晝40刻12分 夜55刻3分
立冬		15度		
		18度	日出辰初初刻 日入酉初初刻	晝40刻 夜56刻
		24度	日出辰初初刻6分 日入酉初初刻9分	晝39刻3分 夜56刻12分
小雪	寅宮	初度		
		3度	日出辰初初刻14分 日入申正3刻1分	晝38刻2分 夜57刻13分
大雪		15度	日出辰初1刻7分 日入申正2刻8分	晝37刻1分 夜58刻14分
冬至	丑宮	初度	日出辰初1刻11分 日入申正2刻4分	晝36刻8分 夜59刻7分
小寒		15度	日出辰初1刻7分 日入申正2刻8分	晝37刻1分 夜58刻14分
		27度	日出辰初初刻14分 日入申正3刻1分	晝38刻2分 夜57刻13分

第三部 擇吉要法

大寒	子宮	初度		
		6度	日出辰初初刻6分 日入申正3刻9分	晝39刻3分 夜56刻12分
		12度	日出辰初初刻 日入酉初初刻	晝40刻 夜56刻
立春	卯宮	15度		
		18度	日出卯正3刻9分 日入酉初初刻6分	晝40刻12分 夜55刻3分
		24度	日出卯正3刻2分 日入酉初初刻13分	晝41刻11分 夜54刻4分
雨水		初度	日出卯正2刻9分 日入酉初1刻6分	晝42刻12分 夜53刻3分
		6度	日出卯正2刻2分 日入酉初1刻13分	晝43刻11分 夜52刻4分
		12度	日出卯正1刻9分 日入酉初2刻6分	晝44刻12分 夜51刻3分
驚蟄	寅宮	15度		
		18度	日出卯正1刻1分 日入酉初2刻14分	晝45刻13分 夜50刻2分
		24度	日出卯正初刻8分 日入酉初3刻7分	晝46刻14分 夜49刻1分

이상은 경도(京都)의 절기(節氣)에 매여 있는 일출입(日出入)의 주야시각이다. 각 성(省) 별로 일출입(日出入)의 주야(晝夜), 장단(長短), 분초(分秒)가 다르므로 북극(北極) 고도(高度)에 의하여 다 추측이 가능하다. 《시헌력(時憲曆)》을 조사하여 얻은 것이다.

　이상《통서》의 추측시각은 춘분을 기준으로 기(起)하여
혹 격(隔) 6도(度), 혹 격(隔) 9도이다. 그러므로 청명·입
하·소만·대서·입추·백로·한로·입동·소설·대한·입
춘·경칩이 교체(交替)되는 절기일(節氣日)은 일출입(日出
入) 각분(刻分)이 없다. 이는 각 절기의 일(日) 출입 주야
(晝夜) 시각은 이미《공규(公規)》권내(圈內)에서 발표하여
알 수 있기 때문에 여기서는 그 원표(原表)만을 부록으로
작성하였다.

第三部　擇吉要法

제2장. 약정속성(約定俗成)*의 택길법

1. 남녀(男女) 구궁(九宮)

《삼원경(三元經)》에 이르기를, "구궁 건택(九宮建宅)을 보는 법은 남명(男命)은 상원갑자(上元甲子)이면 감(坎)1을 중궁(中宮)에서 기(起)하고, 중원갑자(中元甲子)이면 손(巽)4를 중궁(中宮)에서 기(起)하며, 하원갑자(下元甲子)이면 태(兌)7을 중궁(中宮)에서 기(起)하여 구궁(九宮)을 역행(逆行)으로 배치한다.

여명(女命)은 상원갑자(上元甲子)이면 중(中)5를 중궁(中宮)에서 기(起)하고, 중원갑자(中元甲子)이면 곤(坤)2를 중궁(中宮)에서 기(起)하며, 하원갑자(下元甲子)이면 간(艮)8을 중궁(中宮)에서 기(起)하여 구궁(九宮)을 순행(順行)으로 배포(排布)한다."

안찰하면 ; 상원갑자(上元甲子) 기감일(起坎一), 중원갑자(中元甲子) 기손사(起巽四), 하원갑자(下元甲子) 기태칠(起兌七)하여 역행구궁(逆行九宮)한다는 것은 즉 삼원년(三元年)으로 구성(九星)을 입중궁(入中宮)하는 일성(一星)을 말한 것이니 남녀(男女)의 명(命)을 따로 나누지 않는(不分) 것이다.

삼원가(三元家)들이 일백(一白)을 입중궁(入中宮)한다는 것은 곧 육백(六白)은 기감일(起坎一)이고 건(乾)에 해당하며, 건(乾)은 남(男)이므로 일백(一白)이 입중궁(入中宮)에 속하게 된다. 남명(男命)은 또 건(乾) 육백(六白)을 남(男)으로 하였으니, 곧 곤(坤) 이흑(二黑)을 여(女)로 하기 위한 것이다. 남(男)은 육백(六白)을 기감일(起坎一)로 하고, 여(女)는 이흑(二黑) 기곤이(起坤二)로 하여야 이흑(二黑)을 곤이(坤二)에 가(加)하면 오황(五黃)이 입중궁(入中宮)하게 되므로 오황(五黃)이 입중궁(入中宮)한 것은 여명(女命)에 속하게 한 것이다. 이렇게 되어야 상원갑자(上元甲子)로 이에서 시작할 수 있기 때문이다.

연역(年逆)은 성의 실순(星實順)이다. 그러므로 남(男)은 역행(逆行)하였고,

연순(年順)은 성의 실역(星實逆)이다. 그러므로 여(女)는 순행(順行)하였다.

男女의 生命	上元	中元	下元
甲子癸酉壬午辛卯庚子己酉戊午	남1 여5	남4 여2	남7 여8
乙丑甲戌癸未壬辰辛丑庚戌己未	남9 여6	남3 여3	남6 여9
丙寅乙亥甲申癸巳壬寅辛亥庚申	남8 여7	남2 여4	남5 여1
丁卯丙子乙酉甲午癸卯壬子辛酉	남7 여8	남1 여5	남4 여2
戊辰丁丑丙戌乙未甲辰癸丑壬戌	남6 여9	남9 여6	남3 여3
己巳戊寅丁亥丙申乙巳甲寅癸亥	남5 여1	남8 여7	남2 여4
庚午己卯戊子丁酉丙午乙卯	남4 여2	남7 여8	남1 여5
辛未庚辰己丑戊戌丁未丙辰	남3 여3	남6 여9	남9 여6
壬申辛巳庚寅己亥戊申丁巳	남2 여4	남5 여1	남8 여7

세속(世俗)에서 상원(上元)을 중원(中元)으로 오류를 범하는 것은 상원(上元)을 기(起) 태칠(兌七)하고 중원(中元)을 기(起) 감일(坎一)하며, 하원은 기(起) 손사(巽四)한다는 것이었으므로 강희(康熙) 56년(年)에 개정하여 앞의 표(表)에 계시(啓示)한 것이다.

*약정속성(約定俗成) ; 틀렸지만 습관적으로 쓰다 보니 고착화(固着化)된 것.

2. 축일(逐日) 인신소재(人神所在)

1일 재족대지(在足大指),

2일 재외과(在外踝 ; 복사뼈 踝),

3일 재고내(股內),

4일 재요(在腰),

5일 재구(在口),

6일 재수(在手),

7일 재내과(在內踝),

8일 재완(在腕 ; 팔 腕),

9일 재고(在尻 ; 꽁무니 尻),

10일 재요배(在腰背),

11일 재비주(在鼻柱),

12일 재발제(在髮際),

13일 재아치(在牙齒),

14일 재위완(在胃脘 ; 밥통 脘),

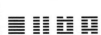

15일 재편신(在偏身),

16일 재흉(在胸),

17일 재기충(在氣衝),

18일 재고내(在股內).

19일 재족(在足),

20일 재내과(在內踝),

21일 재수소지(在手小指),

22일 재외과(在外踝),

23일 재간급족(在肝及足),

24일 재수양명(在手陽明),

25일 재족양명(在足陽明),

26일 재흉(在胸),

27일 재슬(在膝),

28일 재음(在陰),

29일 재슬경(在膝脛 ; 정강이 脛),

30일 재족부(在足趺 ; 발뒤꿈치 趺)이다.

3. 십간 십이지(十干十二支) 인신소재(人神所在)

갑일(甲日) 재두(在頭), 을일(乙日) 재항(在項), 병일(丙日) 재견배(在肩背), 정일(丁日) 재흉협(在胸脅), 무일(戊日) 재복(在腹), 기일(己日) 재배(在背), 경일(庚日) 재슬(在膝), 신일(辛日) 재비(在脾), 임일(壬日) 재신(在腎), 계일(癸日) 재족(在足),

자일(子日) 재목(在目), 축일(丑日) 재이(耳), 인일(寅日) 재흉(在胸), 묘일(卯日) 재비(在鼻), 진일(辰日) 재요(在腰), 사일(巳日) 재수(在手), 오일(午日) 재심복(在心腹), 미일(未日) 재족(在足), 신일(申日) 재두(在頭 ; 一云 在肩腰), 유일(酉日) 재배(在背), 술일(戌日) 재두(在頭 ; 一云 在咽喉), 해일(亥日) 재항(在項)이다.

4. 십이시(十二時) 인신소재(人神所在)

자시(子時) 재과(在踝), 축시(丑時) 재두(在頭), 인시(寅時) 재이(在耳 ; 一云 在目), 묘시(卯時) 재면(在面), 진시(辰時) 재항(在項), 사시(巳時) 재유(在乳), (一云 在肩), 오시(午時) 재흉(在胸), 미시(未時) 재복(在腹), 신시(申時) 재심(在心), 유시(酉時) 재슬(在膝), 술시(戌時) 재요(在腰), 해시(亥時) 재고(在股).

안찰하면 ; 이상은 다 인신(人神)의 소재(所在)이니 침뜸에 마땅치 못하다(不宜鍼灸). 《유경(類經)》을 보라.

지금의 《시헌력(時憲曆)》에는 일을 쫓은(逐日) 인신(人神)에 그쳤는데 이에는 모두 기록되어 있다.

5. 태백축일(太白逐日) 유방(遊方)

《통서(通書)》에 이르기를,

1일, 11일, 21일은 정동(正東)이며,

2일, 12일, 22일은 동남(東南)이요,

3일, 13일, 23일은 정남(正南)이며,

4일, 14일, 24일은 서남(西南)으로 가고,

5일, 15일, 25일은 정서(正西)이며,

6일, 16일, 26일은 서북(西北)으로 가고,

7일, 17일, 27일은 정북(正北)으로 가고,

8일, 18일, 28일은 동북(東北)으로 가며,

9일, 19일, 29일은 중방(中方)에서 놀다가,

10일, 20일, 30일은 재천(在天)한다.

안찰하면 ; 태백축일(太白逐日) 유방(游方)은 서역(西域)에서 나와 일시의 선악을 《수요경(宿曜經)》*에 임하는(日時善惡宿曜經臨) 것을 본다는데, 이미 태백행도(太白行度)가 아니고, 또 서역(西域)의 월일(月日)이므로 중국(中國)의 월일(月日)과는 달라 불합(不合)하므로 실제로 《의례(義例)》에 실리지 않았으나 《통서(通書)》에 있는 것이라고 《시헌서(時憲書)》에서 소개하였다. 그러나 유래(由來)가 너무 오래되어 존재(存在)만을 말하였을 뿐 사용하는 사람은 거의 없다.

* 《수요경(宿曜經)》; 《수요경》은 인도의 전통 베딕 점성술이 불교의 12간지로 변화된 과정에서 인도에서 일어난 불교의 일파인 밀교에서 나왔다. 수요(宿曜)에서 宿은 수로 읽는다. 별자리 이십팔 수(二十八宿)와 구요(九曜)성. 또는 그것으로 치는 점. 해와 달의 운행 위치와 여러 별의 관계에 따라 역일(曆日)을 정해서 사람의 운명을 점친다.

6. 장성(長星)·단성(短星)

《역례》에 이르기를, 장성(長星)은 正月 초7일, 2월 초4일, 3월 초1일, 4월 초9일, 5월 15일, 6월 초10일, 7월 초8일, 8월 초2 초5일, 9월 초3 초4일, 10월 초1일, 11월 12일, 12월 초9일이다.

단성(短星)은 正月 21일, 2월 19일, 3월 16일, 4월 25일, 5월 25일, 6월 20일, 7월 22일, 8월 18일 19일, 9월 16일 17일, 10월 14일, 11월 22일, 12월 25일이 그것이다.

이 날 꺼리는 일(忌日)은 개시(開市), 납재(納財), 입권(立券), 교역(交易), 재의(裁衣)이다.

조진규(曹震圭) 왈, "장성(長星)은 금(金)이며, 단성(短星)은 화(火)이니 금화지기(金火之氣)는 능히 만물(萬物)을 훼상(毁傷)한다."하였다.

《고원(考原)》에 이르기를 ; **장성(長星)**은 경신(庚辛)금(金)이다. 월건(月建) 속에 부쳐 있는(暗藏) 천간을 사용하여 오호원둔(所寄之干用五虎元遁)으로 경신(庚辛)을 찾는 것이다. 법(法)을 보면 건신(建辰)으로부터 앞으로 향(前向)하며 수(數)를 찾는 것인데, 춘하(春夏)에는 경(庚)에 이르면 그치고(至庚則止) 추동(秋冬)에는 신(辛)에 이르면 그친다(至辛則止). 그 본 계절(本節)에 해당하는 괘가 나오면 그 궁의 수를 취하고(所當之卦則取其宮數) 그 밖의 신(辰 ; 神)마다 1수(數)를 득하는 것이다.

이를테면, 정월건(正月建)이 인(寅)이니 인중(寅中)에는 갑(甲)이 있다. 갑(甲)으로 둔득(遁得)하면 경오(庚午)가 나온다. 월건(月建) 인(寅)으로부터 오(午)까지 앞으로 향(向)하면 인(寅)1수, 진(震 ; 卯)3수, 진(辰)1수, 사(巳)1수, 오(午)1수(數)이니 모두 7수(數)를 득한 것이다. 그러므로 정월(正月)은 7일(日)이 장성일(長星日)이 되었다.

이월건(二月建)은 묘(卯)이니 묘중(卯中)의 을(乙)로 둔득(遁得)하면 경진(庚辰)이 묘(卯)로부터 3수(數)를 득하고 진(辰)은 1수(數)이니 모두 합(合)하면 4수(數)가 된다. 그러므로 이월(二月 ; 卯)은 4일이 장성일(長星日)이다.

삼월건(三月建)은 진(辰)이니 진중(辰中)에는 기을(奇乙)하였으므로 을(乙)을 취(取)하여 둔득(遁得)하면 경진(庚辰)이 된다. 이에서는 1수(數)만을 득하고 그쳤으므로 1일이 장성일(長星日)이 된 것이다.

사월건(四月建)은 사(巳)이니 정간(丁干)을 사용하여 둔득하면 경술(庚戌)이 나오는데, 사(巳月)로부터 술(戌)까지 앞으로 나가며 수(數)를 찾으면 손(巽)에 4수와 오(午)1, 미(未)1, 신(申)1, 유(酉)1, 술(戌)1까지이니 모두 9수(數)가 되므로 9일이 장성일(長星日)이 되었다. 이곳에서 오(午)를 이(離)9수(數)로 사용하지 않는 것은 이미 손사(巽四)를 사용하였기 때문이다.

오월건(五月建)은 오(午)이니 병(丙)으로 둔득(遁得)하면 경인(庚寅)이 되지만, 이곳은 병화(丙火)의 장생위(長生位)이므로 향전(向前)하면 경자(庚子)가 된다. 이(離)로부터 구

력(九曆)하면 미(未), 신(申), 유(酉), 술(戌), 해(亥), 자(子)
까지로 모두 15수(數)가 되므로 15일이 장성일(長星日)이
된 것이다.

유월건(六月建)은 미(未)이니 정(丁)을 취(取)하여 둔득
(遁得)하면 경술(庚戌)이다. 미(未)1로부터 신1, 태(兌)7, 술
1까지는 모두 10수이다. 그러므로 6월은 10일이 장성일이
다.

칠월건(七月建)은 신(申)이니 신(申) 중에는 경(庚)이 있
어서 동체(同體)이고 또 추동(秋冬)이므로 신(辛)을 사용한
다. 이에서는 둔신(遁辰)을 사용하지 아니하고 왕신(旺辰)
인 유(酉)를 사용한다. 신(申)으로부터 유(酉)인 태(兌)7수
까지 모두 8수가 되므로 8일이 장성일이 된다.

팔월건(八月建)은 유(酉)이니 유중(酉中)에 신(辛)이 있으
므로 바로 태(兌)7수(數)를 득한 것이다. 이는 2일과 5일을
합(合)하여도 역시 7수(數)가 되는 것이다.

구월건(九月建)은 술(戌)이니 신(辛)을 취하여 둔득(遁得)
하면 경자(庚子) 신축(辛丑)이므로 술(戌)로부터 자(子)까지
3수(數)와 술(戌)로부터 축(丑)까지 4수(數)가 된다. 이에서
궁수(宮數)를 사용하지 않는 것은 술(戌)은 서방(西方)의
영(令)인 건(乾)에 이르지 못하였기 때문이다.

시월건(十月建)은 해(亥)이니 계(癸)를 사용하여 둔득(遁
得)하면 신유(辛酉)가 나오지만, 이에서는 간지(干支)가 동
체(同體)이므로 임(壬)을 사용하여 둔득(遁得)하여야 하니
신해(辛亥)를 득한다. 이는 단지 1수(數)를 득하는 데 그치

므로 10월의 장성(長星)은 1일이 된 것이다.

십일월건(十一月建)은 자(子)이니 임(壬)으로 둔득(遁得)하면 신해(辛亥)가 나오므로 자월건(子月建)으로부터 해(亥)까지의 수(數)를 헤아려야 한다. 자(子)는 감(坎)이고 감(坎)은 1수(數)이며 해(亥)까지는 12수(數)이다. 그러므로 11월은 12일이 장성일이다.

십이월건(十二月建)은 축(丑)이니 계(癸)를 취하여 둔득(遁得)하면 신유(辛酉)가 나오므로 축(丑)으로부터 유(酉)까지 헤아리면 9수(數)가 된다. 이에서도 궁수(宮數)를 사용하지 않는 것은 9월에서와 같은 이유이다.

단성(短星)은 병정(丙丁)이다. 월건 속(月建內)에 암장(暗藏)되어 있는 천간을 사용하여 오호원둔(所寄之干用五虎元遁)으로 병정(丙丁)을 찾는 것이다. 법(法)을 보면 월건으로부터(自月建 ; 建辰) 앞으로 나가며 수를(向前數之) 찾는 것이다. 이때에 춘하(春夏)에는 병이 나오면 그치고(至丙則止), 추동(秋冬)에는 정이 나오면 그친다(至丁則止). 또 그 본 계절(本節)에 해당하는 괘(卦)가 나오면 그 궁의 수를 취하고(所當之卦則取其宮數), 그 밖에는 신(辰 ; 神)마다 1수(數)를 득하는 것이다. 삭(朔)에서 득하는 실수(實數)를 29수(數)로 하여 놓고 이에서 내장(內藏)된 수(數)를 감(減)하고 나머지 수(數)가 단성일(短星日)이 된다.

이를테면, **정월(正月)**은 용갑(用甲)이니 갑(甲)으로 둔득(遁得)하면 병인(丙寅)이 나오고, 인(寅)은 간(艮)8의 수(數)이다. 삭(朔)의 실수(實數) 29수(數)에서 8을 감(減)하면 21

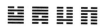

수가 남으니 정월은 21일이 단성일(短星日)이 된다.

2월건(月建)은 묘(卯)이니 을(乙)로써 둔득(遁得)하면 병술(丙戌)이 된다. 월건 묘(卯)로부터 술(戌)까지의 수(數)를 찾으면 묘(卯)의 궁수(宮數)가 3이고 진(辰) 사(巳) 오(午) 미(未) 신(申) 유(酉) 술(戌)까지의 수는 각 1수이니 합하면 10이며 실수 29에서 제하면 19수(數)가 남으니 2월의 단성일(短星日)이 되었다.

3월건(月建)은 진(辰)이니 을(乙)을 취하여 둔득(遁得)하면 바로 병자(丙子)가 나온다. 진월(辰月) 1수(數)로부터 하나 지나면 손(巽)4수(數)이고 자(子)까지 모두 합하여 13수이니 29수에서 감(減)하면 16이 남으므로 3월은 16일이 단성일이다.

4월건(月建)은 사(巳)이니 정(丁)을 취용(取用)하여 둔득(遁得)하면 병오(丙午)가 나온다. 병오(丙午)는 간지(干支)가 동체(同體)이므로 바로 본궁(本宮) 손(巽)4수(數)를 사용하게 되므로 29수에서 공제하면 25수가 남으니 25일이 단성일(短星日)이다.

5월건(月建)은 오(午)이니 병(丙)을 취용(取用)하여 둔득(遁得)하면 병신(丙申)이 된다. 오월(午月)부터 신(申)의 곤(坤)2수(數)까지 수(數)를 헤아리면 모두 4수(數)이므로 29수에서 공제하면 25수가 단성(短星) 수(數)이다.

6월건(月建)은 미(未)이니 간지(干支)가 동체(同體)이므로 바로 본궁(本宮) 손(巽)4수(數)를 사용하게 되므로 이 또한 간지(干支)가 동체(同體)이니 바로 왕신(旺辰)을 사용하게 되므로 오(午)의 이수(離數)9를 29수에서 감하면 20수가 남으니 20일이 단성일이 되었다.

7월건(月建)은 신(申)이니 경(庚)을 취용(取用)하여 둔득(遁得)하면 정축(丁丑)이므로 신(申)의 곤(坤)2와 함께 유(酉) 술(戌) 해(亥) 자(子) 축(丑)까지의 수는 7이므로 실수 29수에서 공제하면 22수가 남으니 이것이 이 달의 단성일(短星日)이다.

8월건(月建)은 유(酉)이니 신(辛)을 취용(取用)하여 둔득(遁得)하면 정유(丁酉)가 나온다. 태(兌)7수로부터 신(申)까지의 18수를 득하고 유1수까지 모두 19수가 단성수(短星數)이다. 이에서는 29수에서 감(減)하지 않는데, 그것은 16 이후에 있기(以其在十六以後) 때문이다.

9월건(月建)은 술(戌)이니 신(辛)을 취용(取用)하여 둔득(遁得)하면 병신(丙申) 정유(丁酉)가 나온다. 술월(戌月)로부터 신(申)까지 11수이고, 유(酉)까지는 12수이다. 이곳에서는 궁수(宮數)를 사용하지 않으므로 장성(長星)에서와 같이 29수에서 감하면 18과 17이 된다(이렇게 16일, 17일이 되는 이유를 지금까지 알 수 없다 한다).

10월건(月建)은 해(亥)인데 계(癸)를 취용(取用)하여 둔득(遁得)하면 정사(丁巳)가 된다. 해(亥)의 건(乾)6수(數)와 사(巳)까지 모두 12수(數)이니 29수에서 감하면 17수이며 단성일이다. 그러나 지금의 14일이 된 것은 무슨 이유인지 알 수 없다.

11월건(月建)은 자(子)이니 임(壬)을 취용(取用)하여 둔득

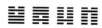

(遁得)하면 병오(丙午)가 나온다. 자축지월(子丑之月)은 수왕(水旺) 화한(火寒)하고 또 병화(丙火)는 태양지위((胎養之位)이므로 거듭 사용한다(復用). 자감(子坎)으로부터 오(午)까지 1수씩 이르면 7수이니 29수에서 감(減)하면 22수이며 단성일(短星日)이다.

12월건(月建)은 축(丑)이니 계(癸)를 취용(取用)하여 둔득(遁得)하면 병진(丙辰)이 나온다. 축(丑)으로부터 진(辰)까지의 수(數)가 4이니 29수에서 감하면 25이며 단성일이 된다. 이에서도 궁수(宮數)를 사용하지 않는 것은 장성(長星)에서와 같은 설명이다.

소태구(邵泰衢) 왈, ;《명원(明原)》에 이르기를, 장성(長星)을 금(金)으로 하고, 단성(短星)을 화(火)로 한 것은 잘못된 것이다(非也). 이것은 달(月)에서 생(生)한다는 것을 알지 못하기 때문이다. 15일 이전은 월광(月光)이 점점 커지므로 장(長)이라 하였고, 16일 이후는 월륜(月輪)이 점점 이지러지므로 단(短)이라 한 것이다. 정칠월(正七月)은 춘추(春秋)가 시작되므로 초7일 초8일을 상현(上弦)이라 하고 21, 22일의 달은 하현이라 한 것이다.

장(長)이 이르는 곳은 망(望)인 15일이며, 16일부터는 단(短)이 시작하였으나, 25일은 단(短)이 회(晦)에 미치지 못한 것이다. 5월에서 15일이라는 것은 물(物)이 장(長)하여 5월에 이른 것이므로 일음(一陰)이 생(生)한다. 9월이 되어서 16, 17일이 되었다는 것은 오음(五陰)이 왕성(旺盛)하므로 장차 소진(消盡)한다는 것이다.

10월(十月)이 되어서 초1일이 된 것은 양(陽)이 장차 소장(所長)한다는 것이므로 장(長)으로 유시(由始)한 것이다. 4월, 5월이 되어서 25일이 되면 양(陽)이 이미 극(極)하였으므로 단(短)이 장차 경유하여 그쳐야 하는 곳이다(短之所由止也).

그러므로 15일 전(前) 초 6, 11, 14일은 장성(長星)이 없고, 15일 후 27, 26, 23일은 단성(短星)이 없어 정확히 상응(相應)하기 때문이다. 단성은 모두 하반월(下半月)에 있으므로 14일에 있는 것은 불응(不應)한 것이다.

안찰하면 ; 《명원》의 장성(長星)을 금(金)으로 하고 단성(短星)을 화(火)로 한 것은 《고원》에 의하여 그 설이 왜곡(歪曲)되어 옮긴 것을 취(遷就)한 것이다. 그러므로 인하여 진합(盡合)될 수가 없다. 소태구(邵泰衢)의 월(月)에서 생(生)하였다고 하는 것도 또한 이해할 수 없다. 돌아보면 상전(相傳)한 지가 이미 오래되었는데, 그 이름이 존재하지만 그 뜻이 궐(闕)하였다 함이 가하다.

7. 백기일(百忌日)

갑불개창(甲不開倉), 을불식재(乙不植栽), 병불수조(丙不修灶), 정불체두(丁不剃頭), 무불수전(戊不受田), 기불파권(己不破券), 경불경락(庚不經絡), 신불합장(辛不合醬), 임불결수(壬不決水), 계불사송(癸不詞訟), 자불문복(子不問卜), 축관대불(丑不冠帶), 인불제사(寅不祭祀), 묘불천정(卯不穿

井), 진불곡읍(辰不哭泣), 사불원행(巳不遠行), 오불점개(午
不苫盖), 미불복약(未不服藥), 신불안상(申不安床), 유불회객
(酉不會客), 술불걸구(戌不乞狗), 해불가취(亥不嫁娶).

8. 사조일(祀灶日)

무릇 사조(祀灶)는 육계일(六癸日)을 선택한다.

9. 세두일(洗頭日)

의용일(宜用日)은 매월 3, 4, 8, 9, 10, 11, 13, 14, 15,
22, 23, 26, 27일과 신(申), 유(酉), 해(亥), 자(子)일이다.
불의용(不宜用)일은 복(伏), 사(社), (建), 파(破), 평(平),
수(收)일이다.
안찰하면 ; 백기일(百忌日)이 용사(用事)에 꺼리는 것은
모든 《만년서(萬年書)》와 《통서(通書)》에 기재되어 있으
며, 아울러 목욕(沐浴)은 신유해자(申酉亥子)일이 마땅하고,
불의(不宜)는 복조(伏灶)일이라 한 지가 이미 오래되었기
때문에 〈의기(宜忌)〉권(圈) 속에 원문(原文)을 실었다.

10. 가취주당(嫁娶周堂)

무릇 선택(選擇)에서 가취(嫁娶)일은 대월(大月)은 부(夫)
에서 기(起)하여 순수(順數)하고, 소월(小月)은 부(婦)에서

기(起)하여 역수(逆數)하는데, 제(第) 당(堂) 주(廚) 조(竈 ;
灶)일(日)을 만나면 사용하고, 옹(翁), 고(姑)를 만나면 옹고
(翁姑)가 없는 집에서는 역시 사용이 가(可)하다. 부(夫)나
부(婦)에 만나는 것은 불리하다.

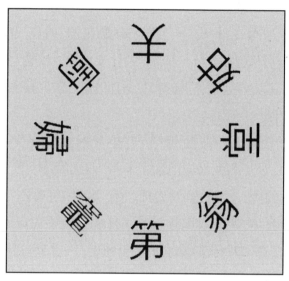

가취주당(嫁娶周堂)

안찰하면 ; 주당도(周堂圖)에서 건위옹(乾爲翁), 감위제
(坎爲第), 간위조(艮爲灶), 진위부(震爲婦), 손위주(巽爲廚),
이위부(離爲夫), 곤위고(坤爲姑), 태위당(兌爲堂)인데, 신부
(新婦) 궤관(饋盥) 구고(舅姑) 향부(饗婦)의 위(位)이고, 그
다음으로 옹고(翁姑) 부부(夫婦)로 된 것은 각인(各人)이
서 있어야 하는 방향(所立之方向)은 의례(儀禮)에 정확히
유합(有合)하는 것이다.

제(第)와 당(堂)은 제(第)가 감택(坎宅)이고, 당(堂)이 좌

서(坐西), 향동(向東)은 행례지소(行禮之所)이니 고인(古人)의 당실(堂室)이 이와 같았다.

부엌(廚)이 있고 부뚜막(灶)이 있다는 것인데, 주(廚)는 여성들의 행주(行廚)이니 이러한 이유로 궤관(饋盥) 구고(舅姑)가 된 것이다.

조(灶)는 남성들의 밥을 짓는 곳(爨 ; 밥 지을 찬)이므로 이른바 향 신부(饗新婦) 자리가 된 것이다. 이를 어찌 그 간(間)에서 길(吉)함만을 득하고 흉(凶)을 발생(發生)시킨다고 하겠는가?

조진규(曹震圭)는 괘(卦)로써 설명하였는데, 본뜻은 이러하지만 중요한 것은 옹고(翁姑)나 부부(夫婦)를 만났을 때 반드시 흉(凶)한다 하는 것인데, 이 밖에 달리는 이치(理致)가 아니라 하겠다. 인(因)하여 《시헌서(時憲書)》에 실려 있는 것이므로 그 구습(舊習)에 구애받지 말고 꺼리는 것으로 함이 가하리라.

11. 오성(五姓) 수택(修宅)

《당서(唐書)》 여재전(呂才傳) 복택편(卜宅篇)에 이르기를 ; 《역(易)》에 칭하기를, 상고(上古)로부터 혈(穴)이 거(居)하는 곳은 야처(野處)인데 후세에 성인(聖人)이 바꿔(易之) 궁실(宮室)로 하면서 거의가 제(諸) 대장(大壯)을 취하였다고 하였다.

은·주시대(殷周時代)에 복택지문(卜宅之文)이 있는데,

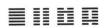

시(詩)에 칭(稱)한 그 상(相) 보는 것은 음양서(陰陽書)가 있어 복락식(卜洛食)하였다. 근세(近世)까지 바로 그 오성(五姓)이 전하여지고 있으니 이른바 궁·상·각·치·우(宮商角徵羽)의 성음(聲音)이 바로 그것이다. 천하 만물은 다 이 성음에 배속시켜 이것으로 길흉(吉凶)을 논하였다. 그러나 말로는 그 류(類)를 다 할 수는 없다.

오성수택(五姓修宅)

年	子	丑	寅	卯	辰	巳	午	未	申	酉	戌	亥
宮性屬土 宜六七八十二月 不宜三九月	害財	大通	鬼賊	大墓	氣絕	白虎	大通	小通	小通	小通	小墓	害財
宮性屬金 宜六七八十一月 不宜六十二月	小通	大墓	氣絕	白虎	小通	鬼賊	鬼賊	小墓	大通	大通	小通	小通
宮性屬木 宜正二十一月 不宜六十二月	小通	小墓	大通	大通	害財	小通	小通	大墓	氣絕鬼賊	白虎鬼賊	害財	小通
宮性屬火 宜正二四五月 不宜三九月	白虎鬼賊	小通	小通	小通	小墓	大通	大通	小通	害財	害財	大墓	氣絕鬼賊
宮性屬水 宜正二十一月 不宜三九月	大通	鬼賊	小通	小通	大墓	氣絕	白虎	鬼賊	小通	小通	小墓	小通

이를테면, 장왕(張王)을 상(商)으로 하고, 무경(武庚)을 우(羽)로 하였는데 이것은 음상(音相)으로 해화(諧和)하여 부여한 것이다.

지유(至柳)를 궁(宮)으로 하고, 조(趙)를 각으로 한 것은 또 그렇지도 않다. 그 사이(間)에는 일성(一姓)이지만 양쪽으로 소속(所屬)되어 다시 성(姓)의 숫자가 소귀(所歸)할 곳을 잃게 되므로 이는 곧장 야인(野人) 무속(巫俗)의 사설

(師說)일 뿐이기 때문이다.

안찰하면 ;《감여경(堪輿經)》에, 황제(皇帝)가 하늘을 대하여 오성(五姓)으로 말하였고(對天老始言五姓), 또 황제(皇帝) 때는 유독 희(姬), 강(姜) 등 일정 수의 성(數姓)뿐이었는데 후세로 오면서 족벌(族閥)을 하사(下賜)하여 침다(寢多)하게 되었다. 그러나 관(管), 채(蔡), 성(郕), 곽(霍), 노(魯), 위(衛), 모(毛), 담(聃), 곡(郜), 옹(雍), 조(曹), 슬(滕), 필(畢), 원(原), 풍(酆)은 본(本)이 희성(姬姓)이었다.

공(孔), 은(殷), 송(宋), 화(華), 향(向), 소(蕭), 호(亳), 황보(皇甫)는 본(本)이 자성(子姓)이었다.

관명(官命)씨(氏)에 이르러서는(至因) 인읍(因邑)의 족벌(族閥)에게 하사하였으니(賜族) 본(本)은 같았으나 말(末)이 달랐으므로 거(詎)를 궁(宮) 상(商)에 배속(配屬)지 않았겠는가?

춘추(春秋)는 진(陳), 위(衛), 진(秦)을 수성(水性)으로 하였고, 제(齊), 정(鄭), 송(宋)에서는 화성(火姓)으로 하였다. 혹 소출지조(所出之祖)로 소분지성(所分之星)과 소거지(所居地)에 따라 분명한 것으로 유래하기도 하였으나 궁상각치우(宮商角徵羽)로 서로 관섭(管攝)하게 하지는 않았다.

《고원(考原)》에 이르기를 ; 궁음위토(宮音爲土), 상음위금(商音爲金), 각음위목(角音爲木), 징음위화(徵音爲火), 우음위수(羽音爲水)이다. 만약 태세(太歲)에서 절위(絶位)면 기절(氣絶), 태위(胎位)는 백호(白虎), 자묘(自墓)는 대묘(大墓), 충묘(衝墓)는 소묘(小墓)라 하며, 세지(歲支)를 극(剋)

하는 것은 해재(害財)이며, 세지(歲支)가 와서 극(剋)하는
것은 귀적(鬼賊)이라 한다. 세지(歲支)와 동류(同類)는 대통
(大通)이며 상생은 소통이다.

이를테면, 궁성(宮姓)이 속토(屬土)이니 신년(申年)에서
장생(長生)이요, 사년(巳年)에서는 기절(氣絶)이며, 오년(午
年)에서는 백호(白虎)이며, 신유(申酉)년은 소통이며, 진년
(辰年)은 대묘(大墓)이며, 술년(戌年)은 소묘(小墓)요, 축미
년(丑未年)은 대통(大通)이요, 해자년(亥子年)은 해재(害財)
며, 인묘년(寅卯年)은 귀적(鬼賊)이 된다.

상성(商姓)은 속금(屬金)이니, 인년(寅年) 기절(氣絶), 묘
년(卯年) 백호(白虎), 축년(丑年) 대묘(大墓), 미년(未年) 소
묘(小墓), 사오년(巳午年) 귀적(鬼賊), 신유년(申酉年) 대통
(大通), 진술(辰戌) 해자년(亥子年) 소통(小通)이다.

각성속목(角姓屬木)이니 신년(申年) 기절(氣絶) 귀적(鬼
賊), 유년(酉年) 백호(白虎) 귀적(鬼賊), 미년(未年) 대묘(大
墓), 축년(丑年) 소묘(小墓), 진술년(辰戌年) 해재(害財), 인
묘년(寅卯年) 대통(大通), 사오해자년(巳午亥子年) 소통(小
通)이다.

징성(徵姓) 속화(屬火)이니 해년(亥年) 기절(氣絶) 귀적
(鬼賊), 자년(子年) 백호(白虎), 술년(戌年) 대묘(大墓), 진년
(辰年) 소묘(小墓), 신유년(申酉年) 해재(害財), 인묘축미년
(寅卯丑未年) 소통(小通), 사오년(巳午年) 대통(大通)이다.

우성(羽姓) 속수(屬水)이니 사년(巳年) 기절(氣絶), 오년
(午年) 백호(白虎), 축미년(丑未年) 귀적(鬼賊), 진년(辰年)

대묘(大墓), 술년(戌年) 소묘(小墓), 인묘신유년(寅卯申酉年) 소통(小通), 해자년(亥子年) 대통(大通)이다. 일으키는 법은 년(年) 월(月)이 동법(同法)이다. 마땅히 대통(大通) 소통(小通)월(月)을 사용하고 대묘(大墓) 소묘(小墓)월(月)은 불리하다.

안찰하면 ; 오성(五姓) 수택(修宅)은 오성(五姓)을 오음(五音)으로 분류하였는데, 역대 이래로 제유(諸儒)로부터 논리(論理)의 어긋남을 지적받아 왔으나 식견(識見)으로 매거(枚擧 ; 일일이 헤아리다)치 못하고 지금까지 전해지고 있다.《의례(義例)》에도 없을 뿐 아니라, 변론(辨論)도 부족하므로 없어져야 마땅하나, 이미 오래된 것으로《시헌서(時憲書)》에 실려 있으므로 이곳에서도 빼지 못하고 기록한 것이다.

13. 사류총집(事類總集)

《통서(通書)》에 이르기를 ; 연귀인(年貴人)은 동지후(冬至後)는 양귀(陽貴)를 사용하고 하지후(夏至後)는 음귀(陰貴)를 사용하며, 시(時)로는, 낮에는 양귀(陽貴) 밤에는 음귀(陰貴)를 사용하라고 하였다. 또 일설에는 자(子)로부터 사(巳)까지는 양귀(陽貴)를, 오(午)로부터 해(亥)까지는 음귀(陰貴)를 사용한다고 하였다.

【原文】《通書》曰 : 年貴人冬至後用陽貴, 夏至後用陰貴. 時貴人晝用陽貴, 夜用陰貴. 一說子至巳用陽貴, 午到亥用陰貴.

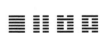

● 수조(修造)에는 가주(家主)의 명성(名姓 ; 姓命)을 명백하게 알아놓고 행년(行年)이 가주(家主)에게 불리하면 자제(子弟) 등으로 행년(行年)에 이로운 사람 이름으로 소고신기(昭告神祇 ; 天神地神에게 바르게 고함)한 연후에 작(作), 수조(修造)한다. 수조가 완비되면 그 수작(修作)한 사람이 먼저 입택(入宅)하고 뒤에 가주(家主)가 따라 이사한다.

【原文】凡修造, 用家主名姓昭告. 若家主行年不利, 即以子弟行年利者作修造主昭告神祇, 俟修造完畢入宅, 然後安謝.

*신(神)은 천신(天神)을 지칭하고, 기(祇)는 지신(地神)을 지칭한다. 俟 ; 기다릴 사.

● 무릇 새로 지을 택사(新立宅舍)에서 구택(舊宅)의 건축물을 다 뜯어 없애는 경우 도당수조(倒堂豎造)라 한다. 이때에 수주인(修主人)은 이미 출화피택(出火避宅)한 상태이다. 그 기공(起工)할 때는 단지 좌상가마(坐上架馬)만을 취(就)하고 기공한다. 만약 수주(修主)이면 출화피택(出火避宅)을 하지 않고, 혹 좌궁(坐宮)이나 혹 이궁(移宮)이면 다만 길방(吉方)을 선택하여 기공 가마(架馬)하라. 길흉도방(吉凶方道)은 아울러 불문한다.

【原文】凡新立宅舍, 或盡行拆除舊宅倒堂豎造, 修主人眷既已出火避宅, 其起工只就坐上架馬. 若修主不出火避宅, 或坐宮, 或移宮, 但就所修之方擇吉方起工架馬, 若別擇吉方架馬亦利. 若修作在住近空屋, 或在一百步之外起工架馬, 並不問吉

第三部 擇吉要法

凶方道.

● 무릇 원래부터 구택(舊宅)이 있어 깨끗하게 철거하고 달리 짓는다면 이른바 도당수조이니 새로 짓는 택사와 동일하게 길방으로 출화 피택하였다가 집짓기가 완성된 다음에 별택에서 길한 연월일시에 입택하고 귀화한다.

凡原有舊宅淨盡拆去另造, 謂之倒堂竪造, 與新立宅舍同, 擇吉方出火避宅, 俟工作完備, 別擇吉年月日入宅歸火.

● 무릇 주춧돌을 놓고 입향수방에는 월가에서 불리(不利)하면 모름지기 수조와 동월로 한다. 대개 수조는 이미 길일을 득하였으므로 그 시간에 먼저 주춧돌을 놓는다. 전길일(全吉日)을 득하기 어려우면 길다흉소(吉多凶小)라도 역시 가용할 수 있다. 선가(扇架) 설치는 주춧돌 놓는 것보다 더 가볍다.

【原文】凡立磉, 便爲立向修方. 如月家不利, 須與竪造同月. 蓋竪造旣得吉日, 則在前定磉難得全吉之日, 吉多凶小亦可用. 至扇架則又輕於定磉矣.

● 무릇 수조(修造)에서 교량(橋梁)은 승니원우(僧尼院宇)나 암관신묘(庵觀神廟), 개산입향(開山立向), 수방(修方)은 민속에서와 같은 연월을 사용한다.

【原文】凡修造橋梁, 僧尼院宇, 庵觀神廟, 開山立向修方並與民俗年月同.

● 무릇 새로 짓는 택사(宅舍)에서 귀화입택(歸火入宅)을

하지 않았을 때는 택내에 새로 조성하는 외양간, 양, 돼지 우리 등 옥(屋)은 아울러 연월방도(年月方道)를 불문(不問)한다. 가령 120보 밖에 있으면 모름지기 연월방도를 따로 보아 무흉살방(無凶殺方)을 점(占)하여 손으로 수작(手作)한다.

【原文】凡新立宅舍, 尚未歸火入宅, 即於宅內新造牛欄馬枋羊棧豬牢等屋, 並不問年月方道. 如在百二十步之外, 則須看年月方道無凶煞占方, 宜起工修作.

● 무릇 방도에는 세 가지가 있는데, 왈 음방도(陰方道), 왈 양방도(陽方道), 왈 교접방도(交接方道)가 그것으로, 음방도(陰方道)는 즉 중궁 적수문(滴水門)이고, 양방도(陽方道)는 지기(地基)인데 구택과 상접되지 않은 곳이며, 교접방도(交接方道)는 혹 전후좌우의 옥우(屋宇)가 구택(舊宅)과 상련(相連)하는 곳을 말한다.

가령 옥상(屋上)의 누(樓)와 시렁(架) 천정(天井)은 처마 물 떨어지는 곳 안으로는 다 중궁에 속하니 음방이라 하는데, 단지 중궁에 무살이고 길(吉)이 회집됨을 취하면 대리(大利)가 되며, 가령 건정대(建亭臺) 조헌각(造軒閣)이 중궁에서 부진(不進中宮)이면 이름을 양방(陽方)이라 하는데, 단지 외방향(外方向)이어야 이롭다.

가령 옥(屋)을 취하여 연접(連接)되는 곳과 비교할 때 연접이 처마보다 더 나갔으면 첨형(添形 ; 도리형) 보랑(補廊)이니 이름을 교접방(交接方)이라 하는데, 중요한 것은 내외 함께 길함이 모여야 대리(大利)가 된다.

【原文】凡方通有三, 曰陽方道, 曰交接方道. 陰方道者, 即中宮滴水門也. 陽方道者, 地基不與舊宅交接也. 交接方道者, 或前後左右屋宇與舊宅相連也. 如屋上起樓及架天井, 就譜滴水, 歸裏該屬中宮, 名曰陰方, 只職中宮無煞得吉會爲大利. 如建亭台造軒閣, 不進中宮, 名曰陽方, 只取外方向爲利. 如就屋比連接架增譜, 添桁補廊, 名曰交接方, 要內外具有吉會方爲大利.

● 무릇 택거(宅據)에서 방우(方隅)를 작(作)할 때는「방우법(方隅法)」에 의거해 방우를 작하는(方隅而作方隅) 것이 당연하다. 만약 새로운 터를 닦고 혹 구 옥택(舊屋宅)을 깨끗하게 정리(淨盡拆除)한 후에 동량(棟梁)을 세우는 새 집은 응당「작산법(作山法)」을 전용(專用)하여 창건(創建)하여야 한다. 그러나 건조옥(建造屋)에 대한 일은 주인(主人)의 거처를 본궁(本宮)으로 삼는 것이다.

가령 주인의 거소(居所)에서 100보(步)가 넘으면 비록 새로이 창건(創建)하는 경우는 작산법(作山法)을 전용(專用)하는 것이 당연하다. 만약 주인의 거소에서 100보 이내면 비록 새로이 창건하더라도 역시 작방법(作方法)으로 논하는 것이 당연하다. 그러나 가령 주인 거소에서 비록 100보가 넘더라도 다만 옥우 구방문 곁채(屋宇舊房門廊)가 함께 있으면 그 옥택(屋宅)의 위치가 이미 정하여져 있으므로 보동이거서(補東而去西)에 지나지 않으므로 옛것을 제거하고 새것으로 교환하는 것이므로 당연히 작방법을 전용한다. 또 만약 100보 안에서의 화복(禍福)은 경미한 것이다. 그러므로 여러 조작에서 작방법을 많이 전용하고 작산법은 비교적 사용이 많지 않다.

【原文】凡作宅, 據方隅而作, 而方隅則當用作方法. 若開新基立棟宇, 或淨盡拆除舊屋而創新居, 則當用作山法. 然造作之事, 以人家居處爲本宮, 所居在所作百步外, 則新創者始可專用作山法, 若所居住在所作百步內, 則雖新創亦當以作方法論之. 如所居雖在所作百步之外, 但屋宇舊房門廊俱在, 則其宅已定, 不過補東而去西, 除舊而換新, 尚當用作方法. 但不在百步之內, 禍福輕耳. 故凡造作, 用作方法者多, 用作山法者少.

●논방도(論方道) 원근신살(遠近神煞)은 경성부(京城府) 주현(州縣) 촌금지(寸金之地)에서 소작(所作)하고자 하는 방(方)을 논하는 것이다. 다만 가로(街路)의 간격이 있다면 방해가 되지 않는다. 가령 또 조금 때우고 깁는 정도의 작은 수리(修理)는 길흉방위를 불문한다. 이 때의 중요한 것은 길일(吉日)만을 택하면 나머지는 두려울 것이 없다.

만약 이것이 향촌지지(鄕村之地)일 때 보수하는 방도에 사람이 건널 수 없는 대계수(大溪水人不得渡)로 간격(間隔)되었으면 날짜의 길함으로 충분하다.

사시로 항상 흐르는 물(四時常流)은 역시 흉살을 불문한다(亦不問凶煞). 만약 작은 계간수의 간격(隔小水溪澗)이 항상 끊임없이 흐르면 소살은 해로움이 없다(小煞不妨).

만약 성시에 거(居)하면서 일가의 간격(隔一街)이거나 갱

도로 35척(巷三五尺) 이내에서는 자기 땅이 아니(非自己地者)라도 역시 방우신살을 범하지 않아야 한다(亦不犯方隅神煞). 가령 옥(屋) 가까이에 누대청관(樓臺廳館)을 작(作)하는 것은 비록 이것이 수방(修方)이라도 역시 방도(方道)를 취하여 길신은 있고 흉살은 없어야(有吉神無凶煞) 작하여도 해롭지 않다.

【原文】論方道遠近神煞, 京城府州縣寸金之地, 所作之方但隔街路, 作之不妨. 如小修茸, 並不問吉凶之方, 但要擇吉日, 餘即不畏. 若是鄉村之地修方道, 或隔大溪水, 人不得渡, 四時常流, 亦不問凶煞. 若隔小溪澗, 常流不絶, 小煞不妨. 若居城市, 隔一街巷三五尺非自己地者, 亦不犯方隅神煞. 如欲屋近作樓台廳館, 雖是修方, 亦取方道, 有吉神無凶煞, 作之不妨.

• 입택법(入宅法)을 논하면 산향중궁(山向中宮)에도 아울러 흉살이 없어야 하고(無凶煞), 오직 대문(大門)에는 미미한 흉신(凶神)이라도 있으면 각설(却說)하고 정문 사용을 관폐시켜야 하며(關閉正門), 좌우(左右) 어느 쪽에 소문(小門)을 만들어 출입하여야 한다. 혹 횡문(橫門)으로 출입하거나, 혹 받들고 있는 선조(先祖)의 복신향화(奉祖先福神香火)처에서 잠시 머물면서 길방(吉方)이 되고 흉신(凶神)이 지난 후 정향으로 득리(正向得利)하여 따로 길월(吉月) 길일(吉日)을 받거나. 혹 세제정초(歲除正初)에나 혹 입춘교접(立春交接) 때에 선조복신향화 봉제사 때에 이입(移入祖先福神香火奉祀)하면 정문(正門)을 열고 들어가도 무방하

欽定四庫全書 協紀辨方書

다.

【原文】論入宅法，山向中宮並無凶煞，惟大門微有凶神，卻用關閉正門，從左右作小門出入，或開橫門出入，或奉祖先福神香火暫駐吉方，俟凶神過後，正向得利，別擇吉月吉日，或歲除正徹，或立春交接，移入祖先福神香火奉祀，遂開正門無妨.

• 귀화(歸火)와 수조(豎造)는 동일(同日)로 한다. 오직 길시(吉時)를 추심(推尋)하고 가주(家主)가 먼저 선조의 복신 향화처로 옮겨(家主先移祖先福神香火) 입택한다. 속에서 이르는 선과향화(先過香火)란 공사가 끝나기를 기다렸다가 뒤에 다시 길방(吉方)이 되는 길일(吉日)을 가려서 가족이 함께 입택하는 것이다. 가령 수조지일(豎造之日)은 향화입택(香火入宅)으로 먼저 옮기지 아니하고 반드시 산향연월을 기다렸다가(必待山向年月) 득리방(得利方)이 될 때 입택귀화(入宅歸火)하기 위함이다. 만약 수조일(豎造之日)은 비록 길하더라도 혹 귀기구추(歸忌九醜)를 범(犯)할까봐 또 모름지기 따로 택일(別擇)하는 것이다.

【原文】論歸火與豎造同日，惟推吉時. 家主先移祖先福神香火入宅，俗謂先進香火，俟畢工後，再擇吉日，同家眷從吉方入宅. 如豎造之日不先移香火入宅，必待山向年月得利，方可入宅歸火. 若豎造之日雖吉，或犯歸忌九醜，又須別擇.

• 무릇 인가(人家)를 수조(修造)하여 내당공사를 완비하

여 귀화입택(歸火入宅)까지 마쳤는데 다시 연속하여 건조(建造) 청랑(聽廊)한다거나, 혹은 이에서 장구적(長久的)으로 거주할 택사(宅舍)를 또 수작(修作), 안애(安磑), 개거(開渠), 수축(修築) 등의 일을 하고자 한다면, 지용(只用) 수방법(修方法)으로 연월(年月)을 선택한다. 그에서 산가묘운(山家墓運), 음부태세(陰府太歲)와 함께 기(忌)하는지를 볼 필요는 전혀(並不必忌) 없고, 오직 부천공망(浮天空亡)과 순산라후(巡山羅睺) 및 월가비궁방도(月家飛宮方道)로 긴요(緊要)한 신살(神煞)이니 꺼리는지를 보아야 한다.

【原文】凡人家修造內堂完備, 己歸火入宅, 向後續廳廊, 或久住宅舍又欲修作, 安佇, 開渠, 修築等事, 只用修方法擇年月, 其山家墓運, 陰府太歲並不必忌, 惟浮天空亡, 巡山羅猴及月家飛宮方道緊煞忌之.

• 무릇 조장(造葬)에는 가장 먼저 볼 것이 산가묘운(山家墓運)으로, 중요한 것이 정음부(正陰府)이니 태세(太歲)가 산두(山頭)를 극(剋)해서는 안되기 때문이다. 만약 부천공망(浮天空亡) 천관부(天官符)가 사위(舍位)를 점(占)하는 것도 개산입향(忌開山立向)에 함께 꺼리고, 순산라후(巡山羅睺)는 입향(立向)에만 꺼린다. 다음은 월가(月家)로 비궁(飛宮)하여 천지관부(天地官符)는 개산입향(忌開山立向)에 꺼린다. 또 산가묘운(山家墓運)으로 음부태세(陰府太歲) 월일시(月日時)가 극산(剋山)하는 것도 꺼린다. 이에다 산가관부(山家官符) 천금주작(天禁朱雀) 산가곤룡(山家困龍)도 함

께 꺼리는데, 다만 개산길성(開山吉星)으로 능히 제압할 수 있다.

통천규(通天竅), 주마육임(走馬六壬), 성마귀인(星馬貴人)을 위주로 겸구(兼求)하여 극제하고, 선택(選擇)에서 유리한 연월(年月)을 가려 삼기(三奇), 자백(紫白), 녹마귀인(祿馬貴人) 제가(諸家)의 난가제성(鑾駕帝星) 중에서 하나의 길신(吉神)만이라도 함께 이르게 하여야 한다. 대개 산(山)이나 향(向)에서 비쳐주면 길하다. 수조(修造)는 수조길일(豎造吉日)을, 안장(安葬)은 파토길일(破土吉日)을 사용하면 대길하다.

【原文】凡造葬, 先看山家墓運, 要正陰府太歲不克山頭, 若浮天空亡, 天官符占舍位, 並忌開山立向, 巡山羅猴只忌立向. 次論月家飛宮天地官符, 忌開山立向. 又論月家飛宮天地官符忌開山立向, 又論山家墓運正正陰府太歲月日時忌克山. 如山家官符, 穿山羅猴, 天禁, 朱雀, 山家困龍, 並忌開山. 吉星到則能制. 但用通天竅, 走馬六壬, 星馬貴人爲主. 克擇利宜年月兼求, 三奇紫白, 祿馬貴人, 諸家鑾駕帝星, 若有一吉神同到, 蓋照山向以佐其吉. 修造則擇豎造吉日, 安葬則擇破土吉日, 大吉.

● 무릇 길성(吉星)이 도산(到山)함을 개(蓋)라 하고, 방향(方向)에 이르는 것을 조(照)라 하며, 만약 길성(吉星)이 도산도향(到山到向)하려면 중궁에도 함께 조임(並照中宮)하여야 수조(豎造)나 안장(安葬)에서 대리(大利)라 한다. 가령 수방대궁(修方對宮)은 방상(方上)으로 길성(吉星)을 득(得)

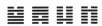

하여야 하는데, 이를 길성조방(吉星照方)이라 하며, 수작에
대리(大利)하다.

　【原文】凡吉星到山爲蓋, 到方向爲照, 並照中宮, 豎造安
葬大利. 如修方, 對宮上起吉星, 名曰吉星照方, 修作大利.

●무릇 이에서 방도(方道) 조화진(遭火盡)이려면 7일 이
내에 택일기공(擇日起工)하고 반달 내에 택일수조(擇日豎
造)하여야 한다. 그리하면 길흉방도(吉凶方道)를 불문한다.

　【原文】凡方道遭火, 盡七日之內擇日起工, 半月內擇日豎
造, 並不問吉凶方道.

●무릇 입산벌목(入山伐木)에서 기공가마(起工架馬), 정
초선가(定礎扇架)는 수조댁사(豎造宅舍)의 길흉(吉凶)과 같
다.

　【原文】凡入山伐木, 起工架馬, 定礎扇架, 與豎造宅舍同.

●무릇 성(成) 조선척일(造船隻日)은 수조댁사(豎造宅舍)
와 길일(吉日)이 같으나, 다만 화성(火星), 천적(天賊), 복단
일(伏斷日), 정사폐(正四廢), 집파일(執破日)은 꺼린다.

　【原文】凡成造船隻日, 與豎造宅舍吉日同. 忌火星天賊伏
斷日正四廢執破日.

●무릇 선봉일(船篷日)은 천화(天火) 천적(天賊) 팔풍(八
風) 파일(破日)을 꺼린다.

　【原文】凡蓋船蓬日 忌天火天賊八風破日.

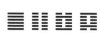

第
三
部
擇
吉
要
法

● 무릇 새로 지은 배를 띄우는 날(新船下水日)은 출행 (出行)과 같으니, 천덕(天德), 천덕합(天德合), 월덕(月德), 월덕합(月德合), 요안(要安), 평(平)・정(定)・성(成)일(日)이 마땅하고 촉수용일(觸水龍日)은 꺼린다.

【原文】凡新船下水日, 與出行日同, 宜天德天德合月德月 德合要安平定成日, 忌觸水龍日.

● 무릇 합수목(合壽木)은 목건일(木建日)이 마땅하니 正 月 경인일(庚寅日), 二月 신묘일(辛卯日), 三月 무진일(戊辰 日), 四月 기사일(己巳日), 五月 임오일(壬午日), 六月 계미 일(癸未日), 七月 경신일(庚申日), 八月 신유일(辛酉日), 九 月 무술일(戊戌日), 十月 기해일(己亥日), 十一月 임자일(壬 子日), 十二月 계축일(癸丑日)과 사폐일(四廢日) 본명납음 (本命納音)으로 생왕일(生旺日)이 그것이다.

꺼리는 날은 본명일(本命日), 본명대충일(本命對沖日), 건 일(建日), 파일(破日), 중일(重日), 일신납음이 본명납음을 극(修造剋本命納音日)하는 날이다.

【原文】凡合壽木, 宜擇木建日. 正月庚寅, 二月辛卯, 三月 戊辰, 四月己巳, 五月丙午, 六月癸未, 七月庚申, 八月辛酉, 九 月戊戌, 十月己亥, 十一月壬子, 十二月癸醜, 及四廢日, 本命納 音生旺日, 忌本命日, 本命對沖日, 建日, 破日, 重日, 日辰納音 克本命納音日.

● 무릇 분묘(墳墓)에 벽돌 쌓고 섬돌 놓는 날은 장사(葬

事)와 같아 연월(年月)이 중요하니 개산입향(開山立向)의 연월가(年月家)에서 흉살(凶煞)을 범해서는 안 된다. 다음은 각설(却說)하고 길신(吉辰)이 산(山), 향(向)을 개조(蓋照)하여 주게 하여야 용사(用事)가 가능하다.

만약 인당(印堂)의 토퇴(土堆)만을 작(作)하는 것은 길일(吉日)을 택하면 산(山) 향(向)의 길흉을 불문한다.

개광(開壙), 체금정(砌金井)은 사폐일(四廢日), 순중공망월일(旬中空亡月日)과 본명납음(本命納音)으로 유기월일(有氣月日)이 마땅하다.

【原文】凡砌生墳, 也如葬身, 選擇年月要開山立向不犯年月山家凶煞, 更得吉神蓋照山向, 即可用事. 若作印堂土堆, 惟擇吉日, 不問山向吉凶. 開壙砌金井, 宜擇四廢日, 旬中空亡月日, 及本命納音有氣月日. *砌 ; 섬돌 체.

• 무릇 금정하박일(金井下磚日)은 장사(葬事)와 동일하게 한다.

【原文】凡金井下磚日, 擇日與葬日同. *磚 ; 벽돌 전.

• 무릇 요병(療病), 침구(鍼灸), 졸연유질(卒然有疾)은 어찌 택일한 연후에 의사(醫師)를 구(求)하겠는가? 그러나 선현(先賢)은 반드시 택일을 하였으니, 사람의 복약(服藥)이 가볍지 아니하기 때문이다. 침구(鍼灸)는 축일(逐日)로 하였으니 인신소치지처(人神所値之處)는 더욱이 회피하였다(尤宜回避).

【原文】凡療病鍼灸卒，然有疾，豈待擇日而後求醫，然先賢必用擇日，欲人之不輕服藥也. 至於鍼灸視逐日人神所值之處尤宜迴避.

• 무릇 가취길일(嫁娶吉日)은 마땅한 날이 부장(不將), 천덕(天德), 천덕합(天德合), 월덕(月德), 월덕합(月德合), 모창(母倉), 황도(黃道)가 상길(上吉)하고, 다음으로 길한 날은 월은(月恩), 익후(益後), 속세(續世), 무인(戊寅), 기묘(己卯), 인민합일(人民合日)이며, 또 일신(日辰)이 합길(合吉)하면 비록 부장이 아니더라도(無不將) 가용할 수 있으니 너무 구애되지 않아도 된다.

【原文】凡嫁娶吉日，　宜不將天德天德合月德月德合母倉黃道上吉，次吉月恩益後續世戊寅己卯人民合日，又日辰合吉雖無不將亦可用，不必拘也.

• 무릇 월기일(月忌日)은 가취에 불기(不忌嫁娶)하다. 신해(辛亥)년 十一月 초오일(初五日) 신묘일(辛卯日)과 임자년(壬子年) 十二月 초오일(初五日) 을묘일(乙卯日)은 가취(嫁娶)에 많이 사용하였다. 이 일(此事)을 대략 들고 말하면 거일(祛)이라고 속(俗)에서는 꺼린다고 한다.

【原文】凡月忌日不忌嫁娶，辛亥年十一月初五日辛卯，壬子年十二月初五日乙卯，嫁娶用之亦多，略擧此事以祛俗忌.

• 무릇 가취주당(嫁娶周堂)이 옹고(翁姑)에 해로운지는 새 사람이 문 안으로 들어올 때 시어머니(翁姑)가 잠시 피

하였다가 신부(新婦)나 새 사람이 자리를 잡고 앉은 후에
시어머니가 돌아오는 것이다.

【原文】凡嫁娶周堂値翁姑, 新人入門時俗有從權出外少避,
候新人坐床, 翁姑方可回家.

● 무릇 봉배시은(封拜施恩)은 윗전에서 나온(事出於上)
것인데 백사에 꺼릴 것이 없으니(百無忌) 길시(吉時)만 가
리면 된다.

【原文】凡封拜施恩, 事出於上, 百無忌, 惟擇吉時.

● 무릇 상관(上官), 가취(嫁娶), 출행(出行), 입택(入宅),
수조(修造), 안장(安葬), 수방(修方) 등 일체의 행동사(行動
事)에는 사대길시(四大吉時)가 마땅하다. 겸하여 황도길성
시(黃道吉星時)와 길성도시(吉星到時) 등을 득하여도 여러
흉살(凶煞)을 제극(制剋)할 수 있으며, 구추(九醜), 절로공
망(截路空亡), 순중공망(旬空) 등도 불기(不忌)하며, 혹 통
천규(通天竅), 주마육임(走馬六壬), 천강(天罡), 취용길시(取
用吉時), 길신도산도향(吉神到山到向)에 합하면 길리(吉利)
하다.

【原文】凡上官嫁娶出行入 修造安葬修方, 一切動用, 宜四
大吉時兼黃道吉星時. 得吉星到時可勝諸凶. 所有九醜路空旬
空俱不忌. 或合通天竅走馬六壬天罡取用吉時, 吉神到山到向
爲吉.

제3장. 잡용의기(雜用宜忌)

1. 기공가마(起工架馬) 길일(吉日)

❶ 기공가마(起工架馬) 길일(吉日)

정월(正月) ; 신미(辛未), 을미(乙未), 임오(壬午), 병오(丙午) 외(外) 계유(癸酉), 정유(丁酉), 정축(丁丑), 계축(癸丑).

2월 ; 무인(戊寅), 경인(庚寅), 기사(己巳) 외(外) 병인(丙寅), 갑인(甲寅), 정축(丁丑), 계축(癸丑).

3월 ; 기사(己巳), 갑신(甲申).

4월 ; 외(外) 정축(丁丑), 병술(丙戌), 병오(丙午), 경오(庚午), 병자(丙子), 경자(庚子).

5월 ; 을해(乙亥), 기해(己亥) 외 신해(辛亥).

6월 ; 을해(乙亥), 갑신(甲申), 경신(庚申) 외(外) 계유(癸酉), 정유(丁酉), 신해(辛亥).

7월 ; 무자(戊子), 임자(壬子) 외(外) 병자(丙子), 경자(庚子), 무진(戊辰), 병진(丙辰).

8월 ; 을해(乙亥), 기해(己亥), 경인(庚寅), 무인(戊寅), 갑신(甲申), 무신(戊申), 경신(庚申) 외(外) 무진(戊辰), 임진(壬辰), 병진(丙辰), 신해(辛亥), 병인(丙寅).

9월 ; 계묘(癸卯) 외(外) 신묘(辛卯).

10월 ; 임오(壬午), 신미(辛未), 을미(乙未) 외(外) 경오

(庚午), 정미(丁未).

11월 ; 경인(庚寅), 무인(戊寅) 외(外) 을축(乙丑), 정축 (丁丑), 계축(癸丑), 갑인(甲寅).

12월 ; 무인(戊寅), 기묘(己卯), 을묘(乙卯), 기사(己巳) 외 병인(丙寅), 갑인(甲寅).

❷ 기공통용(起工通用) 길일(吉日)

경인(庚寅), 을미(乙未), 기해(己亥), 임인(壬寅), 계묘(癸卯), 병오(丙午), 무신(戊申), 기유(己酉), 임자(壬子), 을묘(乙卯), 기미(己未), 경신(庚申), 신유(辛酉), 성(成), 개일(開日).

❸ 가마(架馬) 길방(吉方).

宜 ; 천덕(天德), 월덕(月德), 월공(月空), 삼기(三奇), 제성(帝星), 병(並) 제(諸) 길방(吉方).

❹ 가마(架馬) 흉방(凶方),

忌 ; 연가삼살(年家三煞), 독화(獨火), 관부(官符), 월비궁(月飛宮), 주현관부(州縣官符), 월유재(月流財), 소아살(小兒煞), 유(惟) 좌궁(坐宮) 수방(修方)에서, 출화피택(出火避宅)을 아니하면 기(忌)한다.

2. 정상선가(定磉扇架) 길일(吉日)

❶ 월별길일(月別吉日),

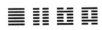

第三部 擇吉要法

정월(正月) ; 정유(丁酉), 병오(丙午),기축(己丑).

2월 ; 을축(乙丑), 병인(丙寅), 을해(乙亥), 무인(戊寅), 계미(癸未), 경인(庚寅), 기해(己亥), 계축(癸丑), 갑인(甲寅), 기미(己未).

3월 ; 갑자(甲子), 갑신(甲申), 무자(戊子).

4월 ; 갑자(甲子), 경오(庚午), 경자(庚子), 병오(丙午), 계축(癸丑).

5월 ; 병인(丙寅), 무진(戊辰), 신미(辛未), 갑술(甲戌), 무인(戊寅), 계미(癸未), 경인(庚寅), 갑인(甲寅), 병진(丙辰), 기미(己未).

6월 ; 병인(丙寅), 을해(乙亥), 무인(戊寅), 갑신(甲申), 갑인(甲寅), 경신(庚申).

7월 ; 갑자(甲子), 무진(戊辰), 신미(辛未), 무자(戊子), 경자(庚子), 임자(壬子), 병진(丙辰).

8월 ; 을축(乙丑), 병인(丙寅), 무인(戊寅), 경인(庚寅), 기해(己亥), 계축(癸丑), 병진(丙辰).

9월 ; 경오(庚午), 기묘(己卯), 임오(壬午), 계묘(癸卯), 병오(丙午).

10월 ; 갑자(甲子), 경오(庚午), 신미(辛未), 임오(壬午), 무자(戊子), 을미(乙未), 경자(庚子), 임자(壬子), 병진(丙辰), 신유(辛酉).

11월 ; 병인(丙寅), 무인(戊寅), 갑신(甲申), 경인(庚寅), 무신(戊申), 갑인(甲寅), 병진(丙辰), 경신(庚申).

12월 ; 갑자(甲子), 병인(丙寅), 기사(己巳), 무인(戊寅),

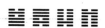

갑신(甲申), 무자(戊子), 경자(庚子), 임자(壬子), 갑인(甲寅), 경신(庚申).

❷ 정상선가(定磉扇架) 통길일(通吉日)

갑자(甲子), 을축(乙丑), 병인(丙寅), 무인(戊寅), 기묘(己卯), 기사(己巳), 경오(庚午), 신미(辛未), 갑술(甲戌), 을해(乙亥), 신사(辛巳), 임오(壬午), 계미(癸未), 갑신(甲申), 정해(丁亥), 무자(戊子), 기축(己丑), 경인(庚寅), 계사(癸巳), 을미(乙未), 정유(丁酉), 무술(戊戌), 기해(己亥), 경자(庚子), 임인(壬寅), 계묘(癸卯), 병오(丙午), 무신(戊申), 기유(己酉), 임자(壬子), 계축(癸丑), 갑인(甲寅), 을묘(乙卯), 병진(丙辰), 정사(丁巳), 기미(己未), 경신(庚申), 신유(辛酉). 또

의(宜) ; 천덕(天德), 월덕(月德), 황도(黃道)와 제(諸) 길신(吉神)이 함께하는 날 역시 가통용(可通用).

기(忌) ; 정사폐(正四廢), 천적(天賊), 건(建) 파일(破日).

3. 수주(修廚) 길일(吉日)

정월(正月) ; 무인(戊寅),

2월 ; 을해(乙亥), 병인(丙寅), 계축(癸丑), 무인(戊寅), 갑신(甲申), 신미(辛未), 갑인(甲寅), 기미(己未).

3월 ; 기사(己巳), 갑신(甲申) 외(外) 병자(丙子), 갑자(甲子), 경자(庚子), 임자(壬子).

4월 ; 계축(癸丑), 을묘(乙卯), 경신(庚申).

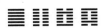

5월 ; 병인(丙寅), 기사(己巳), 신미(辛未), 무인(戊寅), 갑인(甲寅), 경인(庚寅), 임진(壬辰), 계미(癸未), 기미(己未), 을묘(乙卯).

6월 ; 병인(丙寅), 무인(戊寅), 갑인(甲寅), 신해(辛亥), 갑신(甲申), 경신(庚申).

7월 ; 임자(壬子), 병진(丙辰), 경신(庚申).

8월 ; 병인(丙寅), 경인(庚寅), 무인(戊寅), 임자(壬子), 경신(庚申), 을해(乙亥).

9월 ; 기미(己未), 병오(丙午), 신묘(辛卯).

10월 ; 신미(辛未), 을미(乙未), 경자(庚子), 정미(丁未), 임자(壬子).

11월 ; 병인(丙寅), 무인(戊寅), 갑신(甲申), 무신(戊申), 경신(庚申), 갑인(甲寅), 경인(庚寅).

12월 ; 병인(丙寅), 기사(己巳), 무인(戊寅), 갑신(甲申), 갑인(甲寅), 경신(庚申).

4. 조문(造門) 길일(吉日)

宜 ; 갑자(甲子), 을축(乙丑), 신미(辛未), 계유(癸酉), 갑술(甲戌), 임오(壬午), 갑신(甲申), 을유(乙酉), 무자(戊子), 기축(己丑), 신묘(辛卯), 계사(癸巳), 을미(乙未), 기해(己亥), 경자(庚子), 임인(壬寅), 무신(戊申), 임자(壬子), 갑인(甲寅), 병진(丙辰), 무오(戊午).

又宜 ; 천덕(天德), 월덕(月德), 만(滿), 성(成), 개일(開

日).

• 축월조문(逐月造門) 길일(吉日)

정월(正月) ; 계유(癸酉) 외(外) 정유(丁酉).

2월 ; 갑신(甲申), 기해(己亥), 갑인(甲寅).

3월 ; 계유(癸酉), 외(外) 정유(丁酉).

4월 ; 갑자(甲子) 외(外) 경오(庚午).

5월 ; 신미(辛未).

6월 ; 갑신(甲申), 갑인(甲寅) 외(外) 경신(庚申).

7월 ; 경자(庚子), 임자(壬子).

8월 ; 을축(乙丑) 외(外) 을해(乙亥).

9월 ; 외(外) 경오(庚午), 병오(丙午).

10월 ; 갑자(甲子), 신미(辛未), 경자(庚子), 을미(乙未) 외(外) 경오(庚午).

11월 ; 갑인(甲寅).

12월 ; 갑자(甲子), 갑신(甲申), 갑인(甲寅), 경자(庚子) 외(外) 경신(庚申).

6. 문광성(門光星)

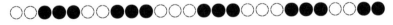

白白ΥΥΥ白白人人人白白白ΥΥΥ白白白人人人白白ΥΥ
Υ白白白

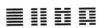

대월(大月)은 하수(下數)에서 위로 역행(逆行)하고,

소월(小月)은 상수(上數)에서 하(下)로 순행(順行)한다.

白字는 대길(大吉)하고, Y字는 가축에 손해가 있으며, 人字는 사람에게 손해가 있다.

6. 소회신상(塑繪神像) 개광(開光) 길일(吉日)

춘추(春秋) 이계(二季)는, 「심(心)·위(危)·필(畢)·장(張)」 4숙(宿)을 사용하여 치일(値日)이면 태음(太陰)이니 길(吉)하다.

하동(夏冬) 이계(二季)는, "방(房)·허(虛)·묘(昴)·성(星)" 4숙(宿)을 사용하여 치일(値日)이면 태양(太陽)이니 역시 길(吉)하다. 또,

> 宜 ; 천덕(天德)·월덕(月德)·천은(天恩)·복생(福生)·황도(黃道)·건(建)·제(除)·만(滿)·성(成)·개일(開)일(日)이 마땅하다.

> 忌 ; 복단일(伏斷日), 천적(天賊), 정(正)사폐(四廢), 천지공망(天地空亡), 육임공망(六壬空亡)이 꺼리고, 또 순중공망(旬中空亡), 절로공망(截路空亡) 시(時)도 꺼린다.

축월(逐月) 소회신상(塑繪神像) 길일(吉日)

정월 ; 정유(丁酉) 외(外) 계유(癸酉),

2월 ; 계미(癸未), 을해(乙亥), 신해(辛亥) 외(外) 갑신(甲

申), 정미(丁未), 기미(己未).

3월 ; 정유(丁酉) 외(外) 계유(癸酉), 갑신(甲申).

4월 ; 무오(戊午) 외 갑자(甲子), 정축(丁丑), 경오(庚午).

5월 ; 계미(癸未), 임인(壬寅), 신해(辛亥), 병진(丙辰) 외(外) 병인(丙寅), 신미(辛未), 무인(戊寅), 갑진(甲辰), 갑인(甲寅), 기미(己未).

6월 ; 을해(乙亥), 정유(丁酉), 계미(癸未), 임인(壬寅), 신해(辛亥) 외(外) 병인(丙寅), 경신(庚申), 갑신(甲申), 갑인(甲寅).

7월 ; 병진(丙辰) 외(外) 무진(戊辰), 갑자(甲子), 병자(丙子), 경자(庚子).

8월 ; 을해(乙亥), 경인(庚寅), 임인(壬寅), 신해(辛亥), 병진(丙辰) 외(外) 을축(乙丑), 임진(壬辰), 정사(丁巳).

9월 ; 무오(戊午) 외(外) 경오(庚午), 신묘(辛卯), 계묘(癸卯), 병오(丙午), 임오(壬午).

10월 ; 정유(丁酉), 병진(丙辰), 무오(戊午) 외(外) 갑자(甲子), 경오(庚午), 신미(辛未), 을미(乙未), 정미(丁未).

11월 ; 경인(庚寅).

12월 ; 외(外) 병인(丙寅), 무인(戊寅), 갑신(甲申), 갑인(甲寅), 경신(庚申).

7. 양자(養子) 납서(納婿) 길일(吉日)

양자(養子) 宜 ; 천덕(天德), 천덕합(天德合), 월덕(月德),

월덕합(月德合), 황도(黃道), 익후(益後), 속세(續世).
　납서(納婿) 宜 ; 가취(嫁娶)일(日)과 동(同).

8. 작(作) 우란(牛欄) 길일(吉日)

宜 ; 갑자(甲子), 기사(己巳), 경오(庚午), 갑술(甲戌), 을
　　해(乙亥), 병자(丙子), 경진(庚辰), 임오(壬午), 계미(癸
　　未), 경인(庚寅), 경자(庚子)일(日),《우황경(牛黃經)》
　　에는, 무진, 무오, 기미, 신유일, 또 무기일(戊己日),
　　경신일(庚辛日), 임계일(壬癸日), 또 초일일(初一日),
　　초오일(初五日), 초육일(初六日), 12일, 13일, 15일.

축월(逐月) 작우란(作牛欄) 길일(吉日)

정월 ; 경인(庚寅).

2월 ; 외(外) 무인(戊寅).

3월 ; 기사(己巳).

4월 ; 경오(庚午), 임오(壬午).

5월 ; 기사(己巳), 임진(壬辰) 외 을미(乙未), 병진(丙辰).

6월 ; 경신(庚申) 외(外) 갑신(甲申), 을미(乙未).

7월 ; 무신(戊申), 경신(庚申).

8월 ; 외(外) 을축(乙丑).

9월 ; 갑술(甲戌).

10월 ; 갑자(甲子), 병자(丙子), 경자(庚子), 임자(壬子).

11월 ; 을해(乙亥), 경인(庚寅).

第三部 擇吉要法

12월 ; 外 을축(乙丑) 병인(丙寅), 무인(戊寅), 갑인(甲寅).

9. 작(作) 마방(馬枋) 길일(吉日)

宜 ; 갑자(甲子), 정묘(丁卯), 신미(辛未), 을해(乙亥), 기묘(己卯), 갑신(甲申), 무자(戊子), 신묘(辛卯), 임진(壬辰), 경자(庚子), 임인(壬寅), 을사(乙巳), 임자(壬子), 천덕(天德), 월덕(月德).

忌 ; 무인(戊寅), 경인(庚寅), 무오(戊午), 천적(天賊), 사폐(四廢).

축월(逐月) 작마방(作馬枋) 길일(吉日)

정월 ; 정묘(丁卯), 을해(乙亥), 기묘(己卯) 外 경오(庚午).

2월 ; 신미(辛未) 外 정미(丁未), 기미(己未).

3월 ; 정묘(丁卯), 기묘(己卯), 갑신(甲申), 기사(己巳).

4월 ; 갑자(甲子), 무자(戊子), 경자(庚子) 外 경오(庚午).

5월 ; 신미(辛未), 임진(壬辰) 外 병진(丙辰).

6월 ; 신미(辛未), 을해(乙亥), 갑신(甲申) 外 경신(庚申).

7월 ; 갑자(甲子), 신미(辛未), 병자(丙子), 무자(戊子), 경자(庚子), 임자(壬子).

8월 ; 임진(壬辰) 外 을축(乙丑), 갑술(甲戌), 병진(丙辰).

9월 ; 外 신유(辛酉).

10월 ; 갑자(甲子), 신미(辛未), 경자(庚子), 임자(壬子) 外 병인(丙寅), 갑인(甲寅).

11월 ; 신미(辛未), 을해(乙亥), 임진(壬辰).

12월 ; 갑자(甲子), 무자(戊子), 경자(庚子) 外 병인(丙寅), 갑인(甲寅).

10. 양잠(養蠶) 작견(作繭) 길일(吉日)

정월 ; 계유(癸酉), 계묘(癸卯), 갑인(甲寅), 정묘(丁卯), 경오(庚午), 임오(壬午), 병오(丙午).

2월 ; 갑인(甲寅), 을사(乙巳), 무인(戊寅), 경인(庚寅).

3월 ; 정묘(丁卯), 계묘(癸卯), 을사(乙巳), 갑신(甲申), 무신 (戊申).

4월 ; 정묘(丁卯), 경오(庚午), 임오(壬午), 계묘(癸卯), 갑 자(甲子), 병자(丙子).

5월 ; 을미(乙未), 정미(丁未), 무인(戊寅), 갑인(甲寅), 을 사(乙巳), 경오(庚午), 임오(壬午), 경인(庚寅).

6월 ; 갑인(甲寅), 을미(乙未), 갑신(甲申), 무신(戊申), 계 유(癸酉), 경인(庚寅), 무인(戊寅).

7월 ; 갑자(甲子), 병자(丙子), 계유(癸酉), 을미(乙未).

8월 ; 갑신(甲申), 무신(戊申), 을사(乙巳).

9월 ; 경오(庚午), 계유(癸酉), 임오(壬午), 병오(丙午).

10월 ; 갑자(甲子), 경자(庚子), 계유(癸酉), 임오(壬午), 정미(丁未), 을미(乙未).

11월 ; 무인(戊寅), 경인(庚寅), 갑인(甲寅).

12월 ; 을묘(乙卯), 무신(戊申), 갑인(甲寅), 경인(庚寅),

무인(戊寅), 갑신(甲申), 을사(乙巳).

11. 작생분(作生墳) 합수목(合壽木)

宜 ; 생명(生命)의 육갑순(六甲旬)으로 공월일(空月日).

又宜 ; 본명(本命)의 납음(納音)으로 생왕(生旺) 유기(有氣)한 날. 안수목(安壽木) 방위(方位) ; 천덕(天德), 월덕(月德), 월공방(月空方).

忌 ; 생명(生命)으로 건(建), 파(破) 괴강년(魁罡年).

又忌 ; 입묘일(入墓日). 又忌 방위(方位) ; 삼살방(三煞方).

자오묘유(子午卯酉) 생명(生命)은 忌 자오묘유(子午卯酉)년.

인신사해(寅申巳亥)생명(生命)은 忌 인신사해(寅申巳亥)년.

진술축미(辰戌丑未) 생명(生命)은 忌 진술축미(辰戌丑未)년.

수토(水土) 명인(命人)은 宜 신유해자술(申酉亥子戌) 월일(月日). 忌 진월(辰月) 진일(辰日).

금(金) 명인(命人)은 宜 사오미신유(巳午未申酉) 월일(月日). 기(忌) 축월(丑月) 축일(丑日).

목(木) 명인(命人)은 宜 해자축인묘(亥子丑寅卯) 월일(月日). 기(忌) 미월(未月) 미일(未日).

화(火) 명인(命人)은 宜 인묘진사오(寅卯辰巳午) 월일(月

日). 기(忌) 술월(戌月) 술일(戌日).

인오술(寅午戌) 명인(命人) 기(忌) 인묘진방(寅卯辰方).

신자진(申子辰) 명인(命人) 기(忌) 신유술방(申酉戌方).

사유축(巳酉丑) 명인(命人) 기(忌) 사오미방(巳午未方).

해묘미(亥卯未) 명인(命人) 기(忌) 해자축방(亥子丑方).

12. 참초(斬草) 길일(吉日)

정월 ; 경오(庚午), 기묘(己卯), 임오(壬午).

2월 ; 경오(庚午), 임오(壬午), 갑오(甲午), 병오(丙午).

3월 ; 임신(壬申), 갑신(甲申).

4월 ; 갑자(甲子), 을축(乙丑), 경오(庚午), 임오(壬午), 신묘(辛卯).

5월 ; 을축(乙丑), 임인(壬寅), 계축(癸丑), 갑인(甲寅).

6월 ; 정묘(丁卯), 임신(壬申), 갑신(甲申), 신묘(辛卯), 병신(丙申), 계묘(癸卯), 을묘(乙卯).

7월 ; 갑자(甲子), 정묘(丁卯), 기묘(己卯), 임오(壬午), 신묘(辛卯), 계묘(癸卯), 병오(丙午), 을묘(乙卯).

8월 ; 을묘(乙卯), 임진(壬辰), 무진(戊辰), 계축(癸丑).

9월 ; 경오(庚午), 임오(壬午), 신묘(辛卯), 계묘(癸卯), 병오(丙午), 을묘(乙卯), 정묘(丁卯).

10월 ; 갑자(甲子), 정묘(丁卯), 경오(庚午), 신미(辛未), 신묘(辛卯), 기묘(己卯), 을묘(乙卯), 병오(丙午).

11월 ; 임신(壬申), 갑신(甲申), 을미(乙未), 병신(丙申).

12월 ; 임신(壬申), 갑신(甲申), 병신(丙申), 임인(壬寅), 갑인(甲寅).

13. 입관(入棺) 길시(吉時)

자일(子日) 갑진(甲庚), 축일(丑日) 을신(乙辛),

인일(寅日) 을계(乙癸), 묘일(卯日) 병임(丙壬),

진일(辰日) 정갑(丁甲), 사일(巳日) 을경(乙庚),

오일(午日) 정계(丁癸), 미일(未日) 을신(乙辛),

신일(申日) 갑계(甲癸), 유일(酉日) 정임(丁壬),

술일(戌日) 경임(庚壬), 해일(亥日) 을신(乙辛).

14. 입염(入殮) 길시(吉時)

갑자(甲子) 신유(申酉), 을축(乙丑) 일출(日出),

병인(丙寅) 해자(亥子), 정묘(丁卯) 인묘오(寅卯午),

무진(戊辰) 사신(巳申), 기사(己巳) 사오신(巳午申),

경오(庚午) 진사(辰砂), 신미(辛未) 사오축미(巳午丑未),

임신(壬申) 미신해(未申亥), 계유(癸酉) 진신(辰申),

갑술(甲戌) 일입(日入), 을해(乙亥) 유해(酉亥),

병자(丙子) 일출(日出), 정축(丁丑) 인묘(寅卯),

무인(戊寅) 진사(辰巳), 기묘(己卯) 사신(巳申),

경진(庚辰) 사신(巳申), 신사(辛巳) 사미축(巳未丑),

임오(壬午) 사미(巳未), 계미(癸未) 축미(丑未),

갑신(甲申) 유해(酉亥), 을유(乙酉) 신유(申酉),

병술(丙戌) 술해(戌亥), 정해(丁亥) 사미(巳未),

무자(戊子) 인신(寅申), 기축(己丑) 축미(丑未),

경인(庚寅) 축신(丑申), 신묘(辛卯) 축미(丑未),

임진(壬辰) 일입(日入), 계사(癸巳) 축미(丑未),

갑오(甲午) 사미(巳未), 을미(乙未) 일입(日入),

병신(丙申) 일출(日出), 정유(丁酉) 인묘진(寅卯辰),

무술(戊戌) 사신(巳申), 기해(己亥) 사신(巳申),

경자(庚子) 술해(戌亥), 신축(辛丑) 축인(丑寅),

임인(壬寅) 해자(亥子), 계묘(癸卯) 축미(丑未),

갑진(甲辰) 인신(寅申) 을사(亥子) 해자(亥子),

병오(丙午) 인묘(寅卯), 정미(丁未) 해자(亥子),

무신(戊申) 인신(寅申), 기유(己酉) 사신(巳申),

임자(壬子) 진술(辰戌), 계축(癸丑) 축미(丑未),

갑인(甲寅) 인신유(寅(申酉), 을묘(乙卯) 신유(申酉),

병진(丙辰) 사해(巳亥), 정사(丁巳) 해자(亥子),

무오(戊午) 사신(巳申), 기미(己未) 오신(午申),

경신(庚申) 진사(辰巳), 신유(辛酉) 인신(寅申),

임술(壬戌) 축인(丑寅), 계해(癸亥) 사신(巳申).

15. 성복(成服) 제복(除服) 길일(吉日)

성복(成服)

宜 ; 갑자(甲子), 기사(己巳), 을유(乙酉), 경인(庚寅), 정

유(丁酉), 병오(丙午), 계축(癸丑), 무오(戊午), 경신(庚
申), 명폐일(鳴吠日), 명폐대일(鳴吠對日).

忌 ; 중일(重日), 복일(復日), 건일(建日), 파일(破日).

축월(逐月) 성복(成服) 길일(吉日)

정월 ; 을유(乙酉), 경인(庚寅), 병오(丙午), 정유(丁酉),
계축(癸丑), 무오(戊午).

2월 ; 갑자(甲子), 경인(庚寅), 병오(丙午), 경신(庚申), 계
축(癸丑).

3월 ; 갑자(甲子), 을유(乙酉), 경인(庚寅), 정유(丁酉), 병
오(丙午), 계축(癸丑).

4월 ; 갑자(甲子), 을유(乙酉), 경인(庚寅), 정유(丁酉), 경
신(庚申), 계축(癸丑), 무오(戊午).

5월 ; 을유(乙酉), 경인(庚寅), 경신(庚申).

6월 ; 갑자(甲子), 을유(乙酉), 경인(庚寅), 정유(丁酉), 병
오(丙午), 경신(庚申).

7월 ; 갑자(甲子), 을유(乙酉), 병오(丙午), 정유(丁酉), 계
축(癸丑), 무오(戊午).

8월 ; 갑자(甲子), 경인(庚寅), 경신(庚申), 무오(戊午).

9월 ; 갑자(甲子), 을유(乙酉), 경인(庚寅), 정유(丁酉), 병
오(丙午), 경신(庚申), 무자(戊子).

10월 ; 갑자(甲子), 경인(庚寅), 정유(丁酉), 병오(丙午),
을유(乙酉), 경신(庚申), 무오(戊午).

11월 ; 갑자(甲子), 을유(乙酉), 경인(庚寅), 정유(丁酉),

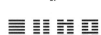

경신(庚申).

12월 ; 갑자(甲子), 을유(乙酉), 정유(丁酉), 병오(丙午), 경신(庚申), 무오(戊午).

제복(除服) 의일(宜日) ; 임신(壬申), 병자(丙子), 갑신(甲申), 신묘(辛卯), 병신(丙申), 경자(庚子), 병오(丙午), 무오(戊午), 기유(己酉), 신해(辛亥), 임자(壬子), 을묘(乙卯), 기미(己未), 경신(庚申)

기일(忌日) ; 건(建), 파일(破日).

축월(逐月) 제복(除服) 길일(吉日)

정월 ; 신묘(辛卯), 을묘(乙卯) 외(外) 정묘(丁卯), 계묘(癸卯), 기묘(己卯).

2월 ; 무진(戊辰), 경진(庚辰), 임진(壬辰), 병진(丙辰).

3월 ; 신사(辛巳), 계사(癸巳), 을사(乙巳), 정사(丁巳).

4월 ; 경오(庚午), 임오(壬午), 갑오(甲午), 무오(戊午).

5월 ; 을미(乙未), 기미(己未) 외(外) 신미(辛未).

6월 ; 임신(壬申), 갑신(甲申), 병신(丙申), 경신(庚申).

7월 ; 기유(己酉) 외(外) 계유(癸酉), 정유(丁酉), 을유(乙酉), 신유(辛酉).

8월 ; 갑술(甲戌), 병술(丙戌), 무술(戊戌), 경술(庚戌), 임술(壬戌).

9월 ; 신해(辛亥) 외(外) 을해(乙亥), 계해(癸亥), 정해(丁亥).

10월 ; 병자(丙子), 경자(庚子) 외(外) 갑자(甲子), 무자

(戊子).

11월 ; 을축(乙丑), 정축(丁丑), 기축(己丑), 신축(伸縮).

12월 ; 무인(戊寅) 외(外) 병인(丙寅), 경인(庚寅), 임인(壬寅), 갑인(甲寅).

안찰하면 ; 강희(康熙) 7년 이부(吏部)의 예부(禮部) 흠천감(欽天監) 회의에서 선택한 《통서(通書)》 안에는 흠결(欠缺)이 적으므로 《공규(公規)》로 정하였다.

《춘우경(春牛經)》에 일(日)의 출입(出入) 주야(晝夜) 시각(時刻)을 기후(氣候)와 세시(歲時)의 기사(紀事)로 하였고, 축월(逐月) 기공(起工) 가마(架馬) 길일(吉日)과 정상(定磉) 선가(扇架) 길일(吉日), 수주(修廚) 길일(吉日), 조문(造門) 길일(吉日), 소회신상(塑繪神像) 길일(吉日), 남녀(男女) 합혼행가월(合婚行嫁月), 양자(養子) 납서(納婿) 길일(吉日), 작우난(作牛欄) 길일(吉日), 작마방(作馬枋) 길일(吉日), 양잠(養蠶) 작견(作繭) 길일(吉日), 작생분(作生墳) 길일(吉日), 참초(斬草) 길일(吉日), 입관(入棺) 길시(吉時), 입염(入殮) 길시(吉時), 입염(入殮) 안장(安葬) 적호일(的呼日), 앙살(殃煞) 출거방(出去方), 성복(成服) 제복(除服) 길일(吉日), 사류총집(事類總集) 등(等) 항목(項目) 23조를 《통서(通書)》 대전(大全) 내(內)에 취용(取用)하였다.

지금은 《공규(公規)》를 따로 제(除)하고 《춘우경(春牛經)》에 일(日)의 출입(出入) 주야(晝夜) 시각과 기후(氣候) 세시(歲時) 기사(紀事)는 이미 《공규(公規)》에 들어있으므로 제외하였고, 남녀(男女) 합혼행가월(合婚行嫁月), 입염

(入殮) 안장(安葬) 적호일(的呼日), 앙살(殃煞) 출거방(出去方)만 넣어 변와(辨訛) 사류총집(事類總集) 속에 실었고, 홍범오행(洪範五行), 구궁(九宮) 귀인(貴人) 신살(神煞) 등은 본원(本原) 의례(義例) 이용(利用) 외(外)에 조입(條入)하였으며, 나머지는 다 부록으로 이 책에 실려 있다.

그에서 주당(周堂) 치옹고(值翁姑)는 세속(世俗)의 권(權)이므로 그 경문(經文)의 실전(失傳)을 막기 위함으로 실었지만, 누설(陋說)의 해리(害理)인 것만은 확실하다. 그 논(論)에서 전취(專取)한 길시(吉時)를 보면 부득이하게 그 변화를 통(通其變)하게 하였으므로 술수(術數)에 구애(拘礙)되어 있는 것이 보인다.

그 선정(選定) 길일(吉日)은 세속(世俗)에서 심(甚)히 준신(遵信)하지는 않으며, 입염(入殮) 성복(成服)은 각기 예제(禮制)가 있는데 음양(陰陽)에 불문한다 하였다. 우난(牛欄)과 마방(馬枋) 같은 일은 본래 상동(相同)이므로 별택(別擇)이 필요 없다.

만약 문광성(門光星)은 대월(大月)은 인(寅)에서 기(起)하고 소월(小月)은 묘(卯)에서 기(起)하는데, 결국 안찰하여 보면 일(日)로 순수(順數)이니, 상순(上旬)은 월술(越戌)하고 하순(下旬)은 월진(越辰)하는 것은 동서(東西)는 길(吉)하고 남(南)은 손축(損畜)하며 북(北)은 손인(損人)한다는 것인데, 비록 예문(例文)이 있어서 추리는 가하지만 실(實)은 해석 자체가 무의미한 것이므로 생략하였다. 이어 색은(索隱)이 혹 기이하고 기록은 번복된 연습처럼(習見) 되어 스스로 비루(鄙陋)함을 나타냈다.

　상관(上官) 천천도(天遷圖) 역시 《통서대전(通書大全)》
에서 나온 것이므로 이미 《선택통서(選擇通書)》는 취하지
않았다. 이들은 제가(諸家)의 주당(周堂)과 함께 동출(同出)
하였는데, 술사(術士)들이 날조(捏造)한 것이어서, 있는 것
을 지우지는 않았으나 기록도 하지 않았다(槪置不錄).

제4장. 성명(星命), 육임(六壬), 기문신살(奇門神煞)

1. 연월(年月) 신살(神煞)

연신종년간기자(年神從年干起者)

年干	甲	乙	丙	丁	戊	己	庚	辛	壬	癸
官星	辛酉	庚申	癸子	壬亥	乙卯	甲寅	丁午	丙巳	己丑未	戊辰戌
催官	辰	巳	丑	寅	戌	亥	未	申	子午	酉卯
干鬼	申	酉	亥	子	寅	卯	巳	午	戊辰	丑未
羊刃	卯	辰	午	未	午	未	酉	戌	子	丑
飛刃	酉	戌	子	丑	子	丑	卯	辰	午	未
天祿星	艮寅	震卯	巽巳	離午	巽巳	離午	坤申	兌酉	乾亥	坎子
文昌星	巳	午	巳	午	申	酉	亥	子	寅	卯
魁名星	寅卯	寅卯	巳午	巳午	辰戌丑未	辰戌丑未	申酉	申酉	亥子	亥子
天財星	亥子	亥子	寅卯	寅卯	巳午	巳午	辰戌丑未	辰戌丑未	申酉	申酉
文魁星	午未	巳申	辰酉	戌卯	申巳	酉辰	子丑	亥寅	寅亥	卯戌

위 연신(年神)은 세간(歲干)을 따라 일으킨 것이다. 관성(官星)은 정관(正官)을 말하고 최관(催官)은 정관(正官)의 육합(六合)을 말한다. 간귀(干鬼)는 편관이며, 양인(羊刃)은 양인(陽刃)을 말하고, 비인(飛刃)은 그 대충이다, 천록성(天祿星)은 간록(干祿)과 본궁(本宮)괘이다. 문창성(文昌星)은

식신록(食神祿)이며, 괴명성(魁名星)은 비겁이다. 천재성(天財星)은 인수(印綬)이며, 문괴성(文魁星)은 상관(傷官)과 그 육합이다.

지금의 대본(臺本)은 오직 간록(干祿)을 사용하고 녹궁은 불용(不用)이며 나머지 모두 불용이다. 대개 녹명법(祿命法)은 신살(神煞)에 연계되어 있는 것이 아니다. 《종경》에 양인(羊刃)을 이광전(李廣箭)으로 하니 그 흉(凶)함이 심하다. 달리는 속함을 이르지 않았으므로 장차 전례(全例)로 삼기 위해 이에 기록하였다.

연신종세지삼합기자(年神從歲支三合起者)

年支	子	丑	寅	卯	辰	巳	午	未	申	酉	戌	亥
長生 生天太陽	申	巳	寅	亥	申	巳	寅	亥	申	巳	寅	亥
沐浴 大敗 桃花煞	酉	午	卯	子	酉	午	卯	子	酉	午	卯	子
冠帶 豹尾	戌	未	辰	丑	戌	未	辰	丑	戌	未	辰	丑
臨官 歲德合 遊禍	亥	申	巳	寅	亥	申	巳	寅	亥	申	巳	寅
帝旺 金匱星將星 大煞	子	酉	午	卯	子	酉	午	卯	子	酉	午	卯
衰 人倉方 土瘟	丑	戌	未	辰	丑	戌	未	辰	丑	戌	未	辰
病 驛馬 天后	寅	亥	申	巳	寅	亥	申	巳	寅	亥	申	巳
死 灸退	卯	子	酉	午	卯	子	酉	午	卯	子	酉	午
墓 華蓋 黃幡	辰	丑	戌	未	辰	丑	戌	未	辰	丑	戌	未
絶 劫煞	巳	寅	亥	申	巳	寅	亥	申	巳	寅	亥	申
胎 災煞	午	卯	子	酉	午	卯	子	酉	午	卯	子	酉
養 歲煞	未	辰	丑	戌	未	辰	丑	戌	未	辰	丑	戌

위 연신(年神)은 세지(歲支)를 좇아 삼합(三合)으로 일으킨 것이다. 지금의 대본(臺本)에 장생(長生), 목욕(沐浴), 임관(臨官) 및 쇠방(衰方)을 취하지 아니한 것은 대개 목욕과 쇠방은 사지(死地)와 비교할 수 없기 때문이다.

장생은 하늘의 태양(天太陽)이 생하는 곳이라 하고, 임관(臨官)은 세덕(歲德)의 합(合)이니 명의(名義)와는 부합하지 않는 것이며, 유화(遊禍)도 일신(日辰)으로 논할 때 방위와 관계가 없다, 생각하여 보면, 후인이 그 8개를 사용하였으나 4개의 자(字)만 보(補)하였다.

가령 임일(壬日)도 같은 것인데, 그 5일(五日)이지만 보(補)는 7이다. 항차 또 삼살(三煞)은 원래 절(絶) 태(胎) 양(養)을 취용(取用)하지 않는 것이 그 의의(意義)이지만, 속술(俗術)로는 우합(又合) 병사묘(病死墓) 3방(方)을 통천살이라 이름을 붙여 놓았으니 더욱 황당한 것이다. 그러므로 이에다 기례(起例)로 생략하지 아니하고 실었다.

연신종세염기자(年神從歲厭起者)

年支	子	丑	寅	卯	辰	巳	午	未	申	酉	戌	亥
歲厭	子	亥	戌	酉	申	未	午	巳	辰	卯	寅	丑
歲支六合 金烏星	丑	子	亥	戌	酉	申	未	午	巳	辰	卯	寅
太陰守殿	寅	丑	子	亥	戌	酉	申	未	午	巳	辰	卯
紅鸞	卯	寅	丑	子	亥	戌	酉	申	未	午	巳	辰
五鬼	辰	卯	寅	丑	子	亥	戌	酉	申	未	午	巳
支神退 流財	巳	辰	卯	寅	丑	子	亥	戌	酉	申	未	午

第三部 擇吉要法

厭對 太陽升殿	午	巳	辰	卯	寅	丑	子	亥	戌	酉	申	未
陰中太歲 六害	未	午	巳	辰	卯	寅	丑	子	亥	戌	酉	申
支德六合	申	未	午	巳	辰	卯	寅	丑	子	亥	戌	酉
天喜	酉	申	未	午	巳	辰	卯	寅	丑	子	亥	戌
年解星	戌	酉	申	未	午	巳	辰	卯	寅	丑	子	亥
玉兔星	亥	戌	酉	申	未	午	巳	辰	卯	寅	丑	子

위는 연신(年神)을 세염(歲厭)을 좇아서 기(起)한 예(例)
이다. 대본은 오직 오귀(五鬼), 지퇴(支退), 육해(六害)만을
사용하고 나머지는 다 쓰지 않았다. 지퇴(支退)는 유재무리
(流財無理)이니 음중(陰中) 태세(太歲)의 명의(名義)에 불합
(不合)이다. 변와(辨訛)에서 보기 바란다.

세지육합은 비록 취의(取義)할만 하다. 그러나 세(歲)는
월(月)과 화(和)가 되지 않으므로 비교될 수 없다. 태양이
일세(一歲)에 일주천(一周天)하니 전문용어로 육합(六合)을
금오(金烏)라 명명(命名)하였다. 그 의의(意義)는 서로 차이
가 있어 비교가 요원(遼遠)하다.

지덕(支德)은 이미 오합(五合)에 소속하고, 또 육합(六合)
으로 취용하였으므로 역시 크게 우원(迂遠)하다.

홍난(紅鸞) 천희(天喜)는 성명가(星命家)들이 사용하는
것이니 역시 긴요함이 없다.

세염이 비록 근고(近古)이나 대체로(大率) 월(月)로 하여
추리하여 보아도 사시(四時)는 확실히 적멸(寂滅)할 뿐이
다. 또 오래 전하는 《통서(通書)》에도 도무지 취용(取用)

할 수 없는 것들인데 어찌 증가시켜 구기(拘忌)하는가?

태양승전(太陽升殿)은 염대(厭對)로 인하고, 또 육의(六儀)라 하며, 태음수전(太陰守殿)은 염후(厭後) 2신(辰)이라는데, 가령 세후 2신은 바로 태양(太陽)이다. 옥토(玉免)는 금오년(金烏年)과 대(對)로 해수천희(解隨天喜)라는데, 그 기례(起例)를 관찰하면 술사(術士)들의 추산으로 부연시킨 것이므로 부록에다 기록하여 경계로 삼는다.

연신종납갑둔간기자(年神從納甲遁干起者)

年干	甲	乙	丙	丁	戊	己	庚	辛	壬	癸
天帑星	乾	坤	艮	兌	坎	離	震	巽	乾	坤
甲穿山蘿瞜 山家困龍 乙天禁朱雀	戌乾亥	申庚酉	午丁未	辰巽巳	寅子甲癸卯丑	戌乾亥	申庚酉	午丁未	辰巽巳	寅子甲癸卯丑
丙丁 獨火	寅子卯丑	戌亥	辛酉	午未	辰巳	寅子甲癸卯丑	戌亥	申酉	午未	辰巳
戊己 都天	辰巳	寅子卯丑	戌亥	辛酉	午未	辰巳	寅子卯丑	戌亥	辛酉	午未
庚辛 天金神	午未	辰巳	寅子卯丑	戌亥	辛酉	午未	辰巳	寅子卯丑	戌亥	辛酉
壬癸 水德	辛酉	午未	辰巳	寅子卯丑	戌亥	辛酉	午未	辰巳	寅子卯丑	戌亥

위 연신(年神)을 좇아 납갑(納甲) 둔간기례(遁干起例)는 천노성(天帑星)은 연간납갑(年干納甲)이요, 파패오귀(破敗五鬼)는 그 대충(對沖)이다. 금대본(今臺本)에는 천노성(天帑

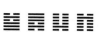

星)이 불용인데, 여기에서는 천노성(天帑星)이 길하다 하였
다. 역시 실제로는 무길(無吉)함이 옳다. 그렇다면 파패오귀
도 흉하지 않다는 것을 알 수 있다. 갑(甲)은 천산나후(穿山
羅睺), 을(乙)은 천금주작(天禽朱雀)이니 갑을지간(甲乙之間)
으로 산가곤용(山家困龍)이라 하고, 병정(丙丁)은 독화(獨火),
무기(戊己)는 도천(都天), 경신(庚辛)은 금신(金神), 임계(壬
癸)를 수덕(水德)으로 십간(十干)을 일례(一例)로 본속(本屬)
시켰다.

　　지금의 대본(臺本)《통서(通書)》에는 무기(戊己) 임계(壬
癸)를 이미 불용(不用)으로 하였고, 병정(丙丁) 독화(獨火)는
또 일러 연독화(年獨火)로 하고, 타두화(打頭火)는 방(方)에
서 모이면 재화(災禍)로 하였다. 금신(金神)은 비록《시헌서
(時憲書)》에 실려 있으나 기(忌)함이 심한 것으로 하지는
않았다. 이에 갑을(甲乙)은 유독 개산(開山)에 흉하다고 한
것들은 심히 이치에 맞지 않다.

　　대개 십간에서 갑을은 최길(最吉)한 것인데 둔간(遁干)만
으로 흉하다 한 것은 부당하다. 임계(壬癸)는 병정(丙丁)의
대방(對方)이므로《종경(宗經)》에는 제서(諸書)의 수덕(水
德)을 제화성(制火星)이라 하였으니 그 의의(意義)를 가히
취(取)할만 한 것이다.

　　무기(戊己)는 속토(屬土)이므로 중궁(中宮)에 태세(太歲)가
중첩하면 퇴황(堆黃)이니 월건(月建)에서와 함께 쌓이면 동
토(動土)에 꺼린다. 마치 토왕용사(土王用事) 같은 것으로
통토에 기(忌)한다는 뜻이다. 예(例)를 하지 않은 것은 길흉

欽定四庫全書 協紀辨方書

신(吉凶神)으로 하였기 때문에 이치에 확실히 어긋난 것은
아니다. 이미 이용권(利用卷) 속에 있으므로 이에 부록으로
하였다.

월신종사시기자(月神從四時起者)

	春	夏	秋	冬
天貴	甲乙	丙丁	庚辛	壬癸
干支旺日	甲寅 乙卯	丁巳 丙午	庚辛 辛酉	癸亥 壬子
干支相日	丁巳 丙午	戊辰戌 己丑未	壬子 癸亥	甲寅 乙卯
土公忌方	寅卯辰	巳午未	辛酉戌	亥子丑
六畜肥	申子辰	亥卯未	寅午戌	巳酉丑
天良日	甲寅	丙寅	庚寅	壬寅
太歲遊	乾	艮	巽	坤
淨欄煞	巽	坤	乾	艮
孤辰	巳	申	亥	寅
寡宿	丑	辰	未	戌

월신(月神)은 다 사시(四時)를 좇아 기(起)하는 예(例)이
다. 천귀(天貴)는 영성(令星)이니 왕상일(旺相日)을 겸한 간
지(干支)를 취한 것이다. 토공기(土公忌)는 월건(月建)이니
이미 《의례(義例)》의 이용(利用) 권(卷)에서 나타낸 것이
다.

육축(六畜)이 비육(肥肉)한 것은 당령(當令)이 생삼합(生

三合)이거나 모창(母倉)에서 추론(推論) 연생(衍生)시켰기 때문이다.

천량일(天良日)은 영성(令星) 양간(陽干)에 가인(加寅)한 것이니 천사(天赦)에서 추론(推論) 연생(衍生)한 것이다. 그 의(義)가 비록 길리(吉利)하다 하나 전요(典要)로 삼기에는 불가하다.

태세유(太歲游)는 사시(四時) 장생(長生)의 괘(卦)이며, 정란살(淨欄煞)은 그 대충(對沖)이다. 또 생천태양(生天太陽), 파패오귀(破敗五鬼)에서 추론(推論) 연생(衍生)시킨 것이다.

고진(孤辰) 과숙(寡宿)은 영전(令前)을 고(孤)라 하고 영후(令後)를 과(寡)라 한 것이니 역시 기문(奇門)의 고허(孤虛)에서 추론(推論) 연생(衍生)시킨 것이다. 비록 의례(義例)에는 있으나 사리(事理)가 우활(紆闊) 부절(不切)하므로 지금의 대본(臺本)에서는 불용(不用)한다.

그러나 세속에서는, 월영(月令)에서 소생(所生)한 삼합(三合)으로 대패(大敗)를 육불성(六不成)이라 하고, 모창(母倉)을 노반(魯班) 도침살(刀砧煞)이라 한 것과 비교하면 가통(可通)하여 중시할 만한 가치가 있다. 그러므로 하나의 설로 기록된 것이다. 그 밖에는 모두 불록(不錄)하였으니 유추하기 바란다.

*전요(典要) : 항상성이 있어 변치 않는 준칙이나 기준.

2. 천성(天星)길시(吉時)

천성길시(天星吉時)

日干	子	丑	寅	卯	辰	巳	午	未	申	酉	戌	亥
天貴星太乙星	申	戌	子	寅	辰	午	申	戌	子	寅	辰	午
明補星貴人星	酉	亥	丑	卯	巳	未	酉	亥	丑	卯	巳	未
月僊星福德星	子	寅	辰	午	申	戌	子	寅	辰	午	申	戌
天德星寶光星	丑	卯	巳	未	酉	亥	丑	卯	巳	未	酉	亥
天開星少微星	卯	巳	未	酉	亥	丑	卯	巳	未	酉	亥	丑
日僊星風輦星	午	申	戌	子	寅	辰	午	申	戌	子	寅	辰

안찰하면 ; 천귀성(天貴星) 태을성(太乙星)은 즉 청룡(青龍)이다.

명보성(明輔星) 귀인성(貴人星)은 즉 명당(明堂)이다.

월선성(月僊星) 복덕성(福德星)은 즉 금궤(金櫃)이다.

천덕성(天德星) 보광성(寶光星)은 즉 천덕(天德)이다.

천개성(天開星) 소미성(少微星)은 즉 옥당(玉堂)이다.

일선성(日僊星) 봉련성(鳳輦星)은 즉 사명(司命)이다.

술사(術士)들은 그 이름으로 꾸며 동청(動聽)하지만, 실은 둘만 있는 것이 아니다(實非有二). 금일 표(表)에 이미 산거(刪去)된 것을 이에다 부록(附錄)으로 실었다.

또 본(本)으로 도원(道遠)은 언제 통달하는지(以道遠幾時通達)와 먼 길(路遙)에서는 어느 날 환향(何日還鄉)할지를 결(訣)로써 말하였으니, 자오일(子午日) 기신(起申), 축미일 (丑未日) 기술(起戌), 인신일(寅申日) 기자(起子), 묘유일(卯 酉日) 기인(起寅), 진술일(辰戌日) 기진(起辰), 사해일(巳亥 日) 기오(起午)하였다.

차수(次數)는 전해 내려오면서 도(道), 원(遠), 통(通), 달 (達), 요(遙), 환(還), 자(字)를 가지고 길리(吉利)하다 하였 는데, 역시 황도(黃道)를 일으키는 법과 비결(秘訣)이 따로 있는 것도 아니다.

3. 길장(吉將) 가시(加時)

《통서》에 이르기를, "시(時)를 선용(善用)하는 것은 육 신(六神)을 다 굴복(悉伏)시키는 것이다. 이를테면, 육신실 복(六神悉伏)을 득하지 못하였을 때는 길장(吉將) 가시(加 時)를 취하면 역시 길(吉)하다는 이론이다.

안찰하면 ; 육신실복(六神悉伏)은 즉(即) 귀등천문(貴登 天門)이다. 길장(吉將) 가시(加時)란 육임(六壬)의 귀인(貴 人), 육합(六合), 청룡(青龍), 태상(太常), 태음(太陰), 천후 (天后) 등 육길장(六吉藏)이다.

그 법(法)은 월장(月將) 가시(加時)로 시상(時上)의 소임 지신(所臨之神)이 길장(吉將)을 만나게 하는 것이다. 대저 육신(六神)을 실복(悉伏)이 안 되었을 때는 육길(六吉)이 역시 득위(得位)하지 못하였으므로 충분히 길(吉)하다 할 수 없는 것이다.

만약 사대길시(四大吉時)는 또 길장(吉將)을 만나야 비로소 길(吉)이라 할 수 있기 때문이다. 그러나 뜻(義)에서는 어긋남이 없더라도 역시 《대통력(大統曆)》을 사용해야 한다. 이에서 부록(附錄)에 싣고 입성(立成)을 작(作)하지 못한 것은 사대길시(四大吉時) 귀등천문(貴登天門)이 이미 열립(列立) 입성(立成)하였으므로 동일하게 월장(月將) 가시(加時)하기 때문이다.

4. 기문삼원가(奇門三元歌)

헌원황제전치우(軒轅黃帝戰蚩尤)
　　　　탁록경금고미휴(涿鹿經今苦未休),
우우천신수부결(偶遇天神授符訣)
　　　　등단치제근건수(登壇致祭謹虔修).

신룡부도출낙수(神龍負圖出洛水)
　　　　채봉함서벽운리(彩鳳銜書碧雲裡),
인명풍후연성문(因命風后演成文)
　　　　둔갑기문종차시(遁甲奇門從(此始).

일천팔십당시제(一千八十當時制)
　　　　태공산성칠십이(太公刪成七十二),
체어한대장자방(逮於漢代張子房)
　　　　일십팔국위정예(一十八局爲精藝).

선수장상배구궁(先須掌上排九宮)

　　　　　종횡십오재기중(縱橫十五在其中),

차장팔괘윤팔절(次將八卦輪八節)

　　　　　일기통삼위정종(一氣統三爲正宗).

음양이둔분순역(陰陽二遁分順逆)

　　　　　일기삼원인막측(一氣三元人莫測),

오일도래환일원(五日都來換一元)

　　　　　초신접기위준적(超神接氣爲准的).

이지지전유윤기(二至之前有閏奇)

　　　　　차시첩절누승지(此時疊節累乘之).

적일이성위윤월(積日以成爲閏月)

　　　　　적시이성위윤기(積時以成爲閏奇).

인취구궁위구성(認取九宮爲九星)

　　　　　팔문시축구성행(八門時逐九星行),

구궁봉갑위직부(九宮逢甲爲直符)

　　　　　팔문직사자분명(八門直使自分明).

부상지문위직사(符上之門爲直使)

　　　　　십시일위감평거(十時一位堪評據),

직부상이가시간(直符常以加時干)

　　　　　직사역순시궁거(直使逆順時宮去).

육갑원호육의명(六甲元號六儀名)

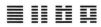

삼기즉시을병정(三奇卽是乙丙丁),

양둔순의기역포(陽遁順儀奇逆佈)

　　　음둔역의기순행(陰遁逆儀奇順行).

길문우이합삼기(吉門偶爾合三奇)

　　　직차경운백사의(直此經云百事宜),

갱합종방가간점(更合從旁加簡點)

　　　여궁불가유미자(餘宮不可有微疵).

삼기득사성감취(三奇得使誠堪取)

　　　육갑우지비소보(六甲遇之非小補),

을봉견마병서후(乙逢犬馬丙鼠猴)

　　　육정옥녀기용호(六丁玉女騎龍虎).

우유삼기유육의(又有三奇遊六儀)

　　　호위옥녀수문비(號爲玉女守門扉),

약작음사합화사(若作陰私合和事)

　　　청군단향차중추(請君但向此中推).

천삼문혜지사호(天三門兮地四戶)

　　　문군차법지하처(問君此法知何處),

태충소길여종괴(太衝小吉未與從魁酉)

　　　차시천문사출로(此是天門私出路).

지호제위정여개(地戶除危定與開)

　　　거사개종차중거(擧事皆從此中去),

육합태음태상군(六合太陰太常君)

　　　　삼진원시지사문(三辰元是地私門).

갱득기문상조요(更得奇門相照耀)

　　　　출문백사총흔흔(出門百事總忻忻),

태충천마최위귀(太衝天馬最爲貴)

　　　　졸연유난의도피(卒然有難宜逃避).

단당승취천마행(但當乘取天馬行)

　　　　검극여산부족외(劍戟如山不足畏),

삼위생기오위사(三爲生氣五爲死)

　　　　성재삼혜쇠재오(盛在三兮衰在五).

능식유삼피오시(能識遊三避五時)

　　　　조화진기수기취(造化眞機須記取),

취중복음위최흉(就中伏吟爲最凶)

　　　　천봉가저지천봉(天蓬加著地天蓬).

천약도봉천영상(天蓬若到天英上)

　　　　수지즉시반음궁(須知卽是反吟宮),

팔문반복개여차(八門返復皆如此)

　　　　생재생문사재사(生在生門死在死).

종영길숙득기문(縱令吉宿得奇門)

　　　　만사개흉불감사(萬事皆凶不堪使),

육의격형하태흉(六儀擊刑何太凶)

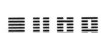

갑자직부수향동(甲子直符愁向東).

술형재미신형호(戌刑在未申刑虎)
    인사진진오형오(寅巳辰辰午刑午),
삼기입묘호상지(三奇入墓好詳之)
    갑일나감득미시(甲日那堪得未時).

병정속화화묘술(丙丁屬火火墓戌)
    차시제사불수위(此時諸事不須爲),
갱겸육을래임이(更兼六乙來臨二)
    성기임육역동추(星奇臨六亦同推).

우유시간입묘궁(又有時干入墓宮)
    과중시하기상봉(課中時下忌相逢),
무술임진겸병술(戊戌壬辰兼丙戌)
    계미정축역동흉(癸未丁丑亦同凶).

오불우시용불청(五不遇時龍不晴)
    호위일월손광명(號爲日月損光明),
시간래극일간상(時干來剋日干上)
    갑일수지시기경(甲日須知時忌庚).

기여문혜공태음(奇與門兮共太陰)
    삼반난득총가임(三般難得總加臨),
약환득이역위길(若還得二亦爲吉)
    거조행장필수심(擧措行藏必遂心).

갱득직부직사리(更得直符直使利)
　　　　　병가용사최위귀(兵家用事最爲貴),
당종차지격기충(當從此地擊其衝)
　　　　　백전백승군수기(百戰百勝君須記).

천을지신소재궁(天乙之神所在宮)
　　　　　대장의거격대충(大將宜居擊對衝),
가령직부거리구(假令直符居離九)
　　　　　천영좌취격천봉(天英坐取擊天蓬).

갑을병정무양시(甲乙丙丁戊陽時)
　　　　　신거천상요군지(神居天上要君知),
좌격수빙천상기(坐擊須憑天上奇)
　　　　　음시지하역여지(陰時地下亦如之).

약견삼기재오양(若見三奇在五陽)
　　　　　편의위객자고강(偏宜爲客自高强),
홀연봉저오음위(忽然逢著五陰位)
　　　　　우의위주호재상(又宜爲主好裁詳).

직부전삼육합위(直符前三六合位)
　　　　　태음지신재전이(太陰之神在前二),
후일궁중위구천(後一宮中爲九天)
　　　　　후이지신위구지(後二之神爲九地).

구천지상호양병(九天之上好楊兵)

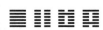

구지잠장호입영(九地潛藏好立營),

복병단향태음위(伏兵但向太陰位)

　　약봉육합이도형(若逢六合利逃形).

천지인분삼둔명(天地人分三遁名)

　　천둔월정화개임(天遁月精華蓋臨),

지둔일정자운폐(地遁日精紫雲蔽)

　　인둔당지시태음(人遁當知是太陰).

생문육병합육정(生門六丙合六丁)

　　차위천둔심분명(此爲天遁甚分明),

개문육을합육기(開門六乙合六己)

　　지둔여사이이의(地遁如斯而已矣).

휴문육정공태음(休門六丁共太陰)

　　욕구인둔무과차(欲求人遁無過此),

경위태백병위혹(庚爲太白丙爲惑)

　　경병상가수회득(庚丙相加誰會得).

육경가병백입형(六庚加丙白入熒)

　　육병가경형입백(六丙加庚熒入白),

백입형혜적즉래(白入熒兮賊卽來)

　　형입백혜적수멸(熒入白兮賊須滅).

병위발혜경위격(丙爲勃兮庚爲格)

　　격즉불통발란역(格卽不通勃亂逆),

병가천을위직부(丙加天乙爲直符)

　　　천을가병위비발(天乙加丙爲飛勃).

경가일간위복간(庚加日干爲伏干)

　　　일간가경비간격(日干加庚飛干格),

가일궁혜전재야(加一宮兮戰在野)

　　　동일궁혜전어국(同一宮兮戰於國).

경가직부천을복(庚加直符天乙伏)

　　　직부가경천을비(直符加庚天乙飛),

경가계혜위대격(庚加癸兮爲大格)

　　　가기위형격불의(加己爲刑格不宜).

경가임시위상격(庚加臨時爲上格)

　　　우혐세월일시지(又嫌歲月一時遲),

갱유일반기격자(更有一般奇格者)

　　　육경근물가삼기(六庚謹勿加三奇).

차시약야행병거(此時若也行兵去)

　　　필마척륜무반기(匹馬隻輪無返期),

육계가정사요교(六癸加丁蛇夭矯)

　　　육정가계작투강(六丁加癸雀投江).

육을가신용도주(六乙加辛龍逃走)

　　　육신가을호창광(六辛加乙虎猖狂),

관사자청시흉신(請觀四者是凶神)

백사봉지막조수(百事逢之莫措手).

병가갑혜조질혈(丙加甲兮鳥跌穴)
　　　　갑가병혜용회수(甲加丙兮龍回首),
지차이자시길신(只此二者是吉神)
　　　　위사여의십팔구(爲事如意十八九).

팔문약우개휴생(八門若遇開休生)
　　　　제사봉지총진정(諸事逢之總趁情),
상의포렵종수획(傷宜捕獵終須獲)
　　　　두호요차급은형(杜好邀遮及隱形).

경상투서병파진(景上投書幷破陣)
　　　　경능금송유성명(驚能擒訟有聲名),
약문사문하소주(若問死門何所主)
　　　　지의조사여행형(只宜弔死與行刑).

봉임충보금양성(蓬任沖輔禽陽星)
　　　　영예주심음숙명(英芮柱心陰宿名),
보금심성위상길(輔禽心星爲上吉)
　　　　충임소길미전형(衝任小吉未全亨).

대흉봉예불감우(大凶蓬芮不堪遇)
　　　　소흉영주불정명(小凶英柱不精明),
대흉무기변위길(大凶無氣變爲吉)
　　　　소흉무기역동지(小凶無氣亦同之).

길성갱능봉왕상(吉星更能逢旺相)

　　　　만거만전공필성(萬舉萬全功必成),

약우휴수병폐몰(若遇休囚幷廢沒)

　　　　권군불필진전정(勸君不必進前程).

요식구성배오행(要識九星配五行)

　　　　각수팔괘고희경(各隨八卦考羲經),

감봉성수리위화(坎蓬星水離爲火)

　　　　중궁곤간토위영(中宮坤艮土爲營).

건태위금진손목(乾兌爲金震巽木)

　　　　왕상휴수간중경(旺相休囚看重輕),

여아동행즉위상(與我同行卽爲相)

　　　　아생지월성위왕(我生之月誠爲旺).

폐어부모휴어재(廢於父母休於財)

　　　　수어귀혜진불왕(囚於鬼兮眞不旺),

가여수숙내천봉(假如水宿乃天蓬)

　　　　상재초동여중동(相在初冬與仲冬).

왕어정이휴사오(旺於正二休四五)

　　　　기여방차자연궁(其餘倣此自硏窮),

즉급종신완종문(急則從神緩從門)

　　　　삼오반복천도형(三五返覆天道亨).

십간가복약가착(十干加伏若加錯)

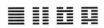

第三部 擇吉要法

입고휴수백사위(入庫休囚百事危),

십정위사용위귀(十精爲使用爲貴)

기궁천을용무의(起宮天乙用無疑).

궁제기문불위박(宮制其門不爲迫)

문제기궁시박추(門制其宮是迫推),

천망사장무주로(天網四張無走路)

일이망저유로통(一二網低有路通).

삼지사궁행입묘(三至四宮行入墓)

팔구고강임서동(八九高强任西東),

절기추이시후정(節氣推移時候定)

음양순역요정통(陰陽順逆要精通).

삼원적수성육기(三元積數成六紀)

천지미성유일리(天地未成有一理),

청관가리정미결(請觀歌裡精微訣)

비시현인막전여(非是賢人莫傳與).

5. 양둔가(陽遁歌)

동지경칩일칠사(冬至驚蟄一七四),

소한이팔오위감(小寒二八五爲坎).

대한춘분삼구육(大寒春分三九六),

입춘팔오이위국(立春八五二爲局).

우수구육삼무실(雨水九六三無失),

　　　　청명입하사일칠(淸明立夏四一七).

곡우소만오이팔(穀雨小滿五二八),

　　　　망종육삼구위법(亡種六三九爲法).

6. 음둔가(陰遁歌)

하지백로구삼육(夏至白露九三六),

　　　　소서팔이오음국(小暑八二五陰局).

대서추분칠일사(大暑秋分七一四),

　　　　입추이오팔궁차(立秋二五八宮次).

처서일사칠위시(處暑一四七爲是),

　　　　상강소설오팔이(霜降小雪五八二).

한로입동육구삼(寒露立冬六九三),

　　　　대설사칠일궁함(大雪四七一宮緘).

7. 팔문구성 정례가(八門九星定例歌)

감궁일위기봉휴(坎宮一位起蓬休)

　　　　예사환거곤이류(芮死還居坤二流).

충숙상문삼진위(沖宿傷門三震位)

두문천보손궁주(杜門天輔巽宮周).

심개건육금성오(心開乾六離星五)

천주경문태칠구(天柱驚門兌七求).

생임거간경영구(生任居艮景英九)

금숙무문곤상유(禽宿無門坤上遊).

안찰하면 ;

❶ 기문(奇門) 택시법(擇時法)은 을병정(乙丙丁) 삼기(三奇)를 개휴생(開休生) 삼길문(三吉門)에 회합시켜 더욱 길하게 하는 것이다. 수조(修造)에서는 오로지 삼기가 도방(三奇到方)하는 곳을 취(專取)하게 한 것인데, 그 기례법(起例法)은 앞에서 이미 말하였지만, 음양둔(陰陽遁) 각 9국(局)으로 자국(自局)의 본궁(本宮)에서 갑자(甲子)를 기(起)하는데, 양둔(陽遁)은 순포(順佈) 육의(六儀)하고 역포(逆佈) 삼기(三奇)하며, 음둔(陰遁)은 역포(逆遁) 육의(六儀)하고 순포(順佈) 삼기(三奇)한다. 그러면 무동갑자(戊同甲子)하고 기동갑술(己同甲戌)이며 경동갑신(庚同甲申)하고 신동갑오(辛同甲午)이며 임동갑진(壬同甲辰) 계동갑인(癸同甲寅)이 된다.

첩법(捷法)은 양순(陽順) 음역(陰逆)에서 무기(戊己) 경신(庚辛) 임계(壬癸) 정병을(丁丙乙)의 순차(順次)로 배포(排

布)한다.

대개 순포(順佈)하면 정병을(丁丙乙)이 을병정(乙丙丁)에 있게 되는데 이것이 곧 역포(逆佈)이고, 이어 역포하면 정병을(丁丙乙)이 을병정(乙丙丁)에 있게 되니 이것이 곧 순포(順佈)이다.

그것은 팔괘(八卦) 팔절(八節)로 일기통삼법(一氣統三法)을 만드는데, 동지(冬至)감(坎), 입춘(立春)간(艮), 춘분(春分)진(震), 입하(立夏)손(巽)은 다 양둔(陽遁)이니 순행(順行)하고, 하지(夏至)리(離), 입추(立秋)곤(坤), 추분(秋分)태(兌), 입동(立冬)건(乾)은 다 음둔(陰遁)이니 역행(逆行)한다.

이를테면, 동지(冬至) 상원(上元)은 감일국(坎一局)을 사용하고, 소한(小寒) 상원(上元)은 곤이국(坤二局)을 사용하며, 대한(大寒) 상원(上元)은 용(用) 진삼국(震三局)하며, 하지(夏至) 상원(上元)은 용(用) 리구국(離九局)하며, 소서(小暑) 상원(上元)은 용(用) 간팔국(艮八局)하며, 대서(大暑) 상원(上元)은 용(用) 태칠국(兌七局)하는 것 등이 그것이다.

이렇게 상원(上元)국(局)이 정해졌으면 중원(中元) 하원(下元)도 다 차례에 따라 돌아가는(輪流) 것이니 이것은 자연의 이치이다.

또 5일 60시간을 일원(一元)으로 하는데, 갑기일(甲己日)은 반드시 갑자시(甲子時)가 되므로 갑기일(甲己日)을 **부수(符首)**로 하여 갑자(甲子), 갑오(甲午), 기묘(己卯), 기유(己

酉)일을 상원(上元)으로 하였고, 갑인(甲寅), 갑신(甲申), 기사(己巳), 기해(己亥)일을 중원(中元)으로 하고, 갑진(甲辰), 갑술(甲戌), 기축(己丑), 기미(己未)일을 하원(下元)으로 하였다.

이를테면, 양둔(陽遁) 일국(一局) 갑자(甲子)일이라면 상원(上元)이니 갑자시(甲子時)를 감일(坎一)에서 기(起)하고, 기사(己巳)일이라면 중원(中元)이니 갑자(甲子)시를 태칠(兌七)에서 기(起)하며, 갑술(甲戌)일이라면 하원(下元)이니 갑자(甲子)시를 손사(巽四)에서 일으킨다.

이렇게 기묘(己卯)일에 이르면 다시 상원(上元)으로 되니 일절(一節)이 15일이 되며, 삼원(三元)을 다 돌아간(旣周) 다음은 다음 절기(下節)가 되므로 다시 다른 방법으로 일으킨다(另起).

❷ 치윤법(置閏法)은 기영(氣盈)으로 인하여 발생하는 것이다. 이를테면, 금년에 갑자일(甲子日)의 동지(冬至)라면 동지(冬至)는 상원(上元)이니 정수(正授)가 된다. 정수(正授)라 말한 것은 부수(符首)와 절(節)이 동일(同日)이란 뜻이다. 명년(明年)의 동지(冬至)가 이를 때까지 기사일(己巳日)이므로 부수(符首) 갑자(甲子)는 동지 전(前) 5일(五日)에 있는 것이다.

그렇다면 동지 전 갑자일(甲子日)은 즉 용(用) 동지(冬至) 상원(上元)이니 이를 초신(超神)이라 한다. 초(超)라 말한 것은 부수(符首)가 절전(節前)에 있다는 뜻이다. 후년(後

年)의 동지(冬至)에 이르면 갑술일(甲戌日) 전(前)의 부수(符首)이므로 갑자(甲子)가 동지 전 10일 후의 부수(符首)이니 기묘(己卯)는 동지 후로 5일(五日)에 있게 되니 전원(前遠) 후근(後近)이 되므로 그것은 동지 전 갑자일(甲子日)은 인(因)하여 용(用) 대설(大雪) 상원(上元)이 된다. 기사일(己巳日)은 인(因)하여 대설(大雪) 중원(中元)을 용(用)하게 된 것이다.

동지(冬至)의 갑술일(甲戌日)은 인(因)하여 용(用) 대설(大雪) 하원(下元)한 것이므로 동지 후의 기묘일(己卯日)은 바로(方用) 동지 상원(上元)을 용(用)한 것이다. 이렇게 대설(大雪) 삼원(三元)을 거듭 사용한 것이니 이것이 치윤법(置閏法)이다. 이것을 윤(閏)이라 말한 것은 윤은 이른바 일기(一氣)라는 뜻이기 때문이다.

후(後) 기묘일(己卯日)을 이어 사용(方用)할 경우 동지 상원(上元)으로 접기(接氣)한다. 접(接)이라 말한 것은 부수(符首)가 절의 후(節後)에 있기 때문이다. 그러므로 치윤(置閏)은 반드시 이지(二至)의 전(前)에 있어야 하며, 초과하여도 10일(十日)을 지나지 않고, 접(接)은 5일(五日)을 지나지 않게 된다.

그러나 이것은 평기정수(平氣正授)로 기산(起算)한 것이며, 만약 정기(正氣)로 영축(盈縮)을 논하였을 때는 각기 부동(不同)이 있을 수 있으니 마땅히 원근(遠近)으로 논단(論斷)하기 바란다.

이를테면, 전(前)의 부수(符首)가 절전(節前) 7일(七日)에 있고, 후(後)의 부수(符首)는 절후(節後) 8일(八日)에 있으면 전근(前近) 후원(後遠)이므로 마땅히 초신(超神)을 사용하여야 한다. 반대로 전(前)의 부수(符首)가 절전(節前) 8일(八日)에 있고 후(後)의 부수(符首)는 절후(節後) 7일에 있으면 전원(前遠) 후근(後近)이니 이때는 마땅히 치윤(置閏)함이 가하다.

접기(接氣)에 또 탁국(拆局) 보국(補局)법이 있는데, 선용(先用) 본절(本節) 하원(下元)에서는 좇기가 불가(不可從)하고, 중요한 것은 정수(正授)의 후(後)에 초신(超神)하고, 초신(超神)한 후에 치윤(置閏)하고, 치윤한 후에 접기(接氣)하며, 접기한 후에 정수(正授)한다. 혹 초신(超神)이라 하는데, 그것은 일정하여 바뀌지 않는(一定不易) 것이다.

그 매 국(局)마다 60시(時)를 비포(飛佈)하는 법은 먼저 본국(本局)에서 배정한 지반(地盤)에 의하고, 다음은 각 시(時)의 육갑성(六甲星)을 취하여 직부(直符)하고 육갑지문(六甲之門)이 직사(直使)로 하여 직부(直符)로 시간(時干)에 가하는데, 양순(陽順) 음역(陰逆)으로 구성(九星)을 구궁(九宮)에 비포(飛佈)시킨다.

직사(直使)로 시궁(時宮)에 가(加)하는 것은 음양(陰陽) 팔문(八門)을 불론(不論)하고 순전팔괘(順轉八卦 ; 一說에는 九星 역시 順行八卦)하는데, 직부(直符), 등사(螣蛇), 태음(太陰), 육합(六合), 백호(白虎), 원무(元武), 구지(九地), 구천(九天) 등 팔신(八神)을 양순(陽順) 음역(陰逆)으로 차례에 따라 추배(推排 ; 일설에는 白虎를 勾陳으로, 元武를 朱雀으로)

한다. 지금의 두 예(二例)는 아래에 있다.

8. 양둔일국(陽遁一局)

이를테면, 양둔(陽遁) 일국(一局)이면 갑자(甲子)무(戊)를 감(坎)1, 갑술(甲戌)기(己)는 곤(坤)2, 갑신(甲申)경(庚)은 진(震)3, 갑오(甲午)신(辛)은 손(巽)4, 갑진(甲辰)임(壬)은 중(中)5 기곤(寄坤), 갑인(甲寅)계(癸)는 건(乾)6이니 정태(丁兌)7, 병간(丙艮)8, 을리(乙離)9로 지반(地盤)이 성립되었다.

양둔일국갑자시(陽遁一局甲子時)

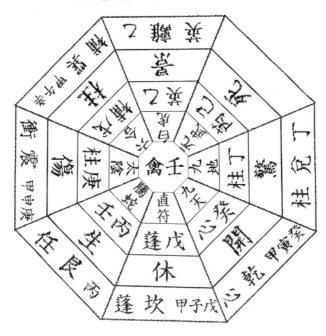

을축시(乙丑時)

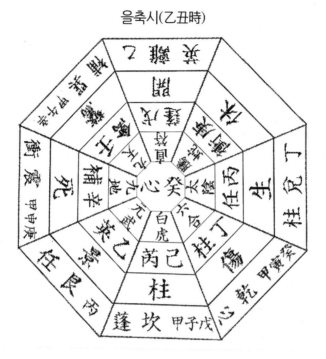

또 갑자시(甲子時)는 봉(蓬) 무(戊) 직부에다 가(加) 갑자 하였고(蓬戊直符加甲子), 휴문 직사 역시 가 갑자(休門直使 亦加甲子)하였으니 이는 복음(伏吟)이다.

을축시(乙丑時)는 봉무직부(蓬戊直符)에다 가을(加乙)하 면 재리구(在離九)이고, 예(芮)기(己)는 재(在) 감일(坎一)이 니 충경(衝庚)은 재곤이(在坤二)이며, 보신(輔辛)은 재진삼 (在震三)이며, 금임(禽壬)은 재손사(禽壬在巽四)이며, 심계 (心癸)는 재중오(在中五)이며, 주정(柱丁)은 재건육(在乾六) 이며, 임병(任丙)은 재태칠(在兌七)이며, 영을(英乙)은 재간 팔(在艮八)이니, 휴문(休門) 직사(直使)에다 가을축(加乙丑) 한 것은 재곤이(在坤二)가 되었으니, 생문(生門)이 재태(在

兌)이고, 개문(開門)이 재리(在離)이며, **병기(丙奇)와 생문
(生門)**이 태방(兌方)에서 만나 대길방(大吉方)이 되었다.

9. 음둔(陰遁) 구국(九局)

갑자시(甲子時), 가령, 음둔(陰遁) 구국(九局)은 갑자(甲子)
무(戊)를 기리(起離)하므로, 갑술(甲戌)기(己)는 간팔(艮八)에
있고, 갑신(甲申)경(庚)은 태칠(兌七)이 되며, 갑오(甲午)신
(辛)은 건육(乾六)이 되며, 갑진(甲辰)임(壬)은 중오궁(中五
宮)이 되니 기곤(寄坤)하고, 갑인(甲寅)계(癸)는 손사(巽四)에
있고, 정(丁)은 진삼궁(震三宮)이 되고, 병(丙)은 곤이궁(坤二
宮)이 되며, 을(乙)은 감일궁(坎一宮)에 있게 되니, 지반(地
盤)이 이렇게 전개된다. 갑자시(甲子時)는 영(英)무(戊) 직부
(直符)를 가(加) 갑자(甲子)가 되니, 경문(景門) 직사(直使)
역시 가(加) 갑자(甲子)하니 이것이 복음(伏吟)이다.

병인시(丙寅時)는 영(英)무(戊) 직부(直符)를 가병(加丙)하
면 곤이(坤二)에 있게 되며, 임(任)기(己)는 재(在)감일(坎一)
하고, 주(柱)경(庚) 재리구(在離九)하고, 심(心)신(辛)은 재간
팔(在艮八)하며, 금(禽)임(壬)은 재태칠(在兌七)하고, 보(輔)계
(癸)는 재건육(在乾六)하며, 충(衝)정(丁)은 재중오(在中五)하
며, 예(芮)병(丙)은 재손사(在巽四)하며, 봉(蓬)을(乙)은 재진
삼(在震三)하고, 경문(景門) 직사(直使)에 가(加) 병인(丙寅)
하면 재태칠(在兌七)하며, 개문(開門)은 재간(在艮)하고, 휴문
(休門)은 재진(在震)하니 을기(乙奇)와 합하는 곳이다.

第
三
部

擇
吉
要
法

음둔구국갑자시(陰遁九局甲子時)

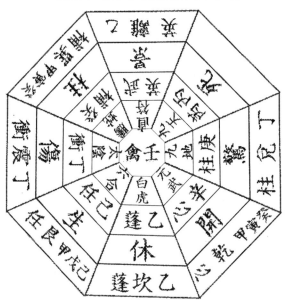

병인시(丙寅時)

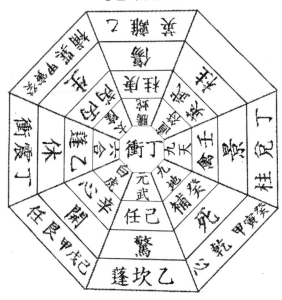

생문(生門) 재손(在巽)과 병기(丙奇)도 합(合)한다. 따라
서 병인시(丙寅時)는 진손(震巽) 두 방(二方)이 길방(吉方)
이다. 이렇게 전국(全局) 일천팔십(一千八十) 국이 각각 전
서(專書)가 있으나 이에는 다 기록할 수가 없다.

欽定
四庫全書

協紀辨方書

卷 36

변와辨訛

제1장. 변와(辨訛)

1. 변와(辨訛 ; 그릇됨을 분변함)

이곳에서는 동양학의 신살(神煞) 가운데 학문적 근거도 없고 이치(理致)에도 설득력이 부족하여 허망하게 날조(捏造)된 것들을 기재(記載)하여 후학(後學)들로 하여금 우니(迂泥)에 빠지지 않도록 함이다.

술사들이 기이함을 좋아하고 이익을 즐겨(嗜利) 그릇된 말을 번잡하게 만들어 내면서 이것은 길(吉)한데 저것은 흉(凶)하다 하는 것들은 한(漢)나라 이후로 이미 《사기(史記)》를 통하여 옳지 않음을 지적해 왔다.

이들 와류설(訛謬說)은 당(唐)·송(宋)·원(元)·명(明) 이래로 그 종류가 부지기수로 많이 유전(流傳)되어 왔다. 24향(向)의 신살(神煞)도 천여 종(種)이 넘었고, 60갑자(甲子)에서도 백여 가지가 넘게 민간을 상대로 이용하여 왔으며, 혹세무민(惑世誣民)하는 서적도 부지기수로 펴내었으니 그 많은 의혹들을 다 분변(分辨)할 수가 없게 되었다.

돌아보면, 민간(民間)으로 유전(流傳)하는 것 중에는 같은 신살(神煞)을 놓고도 각 지역에 따라서도 다르고 사람에 따라서도 쓰임 등에서 달리 사용되고 있는 실정이지만 모두를 다 기재할 수는 없으므로 지금까지도 일부에서나마 쓰이고 있는 4, 50종의 오류를 열거하였다.

2. 남녀 합혼(合婚)의 대리월(大利月) 소리월(小利月)

부부지도(夫婦之道)는 인륜(人倫)의 시작인데 술가(術家)들이 근거 없이 황당하게 날조하여 가볍고 무책임한 말로 혹세무민(惑世誣民)한 것이다.

3. 男命 간극자위처(干剋者爲妻) 女命 간극자위부(干剋者爲夫)

명리(命理)에서 이것 또한 전혀 근거 없이 날조된 허황한 말이다.

4. 합혼(合婚) 입성(立成)

合婚立成			
男女生命	上元	中元	下元
甲子癸酉壬午辛卯庚子己酉戊午	男七女五	男一女二	男四女八
乙丑甲戌癸未壬辰辛丑庚戌己未	男六女六	男九女三	男三女九
丙寅乙亥甲申癸巳壬寅辛亥庚申	男五女七	男八女四	男二女一
丁卯丙子乙酉甲午癸卯壬子辛酉	男四女八	男七女五	男一女二
戊辰丁丑丙戌己未甲辰癸丑壬戌	男三女九	男六女六	男九女三
己巳戊寅丁亥丙申乙巳甲寅計借	男二女一	男五女七	男八女四
庚午己卯戊子丁酉丙午乙卯	男一女二	男四女八	男七女五

5. 합혼신살(合婚神煞)

男五宮寄二宮, 女五宮寄八宮									
生氣	一四六七	二八七六	三九八二	四一九三	遊魂	一六六一	二九七四	三八八三	四七九二
天醫	一八六三	二四七九	三六八一	四二九七	歸魂	一一六六	二二七七	三三八八	四四九九
福德	一三六八	二七七二	三一八六	사구 구사	絕體	一九六二	二六七八	三四八七	三四九一
烏鬼	一七六四	三三七一	三三八九	사육 구팔	絕命	一二六九	二一七二	三七八四	四八九六

《통서(通書)》에 이르기를, 여재(呂才)운, 합득(合得), 생기(生氣), 천의(天醫), 복덕(福德)은 상길(上吉)하고, 자손(子孫) 창성(昌盛)하므로 불피포태(不避胞胎)라 하고, 월내(月內)의 제흉신(諸凶神) 가여(假如), 절체(絕體), 유혼(游魂), 귀혼(歸魂)을 만나는 것은 위중(爲中) 등이니 가히 경중(輕重)을 교량(較量)한 말이다.

이를테면, 명괘통화(命卦通和)는 월중소기(月中少忌)라 하여 가이성혼(可以成婚)이라 한 것인데, 다만 혼인지사(婚姻之事)는 이무십전(理無十全)이니 중평(中平) 역시 길(吉)하다는 것이다. 만약 오귀(五鬼)를 만나는 것은 남녀구설(男女口舌)을 주장하고, 오직 절명(絕命)을 만나는 것은 남녀가 각각 많은 근심이 있으며, 비록 명괘(命卦) 화열(和悅) 역시 마땅치 못하다는 것이다.

고신과숙(孤辰寡宿)

生 命	亥子丑	寅卯辰	巳午未	辛酉戌
孤 辰	正 月	四 月	七 月	十 月
寡 宿	九 月	十二月	三 月	六 月

*남자는 고신을 꺼리고 여성은 과숙을 꺼린다.

《통서》에 이르기를, "영전일신위고신(令前一辰爲孤辰) 영후일신위과숙(令後一辰爲寡宿)"이라 하였으니, 이를테면, 인묘진(寅卯辰) 춘령(春令)은 사위고신(巳爲孤辰) 축위과숙(丑爲寡宿)이라 한 것이 유일한 자료이나 믿고 따를 수 없는 허황된 것이라 하였다. 기문(奇門)에서, "순공(旬空)을 고(孤)라 하고 그 대(對)를 허(虛)"라 하였고, 병서(兵書)에, "배고격허(背孤擊虛) 일녀가적십부(一女可敵十夫)"라 하였으나 주제(主題)와는 전혀 다른 것들이다.

6. 포태상충(胞胎相衝)

다음 도표를 보면 포태상충은 천태살(穿胎煞)이라고도 하여 범(犯)하면 산액(産厄)이 많다고 하는데, 만약 생기(生氣), 천의(天醫), 복덕(福德)을 만나면 불기(不忌)라 하였다. 나머지도 도표로 판단할 수 있지만, 역시 대부분은 오류이고 극히 일부만은 형충파(刑沖波)에서 겹치고 있다.

포태상충(胞胎相衝)

生命	寅申	卯酉	辰戌	巳亥	子午	丑未
胞胎相衝	四月 十月	五月 十一月	六月 十二月	七月 正月	二月 八月	三月 九月

7. 골수파(骨髓破)

살남(煞男)한다는데 여성(女性)의 생월(生月)에서 범(犯)하면 추즉(啾喞 ; 찍찍거리는 벌레 우는 소리)이 많이 온다고 한다.

골수파(骨髓破) 철소추(鐵掃帚) 육해(六害) 사패(四敗)

生命	子	丑	寅	卯	辰	巳	午	未	申	酉	戌	亥
骨髓破 男破女家 女破男家	二	三	十	五	十二	正	八	九	四	十一	六	七
鐵掃帚 男掃女家 女掃男家	正十二	六九	四七	二八	正十二	六九	四七	二八	正十二	六九	四七	二八
六害不和	六	五	四	三	二	正	十二	十一	十	九	八	七
四敗	大敗			狼藉			飛天狼藉			八敗		
子辰巳生命	四月			五月			二三月			六月		
丑申酉生命	七月			八月			正七月			九月		
寅卯午生命	十月			十一月			五六月			十二月		
未戌亥生命	正月			二月			十一月			三月		

8. 남녀(男女) 익재(益財) 퇴재(退材)

남녀익퇴재(男女益退材)

男命	水	火	木	金	土
益財益女家	正月至六月生	四月至九月生	七月至十二月生	十月至三月生	七月至十二月生
退財退女家	七月至十二月生	十月至三月生	正月至六月生	四月至九月生	正月至六月生
望門鰥	十月	正月	四月	七月	四月
妻多厄	八九月	十一十二月	二三月	五六月	二三月
死墓絶妨妻	八九十月	十一十二正月	二三四月	五六七月	二三四月
女命	水	火	木	金	土
益財益夫家	七月至十二月生	七月至十二月生	四月至九月生	正月至六月生	十月至三月生
退財退夫家	正月至六月生	正月至六月生	十月至三月生	七月至十二月生	四月至九月生
望門寡	四月	四月	正月	十月	七月
夫多厄	二三月	二三月	十一十二月	八九月	五六月
死墓絶妨夫	二三四月	二三四月	十一十二正月	八九十月	五六七月

대리월(大利月)

女命	子午	丑未	寅申	卯酉	辰戌	巳亥
大利月	六十二	五十一	二八	正七	四十	三九
妨媒氏首子	正七	四十	三九	六十二	五十一	二八

妨翁姑	二八	三九	四十	五十一	六十二	正七
妨女父母	三九	二八	五十一	四十	正七	六十二
妨夫主	四十	正七	六十二	三九	二八	五十一
妨女身	五十一	六十二	正七	二八	三九	四十

9. 제가(諸家)의 난가(鑾駕) 성요(星曜)

옥황난가(玉皇鑾駕), 자미제성(紫微帝星), 《도천보조(都天寶照)》의 도천전운(都天轉運), 행아제성(行衙帝星), 주선라성(周仙羅星), 성마귀인(星馬貴人) 등은 이러한 성신(星辰)이 실제로 존재하는 것이 아니다(旣非實有此星). 또한 이것들에 이치가 반드시 있는 것도 아니며, 또 하나의 제성(于一帝星) 중에서도, 또 금륜(金輪), 화륜(火輪), 수륜(水輪), 천을(天乙), 태을(太乙) 등 여러 이름을 붙여놓은 것도 다 술사(術士)들이 날조한 것일 뿐이다.

《선택종경(選擇宗經)》에 이르기를, 통틀어 큰 줄기로 논하면(統而論之) 5, 6개가 있는데, 옥황(玉皇)은 종년(終年)에 각각 일방을 지키기는 하지만(各守一方), 절대로 바뀌거나 이동하는(絶不移易) 것이 아니다. 이는 육조(六朝)의 분황(分皇)이라도 오대(五代)의 각제(各帝)들인데 이에 무슨 이치가 있겠는가? 또 택일(擇日)할 때도 일월성신(日月星辰)을 취하는 것은 도산향자(到山向者)가 기쁜 산향의 광휘인지를(喜山向之光輝) 알아볼 뿐인데 어찌 일월성신(日

月星辰) 중에 신선(神仙)이 있다고 이르는가?

저것의 어두움도 알 수 없을 뿐더러(彼昏不知) 잘못된(誤) 것은 도가(道家)에서 칭하는 바로는 태양제군(太陽帝君), 태음제군(太陰帝君), 은하제군(銀河帝君) 등이 각기 하나의 날조(捏造)를 이루고 옥황(玉皇)이 압제한다고 하며 이르는 것들이 분분(紛紛)하여 하나같지 아니하여 무망(誣罔)이 극(極)에 달한 것들이다. 이제라도 다 산거(刪去)시켜 버리고 사용치 말 것이다. 아래 각종 입성표(立成表)를 보라.

옥황난가(玉皇鑾駕) 입성(立成)

甲己丁壬戊癸陽年	子	丑	寅	卯	辰	巳	午	未	申	酉	戌	亥
玉皇	庚酉	辛戌	乾亥	壬子	癸丑	艮寅	甲卯	乙辰	巽巳	丙午	丁未	坤申
火輪	辛戌	乾亥	壬子	癸丑	艮寅	甲卯	乙辰	巽巳	丙午	丁未	坤申	庚酉
金輪	乾亥	壬子	癸丑	艮寅	甲卯	乙辰	巽巳	丙午	丁未	坤申	庚酉	辛戌
水輪	壬子	癸丑	艮寅	甲卯	乙辰	巽巳	丙午	丁未	坤申	庚酉	辛戌	乾亥
土輪	癸丑	艮寅	甲卯	乙辰	巽巳	丙午	丁未	坤申	庚酉	辛戌	乾亥	壬子
燧輪	艮寅	甲卯	乙辰	巽巳	丙午	丁未	坤申	庚酉	辛戌	乾亥	壬子	癸丑
天乙	甲卯	乙辰	巽巳	丙午	丁未	坤申	庚酉	辛戌	乾亥	壬子	癸丑	艮寅
火帝	乙辰	巽巳	丙午	丁未	坤申	庚酉	辛戌	乾亥	壬子	癸丑	艮寅	甲卯
天定	巽巳	丙午	丁未	坤申	庚酉	辛戌	乾亥	壬子	癸丑	艮寅	甲卯	乙辰
寶臺	丙午	丁未	坤申	庚酉	辛戌	乾亥	壬子	癸丑	艮寅	甲卯	乙辰	巽巳
燧帝	丁未	坤申	庚酉	辛戌	乾亥	壬子	癸丑	艮寅	甲卯	乙辰	巽巳	丁未
炎帝	坤申	庚酉	辛戌	乾亥	壬子	癸丑	艮寅	甲卯	乙辰	巽巳	丁未	坤申

第三部 擇吉要法

乙庚丙辛陰年	子	丑	寅	卯	辰	巳	午	未	申	酉	戌	亥
玉皇	甲寅	艮丑	癸子	壬亥	乾戌	辛酉	庚申	坤未	丁午	丙巳	巽辰	乙卯
火輪	艮丑	癸子	壬亥	乾戌	辛酉	庚申	坤未	丁午	丙巳	巽辰	乙卯	甲寅
金輪	癸子	壬亥	乾戌	辛酉	庚申	坤未	丁午	丙巳	巽辰	乙卯	甲寅	艮丑
水輪	壬亥	乾戌	辛酉	庚申	坤未	丁午	丙巳	巽辰	乙卯	甲寅	艮丑	癸子
土輪	乾戌	辛酉	庚申	坤未	丁午	丙巳	巽辰	乙卯	甲寅	艮丑	癸子	壬亥
燼輪	辛酉	庚申	坤未	丁午	丙巳	巽辰	乙卯	甲寅	艮丑	癸子	壬亥	乾戌
天乙	庚申	坤未	丁午	丙巳	巽辰	乙卯	甲寅	艮丑	癸子	壬亥	乾戌	辛酉
火帝	坤未	丁午	丙巳	巽辰	乙卯	甲寅	艮丑	癸子	壬亥	乾戌	辛酉	庚申
天定	丁午	丙巳	巽辰	乙卯	甲寅	艮丑	癸子	壬亥	乾戌	辛酉	庚申	坤未
寶臺	丙巳	巽辰	乙卯	甲寅	艮丑	癸子	壬亥	乾戌	辛酉	庚申	坤未	丁午
燼帝	巽辰	乙卯	甲寅	艮丑	癸子	壬亥	乾戌	辛酉	庚申	坤未	丁午	丙巳
炎帝	乙卯	甲寅	艮丑	癸子	壬亥	乾戌	辛酉	庚申	坤未	丁午	丙巳	巽辰

자미제성(紫微帝星) 입성(立成)

	紫微	熒惑	太乙	寶臺	遊都	奕遊	天乙	天煞	榮光	朗耀	凶煞	黑煞
甲己丁壬戊癸陽年	癸子	癸丑	艮寅	甲卯	乙辰	巽巳	丙午	丁未	坤申	庚酉	辛戌	乾亥
乙庚丙辛陰年	壬亥	乾戌	辛酉	庚申	坤未	丁午	丙巳	巽辰	乙卯	甲寅	艮丑	癸子

欽定四庫全書 協紀辨方書

자미난가(紫微鸞駕) 연룡(年龍) 월토(月兎) 일호(日虎) 시우(時牛)

甲己丁壬戊癸陽年立成											
年龍	子	丑	寅	卯	辰	巳	午	未	申	酉	戌	亥
月兎	亥	子	丑	寅	卯	辰	巳	午	未	申	酉	戌
日虎	戌	亥	子	丑	寅	卯	辰	巳	午	未	申	酉
時牛	酉	戌	亥	子	丑	寅	卯	辰	巳	午	未	申
天乙	庚酉	辛戌	乾亥	壬子	癸丑	艮寅	甲卯	乙辰	巽巳	丙午	丁未	坤申
天定	乾亥	壬子	癸丑	艮寅	甲卯	乙辰	巽巳	丙午	丁未	坤申	庚酉	辛戌
太乙	壬子	癸丑	艮寅	甲卯	乙辰	巽巳	丙午	丁未	坤申	庚酉	辛戌	乾亥
玉皇	甲卯	乙辰	巽巳	丙午	丁未	坤申	庚酉	辛戌	乾亥	壬子	癸丑	艮寅
金輪	巽巳	丙午	丁未	坤申	庚酉	辛戌	乾亥	壬子	癸丑	艮寅	甲卯	乙辰
水輪	丙午	丁未	坤申	庚酉	辛戌	乾亥	壬子	癸丑	艮寅	甲卯	乙辰	巽巳

乙庚丙辛陰年立成											
年龍	子	丑	寅	卯	辰	巳	午	未	申	酉	戌	亥
月兎	亥	子	丑	寅	卯	辰	巳	午	未	申	酉	戌
日虎	戌	亥	子	丑	寅	卯	辰	巳	午	未	申	酉
時牛	酉	戌	亥	子	丑	寅	卯	辰	巳	午	未	申
天乙	甲卯	艮寅	癸丑	壬子	乾亥	辛戌	庚酉	坤申	丁未	丙午	巽巳	乙辰
天定	癸丑	壬子	乾亥	辛戌	庚酉	坤申	丁未	丙午	巽巳	乙辰	甲卯	艮寅
太乙	壬子	乾亥	辛戌	庚酉	坤申	丁未	丙午	巽巳	乙辰	甲卯	艮寅	癸丑
玉皇	庚酉	坤申	丁未	丙午	巽巳	乙辰	甲卯	艮寅	癸丑	壬子	乾亥	辛戌
金輪	丁未	丙午	巽巳	乙辰	甲卯	艮寅	癸丑	壬子	乾亥	辛戌	庚酉	坤申
水輪	丙午	巽巳	乙辰	甲卯	艮寅	癸丑	壬子	乾亥	辛戌	庚酉	坤申	丁未

第三部 擇吉要法

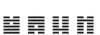

북진제성입성(北辰帝星立成)

年支	子	丑	寅	卯	辰	巳	午	未	申	酉	戌	亥
天劍	壬子	癸丑	艮寅	甲卯	乙辰	巽巳	丙午	丁未	坤申	庚酉	辛戌	乾亥
天鋒	癸丑	艮寅	甲卯	乙辰	巽巳	丙午	丁未	坤申	庚酉	辛戌	乾亥	壬子
天凶	艮寅	甲卯	乙辰	巽巳	丙午	丁未	坤申	庚酉	辛戌	乾亥	壬子	癸丑
天臺	甲卯	乙辰	巽巳	丙午	丁未	坤申	庚酉	辛戌	乾亥	壬子	癸丑	艮寅
天魁	乙辰	巽巳	丙午	丁未	坤申	庚酉	辛戌	乾亥	壬子	癸丑	艮寅	甲卯
天仇	巽巳	丙午	丁未	坤申	庚酉	辛戌	乾亥	壬子	癸丑	艮寅	甲卯	乙辰
天寃	丙午	丁未	坤申	庚酉	辛戌	乾亥	壬子	癸丑	艮寅	甲卯	乙辰	巽巳
天虛	丁未	坤申	庚酉	辛戌	乾亥	壬子	癸丑	艮寅	甲卯	乙辰	巽巳	丙午
天災	坤申	庚酉	辛戌	乾亥	壬子	癸丑	艮寅	甲卯	乙辰	巽巳	丙午	丁未
天帝	庚酉	辛戌	乾亥	壬子	癸丑	艮寅	甲卯	乙辰	巽巳	丙午	丁未	坤申
天福	辛戌	乾亥	壬子	癸丑	艮寅	甲卯	乙辰	巽巳	丙午	丁未	坤申	庚酉
天禍	乾亥	壬子	癸丑	艮寅	甲卯	乙辰	巽巳	丙午	丁未	坤申	庚酉	辛戌

감룡제성입성(撼龍帝星立成)

年干	甲	乙	丙	丁	戊	己	庚	辛	壬	癸
泰龍	艮寅	甲卯	乙辰	巽巳	丙午	丁未	坤申	庚酉	辛戌	乾亥
益龍	乙辰	巽巳	丙午	丁未	坤申	庚酉	辛戌	乾亥	壬子	癸丑
升龍	丙午	丁未	坤申	庚酉	辛戌	乾亥	壬子	癸丑	艮寅	甲卯
豊龍	坤申	庚酉	辛戌	乾亥	壬子	癸丑	艮寅	甲卯	乙辰	巽巳
萃龍	辛戌	乾亥	壬子	癸丑	艮寅	甲卯	乙辰	巽巳	丙午	丁未
壯龍	壬子	癸丑	艮寅	甲卯	乙辰	巽巳	丙午	丁未	坤申	庚酉

도천보조입성(都天寶照立成)

年支	子	午	丑	未	寅	申	卯	酉	辰	戌	巳	亥
太陽	坤	申	乾	亥	艮	寅	巽	巳	丙	午	丁	未
土宿	庚	酉	壬	子	甲	卯	丙	午	丁	未	坤	申
貪狼	辛	戌	癸	丑	乙	辰	丁	未	坤	申	庚	酉
祿存	乾	亥	艮	寅	巽	巳	坤	申	庚	酉	辛	戌
巨門	壬	子	甲	卯	丙	午	庚	酉	辛	戌	乾	亥
破軍	癸	丑	乙	辰	丁	未	辛	戌	乾	亥	壬	子
武曲	艮	寅	巽	巳	坤	申	乾	亥	壬	子	癸	丑
文曲	甲	卯	丙	午	庚	酉	壬	子	癸	丑	艮	寅
左輔	乙	辰	丁	未	辛	戌	癸	丑	艮	寅	甲	卯
廉貞	巽	巳	坤	申	乾	亥	艮	寅	甲	卯	乙	辰
右弼	丙	午	庚	酉	壬	子	甲	卯	乙	辰	巽	巳
羅睺	丁	未	辛	戌	癸	丑	乙	辰	巽	巳	丙	午

도천전운행아제성입성(都天轉運行衙帝星立成)

年支	子	午	丑	未	寅	申	卯	酉	辰	戌	巳	亥
貪狼	中	巽	震	坤	坎	離	艮	兌	乾	中	巽	震
巨門	乾	中	巽	震	坤	坎	離	艮	兌	乾	中	巽
祿存	兌	乾	中	巽	震	坤	坎	離	艮	兌	乾	中
文曲	艮	兌	乾	中	巽	震	坤	坎	離	艮	兌	乾
廉貞	離	艮	兌	乾	中	巽	震	坤	坎	離	艮	兌
武曲	坎	離	艮	兌	乾	中	巽	震	坤	坎	離	艮

第三部 擇吉要法

破軍	坤	坎	離	艮	兌	乾	中	巽	震	坤	坎	離
左輔	震	坤	坎	離	艮	兌	乾	中	巽	震	坤	坎
右弼	巽	震	坤	坎	離	艮	兌	乾	中	巽	震	坤

주망선인나성입성(周望仙人羅星立成)

甲己丁壬戊癸陽年	辰	巳	午	未	申	酉	戌	亥	子	丑	寅	卯
紫氣	癸丑	艮寅	甲卯	乙辰	巽巳	丙午	丁未	坤申	庚酉	辛戌	乾亥	壬子
太陰	甲卯	乙辰	巽巳	丙午	丁未	坤申	庚酉	辛戌	乾亥	壬子	癸丑	艮寅
太陽	乙辰	巽巳	丙午	丁未	坤申	庚酉	辛戌	乾亥	壬子	癸丑	艮寅	甲卯
木星	丁未	坤申	庚酉	辛戌	乾亥	壬子	癸丑	艮寅	甲卯	乙辰	巽巳	丙午
金星	庚酉	辛戌	乾亥	壬子	癸丑	艮寅	甲卯	乙辰	巽巳	丙午	丁未	坤申
水星	辛戌	乾亥	壬子	癸丑	艮寅	甲卯	乙辰	巽巳	丙午	丁未	坤申	庚酉
乙庚丙辛陰年	辰	巳	午	未	申	酉	戌	亥	子	丑	寅	卯
紫氣	乾亥	辛戌	庚酉	坤申	丁未	丙午	巽巳	乙辰	甲卯	艮寅	癸丑	壬子
太陰	庚酉	坤申	丁未	丙午	巽巳	乙辰	甲卯	艮寅	癸丑	壬子	乾亥	辛戌
太陽	坤申	丁未	丙午	巽巳	乙辰	甲卯	艮寅	癸丑	壬子	乾亥	辛戌	庚酉
木星	巽巳	乙辰	甲卯	艮寅	癸丑	壬子	乾亥	辛戌	庚酉	坤申	丁未	丙午
金星	甲卯	艮寅	癸丑	壬子	乾亥	辛戌	庚酉	坤申	丁未	丙午	巽巳	乙辰
水星	艮寅	癸丑	壬子	乾亥	辛戌	庚酉	坤申	丁未	丙午	巽巳	乙辰	甲卯

欽定四庫全書 協紀辨方書

성마귀인길흉방위입성(星馬貴人吉凶方位立星)

星馬吉凶神	金神	將軍	太歲	太乙	大耗	喪門	弔客	天定	官符	小耗	兵符	天乙
申子辰年	乾亥	壬子	癸丑	艮寅	甲卯	乙辰	巽巳	丙午	丁未	坤申	庚酉	辛戌
巳酉丑年	坤申	庚酉	辛戌	乾亥	壬子	癸丑	艮寅	甲卯	乙辰	巽巳	丙午	丁未
寅午戌年	巽巳	丙午	丁未	坤申	庚酉	辛戌	乾亥	壬子	癸丑	艮寅	甲卯	乙辰
亥卯未年	艮寅	甲卯	乙辰	巽巳	丙午	丁未	坤申	庚酉	辛戌	乾亥	壬子	癸丑

10. 순산(巡山) 24신살(神煞)

연지신살(年支神煞)이 24산(山)을 따라 순행(順行)하는데 태세(太歲)로부터 가장 가까운(逼近) 한 곳으로부터 기(起)하여 다음으로, 또 그 다음으로 진행하여 추심(推尋)하여 나가면 결국은 다시 태세 본위(本位)로 환귀(還歸)하게 된다. 이를테면,

자년(子年)은 계명(癸名)이 순산라후(巡山羅睺)로 흉(凶)이라 하며,

다음으로 축(丑)은 암요(暗曜)이니 흉(凶)하고,

간(艮)은 토숙(土宿)이니 흉(凶)하고,

인(寅)은 온성(瘟星)이니 흉(凶)하고,

갑(甲)은 수성(水星)이니 길(吉)하며,

묘(卯)는 재보(財寶)이니 길(吉)하고,

을(乙)은 금성(金星)이니 흉(凶)하고,

진(辰)은 혈광(血光)이니 흉(凶)하고,

손(孫)은 태양(太陽)이니 길(吉)하고,

사(巳)는 길성(吉星)이니 길(吉)하며,

병(丙)은 화성(火星)이니 흉(凶)하고,

오(午)는 염요(炎曜)이니 흉(凶)하고,

정(丁)은 자기(紫氣)이니 길(吉)하고,

미(未)는 영관(榮官)이니 길(吉)하고,

곤(坤)은 계도(計都)이니 흉(凶)하고,

신(申)은 도병(刀兵)이니 흉(凶)하고,

경(庚)은 목성(木星)이니 길(吉)하고,

유(酉)는 왕전(旺田)이니 길(吉)하고,

신(辛)은 귀살(鬼煞)이니 흉(凶)하고,

술(戌)은 상망(傷亡)이니 흉(凶)하고,

건(乾)은 태음(太陰)이니 길(吉)하고,

해(亥)는 길경(吉慶)이니 길(吉)하고,

임(壬)은 섭제(攝提)이니 흉(凶)하며,

다음으로 자(子)는 태세(太歲) 본위(本位)이므로 왕잠(旺蠶)이라 하여 길(吉)하다.

다음으로 또 축년(丑年)은 순산라후(巡山羅睺)를 간(艮)에서 기(起)하여 같은 방법으로 24산을 순차적으로 진행하며 24살(煞)은 12년의 예(例)와 동일하다.

지금 그 명(名)과 뜻(義)을 고찰하여 보니 도무지 그 정(情)을 찾을 수 없으며, 이치(理)에도 맞지 않으므로 술사(術士)들이 날조한 것으로 효연(曉然)하게 나타났다. 오직 순산라후(巡山羅睺)를 태세(太歲)의 핍근(逼近)한 것으로부

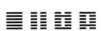

터 가장 두려워하는 것도 속(俗)에서나 있을 수 있는 일이므로 대본(臺本)에서는 다 불용(不用)하는 것이고, 기례(起例)도 《의례(義例)》에는 착오(錯誤)인 것이다. 또 24살 가운데 계도(計都)가 있고, 나후(羅喉)는 속화(屬火)로 이용(利用)편에 이르고 있다. 그 외에도 심변(深辨)할 만한 것이 없으니 마땅히 입성편(立成篇)을 함께 보기 바란다.

第三部 擇吉要法

순산(巡山) 24신살(神煞)

年支	子	丑	寅	卯	辰	巳	午	未	申	酉	戌	亥
巡山羅睺	癸	艮	甲	乙	巽	丙	丁	坤	庚	辛	乾	壬
暗曜	丑	寅	卯	辰	巳	午	未	申	酉	戌	亥	子
土宿	艮	甲	乙	巽	丙	丁	坤	庚	辛	乾	壬	癸
瘟星	寅	卯	辰	巳	午	未	申	酉	戌	亥	子	丑
水星	甲	乙	巽	丙	丁	坤	庚	辛	乾	壬	癸	艮
財寶	卯	辰	巳	午	未	申	酉	戌	亥	子	丑	寅
金星	乙	巽	丙	丁	坤	庚	辛	乾	壬	癸	艮	甲
血光	辰	巳	午	未	申	酉	戌	亥	子	丑	寅	卯
太陽	巽	丙	丁	坤	庚	辛	乾	壬	癸	艮	甲	乙
吉星	巳	午	未	申	酉	戌	亥	子	丑	寅	卯	辰
火星	丙	丁	坤	庚	辛	乾	壬	癸	艮	甲	乙	巽
炎曜	午	未	申	酉	戌	亥	子	丑	寅	卯	辰	巳
紫氣	丁	坤	庚	辛	乾	壬	癸	艮	甲	乙	巽	丙
榮官	未	申	酉	戌	亥	子	丑	寅	卯	辰	巳	午
計都	坤	庚	辛	乾	壬	癸	艮	甲	乙	巽	丙	丁

刀兵	申	酉	戌	亥	子	丑	寅	卯	辰	巳	午	未
木星	庚	辛	乾	壬	癸	艮	甲	乙	巽	丙	丁	坤
旺田	酉	戌	亥	子	丑	寅	卯	辰	巳	午	未	申
鬼煞	辛	乾	壬	癸	艮	甲	乙	巽	丙	丁	坤	庚
傷亡	戌	亥	子	丑	寅	卯	辰	巳	午	未	申	酉
太陰	乾	壬	癸	艮	甲	乙	巽	丙	丁	坤	庚	辛
吉慶	亥	子	丑	寅	卯	辰	巳	午	未	申	酉	戌
攝提	壬	癸	艮	甲	乙	巽	丙	丁	坤	庚	辛	乾
旺蠶	子	丑	寅	卯	辰	巳	午	未	申	酉	戌	亥

11. 역마임관(驛馬臨官)

역마임관은 즉 역마(驛馬) 전(前) 2간(干)과 그 대방(對方)이다. 속술(俗術)에는 또 역마(驛馬) 전일간(前一干)을 마전(馬前) 육해(六害)라 하며 대방(對方)을 금동(金童) 당명살(撞命煞)이라 한다. 이들은 동일한 마전(馬前)인데 임관(臨官)이니 길(吉)하다 하고, 또 육해(六害)이니 흉(凶)이라 하며 자상모순(自相矛盾)을 범하고 있다.

연구하면 삼합(三合) 장생(長生)의 대충(對沖)이 역마(驛馬)이니 전후(前後) 간지(干支)와는 전혀 간섭함이 없는데, 명길(命吉) 명흉(命凶)으로 망담(妄談)을 하고 있다. 임관(臨官)과 육해(六害)와는 이미 그런 뜻(義)이 아닌 것이다. 금동당명(金童撞命)은 괴탄(怪誕)하므로 당장에 산거(刪去)시키고 사용치 말 것이다.

역마임관(驛馬臨官)

年支	子	丑	寅	卯	辰	巳	午	未	申	酉	戌	亥
驛馬臨官	甲乙庚辛	壬癸丙丁	庚辛甲乙	丙丁壬癸	甲乙丙丁	壬癸丙丁	庚辛甲乙	丙丁壬癸	甲乙庚辛	壬癸丙丁	庚辛甲乙	丙丁壬癸
馬前六害	甲	壬	庚	丙	甲	壬	庚	丙	甲	壬	庚	丙
金童撞命煞	庚	丙	甲	壬	庚	丙	甲	壬	庚	丙	甲	壬

12. 도침화혈(刀砧火血)

도침화혈(刀砧火血)

年干	甲	乙	丙	丁	戊	己	庚	辛	壬	癸
隱伏血刃	乾巽	子未	寅戌	亥乾	丑卯	乾巽	子未	寅戌	亥乾	丑卯
千金血刃	申寅	寅辰	子丑	亥	巳	申寅	寅辰	子丑	亥	巳

年支	子	丑	寅	卯	辰	巳	午	未	申	酉	戌	亥
五字打劫血刃	寅艮	子坎	戌乾	申坤	午離	辰巽	寅艮	子坎	戌乾	申坤	午離	辰巽
山家火血	甲庚	乙辛	丙壬	丁癸	庚甲	辛乙	壬丙	癸丁	甲庚	乙辛	丙壬	丁癸
山家刀砧	乙辛	丙壬	丁癸	庚甲	辛乙	壬丙	癸丁	甲庚	乙辛	丙壬	丁癸	庚甲

은복혈인(隱伏血刃), 천금혈인(千金血刃), 오자타겁혈인
(五子打劫血刃), 산가화혈(山家火血), 산가도침(山家刀砧)은
혹 종(從) 연간(年干)을 따라 일으키기도 하고, 혹 종년지

(從年支)를 따라 일으키기도 하는데, 그 나머지는 생극제화지리(生剋制化之理)는 간(干)과는 전혀 상관도 없는(了不相干) 것이다.

《선택종경(選擇宗經)》에 이르기를, 민간(民間)에서 가장 두려워하는 것이 도침화혈(刀砧火血)인데 이는 술사(術士)들이 악명(惡名)으로 날조(捏造)하여 공갈 협박하였기 때문이다.

13. 역혈인(逆血刃) 구량성(九良星) 암도살(暗刀煞)

역혈인(逆血刃)은 팔간(八干) 사유(四維)에 분포되어 있는 60갑자(甲子)가 각기 한 자(字)씩 점(占)하고 있는데 그 중의 십이지(十二支)는 불용(不用)하는 것이니 이에는 털끝만큼도 이치가 없는(毫無理路) 것이다. 다만 3자(字)의 가파(可怕)를 취하여 공혁(恐嚇) 우인(愚人)케 하는 것일 뿐이다.

구량성(九良星)도 역시 60갑자에 분포하여 매일(每日) 한 곳(一處)씩 암도살(暗刀煞)을 두면 60개월은 12곳의 암도살(暗刀煞)이 5년마다 일주(一周)씩 하게 된다. 이 역시 유망(謬妄 ; 이치나 도리에 맞지 아니하여 종잡을 수 없다)한 것으로 산거(刪去)시켜야 할 것이다.

아래 도표를 보면 깊이 생각할 것 없이 그 허망함을 알 것이다.

역혈인(逆血刃) 구량성(九良星) 암도살(暗刀煞)

	逆血刃	九良星	暗刀煞
甲子	癸	社廟	廳堂
乙丑	庚	廚	牛欄
丙寅	丙	天	犬樓
丁卯	辛	後門寅艮方神廟道觀	猪牢
戊辰	艮	寅辰方寺觀	廳堂
己巳	丙	申方寺觀	牛欄
庚午	艮	天	蠶畜
辛未	乾	天	廚灶
壬申	甲	正廳	倉庫
癸酉	丁	寅艮卯方午方後門	倉庫
甲戌	乾	神廟州縣	門廳
乙亥	丁	寺觀	羊棧
丙子	乙	中庭	奴婢
丁丑	坤	寅方廚井	鷄栖
戊寅	壬	東北方	奴婢
己卯	乙	僧尼寺觀後門	鷄栖
庚辰	壬	寺觀	犬樓
辛巳	庚	天	猪牢
壬午	癸	神廟	廳堂
癸未	巽	水步井	牛欄
甲申	庚	正廳中庭	蠶畜

乙酉	巽	天	廚灶
丙戌	艮	天	倉庫
丁亥	丙	巳方大門僧寺	倉庫
戊子	辛	廚灶	門廳
己丑	艮	寅方廚井	羊棧
庚寅	辛	午方	門廳
辛卯	丁	天	羊棧
壬辰	乾	天	奴婢
癸巳	甲	大門僧寺	鷄栖
甲午	丁	戌亥方	犬樓
乙未	甲	水步井亥方	猪牢
丙申	壬	天	廳堂
丁酉	乙	寺觀	牛欄
戊戌	坤	州縣僧堂城隍社廟	蠶畜
己亥	壬	寺觀	廚灶
庚子	坤	中正廳	倉庫
辛丑	巽	天	倉庫
壬寅	庚	東北丑午方廚井橋門路	倉庫
癸卯	癸	天	倉庫
甲辰	巽	僧堂社廟	門廳
乙巳	癸	天	羊棧
丙午	辛	天	奴婢

欽定四庫全書 協紀辨方書

丁未	艮	僧堂城隍社廟	鷄栖
戊申	丙	中正廳	犬樓
己酉	辛	寺觀社廟	猪牢
庚戌	丙	社廟	廳堂
辛亥	甲	寺觀	牛欄
壬子	丁	天	蠶畜
癸丑	乾	僧堂城隍社廟	廚灶
甲寅	甲	丑方	蠶畜
乙卯	乾	天	廚灶
丙辰	坤	寅辰方	倉庫
丁巳	壬	前門	倉庫
戊午	乙	戌亥方併廚灶	門廳
己未	坤	井	羊棧
庚申	乙	井橋門路社廟	奴婢
辛酉	癸	午方	鷄栖
壬戌	巽	寺觀	犬樓
癸亥	庚	船巳方	猪牢

第三部 擇吉要法

14. 지퇴(支退) 유재(流財)

기례(起例)를 안찰(按察)하여 보니, 지신퇴방(支神退方)은 자년(子年)기사(起巳)하여 12지(支)를 역행(逆行)하는데, 또 지퇴(支退)를 유재(流財)라고도 하였다. 월(月)을 좇아서 기(起)하는 것은 월유재(月流財)라 하였고, 일(日)을 좇아서 기(起)하는 것을 일유재(日流財)라 하였다.

대개 일양(一陽)이 자(子)에서 생(生)하여 사(巳)에서 육양(六陽)이 되며, 일음(一陰)은 오(午)에서 생(生)하여 해(亥)에서 육음(六陰)이 되므로 음양(陰陽)의 순생지서(順生之序)를 따른 것이다. 금년이 자년(子年)이니 사(巳)에서 기(起)하면 이것이 바로 양의 퇴(陽之退)이다. 오년(午年)은 해(亥)에서 기(起)하니 해년(亥年)이 되면 오(午)가 바로 지퇴(支退)인데 이것이 음의퇴(陰之退)이다.

그러나 스승(師)은 "좌로 순차(順次)하는 것은 허물이 없으나(以左次而無咎), 건장하다고 울타리를 접촉하는 것은 이로울 것이 없다(壯以觸藩而無攸利)." 하니 음양지의(陰陽之義)는 정(正)이든 불(不)이든 진퇴(進退)로 길흉(吉凶)을 만드는 것이기 때문이다.

또 "일물(一物)만 있는 것은 실(實)이 아니다." 하니 사(巳)에서 기(起)하여 역행(逆行)하는 것을 이른 것이다. 한갓 왈(徒曰), "년(年)이 각각 일방씩(年各一方)이면 다시 취할 것이 없다(更無取義)." 하는 것도, 즉 자년사방((子年巳

方)이나 오년해방(午年亥方)은 겁살(劫煞)이 되고, 축년(丑年) 진방(辰方), 미년(未年) 술방(戌方)도 바로 세살(歲煞)이 되므로 지퇴(支退) 등으로 상간(相干)할 필요도 없는 것이다.

특히 속정(俗情)에서 주의하고 조심할 것은 그것을 호재로 삼고(俗情兢進而好財) 술사(術士)들이 궤사(詭詞)를 만들어 동청(動聽)하기 때문에 그 도침화혈(刀砧火血)과는 누가 보더라도(雅俗) 부동함이 있음에도(雖有不同) 불구하고 그것을 날조(捏造)하는 한 무리들로 인하여 하나같이 진행하여 나가고 있는 것이다.

지(支)의 괘위(卦位)로 취(取)하는 것은 자년(子年) 사(巳), 축년(丑年) 진(辰)은 모두 손괘(巽卦)이다.

인년 (寅年) 묘(卯)는 진괘(震卦)이지만, 묘년(卯年) 인(寅), 진년(辰年) 축(丑)은 다 간괘(艮卦)이다.

사년(巳年) 자(子)는 감괘(坎卦)이나, 오년(午年) 해(亥), 미년(未年) 술(戌)은 다 건괘(乾卦)이며,

신년(申年) 유(酉)는 태괘(兌卦)이고, 유년(酉年) 신(申), 술년(戌年) 미(未)는 다 곤괘(坤卦)이다.

해년(亥年) 오(午)는 이괘(離卦)이다.

또 혹(或) 쌍산(雙山)을 겸취(兼取)하는 경우 유인유원(유引愈遠)하기 때문에 본의(本義)에는 효(曉)를 이루기가 불가(不可曉)하다 하였다.

지금 《통서(通書)》는 지퇴(支退)를 오직 子 丑 巳 午 未 酉 亥년의 기례(起例)와 합(合)하지만, 유재(流財)는 오직

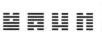

辰 午 未 酉 戌년과 기례(起例)가 합(合)하고, 나머지 해는 다 잘못된 것이다. 그렇다면 지금 이곳에서 이르는 퇴(退) 는 비퇴(非退)이며, 유(流)도 역시 비유(非流)인 것이다. 속 술(俗術)로 유실(流失)은 차극(此極)에 이르렀으므로 산(删) 하고서 분변하여야 하고 작자는 복기(復起)하는 것이 역시 상연(爽然)할 것이다.

年支	子	丑	寅	卯	辰	巳	午	未	申	酉	戌	亥
支退	巳	辰	卯	寅	丑	子	亥	戌	酉	申	未	午
流財	巽	巽	震	艮	艮	坎	乾	乾	兌	坤	坤	離

15. 신살(神煞) 동위이명(同位異名)

연월(年月) 신살(神煞)의 유래는 오래된 것이다. 술사(術 士)가 호기(好奇)로 매사(每事)에서 날조(捏造)하여 놓고, 맞지 않고 마음에 들지 않으면 오히려 이 신살(神煞)로 반 죽(捏)시켜 다른 이름을 만들어 낸다. 그러므로 글들이 개 찬(改竄 ; 글자나 글의 구절을 고침)으로 인하여 비루(鄙陋) 한 신살(神煞) 등으로 분분(紛紛)하게 되기도 한다.

이를테면, 한 종류의 부천공망(浮天空亡)을 놓고 또 다른 이름으로 두백공망(頭白空亡)이라 하고, 또 다른 이름으로 팔산공망(八山空亡)이라고도 한다. 하나의 좌살(坐煞) 향살 (向煞)도 또 다른 이름으로 영모금향(翎毛禁向)이라 하고, 또 달리 팔산도침(八山刀砧)이라 하며 스스로도 그 중복됨

을 싫어한다. 팔산도침(八山刀砧)이라 보태고(加), 삼합월
(三合月)로 두백공망(頭白空亡)이라 가해놓고(加之) 팔괘(八
卦)로 산(山)을 처리하려고 하니 다시 참호착와(參互錯訛)
되어 가려 판단할 수도 없거니와 여러 가지 살(煞)을 분변
도 못하게 된다.

또 이를테면, 황도(黃道) 흑도(黑道)에서도 명색(名色)을
달리 세워 명성(明星)이다 흑성(黑星)이다 하며 어지럽혀
놓고 뇌공(雷公)의 천악(天岳)과 길흉을 서로 다르게(吉凶
互異) 시켰다. 뇌공(雷公)은 청룡(靑龍)을 본시 길성(吉星)
으로 하였는데 천악(天岳)이 곧 천뢰(天牢)이니 본 흉성(本
凶星)이라 하였으며, 천뢰(天牢)로도 별명이 천옥(天獄)이라
하고, 옥(獄)을 와옥(訛獄)으로 하고, 또는 악(嶽)을 와악(訛
岳)이라 하였으며, 천악(天岳)을 뇌공(雷公)은 흉성(凶星)이
라 하였는데 길성(吉星)으로 만들어 놓았다. 이는 조진규
(曹震圭)가 소태구(邵泰衢)에 이미 잘못되었음을 가려놓은
바 있으며 바로 개정하기 바란다.

또 가령 왕관(王官), 수상(守相), 민일(民日)은 부연(敷衍)
시켜 십이(十二)에 이르면 설견(說見)《의례(義例)》에서는
또 달리 복후(福厚) 은승(恩勝) 같은 이름을 붙였는데, 이
는 건제십이신(建除十二神)에서와 동위이명(同位異名)일 뿐
이고, 또 다른 것은 주작(朱雀), 귀인(貴人) 등으로 하였다.

대개 신살(神煞)은 하나일 뿐인데, 명호(名號)만 방견측
출(旁見側出)*시키면 사람의 이목(耳目)만 현혹(眩惑)시켰
으니 심히 염악(厭惡)한 것이다. 이제라도 조사하여 이에다

산거(刪去)하였으니 이 밖의 것은 다 들지 않더라도 류추(類推)할 수 있으리라.

 *방견측출(旁見側出) ; 곁가지가 갈라져 나간 것이 옆에서 보이는 것.

年干	甲	乙	丙	丁	戊	己	庚	辛	壬	癸
浮天空亡 頭白空亡 八山刀砧	離壬	坎癸	巽辛	震庚	坤乙	乾甲	兌丁	艮丙	乾甲	坤乙

年支	子	丑	寅	卯	辰	巳	午	未	申	酉	戌	亥
坐煞向煞 翎毛禁向 八山刀砧	丙丁 壬癸	甲乙 庚辛	壬癸 庚辛	庚辛 丙丁	丙丁 壬癸	甲乙 庚辛	壬癸 庚辛	庚辛 丙丁	丙丁 壬癸	甲乙 庚辛	壬癸 丙丁	庚辛 甲乙
六害陰中太歲 陰中煞	未	午	巳	辰	卯	寅	丑	子	亥	戌	酉	申
小耗 淨欄煞	巳	午	未	申	酉	戌	亥	子	丑	寅	卯	辰
月日支	子	丑	寅	卯	辰	巳	午	未	申	酉	戌	亥
青龍 雷公黑星	申	戌	子	寅	辰	午	申	戌	子	寅	辰	午
明堂 執儲明星 天壽星財帛星	酉	亥	丑	卯	巳	未	酉	亥	丑	卯	巳	未
天刑 蚩龍黑星	戌	子	寅	辰	午	申	戌	子	寅	辰	午	申
朱雀 飛流黑星	亥	丑	卯	巳	未	酉	亥	丑	卯	巳	未	酉
金櫃 天寶明星 天財星	子	寅	辰	午	申	戌	子	寅	辰	午	申	戌
天德 天對明星 地財星寶光星	丑	卯	巳	未	酉	亥	丑	卯	巳	未	酉	亥
白虎 天棒黑星	寅	辰	午	申	戌	子	寅	辰	午	申	戌	子

欽定四庫全書 協紀辨方書

玉堂 天玉明星 天嗣星	卯	巳	未	酉	亥	丑	卯	巳	未	酉	亥	丑
天牢 天岳明星	辰	午	申	戌	子	寅	辰	午	申	戌	子	寅
元武 陰私黑星	巳	未	酉	亥	丑	卯	巳	未	酉	亥	丑	卯
司命 天府明星 天寶星	午	申	戌	子	寅	辰	午	申	戌	子	寅	辰
勾陳 土勃黑星	未	酉	亥	丑	卯	巳	未	酉	亥	丑	卯	巳

	春	夏	秋	冬
王日福厚 豐王	寅	巳	申	亥
官日 天狗守塘 天寡	卯	午	酉	子
守日 帝舍 斧頭煞	辰	未	戌	丑
相日 恩勝 孤辰	巳	申	亥	寅
民日 成勳	午	酉	子	卯
獄日 徒日	未	戌	丑	辰
徒隸 隸日 空亡	申	亥	寅	巳
守日 地寡	酉	子	卯	午
死別 喜神	戌	丑	辰	未
伏罪 罪日	亥	寅	巳	申
不舉 收日	子	卯	午	酉
罪刑 刑獄 寡宿	丑	辰	未	戌

第三部 擇吉要法

年月支	子	丑	寅	卯	辰	巳	午	未	申	酉	戌	亥
建 福厚 地倉 白浪	子	丑	寅	卯	辰	巳	午	未	申	酉	戌	亥
除 捉財 貴人	丑	寅	卯	辰	巳	午	未	申	酉	戌	亥	子
滿 進爵 地雌土瘟損傷	寅	卯	辰	巳	午	未	申	酉	戌	亥	子	丑
平 土曲 誅罰	卯	辰	巳	午	未	申	酉	戌	亥	子	丑	寅
定 歲位合年魁星五龍 極富星三台星顯星	辰	巳	午	未	申	酉	戌	亥	子	丑	寅	卯
執 歲支德三財星 淨欄煞 哭曜	巳	午	未	申	酉	戌	亥	子	丑	寅	卯	辰
破 歲財星天府星 覆舟 孤宿	午	未	申	酉	戌	亥	子	丑	寅	卯	辰	巳
危 轂將星武庫 地輅	未	申	酉	戌	亥	子	丑	寅	卯	辰	巳	午
成 天喜星 地雄 陰禍	申	酉	戌	亥	子	丑	寅	卯	辰	巳	午	未
收 天倉星田宅星月命座地破 破家煞 熒惑	酉	戌	亥	子	丑	寅	卯	辰	巳	午	未	申
開 天財星 青龍星 華蓋 玉庫	戌	亥	子	丑	寅	卯	辰	巳	午	未	申	酉
閉 轉官星 官國星 黑煞	亥	子	丑	寅	卯	辰	巳	午	未	申	酉	戌

16. 두수오행(斗首五行)

임·자·손·사·신·술(壬子巽巳辛戌) 6산(山)은 속토(屬土), 을·진·경·유(乙辰庚酉) 4산(山)은 속금(屬金), 갑·

묘·곤·신(甲卯坤申) 4산(山)은 속수(屬水), 간·인·정·미
(艮寅丁未) 4산(山)은 속목(屬木), 계·축·병·오·건·해
(癸丑丙午乾亥) 6산(山)은 속화(屬火)이다. 위감(魏鑑)*이 이
르기를, "이는 십간(十干) 화기(化氣)가 생(生)하는 것들이다.
그 법을 보면 오자(五子) 원둔(元遁)을 사용하여 화기(化氣)
천간(天干)을 보고 지(支)를 가(加)하여 동기가 되도록 한 것
이기 때문에 동궁(同宮)의 간(干)에다 묶어놓은 것이다." 하
였다.

 *위감(魏鑑) ; 청나라 때의 의학자로 소아과에 능통한 인물.
 《상길통서(象吉通書)》의 저자.

第三部 擇吉要法

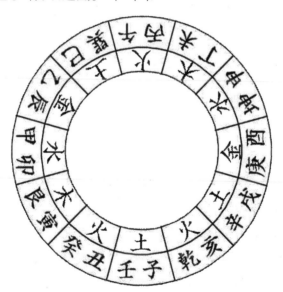

이를테면, 갑기화토(甲己化土)이니 오자(五子) 원둔(元遁)
에 의하여 갑자(甲子) 기사(己巳) 갑술(甲戌)이 되므로 자
사술(子巳戌)을 속토(屬土)로 하여 임(壬)과 자(子), 손(巽)

과 사(巳), 신(辛)과 술(戌)도 함께 동궁(同宮)으로 하여 6
산(山)을 모두 함께 속토(屬土)로 한 것이다.

을축화금(乙丑化金)은 오자(五子) 원둔(元遁)에 의하여
경진(庚辰) 을유(乙酉)를 득한 것으로, 진유(辰酉)가 속금
(屬金)이 되었으니 을(乙)과 진(辰), 경(庚)과 유(酉)가 함께
동궁(同宮)이 된다. 그러므로 4산(山)이 모두 함께 속금이
다. 이하도 모두 그러하다.

무릇 두수(斗首)는 좌산(坐山) 소속(所屬) 오행(五行)으로
위주(爲主)하여 나로 하고(爲我) 원진으로 한다(爲元辰). 그
러므로 내가 낳은 자가 염정이니(我生者爲廉貞) 자손이 되
며(爲子孫), 나를 생한 자가 탐랑이니(生我者爲貪狼) 관성이
되며(爲官星), 내가 극하는 자가 무곡이니(我剋者爲武曲) 처
재(妻財)가 되며, 나를 극하는 자가 파군(剋我者爲破軍)이니
귀적이 된다(爲鬼賊).

무릇 택일(擇日)의 기한(期限)은 연월(年月)이 상이니(爲
上) 외(外)요 출(出)이며, 일시(日時)는 하이니(爲下) 내(內)요
입(入)이다. 원진(元辰)은 생왕(生旺) 유기(有氣)하여야 마땅
하니 생출(生出)에 마땅하고, 사절(死絶) 수극(受剋)되는 것
은 마땅치 못하다. 염정(廉貞)은 자손이니 단지 일위(一位)
만의 기쁨이고 거듭 보이면(重見) 설기(洩氣)되므로 도리어
자손에 손상(損傷)이 있다.

탐랑(貪狼)은 관성(官星)이니 생입(生入) 극입(剋入) 간에
마땅치 못하고 휴수(休囚)되는 것이 마땅하다. 무곡(武曲)은
처재(妻財)이니 생왕(生旺) 유기(有氣)하여야 마땅하고 생입

(生入) 극입(剋入) 간에 마땅하나 생출(生出) 극출(剋出)은 마땅치 못하다.

파귀(破鬼)는 휴수극출(休囚剋出)이 마땅하고 생왕유기(生旺有氣)함은 마땅치 못하다.

안찰하면 ; 두수(斗首) 오행(五行)은 그것을 일으켜 만들어진 바를(其所自起) 알지 못한다(不知). 그 설(說)을 모두가 양균송에 의탁하여 나온 것이라고 하나 균송(均松)이 지은 제서편(諸書篇)에 미쳐 찾아보아도 두수(斗首)를 언급한 것은 일체 한 마디도 없으므로 의탁이 거짓임을(僞托) 알 수 있었지만, 지금의 대본(臺本)에도 실려 있지 않았다. 그런데 사방(四方)의 술사(術士)들은 비결(秘訣)이라며 끼고 다니는 데도 시비(是非)를 가려주는 사람도 없기 때문에 더욱 지리(支離)하여 가고 있다.

이를테면, 갑기(甲己) 화토(化土)를 보면 갑기(甲己)로 둔출(遁出)하여 나온 2간(干)에 붙여진 지지(地支)도 간유동궁(干維同宮)이라 해서 속토(屬土)라 하였는데, 갑기에서 도리어 속토로 따르지 아니하였다(甲己反不屬土). 그 대지(大旨)를 보면 이미 기종(其宗)을 떠난 것이니 염정(廉貞)이다, 탐랑(貪狼)이다 하는 여러 이름과 또 비괘(非卦)인 것도 다 본의(本義)를 변질시킨 것이기 때문이다.

17. 존성(尊星) 제성(帝星)

《선택종경(選擇宗經)》에 이르기를, "범(凡) 선택에서 존

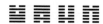

제이성(帝二星)을 취용(取用)하여 도산(到山), 도방(到方), 도향(到向)의 일체(一切) 흉살(凶煞)을 능압(能壓)시키고 소길치상(召吉致祥)하는데, 만약 세명(歲命)으로 귀인녹마(貴人祿馬)를 동도(同到)시키면 수조(修造)에서도 발복이 가장 통쾌하다." 하였다.

연(年) 기례(起例)는 무릇 상원(上元) 하원(下元) 갑자(甲子)년은 존성(尊星)을 기(起) 건육궁(乾六宮)하여 을축(乙丑)년 태7궁(兌七宮) 병인(丙寅)년 간팔궁(艮八宮)으로 순행(順行)하고, 중원(中元) 갑자(甲子)년은 존성(尊星)을 기(起) 감일궁(坎一宮)하여 역시 순행한다. 이들은 중궁(中宮)으로는 들어가지 아니하고 60년을 윤회(輪廻)하는데, 그 대궁(對宮)은 언제나 제성(帝星)이 된다. 이를테면, 하원(下元) 갑자(甲子)년에 건산(乾山) 손향(巽向)을 조성한다면 존성(尊星)이 도건(到乾)이며 제성은 도손(到巽)이니 대길(大吉)하다는 이론이다.

월(月) 기례(起例)는 무릇 갑병무경임(甲丙戊庚壬) 5양년(陽年)에는 正月 九月은 존성(尊星)이 도간(到艮)하고, 二月 十月은 도리(到離)하며, 三月 十一月은 도감(到坎)하며, 四月 十二月은 도곤(到坤)하며, 五月은 도진(到震)하며, 六月은 도손(到巽)하며, 七月은 도건(到乾)하며, 八月은 도태(到兌)한다.

을정기신계(乙丁己辛癸) 5음년(陰年)은 正月 九月이 도진(到震)하고, 二月 十月이 도손(到巽)하고, 三月 十一月에 도건(到乾)하고, 四月 十二月은 도태(到兌)하며, 五月은 도

간(到艮)하고, 六月은 도리(到離)하고, 七月은 도감(到坎)하고, 八月은 도곤(到坤)하며, 그 대궁(對宮)은 언제나 제성(帝星)이 된다.

일(日) 기례(起例)는 범 동지후(冬至後) 갑자일(甲子日)은 존성(尊星)을 기건(起乾)하고, 하지후(夏至後) 갑자일(甲子日)은 존성(尊星)을 기감(起坎)하여 순행(順行) 육십일(六十日)하되 중궁(中宮)은 들어가지 못하는데, 그 대궁(對宮)은 언제나 제성이 된다.

시(時) 기례(起例)는 무릇 자인진(子寅辰) 오신술(午申戌) 육양일(六陽日)은 갑자시(甲子時)를 존성기건(尊星起乾)하고, 축묘사(丑卯巳) 미유해(未酉亥) 육음일(六陰日)은 갑자시(甲子時)를 감(坎)에서 존성(尊星)을 기(起)하여 모두 순행하는데 중궁(中宮)은 들어가지 않으며, 그 대궁(對宮)은 언제나 제성(帝星)이 된다.

안찰하면 ;《선택종경》에 이르기를, 존(尊)·제(帝) 2성(二星)의 길(吉)함을 극언(極言)으로 말하였다. 그러나 지금 그 기례(起例)를 상고(詳考)하여 보니 심(甚)히 의리(義理)가 없음이다. 그것은 대본(臺本)에도 불용(不用)이다.

그에 에 이르기를, 연례(年例)의 상원(上元) 하원(下元) 갑자(甲子)는 기건육(起乾六)하고 중원갑자(中元甲子)는 기감일(起坎一)하는데, 대개 상원(上元) 갑자년(甲子年)으로부터 기(起) 건육(乾六)하여 기미년(己未年)에 이르면 7주(周)를 하는 것이다.

또 경신년(庚申年)은 건육(乾六)에 배치하면 중원갑자(中

元甲子)는 반드시 감일(坎一)에서 일으키게 되며, 또 기미년(己未年)에 이르면 7주(周)가 되므로 다시 경신년(庚申年)이 되면 감일(坎一)에서 기(起)하게 되는데 이것은 하원(下元) 갑자(甲子)를 반드시 건육(乾六)에서 일으키도록(起) 되는 것이다.

그러나 하원갑자(下元甲子) 60년까지 다 지나가고 나면 상원(上元)부터 다시 시작하게(起) 되는데, 그렇게 다시 하였을 때 당연히 건육(乾六)에서 시작하여야 함인데도 건육(乾六)에 이르지 아니한다. 이것은 삼원(三元) 구궁(九宮)이 주회(周廻)하고 다시 시작할 때 불합(不合)이라는 뜻이다.

또 기왕 구궁에 비포(飛佈)시켜 사용한다면 중오궁(中五宮)은 사용치 않았기 때문에 이치(理致)에서 벗어난 것이다. 대저 이것은 술사(術士)들이 날조(捏造)한 것이기 때문이다.

그 양년(陽年) 정월(正月)은 기(起) 간팔(艮八)하는 것은 역시 월구성(月九星)에서 정월(正月)을 간팔백(艮八白)을 기(起)하는 것인데, 연례(年例)에서 기(起)하는 것도 이미 불합(不合)인 것이다. 다시 월일시(月日時)에서도 불합한 것이 많이 발견된다.

18. 신이 있는 날(神在日)

《통서(通書)》에 갑자(甲子), 을축(乙丑), 정묘(丁卯), 무진(戊辰), 신미(辛未), 임신(壬申), 계유(癸酉), 갑술(甲戌),

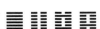

정축(丁丑), 기묘(己卯), 경진(庚辰), 임오(壬午), 갑신(甲申), 을유(乙酉), 병술(丙戌), 정해(丁亥), 기축(己丑), 신묘(辛卯), 갑오(甲午), 을미(乙未), 병신(丙申), 정유(丁酉), 을사(乙巳), 병오(丙午), 정미(丁未), 무신(戊申), 기유(己酉), 경술(庚戌), 을묘(乙卯), 병진(丙辰), 정사(丁巳), 무오(戊午), 기미(己未), 신유(辛酉), 계해(癸亥)까지 35일은 신재일(神在日)이라 하며 그 날은 제사(祭祀)에 마땅하다고 하였다.

조진규(曹震圭)가 지은 《명원(明原)》에 이르기를 당(唐)의 가탐소집(賈眈所集)은 곡해(曲解)된 것이 많아 통(通)하지 않는다고 하였다. 또 《촬요(撮要 ; 요점을 간추림)》를 인용하여 구본(舊本)은 착오가 18일이나 되기 때문에 이제 다시 개정본(改正本)을 만든 것이라 하였는데 구본(舊本)도 아니라(非)는 것을 제시하지 않았다.

《선택종경》은 신은 무소부재인데(神無所不在) 이상 35일만 신(神)이 있다면 그 나머지 날은 무엇이 있다는 것인가?

이제 제가(諸家)들의 《통서》와 책들을 조사하여 보니 해설(解說)이 한 곳도 없었고 오직 《도장옥갑기(道藏玉匣記)》왈, "허진군(許眞君) 고천조안부(考天曹案簿)에 31일은 제신(諸神)이 하지하여 인간지부(人間地府)에 와 있으므로 제사(祭祀)를 지내거나 소원(所願)하면 수복(受福)한다 하였고, 그 밖의 나머지 날은 제신(諸神)이 재천(在天)하므로 구복(求福)하려다 도리어 화(禍)를 당한다고 되어 있다. 그 날수를 살펴보니 비록 《통서》에 있는 35일보다 4일이 모자라기는 하나 9일이 서로 달랐다. 그러나 그것은 근본이 《옥갑기(玉匣記)》라는 책에서 더 보태서 전와(傳訛)하고 있음을 알 수 있었다.

《옥갑기》를 조사하여 보니 《도속장(道續藏)》에서 나왔는데, 명(明)의 가정(嘉靖) 연대(年代)에 진대(晉代) 사람 허정양(許旌陽)의 설(說)을 첨가시켰다는 것을 알 수 있었다. 황탄불경(荒誕不經)하므로 이것은 심히 아니라는(莫此爲甚) 것이다.

19. 상길(上吉) 칠성(七聖)

신미(辛未), 임신(壬申), 계유(癸酉), 기묘(己卯), 임오(壬午), 갑신(甲申), 임인(壬寅), 갑진(甲辰), 병오(丙午), 기유(己酉), 경술(庚戌), 병진(丙辰), 경신(庚申), 신유(辛酉), 기미(己未) 등 15일은 대명일(大明日)이라 한다. 지금의 《통서(通書)》에서 칭하는 상길일(上吉日)은 《명원(明原)》에서 이순풍(李淳風)의 소집(所集)에서 이르는 것이다.

또 병인(丙寅), 정묘(丁卯), 무진(戊辰), 기사(己巳), 임신(壬申), 계유(癸酉), 갑술(甲戌), 을해(乙亥), 병자(丙子), 정축(丁丑), 경진(庚辰), 신사(辛巳), 갑신(甲申), 을유(乙酉), 무자(戊子), 기축(己丑), 경인(庚寅), 신묘(辛卯), 갑오(甲午), 을미(乙未), 무술(戊戌), 기해(己亥), 임인(壬寅), 계묘(癸卯), 갑진(甲辰), 을사(乙巳), 무신(戊申), 기유(己酉), 경술(庚戌), 임자(壬子), 계축(癸丑), 갑인(甲寅), 을묘(乙卯), 무오(戊午),

기미(己未), 경신(庚申), 신유(辛酉), 이상 37일은 칠성일(七聖日)이라 하였다. 《명원(明原)》에 가탐소집(賈眈所集)에서 이른 것이라 하였다.

칠성(七聖)은 황제(黃帝), 원녀(元女), 문왕(文王), 주공(周公), 공자(孔子), 천로(天老), 동중서(董仲舒)이다. 이날은 백사(百事)에 마땅한 날이라 하였다. 천로(天老)는 황제(黃帝)때 사람인데 그 사람의 유무(有無)도 알 수 없다 하였다. 원녀(元女)에 대한 설(說)도 오류(誤謬)인 듯하다. 원자(元者)는 천지(天地)의 색(色)이요, 여(女)란 말은 만물(萬物)의 모(母)이다. 해(亥)는 자(子) 앞에 있으므로 다음에 자(子)에 이르러서는 개천(開天)한다. 자(子) 앞에 해(亥)가 있는 것은 해(亥)가 생천지본(生天之本)이기 때문이다. 그러므로 건(乾)이 해(亥)에 있는 것이다.

송유(宋儒)* 왈, 형체(形體)로 말하면 천(天)이요, 주재(主宰)로 말하면 제(帝)이며, 성정(性情)으로 말하면 건(乾)이므로 건(乾)은 천지(天地)의 성정이다. 성정(性情)은 형체(形體)보다 이전(以前)에 있으므로 개천우자(開天于子)이고 건(乾)이 해(亥)에 있는 것이다. 건(乾)이 해(亥)에 있다는 것은 곧 이에서 생천자(生天者)이기 때문이다. 그러므로 원녀(元女)란 이름은 원(元) 즉 천(天)이요 여(女)는 어미란 뜻이다(女爲母義). 그러므로 육임지술(六壬之術)도 십간중(十干中)에다 배치하여 임(壬)이란 이름을 부여한 것이다.

*송유(宋儒) ; 정호(程顥), 정이(程頤), 주희(朱熹) 등 송(宋)나

라 때의 학자를 일컫는 말.

이로써 원녀(元女)로 전(傳)한 바는 임(壬)이며 즉 해(亥)라 말할 수 있는 것이다. 이에 원녀(元女)는 실제로 사람인 것처럼 전하고 있다(實有此人). 또 능히 황제(黃帝)와 문왕(文王), 주공(周公), 공자(孔子)를 이 37일에 유전인세(流傳人世)로 동집(同集)하여 역시 가치(可嗤 ; 웃음거리, 냉소 嗤)하리라.

동중서(董仲舒)를 7대 성인(聖人)으로 배속(配屬)한 것은 괴류불륜(怪謬不倫)인 것이다.

20. 복단일(伏斷日) 밀일(密日) 재의일(裁衣日)

복단일(伏斷日) 밀일(密日) 재의일(裁衣日)은 모두 치숙(値宿)으로 기산(起算)한 것이다. 28숙을 조사하여 선택하는 법(法)은 서역(西域)으로부터 전래(傳來)한 것이다.

❶ 복단일(伏斷日)은 일(日)로 배숙(配宿)하여 대략 순공(旬空) 노공(路空)처럼 84일마다 일주(一周)씩 하는데 그 법(法)은 자일(子日)을 허(虛)에서 기(起)하여 축일(丑日) 치두(値斗), 해일(亥日) 치벽(値壁)하면 해자축(亥子丑)은 수(水)에 소속하게 된다. 그런데 이것이 또 수궁지숙(値水宮之宿)에 배치되면 수(水)가 수(水)를 만나니 혐의(嫌疑)가 된다는 것이니, 이것은 노공(路空)의 뜻과 서로 비슷한 것이다.

이하 안찰하면 ; 지(支)로 역수(逆數)하는 것은 사숙(四宿)으로 진행하는 것이고, 순수(順數)는 퇴사숙(退四宿)이 된다. 대개 지지 12개인데 성숙(星宿)은 28이므로 지(支)를 배륜(配輪)시키면 두 바퀴를 돌리고도 4숙(宿)이 남는다. 그러므로 본위(本位)의 간격(間隔) 4를 취하여 복단일(伏斷日)을 삼은 것이다.

이를테면, 술치위(戌値謂), 유치자(酉値觜), 신치귀(申値鬼), 미치장(未値張), 오치각(午値角), 사치방(巳値房), 진치기(辰値箕), 묘치여(卯値女), 인치실(寅値室)이니 그 치일지숙(値日之宿)은 모두(斗) 일지(日支) 후(後)로 2궁(宮)이 된다. 이처럼 순공(旬空)의 의미와 비슷한 것이다. 그러나 인묘일(寅卯日)만은 재후(在後) 3궁(宮)이니 4의 간격(間隔)에서 오는 차이로 절대로 접합(接合)되지 않기 때문이다.

❷ 또 복단(伏斷) 본선시법(本選時法)은 항(亢) 우(牛) 루(婁) 귀(鬼) 4금숙(金宿)을 겸취(兼取)한 것이니 **암금(暗金) 복단시(伏斷時)**라 한다. 그 법(法)은 일원갑자(一元甲子)일(日)을 허(虛)에서 기(起)하고, 이원갑자일(二元甲子日)은 기규(起奎)하며, 삼원갑자일(三元甲子日)은 기필(起畢)하며, 사원갑자일(四元甲子日)은 기귀(起鬼)하며, 오원갑자일(五元甲子日)은 기익(起翼)하며, 육원갑자일(六元甲子日)은 기저(起氐)하고, 칠원갑자일(七元甲子日)은 기기(起箕)하는데, 칠원(七元)이 다되면 갑자일(甲子日)을 다시 기허(起虛)하여 반복적으로 주회(周廻)한다.

각종 갑자일(甲子日)은 기(起) 자시(子時)하여 60일(日)이 지나면 720시(時)가 되어 그친다. 그러나 그 수(數)는 역시 7일(日) 84시(時)를 일주기(日週期)로 삼는다.

이를테면, 일원갑자일(一元甲子日)은 기허숙(起虛宿)한다. 즉 자시(子時)를 기허(起虛)하고, 인시(寅時) 치실(値室), 사시(巳時) 치루(値婁), 유시(酉時) 치자(値觜)이므로 일원갑자일(一元甲子日)에서는 자시(子時) 인시(寅時) 유시(酉時)가 다 복단시(伏斷時)가 되며, 사시(巳時)는 암금(暗金) 복단시(伏斷時)가 된다. 이는 순수(順數)에 연유(緣由)한 것이다.

또 을축일(乙丑日) 자시(子時) 기귀(起鬼), 병인일(丙寅日) 자시(子時) 기기(起箕), 정묘일(丁卯日) 자시(子時) 기필(起畢), 무진일(戊辰日) 자시(子時) 기저(起氐), 기사일(己巳日) 자시(子時) 기규(起奎), 경오일(庚午日) 자시(子時) 기익(起翼)하고, 신미일(辛未日) 자시(子時)는 다시 기허(起虛)하여 갑자일(甲子日)에서와 같이 진행한다.

이원(二元) 갑자일(甲子日)은 기(起) 규숙(奎宿)한다. 즉 자시(子時)를 기(起) 규(奎)하고, 축시(丑時) 치루(値婁), 신시(申時) 치귀(値鬼)한다. 그러므로 이원갑자일(二元甲子日)은 축시(丑時)와 신시(申時)가 다 암금살(暗金煞)시(時)가 된다. 신시(申時)는 또 복단시(伏斷時)이기도 하다.

다음으로 순수하면(以次順數) 을축일(乙丑日) 자시(子時) 기익(起翼), 병인일(丙寅日) 자시(子時) 기허(起虛), 정묘일(丁卯日) 자시(子時) 기귀(起鬼), 무진일(戊辰日) 자시(子時) 기기(起箕), 기사일(己巳日) 자시(子時) 기필(起畢), 경오일(庚午日) 자시(子時) 기저(起氐)하고, 신미일(辛未日)이 되면 자시(子時)를 또 기규(起奎)하여 역시 갑자일(甲子日)에서와 같이 진행한다. 삼원(三元) 이후(以後)는 다 이를 본받는다.

이를 다만 일(日)만으로 논하면 7원(七元) 420일(日)을 일주(一周)로 하고, 시(時)로 논하면 60일 720시(時)가 일주(一周)이다.

일원갑자일(一元甲子日) 자시(子時)에 기허(起虛)하여 계해(癸亥)일 해시(亥時)까지 이르면 항(亢)에서 그치며(止), 이원갑자일(二元甲子日) 자시(子時)에 기규(起奎)하는 것과는 12숙(宿)의 간격이 있으므로 윤전(輪轉)이 불능하다. 그렇다면 이에 칠원지설(七元之說)이 있으나 그 뜻(義)은 실제로는 통하지 않는 것이다. 말하자면 자연수(自然數)에서 오는 이치(理致)가 아니므로 문합(吻合)이 될 수 없고 다 날조(捏造)된 것이니 사용해서는 안되는 것이다.

❸ 밀일(密日)은 바로 방(房)·허(虛)·성(星)·묘(昴) 4숙(宿)이니 칠정일(七政日)에 속하는데, 그 지역(西域)의 말을 위주로 하면 좋은 일(喜事)을 밀(密)이라 하였다. 그러므로 중국(中國)에서는 그 날을 안장(安葬), 계찬(啓攢) 같은 흉사(凶事)에 꺼린다(忌)고 한 것이다.

또 서역(西域)에서는 28숙(宿)은 칠정(七政)으로 분속(分屬)시켜 각각 의기(宜忌)를 나누었으므로 중국의 풍속과는 회연(廻然)하여 부동(不同)하므로 밀일(密日)을 전취(專取)하는 것도 어디에다 소속시켜서 말할 수도 없다.

❹ 재의일(裁衣日)은 각(角)·항(亢)·방(房)·두(斗)·우(牛)·허(虛)·벽(壁)·규(奎)·루(婁)·귀(鬼)·장(張)·익(翼)·진(軫) 13숙(宿)만을 마땅하다 하며 재의일로 하였다.

복단일입성(伏斷日立成)

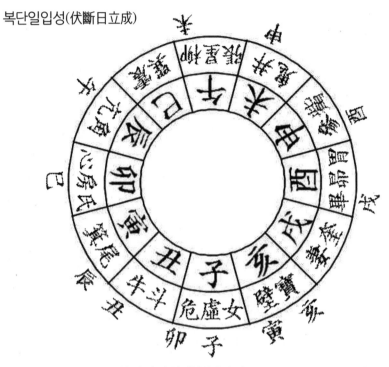

복단시입성(伏斷時立成)

日	子	丑	寅	卯	辰	巳	午	未	申	酉	戌	亥
一元	虛伏斷	危	室伏斷	壁	奎	婁暗金	胃	昴	畢	觜伏斷	參	井
四元	鬼暗金	柳	星	張	翼	軫	角伏斷	亢暗金	氐	房	心	尾
七元	箕	斗伏斷	牛暗金	女伏斷	虛	危	室	壁	奎	婁暗金	胃伏斷	昴
三元	畢	觜	參	井	鬼暗金	柳	星	張伏斷	翼	軫	角	亢暗金
六元	氐	房	心	尾	箕伏斷	斗	牛暗金	女	虛	危	室	壁伏斷
二元	奎	婁暗金	胃	昴	畢	觜	參	井	鬼暗金伏斷	柳	星	張
五元	翼	軫	角	亢暗金	氐	房伏斷	心	尾	箕	斗	牛暗金	女

第三部 擇吉要法

21. 상올(上兀) 하올(下兀)

송왕명(宋王明)의 《청담록(淸談錄)》에 기재(記載)되어 있는 말이다. 청년이 환촉(宦蜀)을 돌아보고 말하였다.

"벼슬길에도 시기가 있듯이 강가에 있는 배도 그러한데, 산사(山寺)에서 유게(遊憩)만 하고 계십니까?(至官有期 駐舟江滸 遊憩山寺 遇老僧)"하고 또 묻기를, "어찌하여 이에까지 이르렀습니까?(問何爲而至)"하고 청년은 또 묻기를, "시기는 어느 때입니까?(又問 期在何時)"

노승이 대답했다.

"올일(兀日)에 취하게 될 것인데, 일을 알 수는 없고(是取爲兀日不可視事) 피할 수도 없다. 군은 반드시 일로써 떠나게 될 것이다(勿避之君必以事去)."하니, 청년은 웃을 뿐 불응하였다(丁笑而不應). 이미 벼슬에 올랐기 때문이다. 그런데 청년은 월여(月餘)를 지나 일로써 면직되어 돌아갔다(以事免歸).

이 올일(兀日) 설(說)은 송(宋)나라 때부터 이미 있었다. 이 날의 뜻을 자상하게 살펴보니, 소육임(小六壬)의 유연(留連) 적구일(赤口日)에 불과하다. 양년(陽年)은 정월(正月) 초(初) 1일(日)에 기소길(起小吉)하고, 음년(陰年)은 정월(正月) 초일일(初一日)을 기유연(起留連)하여 안일(按日) 순수(順數)하는 것이니 털끝만한 깊이의 뜻도 없는 것이다. 그렇다면 송나라 때의 노승(老僧)은 역시 우중(偶中 ; 우연히 들어맞음)일 뿐이다.

사람이 일로써 벼슬길을 떠난(去官 ; 임기가 차서 그 벼슬자리를 떠남) 자가 어찌 앞일을(視事) 다 볼 것이며, 올일(兀日)을 만날 수 있을 것인가? 올일시사(兀日視事)자(者)는 또 어찌 벼슬길에서 떠날 것인가?

欽定四庫全書 協紀辨方書

六陽年	正	二	三	四	五	六	七	八	九	十	十一	十二
小吉	初一 初七 十三 十九 二十五	初六 十二 十八 二十四 三十	初五 十一 十七 二十三 二十九	初四 初十 十六 二十二 二十八	初三 初九 十五 二十一 二十七	初二 初八 十四 二十 二十六	初一 初七 十三 十九 二十五	初六 十二 十八 二十四 三十	初五 十一 十七 二十三 二十九	初四 初十 十六 二十二 二十八	初三 初九 十五 二十一 二十七	初二 初八 十四 二十 二十六
空亡	初二 初八 十四 二十 二十六	初一 初七 十三 十九 二十五	初六 十二 十八 二十四 三十	初五 十一 十七 二十三 二十九	初四 初十 十六 二十二 二十八	初三 初九 十五 二十一 二十七	初二 初八 十四 二十 二十六	初一 初七 十三 十九 二十五	初六 十二 十八 二十四 三十	初五 十一 十七 二十三 二十九	初四 初十 十六 二十二 二十八	初三 初九 十五 二十一 二十七
大安	初三 初九 十五 二十一 二十七	初二 初八 十四 二十 二十六	初一 初七 十三 十九 二十五	初六 十二 十八 二十四 三十	初五 十一 十七 二十三 二十九	初四 初十 十六 二十二 二十八	初三 初九 十五 二十一 二十七	初二 初八 十四 二十 二十六	初一 初七 十三 十九 二十五	初六 十二 十八 二十四 三十	初五 十一 十七 二十三 二十九	初四 初十 十六 二十二 二十八
上兀留連	初四 初十 十六 二十二 二十八	初三 初九 十五 二十一 二十七	初二 初八 十四 二十 二十六	初一 初七 十三 十九 二十五	初六 十二 十八 二十四 三十	初五 十一 十七 二十三 二十九	初四 初十 十六 二十二 二十八	初三 初九 十五 二十一 二十七	初二 初八 十四 二十 二十六	初一 初七 十三 十九 二十五	初六 十二 十八 二十四 三十	初五 十一 十七 二十三 二十九
速喜	初五 十一 十七 二十三 二十九	初四 初十 十六 二十二 二十八	初三 初九 十五 二十一 二十七	初二 初八 十四 二十 二十六	初一 初七 十三 十九 二十五	初六 十二 十八 二十四 三十	初五 十一 十七 二十三 二十九	初四 初十 十六 二十二 二十八	初三 初九 十五 二十一 二十七	初二 初八 十四 二十 二十六	初一 初七 十三 十九 二十五	初六 十二 十八 二十四 三十
下兀赤口	初六 十二 十八 二十四 三十	初五 十一 十七 二十三 二十九	初四 初十 十六 二十二 二十八	初三 初九 十五 二十一 二十七	初二 初八 十四 二十 二十六	初一 初七 十三 十九 二十五	初六 十二 十八 二十四 三十	初五 十一 十七 二十三 二十九	初四 初十 十六 二十二 二十八	初三 初九 十五 二十一 二十七	初二 初八 十四 二十 二十六	初一 初七 十三 十九 二十五

六陰年	正	二	三	四	五	六	七	八	九	十	十一	十二
上兀留連	初一 初七 十三 十九 二十五	初六 十二 十八 二十四 三十	初五 十一 十七 二十三 二十九	初四 初十 十六 二十二 二十八	初三 初九 十五 二十一 二十七	初二 初八 十四 二十 二十六	初一 初七 十三 十九 二十五	初六 十二 十八 二十四 三十	初五 十一 十七 二十三 二十九	初四 初十 十六 二十二 二十八	初三 初九 十五 二十一 二十七	初二 初八 十四 二十 二十六
速喜	初二 初八 十四 二十 二十六	初一 初七 十三 十九 二十五	初六 十二 十八 二十四 三十	初五 十一 十七 二十三 二十九	初四 初十 十六 二十二 二十八	初三 初九 十五 二十一 二十七	初二 初八 十四 二十 二十六	初一 初七 十三 十九 二十五	初六 十二 十八 二十四 三十	初五 十一 十七 二十三 二十九	初四 初十 十六 二十二 二十八	初三 初九 十五 二十一 二十七
下兀赤口	初三 初九 十五 二十一 二十七	初二 初八 十四 二十 二十六	初一 初七 十三 十九 二十五	初六 十二 十八 二十四 三十	初五 十一 十七 二十三 二十九	初四 初十 十六 二十二 二十八	初三 初九 十五 二十一 二十七	初二 初八 十四 二十 二十六	初一 初七 十三 十九 二十五	初六 十二 十八 二十四 三十	初五 十一 十七 二十三 二十九	初四 初十 十六 二十二 二十八
小吉	初四 初十 十六 二十二 二十八	初三 初九 十五 二十一 二十七	初二 初八 十四 二十 二十六	初一 初七 十三 十九 二十五	初六 十二 十八 二十四 三十	初五 十一 十七 二十三 二十九	初四 初十 十六 二十二 二十八	初三 初九 十五 二十一 二十七	初二 初八 十四 二十 二十六	初一 初七 十三 十九 二十五	初六 十二 十八 二十四 三十	初五 十一 十七 二十三 二十九
空亡	初五 十一 十七 二十三 二十九	初四 初十 十六 二十二 二十八	初三 初九 十五 二十一 二十七	初二 初八 十四 二十 二十六	初一 初七 十三 十九 二十五	初六 十二 十八 二十四 三十	初五 十一 十七 二十三 二十九	初四 初十 十六 二十二 二十八	初三 初九 十五 二十一 二十七	初二 初八 十四 二十 二十六	初一 初七 十三 十九 二十五	初六 十二 十八 二十四 三十
大安	初六 十二 十八 二十四 三十	初五 十一 十七 二十三 二十九	初四 初十 十六 二十二 二十八	初三 初九 十五 二十一 二十七	初二 初八 十四 二十 二十六	初一 初七 十三 十九 二十五	初六 十二 十八 二十四 三十	初五 十一 十七 二十三 二十九	初四 初十 十六 二十二 二十八	初三 初九 十五 二十一 二十七	初二 初八 十四 二十 二十六	初一 初七 十三 十九 二十五

第三部 擇吉要法

22. 사불상(四不祥)

《통서(通書)》에 매월(每月) 초사(初四), 초칠(初七), 십

육(十六), 십구(十九), 이십팔(二十八) 등 5일을 사불상(四不祥)이라 하였다. 이 날은 상관부임(上官赴任), 임정친민(臨政親民)에 꺼린다(忌)고 하였다. 이를 세속(世俗)에서 믿고 삼가고(惟謹) 있다.

지금 그 기례(起例)를 안찰하여 보니 대개 격삼(隔三)으로 파(破)가 되고, 대칠(對七)로 충(衝)이 된다. 이것은 바로 월삭(月朔)에서 지지(地支) 충파지일(衝破之日)이니 마치 건제가(建除家)에서의 평파일(平破日)이다.

이를테면, 월삭(月朔)이 자일(子日)이라면 자파묘(子破卯)이기도 하지만, 충오(衝午)이니 이 5일은 묘일(卯日)이 아니면 오일(午日)인 것이다.

월삭(月朔)이 축일(丑日)이면 축파진(丑破辰)이며 충미(衝未)하니 이 5일은 진일(辰日)이 아니면 미일(未日)이다. 인(寅)으로부터 해(亥)까지도 모두 그러하다. 대개 월삭(月朔)으로 길월(吉月)을 알았으나 술사(術士)는 충파지일(沖破之日)로 불상(不祥)이라 하였다. 그러나 일(日)은 월(月)이 통솔(統率)하므로 월건(月建)이 당령(當令)하면 기왕(氣旺)하므로 충파(沖破)는 흉(凶)한 것이다. 이에서 월삭(月朔) 역시 월중(月中)의 일일(一日)인 것이다. 나머지 날의 간지(干支)도 월삭(月朔) 충파지리(衝破之理)와는 비교도 안되는 것이다.

그렇다면 사불상(四不祥)이라는 이름은 역시 부회지리(附會支離)에 지나지 않는 것이다. 이후로는 이러한 이름은 산거(刪去)시키기 바란다.

23. 홍사(紅沙)

《전신력(轉神曆)》에 이르기를, "홍사(紅沙)는 맹월(孟月 ; 寅申巳亥) 유(酉), 중월(仲月 ; 子午卯酉) 사(巳), 계월(季月 ; 辰戌丑未) 축(丑)이니, 이 날은 가취(嫁娶)에 꺼린다."고 하였다.

저영(儲泳)의 《거의설(祛疑說)》에 이르기를, "사유축(巳酉丑)이 되는 곳으로 살(煞)이 된다는 것은 선천수(先天數)의 사충(四衝)이기 때문이다." 하였다.

*선천수(先天數) ; 甲己子午9, 乙庚丑未8, 丙辛寅申7, 丁壬卯酉6, 戊癸辰戌5, 巳亥4이다.

대개 자오(子午)의 수(數)는 9이고, 묘유(卯酉)의 수(數)는 6이니 총수는 30이다. 자(子)로부터 순행(順行)하면 30에 끝나는(極) 곳이 사(巳)인데, 이곳은 사중(四仲)의 정살(正煞)이다. 인신(寅申)이 각 7이며 사해(巳亥)는 각 4이니 모두 22수(數)이므로 자(子)로부터 순행하여 헤아리면 22번째에 유(酉)가 되고, 이곳은 사맹(四孟)의 정살(正煞)이다. 진술(辰戌)은 각 5이며 축미는 각 8이므로 총수는 26이 된다. 26이 극(極)하는 곳은 축(丑)이니 이곳도 사계(四季)의 정살(正煞)이다. 차신(此身)은 임삼살(壬三煞)의 소유(所由)에서 기(起)한 것이라." 하였다.

안찰하면 ; 홍사(紅沙)는 즉 몸에서 취한(就身) 임살(壬煞)이다. 저화곡(儲華谷)에서 새로이 만들어낸 것으로 극수에서 나온(以爲極數) 것이다. 그렇다면 역마(驛馬)도 역시 극수(極數)인데, 이에서는 극(極)을 득하지 못하였으므로(是不得以極) 흉(凶)하다는 것이다. 즉 역마(驛馬)는 삼합(三合)이고 신임(身壬)은 사충(四衝)이 된다.

그러나 사충(四衝)도 건(建)·파(破)·평(平)·수(收)가 되지만 역시 다 소진하지 못하였기 때문에 기(忌)한다는 것이다. 하물며 유월(酉月) 사일(巳日)은 삼합(三合)이고, 해월(亥月) 유일(酉日)은 생기(生氣)가 된다. 역시 그것은 사충의 총수(總數)를 취하는 것은 아니므로 흉(凶)하다는 것이다.

만약 역마(驛馬)는 형상(形象)이 아니지만 실제로는 동상(動象)이 있는 것이다. 사계월(四季月)의 축일(丑日)에서 그렇다면 건(建)·파(破)·괴(魁)·강(罡)은 참된 것인데, 그에서 홍사(紅沙)로 사용하지 아니하고 후(後)의 것으로 꺼린다는 것이다.

또 일본(一本)에서는 맹월에서 사(巳)를 취(取)하였고, 중월(仲月)에서 유(酉)를 취(取)하였는데, 이 모두 계월(季月)에서의 예(例)와 같은 것이다. 《통서(通書)》, 《만년서(萬年書)》에서는 다 불용한다. 그러므로 이에 운운한 것이다.

24. 장광(章光)

《감여경(堪輿經)》에 이르기를, 월염(月厭) 전(前)으로 일신(一辰)이 장광(章光)이다. 월염(月厭) 후(後) 일신(一辰)은 무교(無翹)라 한다. 대개 감여가들이 전적으로 꺼려하는

欽定四庫全書 協紀辨方書

것이 월염(月厭)이므로 그 전후(前後)도 함께 꺼린다는 것
이다. 그러나 역시 후인(後人)들이 부회(傅會)한 것이다.

무교(無翹)는 즉 태양(太陽)이라고 《의례(義例)》에 변론
(辨論)하였다. 감여가들은 부장(不將)을 전취(專取)하는데 바
로 염전(厭前)의 간(干)을 염후(厭後)의 지(支)에 배속시킨
것이 장광(章光)인데, 염전(厭前)의 지(支)도 이미 쓸 수 없
다는 뜻으로 장광(章光)이라는 명색(名色)이 나온 것이다.

또 일신(日辰)은 동방위(同方位)로 비련(比連)하지 아니
하므로 전후(前後)를 함께 꺼리는 이치가 없는 것이라 해
서 별본(別本)에는 염후(厭後)를 금오(金烏)라 하고 염전(厭
前)을 옥토(玉兎)라 하며, 아울러 세신(歲神)의 길방(吉方)
으로 삼았다. 그렇다면 방(方)도 또 불기(不忌)일진대 항차
일(日)에서만인가?

조진규(曹震圭) 왈, "장광(章光)은 능히 월염(月厭)이 되
어 장현기광(章顯其光)하므로 흉장(凶將)이 되었다." 또 이
르기를, "월염(月厭)은 능히 태양(太陽)의 기광(其光)을 장
현(章顯)하기 때문에 길(吉)하다." 라고 하였다.

25. 오합(五合) 오리(五離)

오합(五合) 오리(五離)는 《의례(義例)》에서 볼 수 있다.
속술(俗術)에 또 갑인(甲寅) 을묘(乙卯)를 일월지합(日月之
合)이라 하고, 병인(丙寅) 정묘(丁卯)를 음양지합(陰陽之合)
이라 하고, 무인(戊寅) 기묘(己卯)를 인민지합(人民之合)이

라 하고, 경인(庚寅) 신묘(辛卯)를 금석지합(金石之合)이라
하고, 임인(壬寅) 계묘(癸卯)를 강하지합(江河之合)이라 하
였다. 또 갑신(甲申) 을유(乙酉)를 일월지리(日月之離)라 하
고, 병신(丙申) 정유(丁酉)를 음양지리(陰陽之離)라 하고,
무신(戊申) 기유(己酉)를 인민지리(人民之離)라 하고, 경신
(庚申) 신유(辛酉)를 금석지리(金石之離)라 하고, 임신(壬申)
계유(癸酉)를 강하지리(江河之離)라 하였다. 오행(五行)으로
5가지의 이름을 세운 것이다.

뿐만 아니라 오합(五合) 오리(五離)도 본의(本義)가 물론
아니다. 또 갑(甲) 을(乙)을 무엇에 근거하여 일월(日月)이
라 하며, 병정(丙丁)은 어찌 음양(陰陽)이라 하며, 이 모두
불가한 것이다. 세속에서 무인(戊寅) 기묘(己卯)를 대길(大
吉)한 것으로 하며, 무신(戊申) 기유(己酉)는 대흉(大凶)으
로 하는 것도 역시 괴이(怪異)한 것이다. 부회(府會)의 해
(害)를 끊어 없애기 바란다.

26. 입염(入殮) 안장(安葬)의 호일(呼日)

안찰하면 ;《통서(通書)》에 이르기를, "장묘(葬墓) 등 궂
은일에서 날짜와 상충(相衝)되는 사람을 호충(呼沖)이라며
하관시(下棺時) 잠시 피(避)하라는 것인데, 이것은 세속의
잘못된 설(誤說)에 얽매인 것이다. 더욱이 직계 자손(孝子)
에게도 해롭다고 피하라는데, 이는 술사(術士)들의 날조에
불과하며 털끝만큼의 이치도 없는(毫無義理) 것이다.

입염안장(入殮安葬)의 호일(呼日)

甲子辛丑生人	乙丑辛巳	丙寅丙午	丁卯甲午甲戌
戊辰癸未癸酉	己巳甲辰己未	庚午壬戌	辛未己亥
壬申丁巳	癸酉辛丑	甲戌戊子	乙亥乙未
丙子丁丑	丁丑癸未	戊寅甲辰丙午	己卯丁亥己未
庚辰戊辰戊戌	辛巳己未	壬午壬寅	癸未甲申
甲申壬辰	乙酉丙子	丙戌甲子	丁亥丁亥丁巳
戊子己卯	己丑丁未	庚寅丙申	辛卯辛未
壬辰壬申	癸巳甲午	甲午丁酉庚子	乙未丙子丙申
丙申乙丑	丁酉丁酉	戊戌癸亥	己亥辛未
庚子乙未	辛丑壬子	壬寅甲辰	癸卯丁巳丙辰
甲辰庚辰	乙巳丙子	丙午丁巳丁未	丁未己未
戊申庚戌	己酉庚申	庚戌辛丑	辛亥辛亥
壬子乙亥	癸丑丁亥甲寅	甲寅癸巳癸未	乙卯戊子丙辰
丙辰甲辰甲申	己巳庚子	戊午辛未	己未丙戌
庚申辛巳辛酉	辛酉庚辰	壬戌辛酉辛丑	癸亥丙寅

27. 앙살출거방(殃煞出去方)

《통서(通書)》에 이르기를, "월장(月將)에다 사시(死時)를 가(加)하여 남자는 천강 아래를 취하고(男取天罡下), 여성은 하괴 아래를 취하여(女取河魁下) 앙출일시(殃出日時)로 삼는다." 하였다.

이를테면, 오월(五月) 갑자일(甲子日) 사시(巳時)에 양인
(陽人)이 사(死)하였다면 월장(月將) 소길(小吉)에다 사시
(巳時)를 가하면 천강이 인에 임하니(天罡臨寅) 앙출(泱出)
은 마땅히 인일(寅日) 인시(寅時)가 된다. 양인(陽人)이니
일간(日干)의 묘방(墓方)을 취하면 소거방(所去方)이 된다.
갑간(甲干)은 속목(屬木), 목묘재미(木墓在未)이니 미(未)가
거방(去方)이다.

이를테면, 또 오월(五月) 기유일(己酉日) 묘시(卯時)에 음
인(陰人)이 사망하였다면 월장(月將) 소길(小吉)에다가 묘
시(卯時)를 가하면 하괴(河魁)는 임오(臨午)하니 앙출(泱出)
은 당연히 오일(午日) 오시(午時)가 된다. 음인(陰人)은 일
신(日辰)의 묘방(墓方)을 취하여 소거방(所去方)으로 삼는
다 하였으니, 유(酉)는 지속(支屬)이며 금(金)이니 금(金)의
묘(墓)는 축(丑)이므로 축(丑)이 거방(去方)이라 함이 이것
이다. 이것을 이렇게 받들었지만 사용하지는 않는다.

안찰하면 ; 강희(康熙) 7년 흠(欽) 천감회의(天監會議)하
고 궐소(闕少)에서 《선택통서(選擇通書)》 내(內)에서 23조
(條)를 취용하였는데, 이것도 그 중 하나이다. 지금 안찰하
여 보니, 《통서대전(通書大全)》에, 송(宋)의 사천소감(司天
少監)의 양유덕(楊惟德)이 《영원총록(塋元總錄)》의 범례에
서 또 이르기를, 남인은 이러한 것이 없는데(南人並無此)
북방인(北方人)들만 피(避)하는데 이를 반드시 신뢰할 수
없기 때문이라는 것이다.

또 《취검록(吹劍錄)》역시 심벽피살지비(亦深闢避殺之非)

라 하였다. 강희(康熙) 23년에 《선택통서(選擇通書)》라는
책으로 중편(重編)하여 받들고 있으나, 역시 사용하지는 않
는데 그것이 옳은 것이다.

28. 만덕(滿德) 길경(吉慶)

年月支	寅	卯	辰	巳	午	未	申	酉	戌	亥	子	丑
滿德 陽建陰定	寅	未	辰	酉	午	亥	申	丑	戌	卯	子	巳
神后 陽除陰執	卯	申	巳	戌	未	子	酉	寅	亥	辰	丑	午
口舌 陽滿陰破	辰	酉	午	亥	申	丑	戌	卯	子	巳	寅	未
活曜 陽平陰危	巳	戌	未	子	酉	寅	亥	辰	丑	午	卯	申
大煞 陽定陰成	午	亥	申	丑	戌	卯	子	巳	寅	未	辰	酉
大禍 陽執陰收	未	子	酉	寅	亥	辰	丑	午	卯	申	巳	戌
元嘉 陽破陰開	申	丑	戌	卯	子	巳	寅	未	辰	酉	午	亥
吉慶 陽危陰閉	酉	寅	亥	辰	丑	午	卯	申	巳	戌	未	子
大凶 陽成陰建	戌	卯	子	巳	寅	未	辰	酉	午	亥	申	丑
幽薇 陽收陰除	亥	辰	丑	午	卯	申	巳	戌	未	子	酉	寅
死氣 陽開陰滿	子	巳	寅	未	辰	酉	午	亥	申	丑	戌	卯
天劫 陽閉陰平	丑	午	卯	申	巳	戌	未	子	酉	寅	亥	辰

《선택종경》에 이르기를, 만덕(滿德) 길경(吉慶)은 허위
(虛僞) 길일(吉日)이라 하니 믿을 만한 말이다. 위 도표를
보면 깊은 변명(毋庸深辨)이 필요 없다.

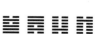

29. 빙소와해(冰消瓦解) 멸문대화(滅門大禍)

빙소와해(冰消瓦解)를 또한 요명살(夭命煞)이라고도 하는
데, 예(例)로써 추적해 본다. 즉 연지(年支)로 평(平)·수
(收)이다. 대개 평(平)·수(收)일은 앞에서 이미 모두가 흉
(凶)한 것이 아니라 하였고, 연살(年煞)은 또 월살(月煞)보
다 가볍다 하였는데, 어느 해(年)이거나 평(平)·수(收)만
되면 빙소와해(冰消瓦解)가 되어 요명(夭命)이란 것이다.

또 멸문대화(滅門大禍)는 양월평(陽月平), 음월수(陰月收)
가 천강(天罡)이니 본년(本年)으로 둔간(遁干)을 가하여 멸
문(滅門)이라 하였다. 양월수(陽月收) 음월평(陰月平)은 하
괴(河魁)이니 본년(本年)으로 둔간(遁干)한 것을 가하여 대
화(大禍)라 한다. 이를테면, 정월은 사(巳)가 평일(平日)이
고 해(亥)가 수일(收日)이므로 갑기년(甲己年)이라면 오호
둔득(五虎遁得)하면 경오(庚午)와 병자(丙子)가 된다. 나머
지 다른 달도 이와 같이 한다.

대저 갑년(甲年)의 기(己)는 천덕합(天德合)이고, 정월(正
月) 을해(乙亥)는 천원일(天願日)인데 어떻게 흉처(凶處)가
있겠는가? 하물며 그 흉(凶)이 멸문(滅門) 대화(大禍)에 이
른다 하는데, 일일(一日)의 간지(干支)에 달려있는 것임은
삼척동자도 아는 것이니 믿을 수 없는 것이다.

대개 술가(術家)들은 녹마귀인(祿馬貴人)이 있어도 본년
(本年)으로 둔간(遁干)하여야 진길(眞吉)이 된다는 설로 소

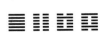

第三部 擇吉要法

인수종(小人邃從)들을 날조하는데, 평(平)·수(收)도 본년(本年)으로 둔간(遁干)하여 나온 것이어야 진흉(眞凶)이라 해야 하지 않겠는가? 저런 이상한 방언(方言)을 알 수 없는 것이다.

그러한 설이 통(通)한다면 이에서 일로 말한(日言) 것은 방(方)과는 간섭이 없는 것이다. 《종경(宗鏡)》에 멸문(滅門) 대화(大禍)로 거짓된 흉일(凶日)을 만든다면 빙소와해(冰消瓦解)는 더욱 변명이 부족한 것이다.

또 이르기를, 호리(好利)의 헛된 하나의 길성(好利之徒立一吉星)과 또 하나의 흉성이(又立一凶星) 있는데, 《통서(通書)》에도 등재되지 않았고 오직 저 혼자만 알고 있으며, 사람들에게 자기를 좇으라고 하는 것을 어찌 알고 고전에 실어놓았는가(使人趨己 豈知抄之遂成故典)?

여러 흉살(凶煞)을 보면 화성(火星)이 관부(官符)와 혈인(血刃) 등 유독 많은데, 어리석은 백성들이 관(官)을 두려워하는 것은 관이 백성을 지켜주는 화촉(火燭)이라 생각하지 아니하고, 자기처럼 가난한 사람들은 육축(六畜)만이 유일한 생계수단이라고 생각하기 때문이다.

지금 이곳을 보니 충류(充類)가 지의지진(至義之盡)이나 빙소와해(冰消瓦解)나 멸문대화(滅門大禍)에 과(過)가 있는지 없는지는 불문하고라도 이름에서부터 가히 두렵게 만드는 것이다. 이것들을 실제로 찾아 헤아려보면 하나의 평(平)·수(收)일에 불과하였음인데⋯⋯. 슬프도다! 술사(術士)들의 날조가 대언망담(大言妄談)이니 화복(禍福)이 바로

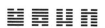

이에서 극(極)하는 것이다.

年支	子	丑	寅	卯	辰	巳	午	未	申	酉	戌	亥
冰消瓦解 天命煞	卯酉	辰戌	巳亥	午子	未丑	申寅	酉卯	戌辰	亥巳	子午	丑未	寅申
月支	寅	卯	辰	巳	午	未	申	酉	戌	亥	子	丑
甲己年 天命煞	己巳乙亥	庚午丙子	辛未丁丑	壬申丙寅	癸酉丁卯	甲戌戊辰	乙亥己巳	丙子庚午	丁丑辛未	丙寅壬申	丁卯癸酉	戊辰甲戌
乙庚年 滅門大禍	辛巳丁亥	壬午戊子	癸未己丑	甲申戊寅	乙酉己卯	丙戌庚辰	丁亥辛巳	戊子壬午	己丑癸未	戊寅甲申	己卯乙酉	庚辰丙戌
丙辛年 滅門大禍	癸巳己亥	甲午庚子	乙未辛丑	丙申庚寅	丁酉辛卯	戊戌壬辰	己亥癸巳	庚子甲午	辛丑乙未	庚寅丙申	辛卯丁酉	壬辰戊戌
丁壬年 滅門大禍	乙巳辛亥	丙午壬子	丁未癸丑	戊申壬寅	己酉癸卯	庚戌甲辰	辛亥乙巳	壬子丙午	癸丑丁未	壬寅戊申	癸卯己酉	甲辰庚戌
戊癸年 滅門大禍	丁巳癸亥	戊午甲子	己未乙丑	庚申甲寅	辛酉乙卯	壬戌丙辰	癸亥丁巳	甲子戊午	乙丑己未	甲寅庚申	乙卯辛酉	丙辰壬戌

30. 양공(楊公) 기일(忌日)

양공(楊公) 기일(忌日)은 세속에서 많이 꺼리고 있는 것이다. 역시 《통서(通書)》에서도 등재하지 않은 곳이 없다. 이 날은 출행(出行)에 마땅치 못하고, 거사(擧事)에서도 범하면 불리하다고 하는데, 그 원인을 다 심찰(審察)하여 보지 않은 데 기인한다.

지금 안찰하면 ; 그 설(說)이 실화(室火), 저일(豬日)에서 온 것이다. 그 술법은 원단(元旦)에 각숙(角宿)을 기(起)하여 28숙(宿)을 차례대로 순수(順數)하여 실숙(室宿)에 붙여지면 곧 양공기일(楊公忌日)이 된다. 이때 월(月)의 대소(大小)는 불문하고 28일을 일주(一週)로 하면 매월 2일씩이 체퇴(遞退)하게 되므로 정월(正月)은 13, 2월은 11씩 퇴보하다가 7월이 되면 초 1일과 29일이 되며, 12월은 19일에서 마치게 된다.

무릇 13일이 되는 것은 대개 숙(宿)으로 치일(値日)하는 것은 이러하다. 갑자(甲子)가 벼리일(紀日)이 되는 것은 확실치는 않지만 대요(大堯)로부터이니, 그 내력이 이미 오래 되었는데, 매일(每日) 일숙(一宿)씩을 자연스럽게 순서를 따라 안배하여 쓰는 것이 아니라, 추피(趨避)를 가리는데 무슨 설명이 있어야 한다(以論趨避猶可說也) 하였다. 그러나 역시 실숙치일(室宿値日)에 피기(避忌)가 있다는 말은 들어보지를 못한 것이다.

이에서 치일지숙(値日之宿)이 아닌데도 억지로 함께 각숙(角宿)을 원단(元旦)으로 기(起)하여 매년 다르게 일으켜서(每年另起) 윤전(輪轉)이 되지 않도록 확고히 불통(不通)하게 하였는가?

이것이 또 만약 정월이 작으면(正月小) 2월 11日을 바로 위숙(危宿)으로 하였고, 2월이 또 작으면(二月小) 3월 초 9일을 허숙(虛宿)으로 하였다. 또 어찌 억지로 가리켜(만들어) 득한 것에다 실화를 부여할 수 있겠는가(室火豬乎)?

《진지(晉志)》에 이르기를, "영실위지정(營室謂之定)"이라 하고, "우명청묘(又名淸廟) 필비흉요(必非凶曜)라." 하였고, 《시(詩)》에 이르기를, "정지방중작어초궁(定之方中作於楚宮)"이라 하고, 《이아(爾雅)》에 이르기를, "영실위지정

(營室謂之定)이라." 하였으니, 대개 옛사람들의 영실(營室)은 중(中)이기 때문에 토공(土功)으로 흥(興)할 수 있다고 보았는데 기(忌)로 하는 것은 마땅치 아니하다. 장차 그것만이 화(火)이겠는가? 미(尾)·실(室)·자(觜)·익(翼)이 모두 화(火)이다. 그런데 어찌하여 유독 실화(室火)만을 꺼린다(忌)고 하는가? 장차 그것만으로 멧돼지라 할 것인가(將以其爲豬歟)?

성계(星係) 궁상(宮像)은 형상이 닮았다고 삼는 것이 아닌데(不係肖形), 돌아보면 실(室)만을 가리키며 저(豬)로 하는 것이 가하다고 할 것인가(顧可室指爲豬耶)? 사설무민(邪說誣民)이 이처럼 심할 수 있겠는가? 저것은 양공(楊公)의 이름을 가지고 사람들을 속였을 가능성이 높은 것이다. 이 설은 서역(西域)에서 밀일(密日)과 함께 나온 것으로 판단된다. 이것은 민속(民俗)의 악저(惡豬)이며 첩염(輒厭)이므로 함께 우려된다.

입성(立成)

月支	寅	卯	辰	巳	午	未	申	酉	戌	亥	子	丑
楊公忌日	十三	十一	初九	初七	初五	初三	初一二十九	二十七	二十五	二十三	二十一	十九

31. 천구(天狗)

가취(嫁娶)에서 가장 꺼리는 것이 월염(月厭)인데, 월염

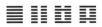

(月厭)을 정월(正月) 기술(起戌)하여 술(戌)을 구(狗)로 하여 술사(術士)들은 **천구명(天狗命)**이라는 것을 만들어냈다.

묘(卯), 술(戌), 유(酉), 신(申)은 춘계지월(春季之月)이 염(厭)인데, 그 중(中)을 잘라서 유(酉)를 취하였으며, 그것을 이른바 춘계(春季) 월염(月厭)으로 삼았다. 정위(正位)의 명(命)을 **천구두(天狗頭)**라 하였고, 범하는 사람은 소고무자(小姑無子)라 하였다.

여름 오(夏午), 가을 묘(秋卯), 겨울 자(冬子)도 같은 예(例)로 나왔다. 반대 자리가 곧 염대(厭對)이다. 정위(正位)에서 또 **천구미(天狗尾)**로 삼았는데 이를 범하면 대주인 남편(夫主)에게 해롭다 한다.

월염(月厭) 전일위(前一位)를 장광(章光)이라 하는데 정월 재유(正月在酉)이고, 춘계(春季)는 유(酉), 신(申), 미(未)인데 그 가운데를 잘라 신(申)을 취하여 **천구(天狗)의 입(口)**으로 하였다. 행가(行嫁)에서 꺼리는(忌) 것으로 하였다.

천희지설(天喜之說)은 춘술(春戌), 하축(夏丑), 추진(秋辰), 동미(冬未)로 논한 것이 있고, 삼합성일론(三合成日論)이 있으며, 또 춘계(春季) 미오사(未午巳), 하계(夏季) 진묘인(辰卯寅), 추계(秋季) 축자해(丑子亥), 동계(冬季) 술유신(戌酉申)이 있는데 그것들을 취하였다. 이것을 월장(月將) 삼합(三合)을 따라서 역행(逆行)하였다.

천희(天喜)라 하였지만 역시 그 가운데를 잘라서 춘오(春午), 하묘(夏卯), 추자(秋子), 동유(冬酉)를 취한 것이다. 이를 이른바 천희(天喜)의 정위(正位)로 삼았고 **천구(天狗)의 복**

(腹)이라 하였으며, 주(主)는 당년(當年)부터 무자(無子)라 하였다.

춘하(春夏)의 천희(天喜)는 즉 추동(秋冬)의 홍난(紅鸞)이니 또 바로 홍난(紅鸞) 12위를 취하였고 그 가운데를 부러뜨려 춘자(春子), 하유(夏酉), 추오(秋午), 동묘(冬卯)를 이른바 홍란(紅鸞)의 정위(正位)로 삼았다. 명(命)에서는 **천구(天狗)의 배(背)**라 하며 주(主)는 3년(年)이면 자식(子息)을 둔다고 하였다.

춘계(春季) 월장(月將)은 해술유(亥戌酉)이고, 하계(夏季) 월장(月將)은 신미오(申未午)이며, 추계(秋季) 월장(月將)은 사진묘(巳辰卯)이며, 동계(冬季) 월장(月將)은 인축자(寅丑子)인데, 역시 가운데를 꺾어서 춘술(春戌), 하미(夏未), 추진(秋辰), 동축(冬丑)을 취하여 육합(六合) 정위(正位)로 삼아놓고 이른바 **천구(天狗)의 족(足)**이라 하여 주(主)는 6년에 생자(生子)한다고 하였다.

춘계(春季) 월해(月害)는 사진묘(巳辰卯)이고, 하계(夏季)의 월해(月害)는 인축자(寅丑子)이고, 추계(秋季)의 월해(月害)는 해술유(亥戌酉)로 하고, 동계(冬季)의 월해(月害)는 신미오(申未午)이니 역시 그 가운데를 꺾어서 춘진(春辰), 하축(夏丑), 추술(秋戌), 동미(冬未)로 이른바 월해(月害)의 정위(正位)로 삼았고, 천구(天狗)의 후족(後足)이므로 주는 9년에 생자(生子)한다고 하였다.

대개 월염(月厭)은 인월기술(寅月起戌)하는데 술(戌)은 속구(屬狗)이다. 만약 묘월(卯月)이라면 즉 유위(酉位)에 거(居)

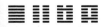

하기 때문에 닭(鷄)이 된다. 이 정도로서 천구(天狗)라는 이름으로 이미 속하였다는 것이 가소로운 것이다.

또 제신(諸神)은 12신상(辰相)을 참오(參伍)하면 이에 월염(月厭)이 있으며 염대(厭對), 천희(天喜), 홍란(紅鸞) 등의 이름(名)은 유독(惟獨) 2월, 5월, 8월, 11월 등 4개월일 뿐이다. 이에서 양두를 막을 수(截住兩頭) 있는데 중간에서 일위(一位)를 취하여 기례(起例)로 하는 것은 더욱더 지리(支離)하여 불통(不通)하게 하는 것이며, 이로써 억지로 배속(硬配)하여 두(頭)·미(尾)·구(口)·복(腹)·배(背)·족(足)으로 분류하는 것 등과 하나의 천구(天狗)로 생자(生子)하는 연도(年度)와 방부(妨夫), 방소고(妨小姑)하는 것 등 점단(占斷)까지 하는 것은 황당무계(謬悠)가 극(極)에 도달한 것이다.

또 소고(小姑) 무자(無子)와 신부(新婦)까지 어찌 무엇으로 간섭할 수 있으며 천희(天喜)의 정위(正位)를 정하여 반드시 대길(大吉)하다는 것과 함께 당년(當年) 무자(無子)를 결단하는 것도 그러하다.

대개 이항(里巷 ; 마을, 거리)의 소민지정(小民之情)이다. 소고(小姑)란 노부(老婦)의 소종애(所鍾愛)인데 춘월(春月) 행가(行嫁)라 하고 납월(臘月) 생자(生子)와 신부(新婦)의 월례에 의심이 있는 것(有月禮之疑) 등 소고(小姑) 무자(無子)로 흉하다 하면서 당년(當年) 무자(無子)를 흉하다 하는 것이다. 술사(術士)가 고심하였으나 향우를 깔보고 조롱(侮弄鄕愚)하는 것이며 양가비탄(良可悲歎)하는 것이다.

		春	夏	秋	冬
天狗頭	小姑無子 月厭正位	酉	午	卯	子
天狗尾	妨夫主 厭對正位	卯	子	酉	午
天狗口	行嫁忌 章光正位	申	巳	寅	亥
天狗襆	當年無子 天喜正位	午	卯	子	酉
天狗背	三年有子 紅鸞正位	子	酉	卯	午
天狗足	六年生子 六合正位	戌	未	辰	丑
天狗口	九年生子 月亥正位	辰	丑	戌	未
天狗口	同月建轉煞	卯	午	酉	子

《선택종경》도 변박(辨駁)을 가하지 않은 채로 전편(轉編)에 그 설(說)을 실었으니 괴이함을 탄(歎)하는 것이다. 또 춘묘(春卯), 하오(夏午), 추유(秋酉), 동자(冬子)를 4정위(正位)로 이른바 천구방(天狗方)이라 한 것도 더욱 불경(不經)이니 어찌 천구(天狗)로 미륜우주(彌綸宇宙 ; 우주를 몽땅 정리함)하겠는가?

32. 육도(六道)

육도(六道)란 천도(天道)·지도(地道)·병도(兵道)·인도

欽定四庫全書 協紀辨方書

(人道)·귀도(鬼道)·사도(死道)를 말한다. 이를 사길(四吉) 이흉(二凶)으로 분류(分類)하는데 천도(天道)·지도(地道)· 병도(兵道)·인도(人道)는 길하고, 귀도(鬼道)·사도(死道)는 흉(凶)으로 한다.

12세(歲)로 분(分)하여 두 번 돌리는데(兩週) 자(子)로부터 사(巳)까지와 오(午)부터 해(亥)까지 육도(六道)를 윤전(輪轉) 시킨다.

자년(子年)은 간곤(艮坤)이 천도(天道), 갑경(甲庚)이 지도 (地道), 을신(乙辛)이 병도(兵道), 손건(巽乾)이 인도(人道), 병임(丙壬)이 귀도(鬼道), 정계(丁癸)가 사도(死道)이다. 축년 (丑年)은 갑경(甲庚)에서 기천도(起天道)하여 간곤(艮坤)으로 돌며(轉) 사도(死道)까지 간다.

인년(寅年)은 을신(乙辛)에서 기천도(起天道)하여 갑경(甲 庚)으로 돌며(轉) 사도(死道)까지 간다. 이렇게 육세(六歲)를 기주(旣週)한 후 오년(午年)으로 가는데, 자년(子年)에서와 같은 예(例)로 진행하여 해(亥)에서 마치는데, 그 유망(謬妄 ; 이치나 도리에 맞지 않아 종잡을 수 없다)함이 변명의 여지가 없다.

또 《황제용수경(黃帝龍首經)》에 세월이도(歲月利道)로 길흉(吉凶)을 점치는 법(法)이 있는데 양세(陽歲)는 대길(大 吉)이 태세(太歲)에 임하고, 음세(陰歲)는 소길(小吉)이 태 세(太歲)에 임한다. 천상(天上) 갑경(甲庚)이 임하는 곳을 천도(天道)로 하면, 병임(丙壬)에는 인도(人道)가 소임(所臨) 하고, 괴강(魁罡)은 구검(拘檢)이 소임(所臨)한다. 이에서 천도와 인도는 길하고 구검(拘檢)은 흉한 것으로 보는 것이다.

年支	子	丑	寅	卯	辰	巳	午	未	申	酉	戌	亥
天道 五富星 榮昌星迎財星	艮坤	甲庚	乙辛	巽乾	丙壬	丁癸	坤艮	庚甲	辛乙	乾巽	壬丙	癸丁
地道 子孫道 捉財星	甲庚	乙辛	巽乾	丙壬	丁癸	坤艮	庚甲	辛乙	乾巽	壬丙	癸丁	艮坤
兵道 年魁星	乙辛	巽乾	丙壬	丁癸	坤艮	庚甲	辛乙	乾巽	壬丙	癸丁	艮坤	甲庚
人道 榮官星	巽乾	丙壬	丁癸	坤艮	庚甲	辛乙	乾巽	壬丙	癸丁	艮坤	甲庚	乙辛
天道 李廣將軍箭同 又名遊年五鬼	丙壬	丁癸	坤艮	庚甲	辛乙	乾巽	壬丙	癸丁	艮坤	甲庚	乙辛	巽乾
死道	丁癸	坤艮	庚甲	辛乙	乾巽	壬丙	癸丁	艮坤	甲庚	乙辛	巽乾	丙壬

이를테면, 금년(今年) 태세(太歲)가 인(寅)이라면 대길(大吉)이 임인(臨寅)하니, 천상(天上) 갑경(甲庚)이 임지(臨地)하며, 을신(乙辛)에 천도(天道)가 되니, 천상(天上) 병임(丙壬)은 임지(臨地)하고, 정계(丁癸)는 인도(人道)가 된다.

괴강(魁罡)이 임(臨) 사해(巳亥)면 구검(拘檢)이니, 괴(魁)는 구(拘)요 강(罡)은 검(檢)이다. 다른 태세(太歲)도 이를 본받는다.

태세(太歲)가 자오묘유(子午卯酉)면 사중(四仲)이니 천도(天道)와 인도(人道)는 모두 사유(四維)에 임하므로 이사(移徙)에 어렵게 된다.

양월(陽月)은 대길(大吉)이 월건(月建)에 임하고 음월(陰

欽定四庫全書 協紀辨方書

月)은 소길(小吉)이 월건(月建)에 임한다. 이사(移徙)의 길
흉은 다 태세법(太歲法)으로 보아야 한다.

　이제《용수경(龍首經)》의 법(法)을 자세히 보니, 절대로
황제(黃帝)로부터 나온 것이 아니라고 단언한다. 후세에 어
느 사람이 황제를 이름을 팔아 말한 것이 분명하다. 대개
축미(丑未) 이전(以前) 일간(一干)은 필시 갑경(甲庚)인데
오행(五行)의 생극(生剋)을 논하지 아니하고 어찌 득할 수
있겠는가? 오직 태세(太歲) 월건(月建) 전일위(前一位)의 시
신(時辰)은 이사, 수조(修造)에서 길(吉)함을 쉽게 득할 수
있는 것이다.

　《신살기례(神煞起例)》에 이르기를, 천(天)·지(地)·병
(兵)·인(人)·귀(鬼)·사(死) 육도(六道)는 대개《용수경(龍
首經)》의 법에서 나온 것인데, 이것을 추리하여 보면 너
무나도 유착(愈鑿) 유루(愈陋)하기 때문에 황제 이름을 빌
린 것이 너무나 부끄러우므로 그렇게 말할 수 있다.

33. 오부택시(五符擇時)

　오부택시(五符擇時)는 용일(用日)에서 녹(祿)을 오부(五符)
에서 일으켜(起) 12위(位)를 순포(順佈)하는데, 이름을 큰 소
리로 알리는(名透天關) 것이다. 그 법(法)을 보면 일간(日干)
에 임(臨)한 시지(時支)를 보는 것에 불과하다. 임관(臨官)과
태양시(胎養時)를 길(吉)로 하였고 나머지 시(時)는 모두 흉
시(凶時)가 된다. 그 명자(名字)를 보면 바로 술사(術士)의

날조라는 것을 알 수 있다. 그러나 용시(用時)는 태양시(胎養時)에서 취할 만한 이치가 없고 일록시(日祿時)는 각 신살론(神煞論)에서 사용하는 것이지만, 여기서는 모두 산거(刪去)시킴이 마땅하다.

立成										
日干	甲	乙	丙	丁	戊	己	庚	辛	壬	癸
五符	寅	卯	巳	午	巳	午	申	酉	亥	子
天曹	卯	辰	午	未	午	未	酉	戌	子	丑
地符	辰	巳	未	申	未	申	戌	亥	丑	寅
風伯	巳	午	申	酉	申	酉	亥	子	寅	卯
雷公	午	未	酉	戌	酉	戌	子	丑	卯	辰
雨師	未	申	戌	亥	戌	亥	丑	寅	辰	巳
風雲	申	酉	亥	子	亥	子	寅	卯	巳	午
唐符	酉	戌	子	丑	子	丑	卯	辰	午	未
國印	戌	亥	丑	寅	丑	寅	辰	巳	未	申
天關	亥	子	寅	卯	寅	卯	巳	午	申	酉
地鎮	子	丑	卯	辰	卯	辰	午	未	酉	戌
天賊	丑	寅	辰	巳	辰	巳	未	申	戌	亥

34. 구선(九仙) 택시(擇時)

일간(日干)으로 일지(日支)와 시지(時支)의 태원공수(太元共數)로 보는 것인데,

13수(數)는 일광선(日光仙) 길일(吉日)이요,

15수(數) 월광선(月光仙) 길일,

16수(數) 금옥선(金玉仙) 길일,

18수(數) 천덕선(天德仙) 길일,

21수(數) 제국선(祭國仙) 길일,

22수(數) 지장선(地藏仙) 길일,

24수(數) 송복선(送福仙) 길일,

25수(數) 대선선(大善仙) 길일,

26수(數) 대길선(大吉仙) 길일까지 9선(仙)의 길일이다.

또 육신(六神)의 흉신(凶神)은,

14수(數)는 대화신(大禍神)이요,

17수(數)는 멸문신(滅門神)이요,

19수(數)는 천흉신(天凶神)이며,

20수(數)는 지흉신(地凶神)이며,

23수(數)는 상문신(喪門神)이며,

27수(數)는 조객신(弔客神)이니 모두 6흉신이다.

그 법(法)은 이를테면, 병인일(丙寅日) 사시(巳時)라면 병(丙) 7수(數), 인(寅) 7수(數), 사(巳) 4수(數)이니 모두 합하면 18수(數)이므로 천덕선(天德仙) 길일(吉日)이 된다.

그러나 이들은 털끝만큼의 의리도 없는(毫無義理) 것이다. 《통서》에 그것이 실려 있으나 선택에서는 역시 사용하지 않는(不用) 것이니 모두 산거(刪去)하여 없애기 바란다.

구선길(九仙吉)

十三日光仙	十五月光仙	十六金玉仙
十八天德仙	二十一祭國仙	二十二地藏仙
二十四送福仙	二十五大善仙	二十六大吉仙

육신흉(六神凶)

十四大禍神	十七滅門神	十九天凶神
二十地凶神	二十三喪門神	二十七弔客神

제2장. 만년도(萬年圖)

1. 24좌운법(二十四坐運法) 만년도(萬年圖)

만년도(萬年圖)는 음양택(陰陽宅)을 막론하고 연운(年運)에 의한 좌산(坐山)의 길흉(吉凶)을 육십갑자(六十甲子) 각 연운 별로 각 좌산의 길흉을 구체적으로 정리해 놓은 일람표(一覽表)라고 할 수 있다. 그러므로 예부터 이장택일(移葬擇日)에 만년도를 많이 이용하였다.

새로이 쓰는 묘지나, 이장하고자 하는 묘지의 좌(坐)를 정한 다음 좌산(坐山)의 연운(年運)을 보는 법으로 24좌는 지리법(地理法)에 의하여 결정되는 것이다. 다만 지리법에 의하여 묘지의 좌향(坐向)이 결정되었더라도 연운(年運)이 맞아야 한다.

연도(年度)별 좌운(坐運)이 대리운(大利運)이나 소리운(小利運)에 해당하면 대길한 운(運)이 되며, 연극(年克)과 방음부(傍陰浮)에 해당하면 불리하나 이장(移葬)의 묘에는 꺼리게 되지만, 초상(初喪)에는 무방하다. 삼살(三煞 ; 劫煞, 災煞, 歲煞)은 거의 쓰지 않으나 부득이한 경우에는 제살법(制煞法)을 적용하면 무난하게 된다.

도표에서는 대리(大利) 소리(小利)는 당년(當年) 연운(年運)이 그 좌산(坐山)을 제극(制剋)함이 없기 때문에 그 해의 이장(移葬)은 해가 없고 길하며, 삼살(三煞 ; 겁살·재살·세살)과 좌살, 향살 등 오살(五煞)은 당년 이장이 극히 해롭다.

세파(歲破)·천관(天官)·지관(地官)·음부(陰符)·방음(傍陰) 등은 좌산을 피하고, 구퇴(九退)·부천(浮天) 등은 입향(立向)을 피한다.

세파는 태세와 상충(相沖)한 것이고 대리와 소리는 당년에 극살(剋煞)이 없다.

萬年圖 ⟶

만년도(萬年圖)

坐＼年	甲子	乙丑	丙寅	丁卯	戊辰	己巳	庚午	辛未	壬申	癸酉
子坐	年剋	灸退	三殺陰符	小利	年剋	灸退	三殺歲破	陰符年剋	地官	灸退
癸坐	年剋向煞	浮天	坐煞	大利	年剋向煞	大利	坐煞	傍陰年剋	向煞	大利
丑坐	年剋	傍陰	三殺	小利	年剋	大利	三殺傍陰	年剋歲破	小利	地官
艮坐	陰符	年剋	年剋	大利	大利	年剋陰符	大利	大利	大利	小利
寅坐	年剋	三殺	小利	天官傍陰	年剋	三殺	大利	年剋	傍陰歲破	三殺
甲坐	年剋	坐煞傍陰	大利	向煞傍陰	年剋	坐煞	大利	年剋向煞	浮天傍陰	坐煞
卯坐	灸退	三殺年剋	年剋	小利	灸退陰符	年剋三殺	小利	小利	灸退	三殺歲破陰符
乙坐	大利	坐煞	大利	年剋向煞	傍陰	坐煞	大利	向煞	大利	坐煞浮天傍陰
辰坐	年剋地官	三殺	傍陰	小利	年剋	三殺	小利	年剋傍陰	小利	三殺
巽坐	年剋陰符	大利	大利	大利	年剋	陰符	大利	年剋	小利	大利
巳座	三殺	年剋傍陰地官	年剋天官	大利	三殺	年剋	傍陰天官	大利	三殺	大利
丙坐	坐煞傍陰	大利	向煞	年剋	坐煞	傍陰	向煞	浮天	坐煞	大利

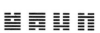

欽定四庫全書 協紀辨方書

午坐	三殺歲破	小利	地官	灸退年剋陰符	三殺	小利	大利	灸退	三殺陰符	小利
丁坐	坐煞	傍陰	向煞	大利	坐煞	大利	年剋傍陰向煞浮天	大利	坐煞	年剋
未坐	三殺年剋	歲破	小利	地官	年剋三殺傍陰	小利	大利	年剋	三殺	傍陰
坤坐	年剋	大利	陰符	大利	年剋陰符浮天	大利	大利	年剋陰符	大利	陰符
申坐	年剋	天官	傍陰歲破	三殺	年剋地官	天官	小利	年剋三殺傍陰	大利	天官
庚坐	年剋	向煞	大利	浮天坐煞	年剋傍陰	向煞	小利	年剋坐煞	大利	向煞傍陰
酉坐	小利	陰符	灸退	三殺歲破	小利	地官	灸退年剋陰符	三殺	小利冬至後 不利	年剋
辛坐	年剋傍陰	向煞	浮天	坐煞	年剋	向煞傍陰	大利	年剋坐煞	大利	向煞
戌坐	年剋	小利	大利	三殺傍陰	年剋歲破	小利	地官	年剋三煞	傍陰	大利
乾坐	小利	陰符	大利	陰符	大利	浮天	年剋陰符	小利	陰符	年剋
亥坐	天官	大利	三殺	小利	傍陰天官	歲破	年剋三殺	地官	天官	年剋傍陰
壬坐	浮天向煞	傍陰	坐煞	年剋	向煞	大利	坐煞傍陰	大利	向煞	大利

年 坐	甲戌	乙亥	丙子	丁丑	戊寅	己卯	庚辰	辛巳	壬午	癸未
子坐	三殺	年剋	陰符	灸退 年剋	三殺	小利	小利	灸退 陰符	三殺 歲破	年剋
癸坐	坐煞	浮天 年剋	坐煞 傍陰	年剋	坐煞	大利	向煞	傍陰	坐煞	年剋
丑坐	三殺	年剋 傍陰	小利	年剋	三殺	小利	傍陰	小利	三殺	年剋 歲破
艮坐	陰符	小利	大利	大利	大利	陰符	年剋	大利	大利	小利
寅坐	地官	天官 年剋	小利	三殺 年剋 傍陰	小利	天官	大利	三殺	傍陰	天官 年剋
甲坐	大利	向煞 年剋	大利	坐煞 年剋 傍陰	大利	向煞	大利	坐煞	浮天 傍陰	向煞 年剋
卯坐	小利	地官	灸退	三殺	陰符	大利	灸退 年剋	三殺	小利	陰符
乙坐	大利	向煞	大利	坐煞	年剋 傍陰	向煞	大利	坐煞 年剋	大利	向煞 浮天 傍陰
辰坐	歲破	年剋	傍陰 地官	三殺 年剋	大利	大利	小利	三殺 傍陰	小利	年剋
巽坐	陰符	年剋	大利	年剋	大利	陰符	大利	大利	小利	年剋
巳座	天官	傍陰 歲破	三殺	地官	天官	大利	三煞 年剋 傍陰	大利	天官	大利
丙坐	傍陰 向煞	大利	坐煞	大利	向煞 年剋	傍陰	坐煞	年剋 浮天	向煞	大利

第三部　擇吉要法

午坐	小利	灸退	三殺歲破	陰符	地官年剋	灸退	三殺	年剋	陰符	灸退
丁坐	年剋向煞	傍陰	坐煞年剋	大利	向煞	大利冬至後不利	浮天坐煞	大利	向煞年剋	大利
未坐	小利	年剋	三殺	年剋歲破	傍陰	地官	三殺	大利	大利	傍陰年剋
坤坐	大利	年剋	陰符	年剋	浮天陰符	大利	大利	陰符	大利	年剋陰符
申坐	小利	三殺年剋	傍陰	天官年剋	歲破	三殺	地官	傍陰天官	大利	三殺年剋
庚坐	大利	年剋坐煞	大利	年剋向煞浮天	傍陰	坐煞	大利	向煞	小利	坐煞年剋
酉坐	灸退年剋	三殺陰符	年剋	大利	灸退	三殺歲破	陰符	地官	灸退年剋	三殺
辛坐	傍陰	坐煞年剋	浮天	向煞年剋	小利	坐煞傍陰	大利	向煞	大利	坐煞年剋
戌坐	小利	年剋三煞	大利	年剋傍陰	大利	三殺	歲破	小利	傍陰地官	三殺年剋
乾坐	年剋	陰符	年剋	陰符	大利	浮天	陰符	小利	年剋陰符	大利
亥坐	三煞年剋	大利	年剋天官	小利	三殺傍陰	小利冬至後不利	天官	歲破	三殺年剋	傍陰地官
壬坐	坐煞浮天	傍陰	向煞	大利	年剋坐煞	大利	向煞傍陰	年剋	坐煞	大利

欽定四庫全書 協紀辨方書

年＼坐	甲申	乙酉	丙戌	丁亥	戊子	己丑	庚寅	辛卯	壬辰	癸巳
子坐	地官	灸退	三煞陰符年剋	大利	小利	灸退	三煞	陰符	年剋	灸退
癸坐	向煞	浮天	坐煞傍陰年剋	大利	向煞	大利	坐煞	傍陰	向煞年剋	大利
丑坐	小利	傍陰地官	三煞年剋	大利	大利	大利	三煞傍陰	小利	年剋	小利
艮坐	陰符	小利	大利	年剋	大利	陰符	大利	大利	大利	年剋
寅坐	歲破	三煞	地官年剋	傍陰天官	小利	三煞	大利	天官	傍陰年剋	三煞
甲坐	大利	坐煞	年剋	向煞傍陰	大利	坐煞	大利	向煞	浮天年剋傍陰	坐煞
卯坐	灸退	三煞歲破	小利	年剋地官	灸退陰符	三煞	小利	小利	灸退	三煞陰符年剋
乙坐	年剋	坐煞	大利	向煞	傍陰	坐煞	年剋	向煞	大利	坐煞浮天傍陰
辰坐	大利	三煞	傍陰歲破年剋	小利	地官	三煞	小利	傍陰	年剋	三煞
巽坐	陰符	大利	年剋	大利	大利	陰符	大利	大利	年剋	大利
巳座	三煞	傍陰	天官	年剋歲破	三煞	地官	傍陰天官	大利	三煞	年剋
丙坐	坐煞傍陰年剋	大利	向煞	大利	坐煞	傍陰	向煞年剋	浮天	坐煞	大利

第三部 擇吉要法

午坐	三煞年剋	小利	小利	灸退陰符	三煞歲破	小利	年剋地官	灸退	三煞陰符	大利
丁坐	坐煞	傍陰	向煞	大利	坐煞	年剋	向煞傍陰浮天	大利冬至後不利	坐煞	大利
未坐	三煞	小利	年剋	小利	三煞傍陰	歲破	小利	地官	三煞年剋	傍陰
坤坐	大利	大利	陰符年剋	大利	浮天陰符	大利	大利	陰符	年剋	陰符
申坐	大利	天官	傍陰年剋	三煞	小利	天官	歲破	三煞傍陰	地官年剋	天官
庚坐	大利	向煞	年剋	坐煞浮天	傍陰	向煞	大利	坐煞	年剋	向煞傍陰
酉坐	小利	陰符	灸退	三煞	小利冬至後不利	年剋	灸退陰符	三煞歲破	小利	地官
辛坐	傍陰	向煞	浮天年剋	坐煞	大利	向煞傍陰	小利	坐煞	年剋	向煞
戌坐	小利	大利	年剋	三煞傍陰	大利	小利	大利	三煞	傍陰歲破年剋	小利
乾坐	大利	陰符	大利	陰符	小利冬至後不利	浮天年剋	陰符	小利冬至後不利	小利	小利
亥坐	天官	大利冬至後不利	三煞	小利	傍陰天官	年剋	三煞	小利冬至後不利	天官	傍陰歲破
壬坐	向煞浮天年剋	傍陰	坐煞	大利	向煞	大利	坐煞年剋傍陰	大利	向煞傍陰	大利

欽定四庫全書 協紀辨方書

坐＼年	甲午	乙未	丙申	丁酉	戊戌	己亥	庚子	辛丑	壬寅	癸卯
子坐	三煞歲破年剋	小利	陰符地官	灸退	三煞年剋	小利	大利	灸退陰符年剋	三煞	小利
癸坐	坐煞年剋	浮天	向煞傍陰	大利	坐煞年剋	大利	向煞	傍陰年剋	坐煞	大利
丑坐	三煞年剋	傍陰歲破	小利	地官	三煞年剋	大利	傍陰	年剋	三煞	小利
艮坐	陰符	年剋	年剋	大利	大利	陰符年剋	大利	大利	大利	小利
寅坐	年剋	天官	歲破	三煞傍陰	地官年剋	天官	大利	三煞年剋	傍陰	天官
甲坐	年剋	向煞傍陰	大利	坐煞傍陰	年剋	向煞	傍陰	坐煞年剋	浮天傍陰	向煞
卯坐	小利	年剋	灸退年剋	三煞歲破	陰符	地官年剋	灸退	三煞	小利	陰符
乙坐	大利	向煞	傍陰	坐煞年剋	大利	向煞	大利	坐煞傍陰	大利	向煞浮天傍陰
辰坐	年剋	小利	傍陰	三煞	年剋歲破	小利	地官	三煞傍陰年剋	小利	大利
巽坐	陰符年剋	大利	大利	大利	年剋	陰符	大利	年剋	小利	大利
巳座	天官	傍陰年剋	三煞年剋	大利	天官	年剋歲破	三煞傍陰	地官	天官	大利
丙坐	向煞傍陰	大利	坐煞	年剋	向煞	傍陰	坐煞	浮天	向煞	大利

午坐	小利	灸退	三煞	陰符 年剋	小利	灸退	三煞 歲破	小利	陰符 地官	灸退
丁坐	向煞	傍陰	坐煞	小利	向煞	大利	坐煞浮天 傍陰年剋	大利	向煞	年剋
未坐	年剋	小利	三煞	小利	傍陰 年剋	小利	三煞	年剋 陰符	小利	傍陰 地官
坤坐	年剋	大利	陰符	大利	年剋 浮天 陰符	大利	小利	年剋 陰符	大利	陰符
申坐	年剋	三煞	傍陰	天官	年剋	三煞	小利	傍陰 天官 年剋	歲破	三煞
庚坐	年剋	坐煞	大利	向煞 浮天	傍陰 年剋	坐煞	大利	向煞 年剋	大利	坐煞 傍陰
酉坐	灸退	三煞 灸退	小利	小利	灸退	三煞	陰符 年剋	大利	灸退	三煞 歲破 年剋
辛坐	傍陰 年剋	坐煞	浮天	向煞	年剋	坐煞 傍陰	大利	向煞 年剋	大利	坐煞 傍陰
戌坐	地官 年剋	三煞	大利	傍陰	年剋	三煞	大利	年剋	傍陰	三煞
乾坐	小利	陰符	大利	小利	小利	浮天	陰符 年剋	小利	陰符	年剋
亥坐	三煞	地官	天官	小利	三煞 傍陰	大利	天官 年剋	大利	三煞	傍陰 年剋
壬坐	坐煞 浮天	傍陰	向煞	年剋 傍陰	坐煞	大利	年剋 向煞 傍陰	大利	坐煞 傍陰	大利

欽定四庫全書　協紀辨方書

年＼坐	甲辰	乙巳	丙午	丁未	戊申	己酉	庚戌	辛亥	壬子	癸丑
子坐	小利	灸退年剋	三煞歲破陰符	年剋	地官	灸退	三煞	陰符	小利	年剋灸退
癸坐	向煞	浮天年剋	坐煞傍陰	年剋	向煞	大利	坐煞	傍陰	向煞	年剋
丑坐	小利	傍陰年剋	三煞	年剋歲破	小利	地官	三煞傍陰	小利	大利	年剋
艮坐	陰符	小利	大利	大利	大利	陰符	年剋	大利	大利	大利
寅坐	大利	三煞年剋	小利	傍陰年剋天官	歲破	三煞	地官	天官	傍陰	三煞年剋
甲坐	大利	坐煞年剋	大利	向煞年剋傍陰	大利	坐煞	大利	向煞	浮天傍陰	坐煞年剋
卯坐	灸退	三煞	小利	小利	灸退傍陰	三煞歲破	年剋	地官	灸退	三煞陰符
乙坐	大利	坐煞	大利	向煞	年剋傍陰	坐煞	大利	向煞年剋	大利	坐煞浮天傍陰
辰坐	大利	三煞年剋	傍陰	年剋	大利	三煞	歲破	傍陰	地官	三煞年剋
巽坐	陰符	年剋	大利	年剋	大利	陰符	大利	大利	小利	年剋
巳座	三煞	傍陰	天官	大利	三煞	大利	傍陰天官年剋	歲破	三煞	地官
丙坐	坐煞傍陰	大利	向煞	大利	坐煞年剋	傍陰	向煞	年剋浮天	坐煞	大利

第三部　擇吉要法

欽定四庫全書 協紀辨方書

午坐	三煞	大利	小利	灸退陰符	三煞年剋	小利	大利	灸退年剋	三煞歲破陰符	小利
丁坐	坐煞年剋	傍陰	向煞年剋	大利	坐煞	小利冬至後不利	向煞傍陰浮天	大利	坐煞年剋	大利
未坐	三煞	年剋	大利	年剋	三煞傍陰	小利	小利	小利	三煞	傍陰歲破年剋
坤坐	大利	年剋	陰符	年剋	浮天陰符	大利	大利	陰符	小利	年剋陰符
申坐	地官	天官年剋	傍陰	三煞年剋	小利	天官	小利	三煞傍陰	大利	天官年剋
庚坐	大利	向煞年剋	小利	坐煞年剋浮天	傍陰	向煞	大利	坐煞	大利	天官年剋
酉坐	年剋	陰符地官	灸退年剋	三煞	小利	小利冬至後不利	灸退陰符	三煞	年剋	小利
辛坐	傍陰	三煞年剋	浮天	坐煞年剋	大利	向煞傍陰	大利	坐煞	大利	向煞年剋
戌坐	歲破	年剋	地官	三煞年剋傍陰	大利	小利	大利	三煞	傍陰	年剋
乾坐	年剋	陰符	年剋	陰符	大利	浮天	陰符	小利	年剋陰符	小利
亥坐	天官年剋	歲破	三煞年剋	地官	傍陰天官	大利冬至後不利	三煞	大利	天官年剋	傍陰
壬坐	向煞浮天	傍陰	坐煞	大利	向煞年剋	大利	坐煞傍陰	年剋	向煞	大利

年坐	甲寅	乙卯	丙辰	丁巳	戊午	己未	庚申	辛酉	壬戌	癸亥
子坐	三煞	小利	陰符年剋	灸退	三煞歲破	小利	地官	灸退陰符	三煞年剋	小利
癸坐	坐煞	浮天	向煞傍陰年剋	大利	坐煞	大利	向煞	傍陰	坐煞年剋	大利
丑坐	三煞	傍陰	年剋	大利	三煞	歲破	傍陰	地官	三煞年剋	小利
艮坐	陰符	小利	大利	年剋	大利	陰符	大利	大利	大利	年剋
寅坐	大利	天官	年剋	三煞傍陰	小利	天官	歲破	三煞	傍陰地官年剋	天官
甲坐	大利	向煞	年剋	坐煞傍陰	大利	向煞	大利	坐煞	浮天年剋傍陰	向煞
卯坐	小利	大利	灸退	三煞年剋	陰符	大利	灸退	三煞歲破	小利	陰符地官年剋
乙坐	年剋	向煞	傍陰	坐煞	傍陰	向煞	年剋	坐煞	大利	向煞浮天傍陰
辰坐	大利	小利	傍陰年剋	三煞	大利	小利	小利	三煞傍陰	年剋歲破	小利
巽坐	陰符	大利	年剋	大利	大利	陰符	大利	大利	年剋	大利
巳座	天官	傍陰	三煞	年剋	天官	大利	三煞傍陰	大利	天官	年剋歲破
丙坐	向煞傍陰年剋	大利	坐煞	大利	向煞	傍陰	坐煞年剋	浮天	向煞	大利

第三部 擇吉要法

欽定四庫全書 協紀辨方書

午坐	地官年剋	灸退	三煞	陰符	小利	灸退	三煞年剋	小利	陰符	灸退
丁坐	向煞	傍陰	坐煞	大利	向煞	年剋	坐煞傍陰浮天	小利冬至後不利	向煞	大利
未坐	小利	地官	三煞年剋	小利	傍陰	小利	三煞	小利	年剋	傍陰
坤坐	大利	大利	陰符年剋	大利	浮天陰符	大利	大利	陰符	年剋	陰符
申坐	歲破	三煞	傍陰年剋地官	天官	小利	三煞	小利	傍陰天官	年剋	三煞
庚坐	大利	坐煞	年剋	向煞浮天	傍陰	坐煞	大利	向煞	年剋	三煞
酉坐	灸退	三煞歲破陰符	小利	地官	灸退	三煞年剋	陰符	小利冬至後不利	灸退	三煞
辛坐	傍陰	坐煞	浮天年剋	向煞	大利	坐煞傍陰	大利	向煞	年剋	坐煞
戌坐	小利	三煞	年剋歲破	傍陰	地官	三煞	大利	小利	傍陰年剋	三煞
乾坐	大利	陰符	大利	陰符	小利冬至後不利	年剋浮天	陰符	小利冬至後不利	陰符	大利
亥坐	三煞	小利冬至後不利	天官	歲破	三煞傍陰	地官年剋	天官	大利冬至後不利	三煞	傍陰
壬坐	坐煞年剋浮天	傍陰	向煞	大利	坐煞	大利	向煞年剋傍陰	大利	坐煞	大利

欽定흠정 四庫全書사고전서

協紀辨方書협기변방서 〈제3부〉

★

초판 인쇄일 / 2018년 04월 17일
초판 발행일 / 2018년 04월 23일

★

지은이 / 이정里程 김동규金東奎
펴낸이 / 金東求
펴낸데 / 明文堂(창립 1923년 10월 1일)
서울특별시 종로구 윤보선길 61(안국동)
우체국 010579-01-000682
 (영업) 733-3039, 734-4798
   (편집) 733-4748
   FAX. 734-9209
e-mail : mmdbook1@hanmail.net
등록 1977. 11. 19. 제 1-148호

★

ISBN   979-11-88020-51-5   14150
        979-11-88020-48-5 (세트)

★

낙장이나 파본은 구입하신 서점에서 교환해 드립니다.

★

값 25,000 원